# 住院医师规范化培训临床诊疗案例集

孙国贵　赵亚婷　戈艳蕾　主编

中国纺织出版社有限公司

**图书在版编目（CIP）数据**

住院医师规范化培训临床诊疗案例集 / 孙国贵，赵亚婷，戈艳蕾主编 . -- 北京 : 中国纺织出版社有限公司，2024. 9. -- ISBN 978-7-5229-2029-0

Ⅰ. R192.3

中国国家版本馆 CIP 数据核字第 2024PJ1169 号

责任编辑：傅保娣　　责任校对：王蕙莹　　责任印制：王艳丽

中国纺织出版社有限公司出版发行
地址：北京市朝阳区百子湾东里 A407 号楼　邮政编码：100124
销售电话：010—67004422　传真：010—87155801
http: //www.c-textilep.com
中国纺织出版社天猫旗舰店
官方微博 http: //weibo.com/2119887771
北京印匠彩色印刷有限公司印刷　各地新华书店经销
2024 年 9 月第 1 版第 1 次印刷
开本：787 × 1092　1/16　印张：20
字数：460 千字　定价：128.00 元

# 主编介绍

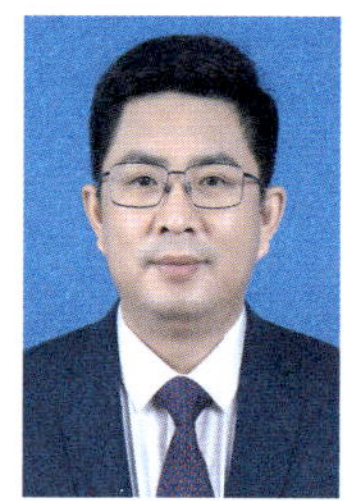

孙国贵，男，主任医师，教授，博士生导师，医学博士后，华北理工大学附属医院党委副书记、院长，华北理工大学临床医学院院长。“百千万人才工程”国家级人选、国家有突出贡献中青年专家、国务院政府特殊津贴专家、全国五一劳动奖章获得者，河北省燕赵青年科学家、河北省省管优秀专家、河北省杰出专业技术人才、河北省三三三人才工程第一层次人选。河北省第十三届人民代表大会代表，教育科学文化卫生专门委员会委员，唐山市第十六届人民代表大会常务委员。河北省数理学会副理事长，河北省医学会肿瘤学分会副主任委员，河北省肿瘤防治联合会副主席。国际知名肿瘤期刊 *Frontiers in Oncology* 客座主编、《中国综合临床》杂志总编辑。多年来，深耕肿瘤疾病救治临床一线，针对基层医院诊治过程中肿瘤诊断缺乏高特异性标志物的难题，带领团队开展的“肿瘤分子诊疗关键技术研究及应用”2016 年度获河北省科技进步一等奖（第一完成人）。作为负责人带领团队先后获批临床医学国家级一流专业、河北省医工融合精准诊疗重点实验室、河北省教育厅应用型示范专业，先后获批国家自然科学基金、“燕赵青年科学家”项目及河北省科技厅杰出青年项目等。发表论文 100 余篇，国家发明专利 6 项。2022 年度“胸腹部肿瘤精准诊疗关键技术及临床应用”获河北省科技进步一等奖（第一完成人）。作为博士生导师，所指导的研究生获得“国家奖学金”“优秀硕士研究生论文”“唐山市自然科学优秀论文”“优秀研究生”等多项荣誉称号。

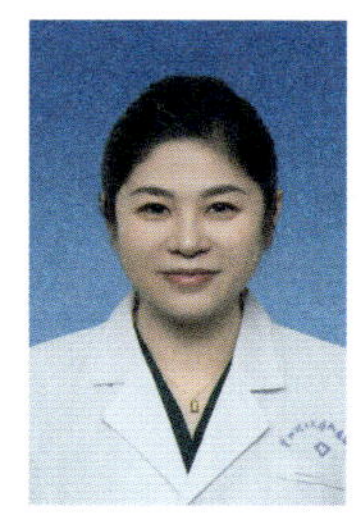

赵亚婷，女，主任医师，外科学硕士，研究生学历，硕士研究生导师，河北省三三三人才二层次、三层次人才，唐山市第八批市管优秀专家，现任华北理工大学附属医院乳腺中心主任兼科教处处长。中国临床肿瘤学会（CSCO）肿瘤大数据专家委员会委员，中国医疗保健国际交流促进会乳腺疾病防治会第二届委员，中国女医师协会乳腺专业委员会委员，中国抗癌协会肿瘤整形外科专业委员会青年委员，中国医疗保健国际交流促进会肿瘤整形外科与功能性外科分会青年委员，中国妇幼保健协会青年委员，河北省妇幼保健协会乳腺保健专业委员会副主任委员，河北省抗癌协会乳腺癌专业委员会第一届青年委员会委员，河北省预防医学会妇科及乳腺肿瘤多学科诊疗与预防专业委员会委员，河北省肿瘤防治联合会第一届乳腺癌专业委员会委员，河北省肿瘤防治联合会第一届肿瘤监测与临床应用专业委员会委员，河北省医师协会医疗信息统计专业委员会常委，河北省医师协会病案专业委员会常委等。在乳腺良、恶性肿瘤的诊治方面具有较高的专业水平。熟悉乳腺外科各类疾病的诊断，擅长各类乳腺炎、乳管内占位、乳头溢液、乳腺结节的规范化治疗，对于乳管镜、麦默通手术、乳房重建术、腔镜下各类乳腺良、恶性疾病的手术治疗，各类乳腺癌根治术、保乳手术、前哨淋巴结活检以及乳腺癌的规范化、个体化治疗及心理干预具有丰富的经验和独特的见解。

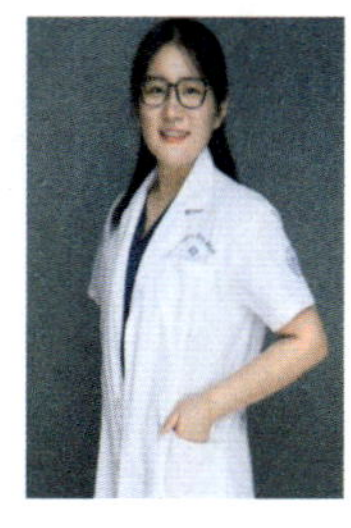

戈艳蕾，女，博士，华北理工大学附属医院呼吸与危重症医学科主任医师、教授，硕士研究生导师，河北省医学重点学科呼吸内科的学科带头人，省三三三第三层次人才、唐山市凤凰英才、河北省三三三第三层次人才，2023 河北省最美医护，第 21 届唐山市职工职业技能大赛（医师）技术状元。中国医药教育协会呼吸康复委员会河北医学中心委员，河北省抗癌协会肿瘤靶向专业委员会第一届青年委员会委员，河北省药学会抗感染药学专业委员会委员，河北省呼吸与健康委员会常务委员，河北省预防医学营养与疾病委员会常务委员。多次获得华北理工大学先进工作生产者、华北理工大学附属医院优秀共产党员、医德医风先进个人、优秀住院医师培训带教教师等荣誉，指导多名研究生获得国家奖学金，指导研究生毕业论文获优秀毕业论文，获河北省创新大赛三等奖 1 项。擅长各种呼吸系统疾病的诊治，尤其是疑难呼吸危重症及肺癌等疾病的诊治；擅长气管镜、内科胸腔镜、经皮肺穿刺等操作，以及诊断介入肺脏病操作。

# 编委会

## 主　编

孙国贵　赵亚婷　戈艳蕾

## 编　委

（工作单位均为华北理工大学附属医院）

孙国贵　赵亚婷　戈艳蕾　董爱英　赵俊暕
周春旺　路　鹏　张　丹　张秀静　刘　芳
杨馥宇　刘　杰　张紫嫣　张　丽　才丽娜
梁芳倩　郭艳娟　韩　颖　程　远　刘志玥
于永玲　王　娜　邓昭玲　张艳丽　周　晗
范　竹　彭晓静　李永春　郭　磊

## 感谢以下基金对本书的支持

临床医学国家级一流专业建设点支持项目
河北省临床医学应用型示范专业支持项目
河北省医工融合精准医疗重点实验室支持项目
河北省教育厅高等教育教学改革研究与实践项目（2023GJJG226）
河北省教育厅教育科学“十四五”规划课题（2303039）
河北省创新能力提升计划支持项目（235A2403D）
河北省教育厅河北实验教学及教学实验室建设项目（81号）
唐山市孙国贵创新工作室

# 前　言

住院医师规范化培训是指医学毕业生完成医学院校教育后，接受以提高临床能力和临床素质为主的系统、规范的培训。它是所有医学生毕业后医学教育的重要组成部分，在医学院校基础教育和继续医学教育之间起着重要的桥梁作用。医学教育不仅要注重理论的基础教育，更要注重医学临床能力和素质的培养。住院医师规范化培训是开展医学临床能力和素质教育的重要途径，对医学生临床能力的培养至关重要，因此，特组织编写住院医师规范化培训的临床诊疗案例集，以住院医师规范化培训期间临床真实病例为载体，按照诊疗流程展开，强化临床思维能力的培养，覆盖临床上常见的病种、诊疗方案，内容科学、规范、翔实，对住院医师临床思维能力的培养会有一定的帮助和指导作用。

编　者

2024 年 5 月

# 目　录

# 第一部分　肿瘤学相关诊疗案例

## 案例 1　消化系统——直肠恶性肿瘤新辅助同步放化疗案例

### 学习目标

1. 知识目标　从直肠癌的主诉、临床表现、诊断及治疗全过程学习直肠癌疾病的相关知识。

2. 能力目标　通过学习病例，学生在接诊直肠癌病例的过程中能对直肠癌患者提出相应的诊断、鉴别诊断和治疗方案。

3. 职业素养目标　通过学习病例，学生在医患沟通、同理心、人文素养等方面得到提升。

### 一、案例信息

**案例名称：**消化系统——直肠癌。
**主要诊断：**直肠腺癌Ⅱ A 期（$cT_3N_0M_0$），2 型糖尿病。
**适用对象：**本科生（院校教育），规培生（毕业后教育）。
**关键词：**直肠恶性肿瘤，放疗，化疗，新辅助治疗。
**典型临床症状与体征 / 阳性体征：**间断便秘，腹软，无压痛，反跳痛及肌紧张。
**诊断：**直肠腺癌Ⅱ A 期（$cT_3N_0M_0$），2 型糖尿病。
**治疗方法：**新辅助同步放化疗。

### 二、病史资料

**患者姓名：**苗某某。
**性别：**男。
**年龄：**57 岁。
**主诉：**反复便秘伴里急后重半年余，确诊直肠癌 2 月余。

**现病史：**患者半年前无明显诱因出现便秘，呈间断性【知识点 1：器质性便秘常见的原因】，伴里急后重及下腹坠胀，无腹痛、腹胀，无恶心、呕吐，无脓血便【知识点 2：结直肠癌的临床表现；知识点 3：腹痛的鉴别诊断】。2023-09-20 结肠镜提示：①直肠肿物性质待查（Ca？待病理）；②结肠多发息肉；③结肠黑便病【知识点 4：哪些情况不能行结肠镜检查；知识点 5：直肠解剖生理】。2023-09-21 增强 CT 提示直肠占位性病变。2023-09-22 病理：（直肠）管状腺瘤（高级别），局灶癌变，组织破碎，无法评估切缘。2023–09–23 直肠 MRI：①直肠中下段肠壁增厚，考虑低位直肠癌（$T_3$）；②盆腔及两侧髂血管旁多发淋巴结（最大短径 0.6cm）【知识点 6：哪些情况推荐进行盆腔增强 MRI 检查】。2023–09–27 行盆腔放疗，GTV：增强 CT 与 MRI 融合显示直肠肿瘤；CTV：GTV+ 髂内、髂外闭孔骶前淋巴结引流区 + 直肠系膜区 + 坐骨直肠窝；PTV：CTV 外放 5mm。处方剂量：95%PTV 50Gy/2Gy/25f。2023–09–28 行同步卡培他滨 1 500mg 口服，每日，周一至周五化疗。2023–10–31 放疗结束，复查直肠增强 MRI 后重新定位。2023–11–06 行瘤床加量放疗，处方剂量：95%PTV 50Gy/2Gy/25f【知识点 7：直肠癌的新辅助治疗原则；知识点 8：直肠癌放疗适应证；知识点 9：直肠癌放化疗联合的原则】。

**既往史：**既往糖尿病病史 7 年，皮下注射精蛋白人胰岛素注射液 20U（早晨）、25U（晚上），血糖平时 6 ～ 10mmol/L。否认冠心病、肾病、脑血管病等病史，否认肝炎、结核等传染病病史。否认外伤史。否认手术史。否认药物、食物过敏史。

**个人史：**生于当地，久居当地。否认疫区、疫水接触史。否认毒物、放射性物质接触史。吸烟史 40 余年，每日平均 30 支。

**婚育史：**适龄结婚，配偶及子女体健。

**家族史：**否认家族遗传病史及类似疾病史【知识点 10：与结直肠癌相关的疾病史和家族史】。

## 三、专科及辅助检查

### （一）专科检查

体温（T）36.1 ℃，脉搏（P）84 次 / 分钟，呼吸（R）20 次 / 分钟，血压（BP）136/72mmHg。全身皮肤及巩膜无黄染，未触及肿大的浅表淋巴结【知识点 11：恶性肿瘤淋巴结肿大的特点】。腹部平坦，未触及明显肿块，未见胃肠型及蠕动波【知识点 12：胃肠型及蠕动波的临床意义】，未见腹壁静脉曲张，腹软，腹部无压痛、反跳痛及肌紧张，肝、脾肋下未触及，肝区、肾区无叩痛，腹部叩诊呈鼓音，移动性浊音阴性【知识点 13：移动性浊音的定义】，肠鸣音为 2 ～ 5 次 / 分钟【知识点 14：肠鸣音的定义及意义】。

### （二）辅助检查

（1）血常规（表 1–1）：白细胞（WBC）6.6 × $10^9$/L，血红蛋白（HGB）155g/L，血小板（PLT）236 × $10^9$/L。

表 1–1 血常规检查结果

| 项目 | 结果 | 参考值 | 单位 |
|---|---|---|---|
| 白细胞（WBC） | 6.6 | 3.5 ～ 9.5 | $10^9$/L |
| 红细胞（RBC） | 4.86 | 4.3 ～ 5.8 | $10^{12}$/L |
| 血红蛋白（HGB） | 155 | 130 ～ 175 | g/L |
| 红细胞比容（HCT） | 0.448 | 0.400 ～ 0.500 | L/L |
| 红细胞平均体积（MCV） | 92.0 | 82 ～ 100 | fL |
| 红细胞平均血红蛋白量（MCH） | 31.8 | 27 ～ 34 | pg |
| 红细胞平均血红蛋白浓度（MCHC） | 345 | 316 ～ 354 | g/L |
| 红细胞体积分布宽度（RDW） | 13.0 | 10.0 ～ 15.0 | % |
| 血小板（PLT） | 236 | 125 ～ 350 | $10^9$/L |

续表

| 项目 | 结果 | 参考值 | 单位 |
|---|---|---|---|
| 平均血小板体积（MPV） | 8.1 | 6.8 ～ 13.5 | fL |
| 血小板压积（PCT） | 0.190 | 0.108 ～ 0.282 | % |
| 血小板体积分布宽度（PDW） | 13.8 | 10.0 ～ 18.0 | % |
| 淋巴细胞（LYM） | 1.96 | 1.1 ～ 3.2 | $10^9$/L |
| 淋巴细胞百分比（LYM%） | 29.5 | 20 ～ 50 | % |
| 单核细胞（MON） | 0.32 | 0.1 ～ 0.6 | $10^9$/L |
| 单核细胞百分比（MON%） | 4.8 | 3 ～ 10 | % |
| 中性粒细胞（NEU） | 4.09 | 1.8 ～ 6.3 | $10^9$/L |
| 中性粒细胞百分比（NEU%） | 61.6 | 40 ～ 75 | % |
| 嗜酸性粒细胞（EOS） | 0.23 | 0.02 ～ 0.52 | $10^9$/L |
| 嗜酸性粒细胞百分比（EOS%） | 3.4 | 0.4 ～ 8 | % |
| 嗜碱性粒细胞（BAS） | 0.05 | 0 ～ 0.06 | $10^9$/L |
| 嗜碱性粒细胞百分比（BAS%） | 0.7 | 0 ～ 1 | % |
| 异形淋巴细胞（ALY） | 0.04 | 0 ～ 0.20 | $10^9$/L |
| 异形淋巴细胞百分比（ALY%） | 0.7 | 0 ～ 2.0 | % |
| 巨大不成熟细胞（LIC） | 0.03 | 0 ～ 0.20 | $10^9$/L |
| 巨大不成熟细胞百分比（LIC%） | 0.4 | 0 ～ 2.0 | % |

（2）血生化全项（表 1-2）：白蛋白 39.6g/L，钾 3.38mmol/L。

表 1-2 血生化全项检查结果

| 项目 | 结果 | 参考值 | 单位 |
|---|---|---|---|
| 总蛋白 | 60.4 | 65 ～ 85 | g/L |
| 白蛋白（溴甲酚绿法） | 39.6 | 40 ～ 55 | g/L |
| 球蛋白 | 20.8 | 20 ～ 40 | g/L |
| 白蛋白 / 球蛋白 | 1.9 | 1.2 ～ 2.4 | |
| 前白蛋白 | 182.4 | 200 ～ 430 | mg/L |
| 总胆红素 | 19.0 | 0 ～ 26 | μmol/L |
| 直接胆红素 | 5.3 | 0 ～ 8 | μmol/L |
| 间接胆红素 | 13.7 | 1.7 ～ 21.2 | μmol/L |
| 丙氨酸氨基转移酶 | 18 | 9 ～ 50 | U/L |
| 天冬氨酸氨基转移酶 | 14 | 15 ～ 40 | U/L |
| 碱性磷酸酶 | 84 | 45 ～ 120 | U/L |
| γ 谷氨酰转肽酶 | 14 | 10 ～ 60 | U/L |
| 胆碱酯酶 | 4 934 | 5 100 ～ 11 700 | U/L |
| 腺苷脱氨酶 | 9.6 | 4 ～ 24 | U/L |
| 总胆汁酸 | 3.0 | 0 ～ 10.0 | μmol/L |

续表

| 项目 | 结果 | 参考值 | 单位 |
|---|---|---|---|
| 总胆固醇 | 4.08 | 2.7 ～ 5.2 | mmol/L |
| 三酰甘油 | 1.27 | 0.56 ～ 1.7 | mmol/L |
| 高密度脂蛋白胆固醇 | 0.84 | 1.03 ～ 2.07 | mmol/L |
| 低密度脂蛋白胆固醇 | 2.69 | 2.07 ～ 3.37 | mmol/L |
| 载脂蛋白 A1 | 1.10 | 1.2 ～ 1.76 | g/L |
| 载脂蛋白 B | 0.72 | 0.63 ～ 1.14 | g/L |
| 肌酸激酶 | 30 | 50 ～ 310 | U/L |
| 肌酸激酶同工酶 | 11 | 0 ～ 25 | U/L |
| 乳酸脱氢酶 | 124 | 120 ～ 250 | U/L |
| 羟丁酸脱氢酶 | 98 | 72 ～ 182 | U/L |
| 肌红蛋白 | 10 | 0 ～ 100 | μg/L |
| 高敏肌钙蛋白 I | 0.5 | 0 ～ 18 | ng/L |
| 尿素 | 4.68 | 3.1 ～ 8 | mmol/L |
| 肌酐（氧化酶法） | 43 | 57 ～ 97 | μmol/L |
| 二氧化碳 | 29.3 | 20 ～ 30 | mmol/L |
| 尿酸 | 236 | 200 ～ 420 | μmol/L |
| 钠 | 142.7 | 137 ～ 147 | mmol/L |
| 钾 | 3.38 | 3.5 ～ 5.3 | mmol/L |
| 氯 | 105.6 | 99 ～ 110 | mmol/L |
| 钙 | 2.37 | 2.11 ～ 2.52 | mmol/L |
| 磷 | 1.10 | 0.85 ～ 1.51 | mmol/L |
| 铁 | 8.5 | 10.6 ～ 36.7 | μmol/L |
| 镁 | 0.74 | 0.75 ～ 1.02 | mmol/L |
| 葡萄糖 | 3.61 | 3.91 ～ 6.14 | mmol/L |

（3）凝血分析（表 1–3）：未见异常。

**表 1–3　凝血分析结果**

| 项目 | 结果 | 参考值 | 单位 |
|---|---|---|---|
| 血浆凝血酶原时间 | 13.1 | 11 ～ 15.5 | 秒 |
| PT–INR | 0.97 | 0.76 ～ 1.2 | |
| PT% | 105 | 70 ～ 120 | % |
| 活化部分凝血活酶时间 | 33.8 | 28 ～ 43.5 | 秒 |
| 血浆纤维蛋白原 | 3.41 | 2 ～ 4 | g/L |
| 血浆凝血酶时间 | 14.8 | 14 ～ 21 | 秒 |
| D– 二聚体 | 127 | 0 ～ 500 | ng/mL |

（4）肿瘤标志物（表 1–4）：癌胚抗原 3.26ng/mL，糖基类抗原 1 999.63ng/mL。

表 1–4　肿瘤标志物检查结果

| 项目 | 结果 | 参考值 | 单位 |
|---|---|---|---|
| 癌胚抗原 | 3.260 | 0 ～ 3.4 | ng/mL |
| 甲胎蛋白 | 2.260 | 0 ～ 7 | ng/mL |
| 总前列腺抗原 | 0.436 | 0 ～ 4 | ng/mL |
| 糖基类抗原 199 | 9.630 | 0 ～ 39 | U/mL |
| 糖基类抗原 724 | 2.210 | 0 ～ 6.9 | U/mL |
| 游离前列腺抗原 | 0.108 | 0 ～ 0.934 | ng/mL |
| 神经元特异性烯醇化酶 | 9.950 | 0 ～ 15.2 | μg/L |
| FPSA/TPSA | 0.248 | 0.23 ～ 20 | |

（5）CT（图 1–1）：直肠占位性病变。

**CT 检查报告单**

**检查部位：**

64 层以上 CT 颅脑平扫 + 三维重建，64 层以上 CT 胸部平扫 + 增强 + 三维重建，64 层以上 CT 下腹部平扫 + 增强 + 三维重建，64 层以上 CT 盆腔平扫（憋尿）+ 增强 + 三维重建

**检查所见：**

平扫横断位及冠矢状位重建显示：头颅形态、大小正常，左侧基底节区可见点片状低密度影，边界模糊，脑室系统无扩张，脑池、脑沟未见异常改变，中线结构居中。

肺窗平扫横断位、纵隔窗及冠矢状位重建显示：胸廓形态正常，右肺下叶见实性结节（Se303:IM140），大小约为 0.3cm × 0.2cm。两肺上叶可见类圆形无肺纹理透亮区，最大者直径约为 0.6cm。左肺下叶支气管略扩张，纵隔无偏移，其内可见多发结节灶，最大者短径约为 0.9cm。主动脉壁及冠状动脉壁可见弧形致密影。两侧胸膜呈尖角样凸起。

平扫横断位及冠矢状位重建显示：两肾大小、形态、位置未见异常，右肾内可见小片状致密影，大小约为 0.4cm × 0.2cm；肾盂无扩张，肾门区结构清晰，肾窦及肾周脂肪间隙存在；肾筋膜无增厚。两侧肾上腺增粗。

平扫横断位及矢状位重建显示：膀胱充盈良好。前列腺可见多发致密影，最大者长径约 0.5cm，膀胱精囊三角结构清楚。直肠局部管壁增厚，两侧腹股沟区可见多发结节灶，最大者短径约为 0.8cm。

增强横断位及冠矢状位、MIP 重建显示：纵隔内多发结节灶，增强扫描呈中等强化。直肠局部管壁增厚，增强扫描呈明显不均匀强化。两侧腹股沟区多发结节灶，增强扫描呈轻度强化。两肺、左肾、膀胱、前列腺增强扫描未见异常。

**检查提示：**

1. 左侧基底节区腔隙性脑梗死
2. 右肺下叶结节灶，建议定期复查
3. 两肺上叶多发泡性气肿
4. 左肺下叶支气管略扩张，请结合临床
5. 纵隔内多发淋巴结
6. 主动脉壁及冠状动脉壁钙化，建议 CT 冠状动脉造影检查
7. 两侧胸膜粘连
8. 直肠占位性病变，请结合其他检查
9. 右肾结石
10. 左肾及膀胱 CT 平扫及增强扫描未见异常
11. 前列腺多发钙化，必要时 MRI 检查
12. 两侧腹股沟区多发淋巴结
13. 两侧肾上腺增粗，请结合临床相关检查

图 1–1　颅脑平扫 CT+ 胸、上下腹部、盆腔增强 CT

（6）直肠增强 MRI（图 1–2、图 1–3）：①直肠中下段肠壁增厚，考虑低位直肠癌（$T_3$）；②盆腔及两侧髂血管旁多发淋巴结（最大短径 0.6cm）。

<table>
<tr><th>核磁检查报告单</th></tr>
<tr><td>检查部位：<br>3.0T 磁共振平扫 + 增强（直肠）+ 弥散（含非医保）</td></tr>
<tr><td>检查所见：<br>膀胱充盈尚可，轮廓光整，膀胱壁略增厚；直肠中下段肠壁不规则增厚、呈 $T_1$WI 稍低 $T_2$WI 稍高信号改变，DWI 可见扩散受限，肠壁最厚约 1.7cm，环绕肠壁生长，局部肠腔略变窄，局部穿透肠壁达周围脂肪间隙，病灶下缘距肛门约 3.0cm。病灶上下径约 6.1cm，增强扫描呈中度不均匀强化；直肠中下段及两侧髂血管旁周围脂肪间隙内可见多个类圆形结节、最大短径 0.6cm，增强扫描呈轻中度强化；所示骨盆骨质结构未见异常。</td></tr>
<tr><td>检查提示：<br>1. 直肠中下段肠壁增厚，考虑低位直肠癌（$T_3$）<br>2. 盆腔及两侧髂血管旁多发淋巴结</td></tr>
</table>

图 1–2　直肠增强 MRI 检查

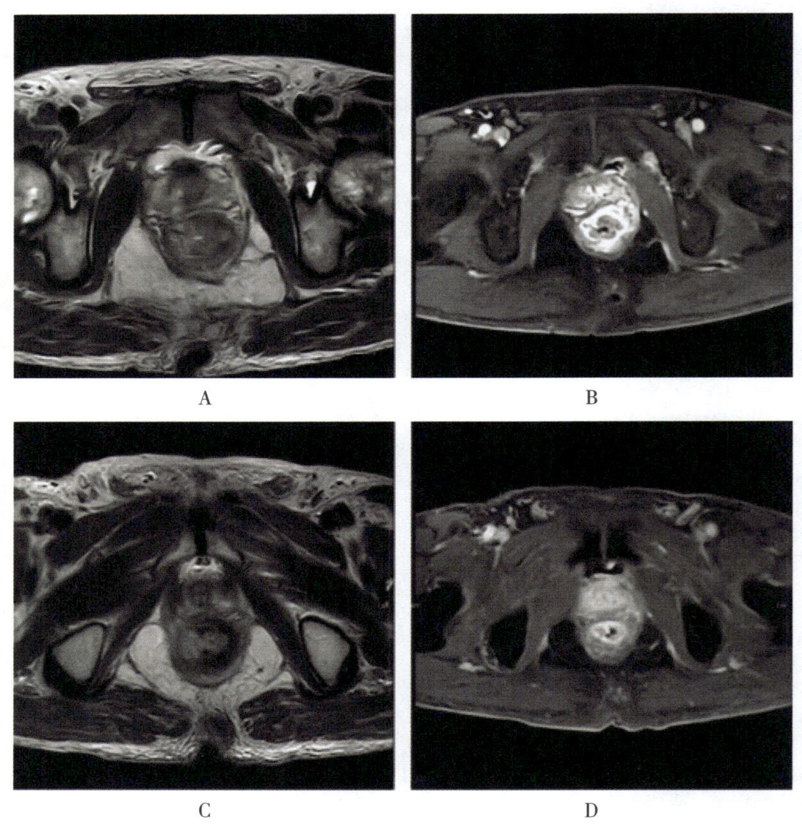


图 1–3　患者放疗前及放疗中直肠增强 MRI 对比

注　A、B. 放疗前；C、D. 放疗 50Gy 后。

（7）结肠镜（图 1–4）：①直肠肿物性质待查（Ca？待病理）；②结肠多发息肉；③结肠黑便病。

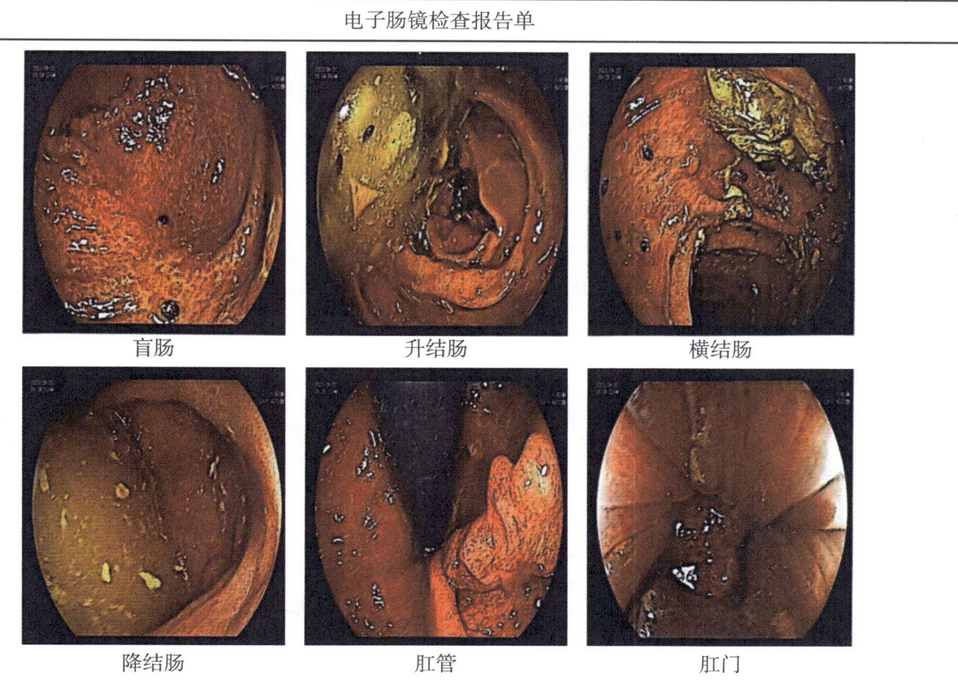


**内镜所见：**

内镜操作中，由麻醉医师对患者行静脉麻醉，术中持续吸氧、心电监护。

进镜 90cm 达盲肠，肠腔内积存大量稀便，Boston 评分：1+1+1 分。退镜观察：回盲瓣及阑尾开口形态无异常，横结肠、降结肠、乙状结肠可见多发息肉，直肠距肛门约 6cm 可见腔内生长肿物，环腔约 1/3，肿物延续至肛管，质脆，活检 5 块送病理，所见肠腔黏膜呈黑花斑样改变，余未见明显异常。

**内镜诊断：**

1. 直肠肿物性质待查（Ca？待病理）
2. 结肠多发息肉
3. 结肠黑变病

**活检部位：**直肠 ×5

**建议：**

图 1–4　结肠镜检查结果

## 四、诊断及鉴别诊断

### （一）诊断

1. 直肠癌Ⅱ A 期（$cT_3N_0M_0$）

（1）症状（诊断重要线索）：①间断便秘半年；②里急后重伴下腹坠胀感；③体重减轻 10kg；④血糖升高。

（2）体征（诊断客观依据）：①全身浅表淋巴结未触及肿大；②腹软，无压痛，腹部未触及其他包块。

（3）辅助检查（诊断必要条件）：①结肠镜检查；②病理检查；③直肠加强 MRI 检查；④腹部盆腔加强 CT 检查；⑤血生化检查；⑥肿瘤标志物检查【知识点 15：还有哪些检查可进一步明确诊断】。

2. 2 型糖尿病

病史提供诊断明确。

### （二）鉴别诊断

1. 溃疡性结肠炎

持续或反复发作腹泻和黏液脓血便，左下腹或下腹隐痛，里急后重，伴有发热、营养不良等全身症状，内镜下见黏膜血管纹理模糊、紊乱或消失，病变明显处可见弥漫性糜烂和多发性浅溃疡，慢性病变常见黏膜粗糙。

病程较短，起病急，常伴胆囊结石病史，CT 可见胆管内高密度结石影。

2. 克罗恩病

腹痛、腹泻，腹部包块多位于右下腹与脐周，可有发热、营养障碍等全身表现，内镜下一般表现为阶段性、非对称性的各种黏膜炎症，特征性表现为非连续性病变、纵行溃疡和卵石样外观。

3. 直肠息肉

腹泻、排便次数增多，继发感染可有黏液脓血便，直肠中下段的息肉，直肠指检可触及，纤维结肠镜检查可确诊。

## 五、治疗

患者因“间断便秘半年”行结肠镜 + 活检，明确诊断为直肠腺癌，进行胸部、腹部、盆腔增强 CT，肝脏增强 MRI，直肠增强 MRI，明确分期诊断为直肠腺癌Ⅱ A 期 $cT_3N_0M_0$。患者为低位直肠腺癌，未行 MMR 检测，依据 2023 版 CSCO 指南，MMR/MS 状态不明的患者，$cT_3$ 任何 N 且 MRF 阴性，保留肛门括约肌有困难，Ⅰ级推荐为同步放化疗加或不加间隔期化疗（再次评估）+ 直肠癌根治术 + 辅助化疗。放疗原则：应用三维适形放疗或调强放疗，放射野应包括肿瘤及 2 ～ 5cm 的安全边界、骶前淋巴结、髂内淋巴结及闭孔淋巴结。放疗剂量为 45.0 ～ 50.4Gy/25 ～ 28 次，单次剂量 1.8 ～ 2.0Gy。同期放化疗给药方案可选择放疗 + 卡培他滨、放疗 +5-FU 持续输注、放疗 + 伊利替康联合卡培他滨等。本例患者采用同步放化疗，具体放疗方案：GTV 为增强 CT 与 MRI 融合显示直肠肿瘤；CTV 为 GTV+ 髂内、髂外、闭孔、骶前淋巴结引流区 + 直肠系膜 + 坐骨直肠窝；PTV 为 CTV 外放 5mm。处方剂量：95% PTV 50Gy/2Gy/25f。同步给予卡培他滨 825mg/$m^2$，每日 2 次口服，每周一至周五。同步放化疗 25f 后复查直肠核磁提示直肠中下段肠壁增厚，考虑低位直肠癌，肿物较前明显缩小（2023-10-30 vs 2023-09-22：病灶下缘距肛门约 4.6cm，病灶上下径约 4.9cm vs 病灶下缘距肛门约 3cm，病灶上下径约 6.1cm）。重新定位后，给予局部加量 95% PTV 10Gy/2Gy/5f，同时同步卡培他滨化疗。患者便秘较前明显缓解，未出现同步放化疗不良反应。

## 六、总结与思考

结直肠癌是消化道常见的恶性肿瘤，我国结直肠癌的发病率和病死率保持上升趋势，结直肠癌筛查可以降低其发病率和病死率。目前，推荐的结直肠癌筛查方案主要是危险评估和粪便隐血，如为阳性，再进行结肠镜检查。早期结直肠癌可无明显症状，病情发展到一定程度可出现排便习惯改变、粪便性状改变、腹痛或腹部不适、腹部肿块以及贫血、消瘦、乏力、低热等全身症状，晚期可以出现腰骶部疼痛、黄疸、腹水等表现。结直肠癌发病可能与溃疡性结肠炎、结直肠息肉、结直肠腺瘤、克罗恩病等疾病相关。结直肠癌定性诊断依靠全结肠镜检查 + 活检，依靠盆腔高分辨率 MRI 或直肠超声、胸部平扫或增强 CT 以及腹部 / 盆腔增强 CT、肝脏平扫及增强 MRI 明确分期诊断。

结直肠癌的治疗包括外科手术、放射治疗以及内科药物治疗，内科药物治疗必须明确治疗目的，确定属于新辅助治疗、术后辅助治疗或姑息治疗；必须在全身治疗前完善影像学基线评估，同时推荐完善相关分子标志物检测，推荐所有结直肠癌患者进行 MMR 蛋白表达或 MSI 检测，临床确诊为复发或转移性结直肠癌患者进行 KRAS、NRAS、BRAF V600E 基因检测以及 HER-2 免疫组化检测。治疗过程中，必须及时评价疗效和不良反应。直肠癌新辅助治疗的目的在于降低局部复发，提高手术切除率，提高保肛率，延长患者无病生存期。新辅助放化疗适用于 MRI 评估距肛缘 $<$ 12cm 的直肠癌。放疗分割模式主要有两种剂量模式，分别是短程放疗和长程放疗，短程放疗推荐原发肿瘤和高危区域给予 5Gy × 5 次放疗。短程放疗的优点是可以 1 周内进行手术，分期为 $T_3$ 而且无保留括约肌要求的患者可以考虑短程放疗。长程放疗则推荐对原发肿瘤和高危区域给予 45.0 ～ 50.4Gy 放射剂量，每次 1.8 ～ 2.0Gy，共 25 ～ 28 次，放疗过程中可同步 5-FU 单药、卡培他滨单药等方案化疗，长程放化疗模式有利于肿瘤的充分退缩，主要适用于Ⅱ～Ⅲ期直肠癌。

该患者已完成同步放化疗，复查 CT、MRI 等相关检查，疗效评价为有效或稳定时，可继续给予间隔期化疗后再次评估，必要时请多学科团队会诊，以确定下一步治疗方案。

## 七、知识点库

### （一）知识点 1：器质性便秘常见的原因

（1）直肠与肛门病变如痔疮、肛裂、肛周脓肿、溃疡和直肠炎等引起肛门括约肌痉挛、排便疼痛，造成惧怕排便。

（2）局部病变如大量腹水、膈肌麻痹、系统性硬化症、肌营养不良等导致排便无力。

（3）结肠良恶性肿瘤、克罗恩病、先天性巨结肠、各种原因引起的肠粘连、肠扭转、肠套叠等引起结肠完全或不完全性梗阻。

（4）腹腔或盆腔内肿瘤如子宫肌瘤压迫。

（5）尿毒症、糖尿病、甲状腺功能减退症、脑血管意外、截瘫、多发性硬化、皮肌炎等全身疾病使肠肌松弛、排便无力。

（6）药物的不良反应，应用吗啡类药物、抗胆碱能药、钙通道阻滞剂、神经阻滞剂、镇静剂、抗抑郁药以及含钙、铝制剂等使肠肌松弛，引起便秘。

### （二）知识点 2：结直肠癌的临床表现

早期结直肠癌可无明显症状，病情发展到一定程度可出现以下症状。

（1）排便习惯改变。

（2）粪便性状改变（变细、血便、黏液便等）。

（3）腹痛或腹部不适。

（4）腹部肿块。

（5）肠梗阻相关症状。

（6）全身症状如贫血、消瘦、乏力、低热等，晚期可以出现腰骶部疼痛、黄疸、腹水等。

### （三）知识点 3：腹痛的鉴别诊断

一般腹痛部位多为病变所在的部位，如胃、十二指肠和胰腺疾病，疼痛多位于中上腹部，突发的中上腹剧烈刀割样痛或烧灼样痛，多为胃、十二指肠穿孔，中上腹持续性隐痛多为慢性胃炎或胃、十二指肠溃疡，上腹部持续性钝痛或刀割样疼痛呈阵发性加剧多为急性胰腺炎，发作前常有酗酒和（或）暴饮暴食史；胆囊炎、胆石症、肝脓肿等疼痛多位于右上腹部，急性胆囊炎疼痛在右下腹麦氏点，胆囊炎或胆石症发作前常有进食油腻食物史，胆石症常为阵发性绞痛；小肠疾病疼痛多在脐部或脐周；结肠疾病疼痛多在下腹部或左下腹部；膀胱炎、盆腔炎及异位妊娠破裂，疼痛亦在下腹部；弥漫性或部位不定的疼痛见于急性弥漫性腹膜炎、机械性肠梗阻、急性出血坏死性肠炎等。临床常见的有肠绞痛、胆绞痛、肾绞痛：肠绞痛多位于脐周、下腹部，常伴有恶心、呕吐、腹泻、便秘、肠鸣音增强等；胆绞痛位于右上腹，放射至右背与右肩胛，常伴有黄疸、发热，肝可触及或墨菲征阳性；肾绞痛：位于腰部并向下放射至腹股沟、外生殖器及大腿内侧，常伴有尿频、尿急、尿蛋白质、尿红细胞等。

### （四）知识点 4：哪些情况不能行结肠镜检查

所有疑似结直肠癌患者均推荐全结肠镜检查，但以下情况除外。

（1）一般状况不佳，难以耐受。

（2）急性腹膜炎、肠穿孔、腹腔内广泛粘连。

（3）肛周或肠道严重感染。

### （五）知识点 5：直肠解剖生理

直肠位于盆腔后部，平骶岬处，上接乙状结肠，沿骶骨、尾骨前面下行，至尾骨平面穿过盆膈与肛管相连，上部直肠与结肠粗细相同，下部扩大成直肠壶腹。直肠长 12 ～ 15cm，以腹膜返折为界分为直肠上段和直肠下段，外科临床工作中，亦将直肠分为上、中、下段：齿状线上 5cm、10cm、15cm 分别称为下段直肠、中段直肠、上段直肠，上段直肠癌与中、下段直肠癌，治疗方案上有所不同。

### （六）知识点 6：哪些情况推荐进行盆腔增强 MRI 检查

（1）推荐盆腔 MRI 判断直肠癌手术前、新辅助治疗或转化治疗前 cTNM 分期，侧方淋巴结转移，EMVI 和潜在 CRM 状况。

（2）推荐盆腔 MRI 评价新辅助治疗或转化治疗效果。

（3）推荐盆腔 MRI 平扫及增强扫描判断 CT 不能确诊的直肠癌的局部复发。

（4）CT 增强扫描不能确定诊断时或新辅助治疗、转化治疗后肝转移瘤于 CT 增强扫描不可见时，推荐上腹 MRI 平扫及增强扫描，或必要时行肝细胞特异性对比剂增强 MRI 作为进一步诊断方法。

（5）CT 增强扫描不能确诊与直肠癌相似的肿瘤及肿瘤样病变，推荐 MRI 平扫及增强扫描进一步诊断。

### （七）知识点 7：直肠癌的新辅助治疗原则

新辅助治疗的目的是降低局部复发，提高手术切除率，提高保肛率，延长患者无病生存期。推荐新辅助放化疗、新辅助化疗或新辅助免疫治疗用于 MRI 评估距肛缘＜ 12cm 的直肠癌。

（1）直肠癌术前治疗推荐完善 MMR 或 MSI 检测，如为 pMMR 或 MSS，推荐以氟尿嘧啶类药物为基础的新辅助放化疗。如为 dMMR 或 MSI-H，国外研究显示，其对 PD-1 单抗应答率高，可考虑在多学科团队指导下决定是否行新辅助免疫治疗。

（2）$T_{1～2}N_0M_0$ 或有放化疗禁忌的患者，推荐直接手术。对于手术保留肛门括约肌有困难、患者有强烈保肛意愿者，与患者进行充分沟通后，在行放化疗后根据疗效评估决定是否手术。

（3）$T_3$ 和（或）N+ 的可切除直肠癌患者，原则上推荐术前新辅助治疗；也可考虑在多学科团队讨论后行单纯新辅助化疗，然后根据疗效评估决定是否联合放疗。

（4）$T_4$ 或局部晚期不可切除的直肠癌患者，必须行术前放化疗。治疗后必须重新评价，多学科团队讨论是否可行手术。新辅助放化疗中，化疗方案推荐可选择卡培他滨单药、持续灌注氟尿嘧啶（5-FU）、5-FU/LV 或卡培他滨联合伊立替康，在长程放疗期间同步进行化疗。放疗方案请参见放射治疗原则。

（5）对于不适合放疗的患者，推荐在多学科团队讨论下决定是否行单纯的新辅助化疗。

### （八）知识点 8：直肠癌放疗适应证

直肠癌放疗或放化疗的主要模式为新辅助 / 辅助治疗、根治性治疗、转化性治疗和姑息治疗。新辅助放疗的适应证主要针对Ⅱ～Ⅲ期中、低位直肠癌（MRI 评估肿瘤距肛缘＜ 12cm），包括长程放化疗或短程放疗联合化疗。对于具有高危复发因素的Ⅱ～Ⅲ期直肠癌，或者为保留肛门括约肌需增加肿瘤退缩或争取观察等待策略者，推荐放化疗或短程放疗联合巩固化疗；或采用全程新辅助治疗模式。对于中低风险、肿瘤负荷较小的Ⅱ～Ⅲ期直肠癌、MRI 或超声内镜诊断的可手术切除的 $T_3$ 期直肠癌，可以采取长程放化疗后，间隔 5 ～ 12 周接受根治性手术，或者短程放疗联合即刻根治性手术（在放疗完成后 1 周内手术）或继续化疗 8 周后手术；辅助放疗主要推荐用于未行新辅助放疗，术后病理分期为Ⅱ～Ⅲ期且为高危局部复发的直肠癌患者。不具备放疗设备和条件的医疗单位，对需要术前或术后放疗的患者，应推荐至有放疗设备和条件的医疗单位做放疗。低位直肠癌有强烈保肛意愿的患者，可先放化疗，如果肿瘤对放化疗敏感，达到临床完全缓解，可考虑等待观察的治疗策略；未达临床完全缓解，建议行根治性手术。对于复发或转移但具有根治机会的直肠癌患者，如直肠病灶局部复发且切除困难者，在之前未接受放疗的前提下，可考虑局部放疗，使之转化为可切除病灶后再行手术切除；直肠癌患者姑息放疗的适应证为肿瘤局部区域复发和（或）远处转移灶，或某些不能耐受手术者，无法通过放疗和综合治疗达到治愈效果。结肠癌姑息切除手术后，做好标记，也可考虑术后放疗。

### （九）知识点 9：直肠癌放化疗联合的原则

1. 同步化疗的方案

（1）长程放疗期间，同步化疗方案推荐 5-FU 类单药，或卡培他滨联合伊立替康双药联合。具体为：①卡培他滨 $825mg/m^2$，每日 2 次，每周 5 日，建议放疗日口服；② 5-FU $225mg/(m^2 \cdot d)$，放疗期间用静脉泵持续静脉给药每日 24 小时，每周 5 ～ 7 日；③ 5-FU $400mg/(m^2 \cdot d)$ +LV $20mg/(m^2 \cdot d)$，在放疗第 1 周和第 5 周的第

1～4 日静脉推注；④联合方案：卡培他滨 625mg/m$^2$，每日 2 次，每周 5 日，放疗日口服；采用 *UGT1A1* 基因分型指导伊立替康给药剂量，基因分型 *UGT1A1*1*1*（6/6 型）或 *UGT1A1*1*28*（6/7 型）患者，推荐伊立替康的剂量分别为 80mg/m$^2$，每周 1 次；65mg/m$^2$，每周 1 次。

（2）临床应用不建议将贝伐珠单抗、西妥昔单抗、帕尼单抗等靶向药物加入直肠癌术前同步放化疗中。

（3）短程放疗不建议同期应用化疗及靶向治疗药物。

2. 同步放化疗或短程放疗与手术间隔期化疗的模式

局部晚期直肠癌，特别是治疗前评估 MRF 阳性或 $T_{4b}$ 或侧方淋巴结转移的患者，在长程同步放化疗或短程放疗之后序贯化疗，以增加肿瘤退缩的程度，之后再进行手术。化疗方案可采用 FOLFOX、CapeOx、Xeliri 或卡培他滨单药方案，建议间隔期化疗 2～6 个疗程。三药方案 FOLFIRINOX 可考虑用于希望争取最大程度缩瘤以实现保肛者。

3. 术后辅助放化疗和辅助化疗的顺序

Ⅱ～Ⅲ期直肠癌根治术后，需要追加盆腔放疗者，推荐先行同步放化疗再行辅助化疗，或先行 1～2 个周期辅助化疗、同步放化疗再辅助化疗的夹心治疗模式。对于切缘阴性且 $pN_2$ 的患者，也可以考虑先行辅助化疗，再行同步放化疗的模式。

### （十）知识点 10：与结直肠癌相关的疾病史和家族史

结直肠癌发病可能与以下疾病相关。

（1）溃疡性结肠炎、结直肠息肉、结直肠腺瘤、克罗恩病、血吸虫病等，应详细询问患者相关病史。

（2）遗传性结直肠癌发病率约占结直肠癌总体发病率的 6%，应详细询问患者相关家族史，如林奇综合征（Lynch syndrome，LS）、家族性腺瘤性息肉病（familial adenomatous polyposis，FAP）等。

### （十一）知识点 11：恶性肿瘤淋巴结肿大的特点

质地坚硬或有橡皮感，表面可光滑或突起，与周围组织粘连，不易推动，一般无压痛。肺癌可向右侧锁骨上或腋窝淋巴结转移；胃癌多向左侧锁骨上淋巴结转移，因此处是胸导管进颈静脉的入口，这种肿大的淋巴结称为菲尔绍（Virchow）淋巴结，常为胃癌、食管癌转移的标志。

### （十二）知识点 12：胃肠型及蠕动波的临床意义

正常人腹部一般看不到胃和肠的轮廓及蠕动波形，除非腹壁菲薄或松弛的老年人、经产妇或极度消瘦的患者可能见到。胃肠道发生梗阻时，梗阻近端的胃或肠段饱满而隆起，可显示出各自的轮廓，称为胃型或肠型，当伴有该部位蠕动加强时，可以看到蠕动波。

### （十三）知识点 13：移动性浊音的定义

腹腔内有较多液体存留时，因重力作用，液体多潴留于腹腔的低处，故在此处叩诊呈浊音，检查时先让患者仰卧，腹中部由于含气的肠管在液面浮起，叩诊呈鼓音，两侧腹部因腹水积聚，叩诊呈浊音。医师自腹中部脐水平开始向患者左侧叩诊，发现浊音时，手指固定不动，嘱患者右侧卧，再度叩诊，如呈鼓音，表明浊音移动，同样方法向右侧叩诊，扣到浊音后嘱患者左侧卧，以核实浊音是否移动。这种因体位不同而出现浊音区变动的现象，称为移动性浊音。当腹腔内游离腹水在 1 000mL 以上时，即可查出移动性浊音。

### （十四）知识点 14：肠鸣音的定义及意义

肠蠕动时，肠管内气体和液体随之流动，产生一种断断续续的咕噜声（或气过水声），称为肠鸣音。通常以右下腹部作为听诊点，正常情况下肠鸣音每分钟 4 ～ 5 次。肠蠕动增强时，肠鸣音每分钟可达 10 次以上，但音调不是特别高亢，称为肠鸣音活跃，见于急性肠胃炎、服泻药后或胃肠道大出血。如次数多且响亮、高亢，称为肠鸣音亢进，见于机械性肠梗阻。如肠梗阻持续存在，腹壁肌肉劳损，肠蠕动减弱，肠鸣音亦减弱，或数分钟才听到 1 次，称为肠鸣音减弱，也见于老年性便秘、腹膜炎、电解质紊乱（低钾血症）及胃肠动力低下等。如持续听诊 2 分钟以上未听到肠鸣音，用手指轻叩或搔弹腹部仍未听到肠鸣音，称为肠鸣音消失，见于急性腹膜炎或麻痹性肠梗阻。

### （十五）知识点 15：还有哪些检查可以进一步明确诊断

直肠超声：对于直肠系膜筋膜（MRF）的判断，盆腔高分辨率 MRI 是最优的方法，直肠癌临床 T 分期诊断，直肠内置超声及 MRI 均优于 CT，$T_2$ 及以下分期直肠内置超声优于 MRI。

### 参考文献

［1］徐瑞华 . 中国临床肿瘤学会常见恶性肿瘤诊疗指南 2023 [M]. 北京：人民卫生出版社，2007.
［2］万学红，卢雪峰 . 诊断学 [M]. 9 版 . 北京：人民卫生出版社，2019.
［3］葛均波，徐永健，王辰 . 内科学 [M]. 9 版 . 北京：人民卫生出版社，2023.
［4］陈孝平，汪建平，赵继宗 . 外科学 [M]. 9 版 . 北京：人民卫生出版社，2018.

（于永玲　孙国贵　赵亚婷）

# 案例 2　乳房——乳腺癌案例（一）

**学习目标**

1. 知识目标　从乳腺癌患者的主诉、临床表现、诊断及治疗全过程学习乳腺癌疾病的相关知识。

2. 能力目标　通过学习病例，学生在接诊乳腺癌病例的过程中能对乳腺癌患者提出相应的诊断、鉴别诊断和治疗方案。

3. 职业素养目标　通过学习病例，学生在医患沟通、同理心、人文素养等方面得到提升。

## 一、案例信息

**案例名称：**乳腺疾病——乳腺癌。

**主要诊断：**乳腺癌。

**适用对象：**本科生（院校教育），规培生（毕业后教育）。

**关键词：**乳腺癌。

**典型临床症状与体征/阳性体征：**乳腺肿物，腋窝淋巴结肿大。

**诊断：**乳腺癌。

**治疗方法：**左侧乳腺癌根治术。

## 二、病史资料

**患者姓名：**赵某某。

**性别：**女。

**年龄：**36 岁。

**主诉：**发现左乳肿物半月余。

**现病史：**患者于半月前无意中发现左侧乳房有一肿物，“花生米”样大小，无“酒窝征”及橘皮样改变，无乳头溢液溢血【知识点 1：乳腺癌的临床表现】，当时无发热、寒战，无胸闷、气短，无腹痛、腹胀、腹泻等，未予治疗，外院彩超提示：左乳不均匀回声包块（BI-RADS 5 级）【知识点 2：乳腺影像学报告的理解与临床处理】，左侧腋下淋巴结肿大，建议进一步检查。今患者为进一步治疗遂入我院，门诊以“乳房肿物”收入院。

**既往史：**否认糖尿病、冠心病、肾病、脑血管病等病史，否认肝炎、结核等传染病病史。否认外伤史，否认手术史，否认药物、食物过敏史。

**个人史：**生于当地，久居当地。否认疫区、疫水接触史。否认毒物、放射性物质接触史。否认烟酒嗜好。

**婚育史：**适龄结婚，配偶及子女体健。

**家族史：**否认家族遗传病史及类似疾病史。

## 三、专科及辅助检查

### （一）专科检查

双乳对称，普通型，乳房皮肤无红肿、破溃，无表浅静脉怒张，无橘皮样变，双侧乳头无内陷，指向无偏斜，无乳头溢血及溢液。左侧乳房 2 点处可触及一肿物，大小约 3.3cm×1.0cm，质硬，形态不规则，边界尚清，活动度尚可，左腋下可触及肿大淋巴结，大小约 2cm。右侧腋下及双侧锁骨上、下未触及明显肿大淋巴结。

### （二）辅助检查

（1）血常规：正常。

（2）血生化全项：正常。

（3）凝血分析：正常。

（4）其他：传染病三项筛查阴性。

（5）乳腺彩超：①左乳低回声（BI-RADS 5 级）；②右乳多发低回声（BI-RADS 3 级）；③左侧腋下多发低回声结节——肿大淋巴结。

（6）乳腺钼靶：左乳外下象限肿物伴粗糙不均质钙化，BI-RADS 5 级两侧乳腺增生，BI-RADS 2 级。

（7）CT：平扫横断位及冠矢状位重建显示，右肾可见一类圆形低密度灶，直径约为3.3cm。左肾大小、形态、位置未见异常，肾实质内未见异常密度影；肾盂无扩张，肾门区结构清晰，肾窦及肾周脂肪间隙存在；肾筋膜无增厚。增强横断位及冠矢状位、MIP重建显示：右肾类圆形低密度灶呈明显不均匀强化。左肾未见异常强化灶。检查提示：右肾富血供占位性病变，建议进一步检查【知识点3：乳腺癌的常见转移部位】。

（8）肾超声造影，右肾超声造影检查，常规超声示右肾下极可见一不均质低回声结节，大小约3.87cm×3.35cm，边界尚清，形态欠规整，凸向肾外，内部回声不均匀，内可见强回声，CDFI显示可见丰富血流信号。常规消毒后，经患者左侧肘正中静脉穿刺留置20G静脉套管针，团注法推入全氟丁烷微球1mL。超声造影后该结节于7秒与肾皮质同步开始增强，呈不均匀高增强，14秒达高峰，范围约4.26cm×3.68cm，似可见“亮环征”，后早于肾皮质开始消退，呈不均匀低增强。造影后患者留观30分钟，无明显不适，安返。超声提示，右肾实性占位性病变，超声造影提示肾癌（透明细胞癌可能性大）。

（9）手术病理：（左侧乳房）浸润性乳腺癌，非特殊型（占比40%），组织学分级2级（3+3+1 = 7分），合并高级别导管原位癌（占比60%）。肿瘤大小3.8cm×2.5cm×1.4cm，未见明确脉管癌栓及神经侵犯，肿瘤未累及乳头、皮肤及胸肌筋膜，周围乳腺呈乳腺增生。淋巴结可见转移癌（17/19）；（左侧前哨淋巴结）4/4、（腋窝淋巴结）7/9、（锁骨上淋巴结）1/1、（腋尖）5/5、（胸肌间）0/0。

## 四、诊断及鉴别诊断

### （一）诊断

诊断为左乳腺癌、肾透明细胞癌。

（1）症状（诊断重要线索）：①左乳肿物；②腋窝淋巴结肿大。

（2）体征（诊断客观依据）：双乳对称，普通型，乳房皮肤无红肿、破溃，无表浅静脉怒张，无橘皮样变，双侧乳头无内陷，指向无偏斜，无乳头溢血及溢液。左侧乳房2点处可触及一肿物，大小约3.3cm×1.0cm，质硬，规则，边界尚清，活动度可，左腋下可触及肿大淋巴结，大小约2cm。右侧腋下及双侧锁骨上、下未触及明显肿大淋巴结。

（3）辅助检查（诊断必要条件）：①乳腺彩超检查；②乳腺钼靶检查；③术后病理检查。

### （二）鉴别诊断

1. 乳房纤维腺瘤

好发于青年女性，除乳房肿块外，常无其他症状。肿块质硬，有弹性感，似橡皮球，表面光滑，易推动。组织病理学有助于鉴别。

2. 乳腺囊性增生病

常见于中年妇女。其典型症状为一侧或双侧周期性乳房胀痛和乳房肿块，月经前明显，月经后减轻。乳腺钼靶和超声检查有助于鉴别。

## 五、治疗

### （一）治疗方案

乳腺癌的治疗采用的是以手术治疗为主的综合治疗策略。对早期乳腺癌患者，手术治疗是首选。全身状况差、主要脏器有严重疾病、年老体弱不能耐受手术者属手术禁忌。

1. 手术治疗

近年来对乳腺癌的生物学行为进行的研究证实，乳腺癌自发病开始即是一个全身性疾病，因而缩小手术范围、加强术后综合辅助治疗越来越重要。

（1）保留乳房的乳腺癌切除术：手术的目的是完整切除肿块。适合于临床Ⅰ期的乳腺癌患者，且乳房有适当体积，术后能保持外观效果者。无法获得切缘阴性者禁忌施行该手术。原发灶切除范围应包括肿瘤、肿瘤周围 1 ～ 2cm 的组织。确保标本的边缘无肿瘤细胞浸润。术后必须辅以放疗等。近年来随着技术的发展和患者对美容效果要求的提高，保乳手术在我国的开展逐渐增多。

（2）乳腺癌改良根治术：有两种术式，一是保留胸大肌，切除胸小肌；二是保留胸大、小肌。前者淋巴结清除范围与根治术相仿，后者不易清除腋上组淋巴结。根据大量病例观察，认为Ⅰ、Ⅱ期乳腺癌应用根治术及改良根治术的生存率无明显差异，且该术式保留了胸肌，术后外观效果较好，是目前常用的手术方式。

（3）乳腺癌根治术和乳腺癌扩大根治术：乳腺癌根治术应包括整个乳房、胸大肌、胸小肌及腋窝Ⅰ、Ⅱ、Ⅲ组淋巴结的整块切除。扩大根治术还需同时切除胸廓内动、静脉及其周围的淋巴结（即胸骨旁淋巴结）。此两种术式现已较少使用。

（4）全乳房切除术：手术范围必须切除整个乳房，包括腋尾部及胸大肌筋膜。该术式适用于原位癌、微小癌及年迈体弱不宜作根治术者。

（5）前哨淋巴结活检术及腋淋巴结清扫术：对临床腋淋巴结阳性的乳腺癌患者常规行腋淋巴结清扫术，范围包括Ⅰ、Ⅱ组腋淋巴结。对临床腋淋巴结阴性的乳腺癌患者，可先行前哨淋巴结活检术。前哨淋巴结是指接受乳腺癌病灶引流的第一站淋巴结，可采用示踪剂显示后切除活检。根据前哨淋巴结的病理结果判断腋淋巴结是否有肿瘤转移，对前哨淋巴结阴性的乳腺癌患者可不常规行腋淋巴结清扫。

手术方式的选择应结合患者本人意愿，根据病理分型、疾病分期及辅助治疗的条件而定。对可切除的乳腺癌患者，手术应达到局部及区域淋巴结最大程度的清除，以提高生存率，然后考虑外观及功能。

2. 化学治疗

乳腺癌是实体瘤中应用化疗最有效的肿瘤之一，化疗在整个治疗中占有重要地位。由于手术尽量去除了肿瘤负荷，残存的肿瘤细胞易被化学抗癌药物杀灭。浸润性乳腺癌伴腋淋巴结转移者是应用辅助化疗的指征。对腋淋巴结阴性者是否应用辅助化疗尚有不同意见。一般认为腋淋巴结阴性而有高危复发因素者，如原发肿瘤直径大于 2cm，组织学分级差，雌、孕激素受体阴性，癌基因表皮生长因子受体 2（HER-2）有过度表达者，适宜应用术后辅助化疗。

对肿瘤分化差、分期晚的病例常用蒽环类联合紫杉类联合化疗方案，如 EC（表柔比星、环磷酰胺）-T（多西他赛或紫杉醇）方案等。对于肿瘤分化较好、分期较早的病例可考虑基于紫杉类的方案，如 TC 方案（多西他赛或紫杉醇、环磷酰胺）等。另有 CMF 方案（环磷酰胺、甲氨蝶呤、氟尿嘧啶），现已很少使用。化疗前患者应无明显骨髓抑制及肝功能异常。化疗期间应定期检查血常规及肝、肾功能。应用多柔比星者要注意心脏毒性。表柔比星的心脏毒性和骨髓抑制作用较多柔比星低，因而其应用更广泛。其他效果较好的化疗药有长春瑞滨、铂类等。

术前化疗又称新辅助化疗，多用于局部晚期的病例，目的在于缩小肿瘤，提高手术成功机会及探测肿瘤对药物的敏感性。药物可采用蒽环类联合紫杉类方案，一般用 4 ～ 6 个疗程。

3. 内分泌治疗

乳腺癌细胞中雌激素受体（ER）含量高者，称为激素依赖性肿瘤，这些病例对内分泌治疗有效。而 ER 含量低者，称为激素非依赖性肿瘤，这些病例对内分泌治疗反应差。因此，对激素受体阳性的病例应使用内分泌治疗。

4. 放疗

放疗是乳腺癌局部治疗的手段之一。在保留乳房的乳腺癌手术后，放疗是一重要组成部分，应于肿块局部广泛切除后给予适当剂量放疗。单纯乳房切除术后可根据患者年龄、疾病分期分类等情况，决定是否应用放疗。

5. 靶向治疗

靶向治疗通过转基因技术制备的曲妥珠单抗对 HER-2 过度表达的乳腺癌患者有良好效果，可降低乳腺癌患者术后的复发与转移风险，提高患者生存期。

### （二）预后及转归

年轻、首次治疗期早、淋巴结无转移、手术至复发间隔期长者预后较好，复发局限在胸壁者比淋巴结复发者预后好。肿瘤发生转移前，大多数病例单纯手术治疗或放射治疗可治愈。一般乳腺癌患者的自然生存期为 26.5 ～ 39.5 个月，根治术后 10 年生存率 Ⅰ、Ⅱ、Ⅲ期分别为 72.5%、50.9%、25.3%。

## 六、总结与思考

近 10 余年，乳腺癌的 5 年生存率有所改善，主要归功于早期发现、早期诊断以及术后综合辅助治疗的不断完善。医务人员应重视卫生宣教及普查。根据乳腺癌是全身性疾病的概念，应重视对乳腺癌生物学行为的研究。目前基于多个风险基因（包括编码基因和非编码小分子 RNA）所建立的预测模型，通过个体化预测乳腺癌患者的复发风险和治疗敏感性，能进一步完善综合治疗方案，以进一步提高生存率。

## 七、知识点库

### （一）知识点 1：乳腺癌的临床表现

乳腺癌的早期可无症状，随着病情发展，可能表现出局部及全身症状。

（1）肿块：是乳腺癌的首发症状。多数肿块位于外上象限，其次是内上及乳头乳晕区，下方较少。肿块大小不一，以 2 ～ 3cm 大小比较常见，多为单发，偶可多发。肿块多呈圆形或卵圆形，边界欠清，一般都为硬结，活动度都较差。

（2）疼痛：多数乳腺癌患者缺乏疼痛症状。由于疼痛发生较少，乳腺癌不易被早期发现。疼痛常表现为乳腺刺痛、胀痛或隐痛，如癌周伴有乳腺囊性增生，也可出现周期性疼痛。

（3）乳房皮肤改变：乳腺组织被位于皮下的浅筋膜所包绕，深、浅筋膜之间由乳房悬韧带相连。由于浅筋膜与皮肤相连，乳腺癌侵及乳腺间的乳房悬韧带使之缩短时，会牵拉皮肤，使局部皮肤凹陷，如同酒窝，称为“酒窝征”。另外，肿瘤直接与皮肤粘连也可能造成此种情况。“酒窝征”在乳腺癌较早时即可出现，在患侧手臂上下活动时更为明显。①发红及肿胀：生长较快、体积较大的肿瘤，可出现皮肤表浅静脉怒张，肿瘤局部皮温升高。如肿瘤接近皮肤表面时皮肤可发红。如癌细胞阻塞了皮下淋巴管，即可出现皮肤水肿及橘皮样改变。乳腺癌皮肤红肿以炎性乳腺癌最为典型，皮肤颜色浅红或深红，由局限的一块很快扩展到大部分乳腺，甚至全乳。触诊时，整个乳腺增厚、变硬，皮温增高，且肿胀、粗糙，有明显的橘皮样改变。②皮肤破溃：肿瘤发展到晚期，肿块长大，可使皮肤隆起，如血供不足，随着皮肤发红、变薄，可发生破溃。患者常伴疼痛，有时剧痛难忍。由于创面有大量的坏死组织及血性分泌物渗出，患者常因此出现消瘦、贫血征象。③皮肤结节：结节分布在病变周围的皮肤时，称为卫星结节，它是癌细胞沿淋巴管、乳腺导管或皮下筋膜梁索直接浸润于皮肤所致。卫星结节可单个或数个，后者多呈分散分布。④铠甲癌：数个皮肤结节融合成片，覆盖整个患侧胸壁，并可延及腋窝至背部，甚至可超过胸骨中线，延伸到对侧胸壁。厚硬成板块的皮肤好似古代士兵所穿的铠甲，故称为铠甲癌。

（4）乳腺轮廓改变：当肿块较大时，乳腺可有局部隆起，乳腺增大。肿瘤累及皮肤或胸肌，可使乳房变硬、缩小。患者端坐时，患侧乳腺可提高。

（5）乳头乳晕改变：①乳头回缩及朝向改变，如乳头扁平、回缩、凹陷、朝向改变，直至完全缩入乳晕下，看不见乳头，乳腺癌所致的乳头下陷与先天性乳头内陷不同，后者经常可用手牵拉提出，而乳腺癌所致的乳头回缩不可能被拉出，而且凹陷的乳头下或周围可扪及肿块；②乳头的湿疹样改变，最初为乳头瘙痒，乳头上皮增厚、脱屑、渗液，逐渐出现糜烂，糜烂而致反复结痂、剥脱，乳晕皮肤剥脱后出现红色肉芽，乳头可慢慢变平，最后消失。

（6）乳头溢液：乳头溢液伴肿块者，乳腺癌所占的比例较大。溢液可以是无色、乳白色、淡黄色、棕色、血性等；可以呈水样、血样、浆液性或脓性；溢液量可多可少，间隔时间也不一致。

（7）区域淋巴结肿大：①腋淋巴结转移，最为常见，转移灶较小时，淋巴结不肿大，或肿大不明显，较难触及，转移病变一般是累及胸肌外侧淋巴结，触之多较硬，不规则，活动度欠佳；②锁骨上淋巴结转移，淋巴结多位于左侧锁骨上窝或右侧锁骨上窝，病灶较硬，一般较小。

### （二）知识点 2：乳腺影像学报告的理解与临床处理

乳腺影像报告和数据系统分级的意义如下。

（1）BI-RADS 0 级：需要其他影像学检查（如乳腺 X 线或 MRI 等检查）进一步评估。

（2）BI-RADS 1 级：阴性。

（3）BI-RADS 2 级：良性病变，根据年龄及临床表现可每 6 ～ 12 个月随诊。如单纯囊肿、乳腺假体、脂肪瘤、乳腺内淋巴结（也可以归入 1 类）、多次复查图像无变化的良性病灶、术后改变及有记录的经过多次检查影像变化不大的可能为纤维腺瘤的结节等。

（4）BI-RADS 3 级：可能是良性病变，建议短期复查（3 ～ 6 个月）及加做其他检查。新发现的纤维腺瘤、囊性腺病、瘤样增生结节（属不确定类）、未扪及的多发复杂囊肿或簇状囊肿、病理学检查明确的乳腺炎症及恶性病变的术后早期随访都可归于此类。

（5）BI-RADS 4 级：可疑的恶性病灶。此类病灶的恶性可能性为 2% ～ 95%。一旦评估为 4 类，即建议进行病理学检查，包括细针抽吸细胞学检查、空芯针穿刺活检、手术活检以明确诊断。超声声像图上表现不完全符合良性病变或有恶性特征者均归于此类，目前可将其划分为 4A 级（恶性概率为 2% ～ 10%）、4B 级（恶性概率为 10% ～ 50%）和 4C 级（恶性概率为 50% ～ 95%）。

（6）BI-RADS 5 级：高度怀疑恶性，恶性概率≥ 95%；应进行积极的治疗，采用经皮穿刺活检（通常是影像引导下的空芯针穿刺活检）或手术治疗。

（7）BI-RADS 6 级：用于活检已证实为恶性，但还未进行局部治疗的影像评估。

### （三）知识点 3：乳腺癌的常见转移部位

远处转移表现：乳腺癌可经血液或淋巴途径发生远方转移，好发部位以肺、胸膜、骨、肝、脑及软组织较多见。①肺及胸膜转移：肺是乳腺癌常见的转移部位，常表现为结节性多发转移，多为双侧。可出现咳嗽及呼吸困难、咯血、胸痛等。胸膜转移主要表现为咳嗽、疲乏、虚弱、呼吸困难，部分患者有胸痛。②骨转移：最易受累的部位依次为脊柱、肋骨、骨盆及长骨，亦可出现在肩胛骨、颅骨等。主要表现为疼痛。③肝转移：肝转移灶较小时，并无特殊症状，当肿块较大或较广泛时，可出现肝大、肝区疼痛、食欲下降、腹胀等。晚期可出现黄疸、腹水等症状。④脑转移：脑转移主要表现为脑膜及脑实质转移，头痛及精神状态改变是常有的症状，并可出现脑功能不全、视力障碍等。如脊膜受到侵及，可出现背痛、感觉障碍、膀胱功能障碍、排尿困难等。

### 参考文献

［1］董守义 . 乳腺疾病诊治 [M]. 3 版 . 北京：人民卫生出版社，2017.

（赵亚婷　孙国贵　戈艳蕾）

# 案例 3　乳房——乳腺癌案例（二）

### 学习目标

1. 知识目标　从乳腺癌的主诉、临床表现、诊断及治疗全过程学习乳腺癌疾病的相关知识。

2. 能力目标　通过学习病例，学生在接诊乳腺癌病例的过程中能对乳腺癌患者提出相应的诊断、鉴别诊断和治疗方案。

3. 职业素养目标　通过学习病例，学生在医患沟通、同理心、人文素养等方面得到提升。

## 一、案例信息

**案例名称：**乳腺疾病——乳腺癌。

**主要诊断：**乳腺癌。
**适用对象：**本科生（院校教育），规培生（毕业后教育）。
**关键词：**乳腺癌。
**典型临床症状与体征 / 阳性体征：**双侧乳腺肿物，腋窝淋巴结肿大。
**诊断：**双侧乳腺癌。
**治疗方法：**左侧乳腺癌根治术 + 右侧乳腺癌保乳根治术 + 前哨淋巴结活检术。

## 二、病史资料

**患者姓名：**刘某某。
**性别：**女。
**年龄：**52 岁。
**主诉：**发现左侧乳腺肿物 10 年，右侧乳腺肿物 1 日。

**现病史：**患者约 10 年前无意中发现左侧乳腺外上象限一“花生米”大小肿物，无皮肤红肿破溃，无乳头溢血及溢液，2021-12-09 就诊于我院行乳腺彩超提示：双侧乳腺结节多发（BI-RADS 3 级），近 10 年以来，肿物未见明显增长，期间未予特殊处理，2023-09-21 于我院复查乳腺彩超提示：①左乳外上象限低回声（BI-RADS 4C 级）；②右乳腺低回声（BI-RADS 4A 级）；③左乳 3 点钟方向低回声（BI-RADS 4A 级）；④左侧乳腺多发低回声（3 级）；⑤左侧腋下区低回声结节——肿大淋巴结可能，遂以“双乳多发肿物”收入我科。患者自发病以来，饮食及睡眠可，体重未见明显改变。

**既往史：**10 年前行子宫切除术，2 年前行双侧甲状腺癌根治术，现口服优甲乐 150μg/d，否认糖尿病、冠心病、肾病、脑血管病等病史，否认肝炎、结核等传染病病史。否认外伤史。否认药物、食物过敏史。

**个人史：**生于当地，久居当地。否认疫区、疫水接触史。否认毒物、放射性物质接触史。否认烟酒嗜好。

**婚育史：**适龄结婚，配偶及子女体健。

**家族史：**否认家族遗传病史及类似疾病史。

## 三、专科及辅助检查

### （一）专科检查

T 36.4℃，P 78 次 / 分钟，R 20 次 / 分钟，BP 150/90mmHg。双侧乳腺发育正常，对称存在。乳房皮肤正常，无红肿、破溃，无水肿、增厚，无浅表静脉曲张，未见橘皮样改变【知识点 1：乳腺癌橘皮样改变的原因】，无“酒窝征”【知识点 2：乳腺“酒窝征”的临床意义】，双侧乳头直立，无内陷，指向无偏斜，无乳头破溃，未见乳头溢血、溢液。左侧乳房外上象限可触及质硬区域，范围约 7.0cm × 4.0cm，边界不清，形态不规则，活动度差【知识点 3：乳腺肿物边界不清、活动度差的临床意义】，右侧乳房 11 点方向距乳头 2cm 可触及一肿物，大小约 1.5cm，质硬，边界尚清，活动度可。左侧腋窝可触及一枚肿大淋巴结，大小约 2.5cm，质硬，活动度可，右侧腋窝及双侧锁骨上、下均未触及明显肿大淋巴结【知识点 4：锁骨上淋巴结肿大的临床意义】。

### （二）辅助检查

（1）血常规：无异常。

（2）血生化全项：无异常。

（3）凝血分析：无异常。

（4）肿瘤标志物：无异常。

（5）其他：传染病三项筛查阴性。

（6）乳腺彩超：①左乳外上象限低回声结节（BI–RADS 4C级）；②右侧乳腺低回声（BI–RADS 4A级）；③左侧乳腺3点钟方向低回声（BI–RADS 4A级）；④左侧乳腺多发低回声结节（BI–RADS 3级）；⑤左侧腋下区低回声结节。

（7）乳腺钼靶：左乳腺癌伴淋巴结增大，BI–RADS 5级，乳房中央区结节BI–RADS 3级，右乳12点钟方向结节伴少量稀碎点状钙化，BI–RADS 4A级，两侧乳腺增生BI–RADS 2级，请结合相关检查。

（8）乳腺MRI：①左乳外上象限异常信号，考虑BI–RADS 4C级；②右乳上象限异常信号，考虑BI–RADS 4B级；③左乳外上象限异常信号，考虑BI–RADS 3级；④左侧腋下多发淋巴结，考虑部分为转移性淋巴结；⑤两侧乳腺增生；⑥所见肝脏异常信号，建议进一步检查。

（9）手术后病理诊断：左乳浸润性乳腺癌，非特殊型（组织学分级3级，3+3+2＝8分）合并高级别导管内癌（占50%）。肿瘤大小7cm×3cm×2cm，间质大量炎症细胞浸润，未见明确神经侵犯，肿瘤未累及皮肤、乳头及胸肌筋膜。周围乳腺导管扩张，可见柱状细胞变。淋巴结可见转移癌（1/32）；左前哨淋巴结（0/A），左侧腋尖（0/3），左侧腋下淋巴组织（0/24），乳腺周围淋巴结（1/1）。免疫组化结果：ER（–）、PR（–）、AR（3+，50%）、HER–2（3+）、E–Cadherin（+）、P120（膜+）、P53（–，无义突变）、CK5/6（–）、EGFR（–）、P63（–）、Calponin（–）、Ki–67热点指数60%。

右乳浸润性乳腺癌，非特殊型（组织学分级2级，3+3+1＝7分）合并高级别导管内癌（占10%）。肿瘤最大径1.2cm，未见明确脉管瘤栓及神经侵犯（右乳上切缘、右乳下切缘、右乳内切缘、右乳外切缘、右乳基底切缘未见癌）。周围乳腺增生，可见导管扩张及大汗腺化生。淋巴结未见转移癌（0/3），前哨淋巴结（0/3）。免疫组化结果：ER（–）、PR（–）、HER–2（2+）、P63（–）、Calponin（–）、Ki–67指数60%。

## 四、诊断及鉴别诊断

### （一）诊断

诊断：①左乳腺癌$T_3N_1M_X$；②右乳腺癌$T_1N_0M_0$。

（1）症状（诊断重要线索）：①左乳肿物；②右乳肿物；③腋窝淋巴结肿大。

（2）体征（诊断客观依据）：①左侧乳房外上象限可触及质硬区域，范围约7.0cm×4.0cm，边界不清，形态不规则，活动度差；②在右侧乳房11点钟方向距乳头2cm可触及一肿物，大小约1.5cm，质硬，边界尚清，活动度可；③左侧腋窝可触及一枚肿大淋巴结，大小约2.5cm，质硬，活动度可。

（3）辅助检查（诊断必要条件）：①乳腺彩超检查；②乳腺钼靶检查；③乳腺MRI检查；④肿瘤标志物检查。

（4）子宫切除术后：病史提供诊断明确。

（5）甲状腺癌术后：病史提供诊断明确。

### （二）鉴别诊断

1. 乳腺增生

表现为乳腺疼痛，呈周期性，月经前及经期疼痛明显，经后疼痛明显减轻，查乳腺可触及条索状肿物，质韧，表面不光滑，活动度好，乳腺彩超和乳腺钼靶可协助诊断。

2. 乳腺囊肿

多表现为乳腺单发肿物，不伴有疼痛，皮肤无红肿，质软，边界清楚，活动度好，可扪及波动感，乳腺彩超可协助诊断。

## 五、治疗

### （一）治疗方案

乳腺癌的治疗采用的是以手术治疗为主的综合治疗策略。对早期乳腺癌患者，手术治疗是首选。全身情况差、主要脏器有严重疾病、年老体弱不能耐受手术者属手术禁忌。

1. 手术治疗

研究证实，乳腺癌自发病开始即是一个全身性疾病，因而缩小手术范围、加强术后综合辅助治疗越来越重要。

（1）保留乳房的乳腺癌切除术：手术目的是完整切除肿块。适合于临床Ⅰ期的乳腺癌患者，且乳房有适当体积，术后能保持外观效果者。无法获得切缘阴性者禁忌施行该手术。原发灶切除范围应包括肿瘤、肿瘤周围 1 ～ 2cm 的组织。确保标本的边缘无肿瘤细胞浸润。术后必须辅以放疗等。近年来随着技术的发展和患者对美容效果要求的提高，保乳手术在我国的开展逐渐增加。

（2）乳腺癌改良根治术：有两种术式。一是保留胸大肌，切除胸小肌；二是保留胸大、小肌。前者淋巴结清除范围与根治术相仿，后者不易清除腋上组淋巴结。根据大量病例观察，认为Ⅰ、Ⅱ期乳腺癌应用根治术及改良根治术的生存率无明显差异，且该术式保留了胸肌，术后外观效果较好，是目前常用的手术方式。

（3）乳腺癌根治术和乳腺癌扩大根治术：乳腺癌根治术应包括整个乳房、胸大肌、胸小肌、腋窝Ⅰ、Ⅱ、Ⅲ组淋巴结的整块切除。扩大根治术还需同时切除胸廓内动、静脉及其周围的淋巴结（即胸骨旁淋巴结）。此两种术式现已较少使用。

（4）全乳房切除术：手术范围必须切除整个乳房，包括腋尾部及胸大肌筋膜。该术式适用于原位癌、微小癌及年迈体弱不宜行根治术者。

（5）前哨淋巴结活检术及腋淋巴结清扫术：对临床腋淋巴结阳性的乳腺癌患者常规行腋淋巴结清扫术，范围包括Ⅰ、Ⅱ组腋淋巴结。对临床腋淋巴结阴性的乳腺癌患者，可先行前哨淋巴结活检术。前哨淋巴结是指接受乳腺癌病灶引流的第一站淋巴结，可采用示踪剂显示后切除活检。根据前哨淋巴结的病理结果判断腋淋巴结是否有肿瘤转移，对前哨淋巴结阴性的乳腺癌患者可不常规进行腋淋巴结清扫。

手术方式的选择应结合患者本人意愿，根据病理分型、疾病分期及辅助治疗的条件而定。对可切除的乳腺癌患者，手术应达到局部及区域淋巴结最大程度的清除，以提高生存率，然后考虑外观及功能。

2. 化疗

乳腺癌是实体瘤中应用化疗最有效的肿瘤之一，化疗在乳腺癌的整个治疗中占有重要地位。由于手术尽量去除了肿瘤负荷，残存的肿瘤细胞易被化学抗癌药物杀灭。浸润性乳腺癌伴腋淋巴结转移者是应用辅助化疗的指征。对腋淋巴结阴性者是否应用辅助化疗尚有不同意见。一般认为腋淋巴结阴性而有高危复发因素者，如原发肿瘤直径大于2cm，组织学分级差，雌、孕激素受体阴性，癌基因表皮生长因子受体2（HER-2）有过度表达者，适宜应用术后辅助化疗。

对肿瘤分化差、分期晚的病例常用蒽环类联合紫杉类联合化疗方案，如EC（表柔比星、环磷酰胺）-T（多西他赛或紫杉醇）方案等。对于肿瘤分化较好、分期较早的病例可考虑基于紫杉类的方案，如TC方案（多西他赛或紫杉醇、环磷酰胺）等。另有CMF方案（环磷酰胺、甲氨蝶呤、氟尿嘧啶），现已很少使用。化疗前患者应无明显骨髓抑制及肝功能异常。化疗期间应定期检查血常规及肝、肾功能。应用多柔比星者要注意心脏毒性。表柔比星的心脏毒性和骨髓抑制作用较多柔比星低，因而其应用更较广泛。其他效果较好的化疗药有长春瑞滨、铂类等。

术前化疗又称新辅助化疗，多用于局部晚期的病例，目的在于缩小肿瘤，提高手术成功机会及探测肿瘤对药物的敏感性。药物可采用蒽环类联合紫杉类方案，一般用4～6个疗程。

3. 内分泌治疗

乳腺癌细胞中雌激素受体（ER）含量高者，称为激素依赖性肿瘤，这些病例对内分泌治疗有效。而ER含量低者，称为激素非依赖性肿瘤，这些病例对内分泌治疗反应差。因此，对激素受体阳性的病例应使用内分泌治疗。

4. 放疗

放疗是乳腺癌局部治疗的手段之一。在保留乳房的乳腺癌手术后，放疗是一重要组成部分，应于肿块局部广泛切除后给予适当剂量放疗。单纯乳房切除术后可根据患者年龄、疾病分期分类等情况，决定是否应用放疗。

5. 靶向治疗

靶向治疗通过转基因技术制备的曲妥珠单抗对HER-2过度表达的乳腺癌患者有良好效果，可降低乳腺癌患者术后的复发转移风险，提高患者的生存期。

### （二）预后及转归

年轻、首次治疗期早、淋巴结无转移、手术至复发间隔期长者预后较好，复发局限在胸壁者比淋巴结复发者预后好。肿瘤发生转移前，大多数病例单纯手术治疗或放射治疗可治愈。一般乳腺癌患者的自然生存期为26.5～39.5个月，根治术后10年生存率Ⅰ、Ⅱ、Ⅲ期分别为72.5%、50.9%、25.3%。

## 六、总结与思考

近十余年，乳腺癌的5年生存率有所改善，主要归功于早期发现、早期诊断以及术后综合辅助治疗的不断完善。医务人员应重视卫生宣教及普查。根据乳腺癌是全身性疾病的概念，应重视对乳腺癌生物学行为的研究。目前基于多个风险基因（包括编码基因和非编码小分子RNA）所建立的预测模型，通过个体化预测乳腺癌患者的复发风险和治疗敏感性，能进一步完善综合治疗方案，以进一步提高生存率。

## 七、知识点库

### （一）知识点 1：乳腺癌橘皮样改变的原因

乳腺橘皮样改变：邻近乳头或乳晕的癌肿因侵入乳管使之缩短，可把乳头牵向癌肿一侧，进而可使乳头扁平、回缩、凹陷。肿瘤继续增大，如皮下淋巴管被癌细胞堵塞，引起淋巴回流障碍，出现真皮水肿，皮肤呈橘皮样改变。

### （二）知识点 2：乳腺“酒窝征”的临床意义

由于浅筋膜与皮肤相连，乳腺癌侵及乳腺间的乳房悬韧带使之缩短，会牵拉皮肤，使局部皮肤凹陷，如同酒窝，称为“酒窝征”。“酒窝征”在乳腺癌较早时即可出现，在患侧手臂上下活动时更为明显。

### （三）知识点 3：乳腺肿物边界不清、活动度差的临床意义

乳腺癌发展至晚期，可侵入胸肌筋膜、胸肌，以致肿瘤固定于胸壁而不易推动。如癌细胞侵入大片皮肤，可出现多个小结节，甚至彼此融合。有时皮肤可溃破而形成溃疡，这种溃疡常有恶臭，容易出血。

### （四）知识点 4：锁骨上淋巴结肿大的临床意义

（1）癌细胞经胸大肌外侧缘淋巴管侵入同侧腋窝淋巴结，然后侵入锁骨下淋巴结以至锁骨上淋巴结，进而可经胸导管（左）或右淋巴管侵入静脉血流而向远处转移。

（2）癌细胞向内侧淋巴管，沿着乳内淋巴管的肋间穿支引流到胸骨旁淋巴结，继而达到锁骨上淋巴结，并可通过同样途径侵入血流。

## 参考文献

[1] 董守义 . 乳腺疾病诊治 [M]. 3 版 . 北京：人民卫生出版社，2017.

（赵亚婷　孙国贵　戈艳蕾）

# 第二部分　内科学相关诊疗案例

## 案例4　呼吸系统——支气管哮喘案例

**学习目标**

1. 知识目标　从支气管哮喘的主诉、临床表现、诊断及治疗全过程学习支气管哮喘疾病的相关知识。

2. 能力目标　通过学习病例，学生在接诊支气管哮喘病例的过程中能对支气管哮喘患者提出相应的诊断、鉴别诊断和治疗方案。

3. 职业素养目标　通过学习病例，学生在医患沟通、同理心、人文素养等方面得到提升。

### 一、案例信息

**案例名称：**呼吸系统——支气管哮喘。

**主要诊断：**支气管哮喘。

**适用对象：**本科生（院校教育），规培生（毕业后教育）。

**关键词：**支气管哮喘。

**典型临床症状与体征/阳性体征：**接触刺激性气味，出现发作性喘息、咳嗽、呼吸困难，缓解期如常人，两肺散在哮鸣音。

**诊断：**支气管哮喘。

**治疗方法：**抗炎、平喘药物。

### 二、病史资料

**患者姓名：**赵某某。

**性别：**女。

**年龄：**60岁。

**主诉：**发作性喘息10余年，加重伴咳嗽、咳痰2日。

**现病史：**患者10年前接触刺激性气味后出现喘息【知识点1：喘息的鉴别诊断】，呈发作性，起初可自行缓解，每于接触刺激性气味、着凉、生气后喘息明显，晨起为著，活动后加重，偶伴咳嗽及咳痰，间断应用抗炎平喘药物，缓解期如常人【知识点2：抗炎平喘药物的作用机制】。2日前，接触刺激性气味及着凉后再次出现喘息加重，无平卧受限，伴打喷嚏、流涕【知识点3：患者出现打喷嚏、流涕症状的原因】，咳嗽，咳黄痰，量少，伴有咽痛，无发热、胸痛及咯血，应用感冒冲剂及沙丁胺醇，效果差，为求进一步诊治收入院。

**既往史：** 过敏性鼻炎10年，否认高血压、糖尿病、冠心病等其他疾病，无手术外伤史，无输血史，无药物过敏史【知识点4：过敏性鼻炎的治疗】。

**个人史：** 生于当地，久居当地。否认疫区、疫水接触史。否认毒物、放射性物质接触史。否认烟酒嗜好。

**婚育史：** 适龄结婚，配偶及子女体健。

**家族史：** 否认家族遗传病史及类似疾病史。

## 三、专科及辅助检查

### （一）专科检查

T 36.5℃，P 90次/分钟，R 20次/分钟，BP 130/80mmHg，喘息貌【知识点5：喘息貌的临床意义】，咽部充血，胸廓对称、无畸形，双肺叩诊呈清音，双肺触觉语颤无增强及减弱，双肺呼气音延长，双肺呼吸音低，双肺可闻及广泛干啰音【知识点6：干啰音的临床意义】，双肺未闻及湿啰音，心界不大，心率90次/分钟，律齐，P2 = A2，心脏各瓣膜区未闻及杂音。腹平软，肝、脾肋下未触及。双下肢无指凹性水肿。

### （二）辅助检查

（1）血气分析：pH 7.43，氧分压59mmHg，二氧化碳分压33mmHg。

（2）血常规：中性粒细胞 $6.54 \times 10^9$/L，中性粒细胞百分比78.9%。

（3）红细胞沉降率26mm/h，CRP 2.8mg/L，PCT 0.11ng/mL，SAA 17.72mg/L。

（4）病毒抗体均为阴性。

（5）凝血、肝肾功能、电解质、心肌酶未见异常。

（6）免疫球蛋白E升高，439.0 U/mL。

（7）痰涂片：外观，白色痰；鳞状上皮，20～25/LP；柱状上皮，0/LP；白细胞，10～15/LP；革兰阳性球菌：1+；格兰阴性双球菌：1+；未检出抗酸杆菌。

（8）心电图、心脏超声、肝胆胰脾双肾超声均未见明显异常。

（9）胸部CT：①两肺支气管壁略增厚【知识点7：肺叶及支气管、肺泡的解剖】；②右肺多发点状钙化灶；③两肺下叶多发结节灶，建议定期复查；④两侧胸膜粘连。

（10）肺功能：小气道功能降低，气道阻力增高，支气管舒张试验阳性，呼出气NO测定67ppb【知识点8：哮喘患者肺功能及支气管舒张试验的解读】。

（11）IgE：结果为439.00 U/mL，明显升高。正常参考值< 165 U/mL。

## 四、诊断及鉴别诊断

### （一）诊断

1. 支气管哮喘

（1）症状（诊断重要线索）：①接触刺激性气味；②喘息；③呈发作性，可自行缓解，晨起为著，活动后加重，缓解期如正常人；④既往有过敏性鼻炎病史。

（2）体征（诊断客观依据）：①喘息貌；②双肺呼气音延长，双肺呼吸音低；③双肺可闻及广泛干啰音。

（3）辅助检查（诊断必要条件）：①肺功能检查；②胸部CT检查；③IgE【知识点9：哮喘

患者 IgE 的解读】；④血气分析。

2. 过敏性鼻炎

病史提供诊断明确。

### （二）鉴别诊断

哮喘应注意与左心功能不全、慢性阻塞性肺疾病、上气道阻塞性病变等常见疾病相鉴别，此外还应与嗜酸性粒细胞肉芽肿性多血管炎、变应性支气管肺曲霉病等疾病相鉴别，以上这些疾病在临床上都可以表现有哮喘样症状（表 4-1）。

表 4-1　免疫球蛋白 E 报告单

| 项目 | 结果 | 参考值 | 单位 |
| --- | --- | --- | --- |
| 免疫球蛋白 E | 439.00 | < 165 | U/mL |

## 五、治疗

### （一）治疗方案

结合本病例，该患者为感染后诱发支气管哮喘重度急性发作期，住院期间予以吸氧、抗炎、化痰、平喘等治疗，症状好转后出院。

哮喘的治疗原则是以患者病情严重程度和控制水平为基础，选择相应的治疗方案。哮喘治疗方案的选择既要考虑群体水平，也要兼顾患者的个体差异。目前，在于达到哮喘症状的良好控制，维持正常的活动水平，同时尽可能减少急性发作、肺功能不可逆损害和药物相关不良反应的风险。一旦哮喘诊断确立，应尽早开始规律的控制治疗，这对于取得最佳疗效至关重要。

1. 轻、中度哮喘发作的处理

（1）轻、中度哮喘发作的自我处理：短效 $\beta_2$ 受体激动剂（SABA）是缓解哮喘症状最有效的药物，患者可以根据病情轻重每次使用 2 ～ 4 喷，直至症状缓解。同时应该增加控制性药物，如吸入性糖皮质激素（ICS）的剂量。口服激素的使用：若初始治疗和增加控制治疗 2 ～ 3 日后患者反应仍不完全，或者症状迅速加重，或者患者既往有突发重症哮喘急性发作史，应口服激素治疗，建议给予泼尼松龙 0.5 ～ 1.0 mg/kg 或等效剂量的其他口服激素治疗 5 ～ 7 日。后续处理：初始治疗 1 ～ 2 日若自我评估治疗反应不佳，应及时到医院就诊。经过自我处理后，即使症状缓解的患者也建议到医院就诊。

（2）轻、中度急性发作的医院（急诊室）处理：若患者在家中自我处理后无明显缓解，或者症状持续加重，应立即至医院就诊。反复使用吸入性 SABA 是治疗急性发作最有效的方法（证据等级 A）。口服激素治疗：对 SABA 初始治疗反应不佳或在控制药物治疗基础上发生急性发作的患者，推荐使用泼尼松龙 0.5 ～ 1.0 mg/kg 或等效剂量的其他全身激素口服 5 ～ 7 日。雾化吸入激素：有研究结果显示，成人雾化吸入激素改善呼气峰值流量（PEF）较全身激素快，耐受性和安全性好，可作为中、重度哮喘急性发作的治疗选择。

2. 中、重度急性发作的处理

（1）急诊室或医院内的处理：具体方法如下。①支气管舒张剂的应用：首先吸入 SABA 治疗。②全身激素的应用：中、重度哮喘急性发作应尽早使用全身激素，特别是对 SABA 初始治疗反应不佳或疗效不能维持，以及在使用口服激素基础上仍然出现急性发作的患者。推荐中、重度急性加重首选口服用药。推荐剂量：泼尼松龙 0.5 ～ 1.0 mg/kg 或等效剂量的其他口服激素。严重的急性发作患者或不宜口服激素的患者，可以静脉给药。推荐用法：①甲泼尼龙 80 ～ 160mg/d；②氢化可的松 400 ～ 1 000mg/d 分次给药；③氧疗；④其他。

（2）急性重度和危重哮喘的处理：急性重度和危重哮喘患者经过上述药物治疗，若临床症状和肺功能无改善甚至继续恶化，应及时给予机械通气治疗，药物处理同前述。

3. 慢性持续期哮喘治疗方案

（1）控制药物：需要每日使用并长时间维持的药物，这些药物主要通过抗炎作用使哮喘维持临床控制，其中包括 ICS、全身性激素、白三烯调节剂、长效 $β_2$ 受体激动剂（LABA）、缓释茶碱、色甘酸钠、抗 IgE 单克隆抗体及其他有助于减少全身激素剂量的药物等。

（2）缓解药物：又称急救药物，这些药物在有症状时按需使用，通过迅速解除支气管痉挛从而缓解哮喘症状，包括速效吸入和短效口服 $β_2$ 受体激动剂、全身性激素、吸入性抗胆碱药、短效茶碱等。

1）糖皮质激素：是最有效的控制哮喘气道炎症的药物。慢性持续期哮喘激素吸入为首选途径。①吸入给药：ICS 局部抗炎作用强，药物直接作用于呼吸道，所需剂量较小，全身性不良反应较少。②口服给药：对于大剂量 ICS 联合 LABA 仍不能控制的持续性哮喘和激素依赖型哮喘，可以叠加小剂量口服激素维持治疗。

2）$β_2$ 受体激动剂：① SABA，常用药物如沙丁胺醇和特布他林等，该类药物吸入治疗是缓解轻至中度哮喘急性症状的首选药物，也可用于预防运动性哮喘；② LABA，舒张支气管平滑肌的作用可维持 12 小时以上。目前在我国临床使用的吸入型 LABA 有沙美特罗、福莫特罗和茚达特罗等，长期单独使用 LABA 有增加哮喘死亡的风险，不推荐长期单独使用 LABA（证据等级 A）。

3）ICS/LABA 复合制剂：ICS 和 LABA 具有协同的抗炎和平喘作用，可获得相当于或优于加倍剂量 ICS 的疗效，并可增加患者的依从性，减少大剂量 ICS 的不良反应，尤其适用于中至重度持续哮喘患者的长期治疗（证据等级 A）。目前在我国临床应用的复合制剂有不同规格的布地奈德 / 福莫特罗干粉剂、氟替卡松 / 沙美特罗干粉剂和倍氯米松 / 福莫特罗气雾剂。

4. 白三烯调节剂（LTRA）

LTRA 是可单独应用的长期控制性药物，可作为轻度哮喘的替代治疗药物和中、重度哮喘的联合用药。目前在国内主要使用半胱氨酸白三烯受体拮抗剂。LTRA 可减轻哮喘症状，改善肺功能，减少哮喘的恶化，但其抗炎作用不如 ICS。LTRA 服用方便，尤其适用于伴有过敏性鼻炎、阿司匹林哮喘、运动性哮喘患者的治疗。

5. 茶碱

中国人给予较小剂量的茶碱即可起到治疗作用。对吸入 ICS 或 ICS/LABA 仍未控制的哮喘患者，可加用缓释茶碱作为哮喘的维持治疗。

6. 抗胆碱药

吸入性抗胆碱药，如短效抗胆碱药（SAMA）异丙托溴铵和长效抗胆碱药（LAMA）噻托溴铵，具有一定的支气管舒张作用，但较 $β_2$ 受体激动剂弱，起效也较慢。本品与

$\beta_2$受体激动剂联合应用具有互补作用。

7. 抗 IgE 治疗

抗 IgE 单克隆抗体适用于需要第 5 级治疗且血清 IgE 水平增高的过敏性哮喘患者。抗 IgE 单克隆抗体的远期疗效与安全性有待进一步观察。

8. 变应原特异性免疫疗法（AIT）

通过皮下注射常见吸入变应原提取液，可减轻哮喘症状和降低气道高反应性，适用于变应原明确，且在严格的环境控制和药物治疗后仍控制不良的哮喘患者。

9. 其他治疗哮喘的药物

第二代抗组胺药物（$H_1$受体拮抗剂）如氯雷他定等及其他口服抗变态反应药物如曲尼司特等，在哮喘治疗中作用较弱，主要用于伴有变应性鼻炎的哮喘患者。

### （二）转归与预后

哮喘的转归和预后因人而异，与正确的治疗方案关系密切。哮喘通过积极而规范的治疗，临床控制率可达 95%。轻症容易恢复，而病情重、气道反应性增高明显或伴有其他过敏性疾病者则不易控制。若长期发作且并发慢性阻塞性肺疾病（COPD）、肺源性心脏病者，预后不良【知识点 10：哮喘的管理和预防】。

## 六、总结与思考

1. 支气管哮喘不易控制的原因

（1）用药依从性差，不会正确使用吸入装置。

（2）哮喘常识缺乏，未接受由医护人员指导的哮喘管理培训。

（3）缺乏病情自我监测和管理。

（4）未定期复诊。

2. 不典型哮喘类型

（1）咳嗽变异性哮喘：咳嗽作为唯一或主要症状，无喘息、气急等典型哮喘的症状和体征，同时具备可变气流受限客观检查中的任一条，除外其他疾病引起的咳嗽。

（2）胸闷变异性哮喘：胸闷作为唯一或主要症状，无喘息、气急等典型哮喘的症状和体征，同时具备可变气流受限客观检查中的任一条，除外其他疾病引起的胸闷。

（3）隐匿性哮喘：无反复发作喘息、气急、胸闷或咳嗽的表现，但长期存在气道反应性增高。随访发现有 14% ～ 58% 的无症状气道反应性增高者可发展为有症状的哮喘。

3. 支气管哮喘的防治误区

（1）吸入用药会成瘾，不能长期使用。

（2）哮喘能“根治”。

（3）哮喘患者都会“喘”，没有“喘”就不是哮喘。

（4）哮喘急性发作时才用缓解药物，平时可以不用药。

（5）哮喘有传染性。

## 七、知识点库

### （一）知识点 1：喘息的鉴别诊断

喘息的鉴别诊断如下。①呼吸系统疾病：气道阻塞，肺疾病，胸壁、胸廓、胸膜腔疾病，神经肌肉疾病，膈肌运动障碍。②心血管疾病：心力衰竭、心脏压塞、肺动脉高压、肺栓塞。③中毒：酮症、吗啡、有机磷、一氧化碳等。④血液病：重度贫血、高铁血红蛋白血症。⑤神经精神因素：各种颅脑疾病致呼吸中枢功能障碍、癔症。

1. 肺源性呼吸困难

肺源性呼吸困难是呼吸系统疾病引起的通气、换气功能障碍，导致缺氧和（或）二氧化碳潴留引起。

（1）吸气性呼吸困难：吸气费力，显著困难，“三凹征”（胸骨上窝、锁骨上窝、肋间隙），常伴有干咳和高调吸气喉鸣。见于气道阻塞，包括喉部阻塞如喉炎，以及气管阻塞如气管肿瘤。

（2）呼气性呼吸困难：由肺泡弹性减弱和（或）小支气管的痉挛或炎症引起。呼气费力，呼气时间明显延长而缓慢，常伴干啰音。见于哮喘、慢支、弥漫性泛细支气管炎和 COPD 伴感染。

（3）混合性呼吸困难：吸气和呼气均感费力，呼吸频率增快、变浅，常伴有呼吸音异常，可有病理性呼吸音。原因：肺部病变广泛或胸腔病变压迫，呼吸面积减少，影响换气功能所致。见于重症结核、大面积肺不张、弥漫性肺纤维化、大量胸腔积液、气胸和广泛胸膜增厚。

2. 心源性呼吸困难

（1）左心衰竭：主要原因为肺淤血和肺泡弹性降低。

1）机制：①肺淤血使气体弥散功能降低；②肺泡张力增高，刺激牵张感受器，通过迷走神经反射兴奋呼吸中枢；③肺泡弹性减退，其扩张与收缩能力降低，肺活量减少；④肺循环压力升高对呼吸中枢的反射性刺激。

2）左心衰竭所致的呼吸困难特点：①有基础疾病；②混合性呼吸困难，活动后出现或加重，休息后缓解；卧位明显，坐位或立位时减轻；③两肺底或全肺湿啰音；④应用强心剂、利尿剂和血管扩张剂后可使症状缓解。

急性左心衰竭的表现：夜间阵发性呼吸困难，重者又称心源性哮喘；端坐呼吸，面色发绀，大汗，有哮鸣音，咳浆液性粉红色泡沫痰，两肺底有较多湿啰音，心率加快，可有奔马律。

（2）右心衰竭：主要原因为体循环淤血。

其机制：①右心房与上腔静脉压升高，刺激压力感受器，反射地兴奋呼吸中枢；②血氧含量减少，以及乳酸、丙酮酸等酸性代谢产物增多，刺激呼吸中枢；③淤血性肝大、腹水和胸腔积液，使呼吸运动受限，肺受压，气体交换面积减少。

3. 中毒性呼吸困难

（1）酸中毒：①机制是刺激颈动脉窦、主动脉体化学感受器或刺激呼吸中枢；②特点为有基础疾病，表现为深长、规则的呼吸，可伴有鼾音（Kussmaul 呼吸）。

（2）药物中毒：①机制是抑制呼吸中枢；②特点为有吗啡、巴比妥、有机磷农药等接触史，呼吸缓慢、变浅，伴节律异常；潮式呼吸（Cheyne-Stokes 呼吸）、间停呼吸（Biot 呼吸）。

（3）化学物质中毒：①化学物质，如 CO（碳氧血红蛋白）、亚硝酸盐和苯胺类中毒（高铁血红蛋白）、氰化物；②机制为缺氧。

4. 神经精神性呼吸困难

（1）神经性：重症颅脑疾患如脑出血、脑炎、脑膜炎、脑脓肿，使呼吸中枢因受增高的颅内压和供血减少的刺激，导致呼吸变慢、变深，并伴有呼吸节律的异常，如呼吸遏制、双吸气等。

（2）精神性：癔症患者因精神或心理因素的影响可有呼吸困难发作。特点是呼吸快而浅，每分钟达 60 ～ 100 次，并伴有呼吸性碱中毒，出现口周、肢体麻木和手足抽搐，重时可出现意识障碍。

（3）叹息样呼吸：患者主观呼吸困难而无客观呼吸困难表现，偶然出现一次深大吸气伴有叹息样呼气，叹息后自觉轻快。

5. 血源性呼吸困难

血源性呼吸困难见于重度贫血、高铁血红蛋白血症、硫化血红蛋白血症。

（1）机制：①血红蛋白携氧减少，血氧含量降低，致呼吸加速，同时心率加快；②大出血或休克时，因缺血与血压下降，刺激呼吸中枢，也可使呼吸加速。

（2）伴随症状：①发作性呼吸困难伴有哮鸣音，见于支气管哮喘、心源性哮喘、肺水肿等，突发喉水肿、气管异物、自发性气胸、大面积肺栓塞；②伴一侧胸痛，见于大叶性肺炎、肺梗死、胸膜炎等；③伴发热，见于肺炎、肺脓肿、胸膜炎、急性心包炎等；④伴咳嗽、咳痰，见于慢性支气管炎、支气管扩张、有机磷中毒、急性左心衰竭等；⑤伴昏迷，见于脑出血、脑膜炎、尿毒症、肺性脑病、急性中毒等。

**（二）知识点 2：抗炎平喘药物的作用机制**

抗炎平喘药物的分类包括：①抗炎平喘药，糖皮质激素类药、肥大细胞膜稳定药；②支气管扩张药，β 受体激动药、茶碱类、抗胆碱药。

1. 抗炎平喘药

（1）糖皮质激素、倍氯米松，气雾吸入。

1）药理作用：抗炎作用（炎症细胞、细胞因子、炎性介质），免疫抑制，抑制气道高反应性，提高儿茶酚胺敏感性。

2）不良反应：声音嘶哑、念珠菌感染。

（2）PDE-4 抑制剂：罗氟司特：口服用于 COPD 的治疗。

1）药理作用：PDE-4（－）→ cAMP 水解（－）→ cAMP 增加；抗炎、扩张气道平滑肌、缓解重塑。

2）不良反应：胃肠道反应、精神症状。

2. 支气管扩张药

（1）β 受体激动药：沙丁胺醇、克仑特罗。

1）药理作用：对 $\beta_2$ 选择性高，平喘作用强，维持时间长，可气雾吸入，亦可静脉给药。

2）不良反应：肌肉震颤、心脏反应、代谢紊乱。

（2）茶碱类：氨茶碱。

1）药理作用：直接扩张支气管：PDE（－），阻断腺苷受体。增强膈肌收缩力，儿茶酚胺释放增多，抗炎。用于治疗哮喘、COPD、CSAS。

2）不良反应：心动过速、恶心、胃部不适、呕吐、食欲减退、头痛、烦躁、易激动等。

（3）M胆碱受体阻滞剂：异丙托溴铵，气雾吸入。

扩张气管。

3. 抗过敏平喘药：预防用药

色甘酸钠：粉雾吸入。药理作用：稳定肥大细胞膜，抑制气道高反应性。不良反应：排尿困难、刺激性咳嗽。

酮替芬：口服。药理作用：$H_1$受体（-）、上调$\beta_2$受体，口服。不良反应：嗜睡、倦怠、口干、恶心、呕吐。

白三烯阻滞剂：孟鲁司特、扎鲁司特。药理作用：预防、抑制白三烯导致的血管通透性增加、气道嗜酸性粒细胞浸润及支气管痉挛。不良反应：轻微头痛、胃肠道反应、咽炎、鼻炎。

### （三）知识点3：患者出现打喷嚏、流涕症状的原因

变应性鼻炎（AR）又称过敏性鼻炎，是机体暴露于变应原后主要由IgE介导的鼻黏膜非感染性慢性炎性疾病。

诊断依据：①症状，打喷嚏、流清涕、鼻痒和鼻塞等症状出现2个或以上，每日症状持续或累计在1小时以上，可伴有眼痒、流泪和眼红等眼部症状；②体征，常见鼻黏膜苍白、水肿，鼻腔水样分泌物；③变应原检测，至少1种变应原SPT和（或）血清特异性IgE阳性。

### （四）知识点4：过敏性鼻炎的治疗

1. 变应原回避

避免接触变应原和各种刺激物。

2. 药物治疗

（1）激素：常用鼻用和口服糖皮质激素。①鼻用糖皮质激素：AR一线治疗药物，其对AR患者的所有鼻部症状包括打喷嚏、流涕、鼻痒和鼻塞均有显著改善作用，是目前治疗AR最有效的药物，临床可用于轻度和中、重度AR的治疗，按推荐剂量每日喷鼻1～2次，疗程不少于2周；对于中、重度持续性AR是首选药物，疗程4周以上；鼻用糖皮质激素的安全性和耐受性良好。掌握正确的鼻腔喷药方法可以减少鼻出血的发生，应指导患者避免朝向鼻中隔喷药。②口服糖皮质激素：AR的二线治疗药物，临床酌情使用，中、重度持续性AR患者如通过其他治疗方法无法控制严重鼻塞症状时，可考虑短期口服糖皮质激素。

（2）抗组胺药：常用口服和鼻用抗组胺药。①口服抗组胺药：第二代抗组胺药为AR的一线治疗药物，临床推荐使用；起效快速，作用持续时间长，能明显缓解鼻部症状特别是鼻痒、喷嚏和流涕，对合并眼部症状也有效，但对改善鼻塞的效果有限。②鼻用抗组胺药：AR的一线治疗药物，临床推荐使用，其疗效相当于或优于第二代口服抗组胺药，特别是对鼻塞症状的缓解。

（3）抗白三烯药：口服白三烯受体拮抗剂为AR的一线治疗药物，临床推荐使用。其与第二代口服抗组胺药或鼻用糖皮质激素联用时，疗效优于单用药物。

（4）中药：鼻腔冲洗。

### （五）知识点5：喘息貌的临床意义

患者主观感到空气不足、呼吸费力；客观表现为呼吸运动用力，重者鼻翼翕动、端

坐呼吸，甚至出现发绀，呼吸辅助肌肉参与活动，并伴有呼吸频率、深度和节律的异常。

### （六）知识点 6：干啰音的临床意义

由于气管、支气管狭窄或部分阻塞，空气吸入或呼出时产生湍流所产生，多见于呼吸道炎症引起的支气管黏膜充血水肿、分泌物黏稠、支气管平滑肌痉挛或腔内肿瘤、异物阻塞等。高调干啰音又称为哮鸣音，多是由支气管哮喘或喘息性支气管炎所致。发生于双侧肺部干啰音常见于支气管哮喘、慢性支气管炎和心源性肺水肿等；局限性干啰音常见于支气管内膜结核或肿瘤等。

### （七）知识点 7：肺叶及支气管、肺泡的解剖（图 4–1）

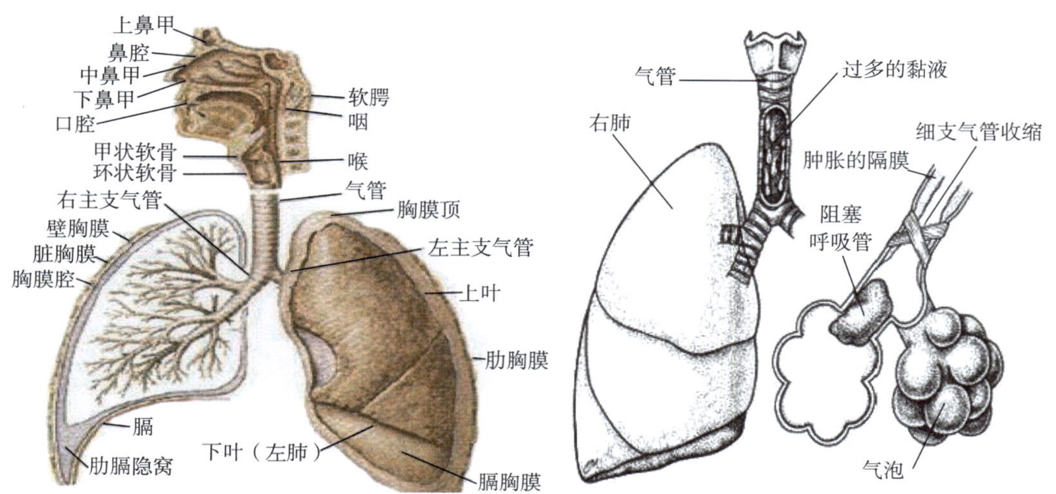


图 4–1　肺叶及支气管、肺泡的解剖

### （八）知识点 8：哮喘患者肺功能及支气管舒张试验的解读

可变气流受限的客观检查如下。

（1）支气管舒张试验阳性（吸入支气管舒张剂后，$FEV_1$ 增加＞ 12%，且 $FEV_1$ 绝对值增加＞ 200mL）；或抗炎治疗 4 周后与基线值比较 $FEV_1$ 增加＞ 12%，且 $FEV_1$ 绝对值增加＞ 200mL（除外呼吸道感染）。

（2）支气管激发试验阳性：一般应用吸入激发剂为乙酰甲胆碱或组胺，通常以吸入激发剂后 $FEV_1$ 下降≥ 20%，判断结果为阳性，提示存在气道高反应性。

（3）呼气流量峰值（PEF）：平均每日昼夜变异率（至少连续 7 日，每日 PEF 昼夜变异率之和 / 总天数 7）＞ 10%，或 PEF 周变异率｛（2 周内最高 PEF 值－最低 PEF 值）/［（2 周内最高 PEF 值＋最低 PEF）× 1/2］× 100%｝＞ 20%。

符合上述症状和体征，同时具备气流受限客观检查中的任一条，并除外其他疾病所引起的喘息、气促、胸闷及咳嗽，可以诊断为哮喘。

### （九）知识点 9：哮喘患者 IgE 的解读

血清总 IgE 和过敏原特异性 IgE：有很多因素会影响血清总 IgE 水平，可以使血清总 IgE 水平增高，如其他过敏性疾病，寄生虫、真菌、病毒感染，肿瘤和免疫性疾病等。血清总 IgE 没有正常值，其水平增高缺乏特异性，需要结合临床判断，但可以作为使用抗 IgE 单克隆抗体治疗选择剂量的依据。过敏原特异性 IgE 增高是诊断过敏性哮喘的重要依据之一，其水平高低可以反映哮喘患者过敏状态的严重程度。

### （十）知识点 10：哮喘的管理和预防

1. 哮喘的管理

尽管哮喘尚不能根治，但通过有效的管理可使哮喘病情得到理想的控制。哮喘管理的长期目标：①达到良好的症状控制并维持正常活动水平；②最大程度地降低急性发作、固定性气流受限和药物不良反应的未来风险。在与患者制订哮喘管理的共同目标时，要考虑不同的医疗制度、药物的可及性、文化差异和个人喜好等因素。建立医患之间的合作关系（伙伴关系）是实现有效哮喘管理的首要措施。医务人员与哮喘患者或其家人建立良好的合作关系，有助于患者获得疾病知识、自信和技能，在哮喘管理中发挥主要作用。针对自我管理的个性化教育可降低哮喘病残率。鼓励患者参与治疗决策，表达他们的期望和关心的问题。

2. 哮喘的预防

哮喘被认为是一种异质性疾病，基因—环境相互作用驱动了它的起始和维持。最重要的基因—环境可能发生在生命早期甚至胎儿期，在妊娠期或生命早期可能存在环境因素影响哮喘发生的“时机窗”。多种环境因素（包括生物因素和社会因素）可能对哮喘发生起重要作用，这些环境中的危险因素集中在营养、变应原（包括吸入和摄入）、污染（特别是环境中的烟草烟雾和交通相关空气污染）、微生物和社会心理因素等方面。

### 参考文献


[1] 王吉耀 . 实用内科学 [M]. 北京：人民卫生出版社，2013.

[2] 中华医学会呼吸病学分会哮喘学组．支气管哮喘防治指南 [J]. 中华哮喘杂志，2008，2（1）：3-13.


（范　竹　戈艳蕾　孙国贵）

## 案例 5　呼吸系统——肺炎型肺癌案例

### 学习目标

1. 知识目标　通过对肺实变之肺炎型肺癌患者的主诉、临床表现、诊断及治疗的学习，了解并掌握肺实变、肺癌疾病的相关知识。

2. 能力目标　不仅让学生在学习过程中掌握临床相关知识，更要培养学生的临床思维、医患沟通，助力医学生向医师的成长。

3. 职业素养目标　通过学习病例，学生在医患沟通、同理心、人文素养等方面得到提升。

## 一、案例信息

**案例名称：**呼吸系统——肺炎型肺癌。

**主要诊断：**肺炎型肺癌。

**适用对象：**本科生（院校教育），规培生（毕业后教育）。

**关键词：**肺炎型肺癌。

**典型临床症状与体征 / 阳性体征：**间断咳嗽；呼吸浅快，右肺腋后线与后正中线之间第 7 后肋以下范围语颤增强，可闻及管状呼吸音。

**治疗方法：**抗肿瘤治疗。

## 二、病史资料

**患者姓名：**张某某。

**性别：**女。

**年龄：**45 岁。

**主诉：**间断咳嗽 4 年，加重 4 个月。

**现病史：**患者 4 年前无明显诱因出现咳嗽【知识点 1：咳嗽的分类；知识点 2：咳嗽的病因】，无咳痰，无胸痛、胸闷、气短、呼吸困难，无头晕、头痛、恶心、呕吐，无反酸、烧心，无腹痛、腹胀，曾多次就诊于唐山市滦县中医院、唐山市康城医院，给予对症治疗（具体诊疗经过不详）后，病情未见明显好转；半年前自服中药（具体药物不详），诉症状减轻，4 个月前咳嗽症状加重，于康城医院住院治疗，病情未见明显好转，今为求进一步诊治遂就诊于我院，门诊以"肺炎"收入院。

**既往史：**平素体质良好；否认肝炎、疟疾、结核病史，否认高血压、冠心病病史，否认糖尿病、脑血管病、精神病病史，过敏史，否认手术史、外伤史、输血史，无预防接种史。

**个人史：**生于当地，久居当地。否认疫区、疫水接触史。否认毒物、放射性物质接触史。否认冶游史。无吸烟、饮酒史。

婚育史：适龄结婚，配偶及子女体健。

家族史：否认家族遗传病史及类似疾病史。

## 三、专科及辅助检查

### （一）专科检查

T 36℃，P 102 次 / 分钟，R 18 次 / 分钟，BP 139/96mmHg，意识清，咽部无充血，呼吸浅快，右肺腋后线与后正中线之间第 7 后肋以下范围语颤增强，可闻及管状呼吸音。心率 102 次 / 分钟，律齐，未闻及病理性杂音。腹平软，全腹无压痛，肝、脾未触及，双下肢无水肿，四肢肌力、肌张力正常，双侧巴宾斯基征阴性【知识点 3：肺实变体格检查结果】。

### （二）辅助检查

（1）血常规：淋巴细胞 $1.01 \times 10^9$/L，淋巴细胞百分比 12.1%，红细胞平均血红蛋白浓度 356g/L。

（2）血生化全项：氯 110.9mmol/L，二氧化碳 19.3mmol/L，铁 6.9μmol/L，肌红蛋白 6μg/L。

（3）血气分析：二氧化碳分压 28.4mmHg，氧分压 65mmHg，血氧饱和度 93.7%。

（4）血细胞分类：杆状核及分叶核粒细胞比例增高，白细胞形态未见明显改变，红细胞、血小板形态未见明显改变。

（5）结核分支杆菌抗体阳性（+）【知识点 4：肺结核的诊断检查；知识点 5：肺结核的分类】。

（6）女性肿瘤系列：糖基类抗原 15 346.89U/mL。

（7）其他：BNP 未见异常。心电图正常。血涂片未见异常。红细胞沉降率未见异常。

（8）CT：2022-03-14 胸部 CT（唐山市康城医院）示，右肺中上叶磨玻璃密度影、实变影及两肺多发小结节影【知识点 6：肺实变的鉴别诊断；知识点 7：肺实变的病因】，请结合临床，建议进一步检查。2022-07-14 胸部 CT 检查（图 5-1）：①右肺上叶不规则软组织肿块影显示不清，现呈大片状高密度影，周围多发结节灶及纤维索条影较前增多，两肺多发结节灶，请结合临床及实验室检查，建议治疗后复查除外占位性病变；②右肺中叶膨胀不全已缓解；③考虑右肺及左肺下叶炎性病变较前进展；④右肺中叶及左肺上叶炎性纤维化已吸收；⑤两侧胸膜粘连较前未见明显改变；⑥甲状腺左叶密度不均较前未见明显改变；⑦左侧乳腺内多发点状高密度影。

（9）支气管镜检查：气管通畅，隆突锐利，双肺气道内大量白色泡沫样分泌物，双肺多支支气管开口通畅，黏膜充血、无水肿，未见新生物，结合患者胸部 CT 灌洗右肺上叶，钳检右肺上叶前段，刷检右肺上叶尖段，标本送细菌学检查及病理。

（10）一般细菌培养（灌洗液）：革兰染色检出革兰阳性球菌（少量）；抗酸染色未检出抗酸杆菌。

（11）病理：①灌洗液，查见异型细胞，倾向癌细胞；②刷检，送检标本查见大量纤毛柱状上皮细胞、淋巴细胞，偶见个别差异型细胞，肿瘤细胞不除外；③右肺上叶透壁肺活检，浸润性肺腺癌【知识点 8：肺癌的预防】。

（12）免疫组化：TTF-1（+）、NapsinA（+）、CK7（+）、CK20（-）、ALK（D5F3）（-）、EGFR（L858R）（-）、P53（+，野生型表达模式）、Ki-67 指数 10%。

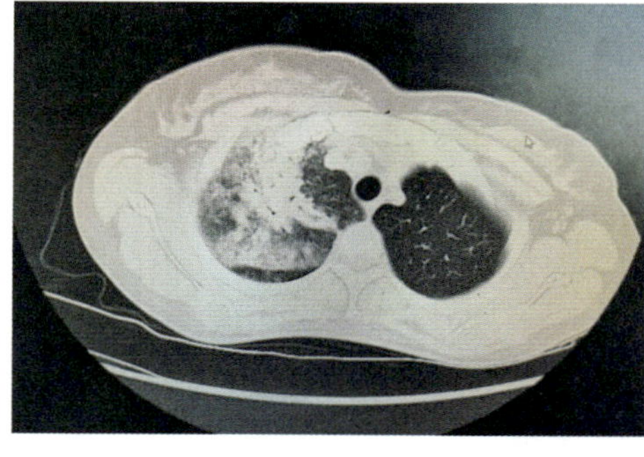
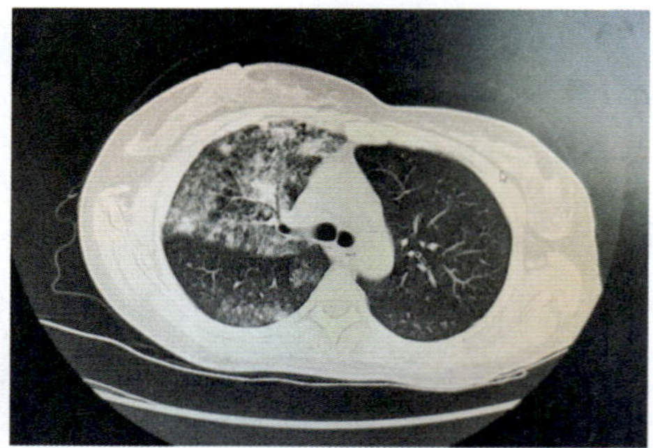

图 5-1　胸部 CT 检查

## 四、诊断及鉴别诊断

### （一）诊断

1. 肺腺癌Ⅳ期双肺转移

（1）症状（诊断重要线索）：患者咳嗽 4 年，加重 4 个月【知识点 9：肺癌的临床症状】。

（2）体征（诊断客观依据）：呼吸浅快，心率102次/分钟，右肺腋后线与后正中线之间第7后肋以下范围语颤增强，可闻及管状呼吸音。

（3）辅助检查（诊断必要条件）：①胸部CT检查；②女性肿瘤系列检查；③病理检查；④免疫组化检查。

2. 双侧肺炎

（1）胸部CT提示右肺及左肺下叶炎性病变。

（2）现病史：患者4年前无明显诱因出现咳嗽，近期加重。

### （二）鉴别诊断

1. 肺结核

患者可有咳嗽、低热、盗汗、消瘦等结核中毒症状，红细胞沉降率增快，好发于肺上叶尖后段及下叶背段病变，痰液检查及抗酸杆菌可明确诊断。

2. 机化性肺炎

发病年龄以50～60岁为多，无性别差异，与吸烟无关，病程多在2～6个月以内，约2/5的患者发病有类似流感的症状，如咳嗽、发热、周身不适、乏力和体重减轻等。常有吸气末的爆裂音。肺功能主要表现为限制性通气障碍，静息和运动后的低氧血症是一个常见的特点。高分辨率CT显示肺部斑片状肺泡腔内实变、磨玻璃影、小结节阴影和支气管壁的增厚和扩张，主要分布在肺周围，尤其是肺下野。

常规实验室检查无特异。肺功能主要表现为限制性通气障碍，静息和运动后的低氧血症是一个常见的特点。约2/3的患者对皮质激素有较好的反应。

3. 急性肺脓肿

患者以高热、咳嗽、咳大量脓臭痰后体温下降为特征，部分患者存在口腔溃疡或者皮肤存在疖、痈，化验白细胞计数明显增高，影像学检查可见一个或者多发的含气—液平空洞，抗炎治疗后可吸收。

4. 阻塞性肺炎

患者可以有咳嗽、咳痰及发热。查体可闻及湿啰音。胸部影像学可见段支气管及以上部位阻塞性改变。阻塞解除后，肺炎可好转。如果阻塞因素为肿瘤生长所致，周围感染吸收后，影像学可提示肿块占位改变。

## 五、治疗

治疗方案：外科手术根治性切除是早期非小细胞肺癌（NSCLC）的推荐优选局部治疗方式。不适合手术或拒绝手术的早期NSCLC推荐放疗。不可切除的Ⅲ期NSCLC治疗以根治性同步放化疗为主要治疗模式【知识点10：肺癌的治疗手段】。

不适合手术或拒绝手术的早期NSCLC的放射治疗，首选立体定向放疗（SBRT）（1类推荐证据），适应证如下。

（1）不耐受手术的早期NSCLC：高龄、严重内科疾病、$T_{1\sim2}N_0M_0$期。

（2）可手术但拒绝手术的早期NSCLC。

（3）不能施行或拒绝接受病理诊断的临床早期肺癌，在满足下列条件的情况下，可考虑进行SBRT治疗：①明确的影像学诊断，病灶在长期随访（＞2年）过程中进行性增大，或磨玻璃结节（GGO）的密度增高、实性比例增大，或伴有血管穿行及边缘毛刺样改变等恶性特征；至少 2 种影像学检查（如胸部增强 1 ～ 3mm 薄层 CT 和全身 PET-CT）提示恶性；②经肺癌多学科协作组讨论确定；③患者及其家属充分知情同意。

（4）相对适应证：① $T_3N_0M_0$；②同时性多原发 NSCLC。

Ⅲ A 期可手术的 NSCLC 完全切除术后推荐辅助含铂两药化疗（1 类推荐证据）。不常规推荐术后辅助放疗，建议进行多学科会诊，评估术后辅助放疗对于 $N_2$ 期患者的治疗获益与风险（2B 类推荐证据）。对于术后发现表皮生长因子受体（EGFR）敏感基因突变的患者，可行埃克替尼、奥希替尼辅助靶向治疗（1 类推荐证据）。术后驱动基因阴性的患者，如 PD-L1 表达阳性（≥ 1%）者，可在铂类为基础的化疗后行阿替利珠辅助治疗（2A 类推荐证据）。

Ⅲ期不可切除的 NSCLC 可采用根治性同步放化疗、序贯放化疗和诱导和巩固治疗。

Ⅳ期 NSCLC 患者的一线全身治疗。①非鳞状细胞癌驱动基因阳性且不伴有耐药基因突变患者的治疗：EGFR 敏感基因突变的患者，推荐使用 EGFR-TKI，可选择奥希替尼、阿美替尼、伏美替尼、吉非替尼、厄洛替尼、埃克替尼、阿法替尼等；ALK 融合基因阳性的患者，可选择洛拉替尼、恩沙替尼、阿来替尼、塞瑞替尼、布格替尼、克唑替尼等；ROS1 融合基因阳性的患者，推荐选择克唑替尼或恩曲替尼。② NSCLC 驱动基因阴性患者的治疗：对于 PD-L1 表达阳性（≥ 1%）的患者可单药使用帕博利珠单抗，但 PD-L1 高表达（≥ 50%）的患者获益更明显；对于 PD-L1 高表达（≥ 50%）的患者，也可单药使用阿替利珠单抗。

NSCLC 就诊时多属于局部晚期，故适合手术者仅占 20% ～ 30%。放疗、化疗已成为 NSCLC 常用的治疗手段。对手术难以彻底切除的Ⅲ期非小细胞肺癌，传统的治疗手段以单纯放化疗为主，其缓解率、生存率均较低，约 50% 的患者在 1 年内死亡，治疗失败的原因多为局部复发或远处转移。研究表明，放疗、化疗结合优于单纯放疗和化疗。同步放化疗已成为一般情况较好、手术不能切除的局部晚期非小细胞肺癌的标准治疗手段。三维适形放射治疗已成为同步放化疗标准的放疗技术，但为了进一步减轻放疗不良反应并增加疗效，4D-CRT、影像引导放疗、调强放疗、立体定向放疗等被应用于非小细胞肺癌同步放化疗中。4D-CRT 和图像引导等技术可以减少呼吸运动的影响，增加放疗的精确性。

生物学治疗已成为继手术、化疗、放疗后肿瘤的第四种治疗方案，并显示出一定的疗效。以 VEGF 靶点单克隆抗体贝伐单抗（Bevacizumab）已经在临床上应用于晚期直肠癌、结肠癌、非小细胞肺癌、乳腺癌和肾癌等的治疗。NSCLC 的综合治疗可明显提高患者的生存率和生存质量，应全面综合分析患者的个体差异性，并结合影响治疗预后的因素、实验室检查结果，选择适合的两种或多种方式结合的方案。

## 六、总结与思考

1. 出现肺实变的疾病

（1）损伤因子所致：①肺炎，根据病原体可分为细菌性肺炎、病毒性肺炎、支原体肺炎、肺部真菌感染、衣原体肺炎等，为引起肺实变最常见的病因；结核分枝杆菌引起的干酪性肺炎可表现为肺实变；②肺寄生虫病，如肺吸虫病、血吸虫病及卡氏肺孢子虫病等；③理化因素所致，如放射性肺炎和氧中毒等。

（2）免疫反应异常，如变态反应性肺浸润（过敏性肺炎、肺出血—肾炎综合征等）。

（3）肺循环功能障碍，如心源性肺水肿、肺栓塞等。

（4）恶性肿瘤，如淋巴瘤、肺泡癌等。

（5）间质性疾病，如机化性肺炎。

（6）其他，如急性呼吸窘迫综合征、肺泡蛋白沉积症等。

2. MDT 在肺癌诊疗中的意义

（1）MDT 的意义在于实时质控，而不是事后质控（流于形式）。

（2）MDT 的实质是通过多维度的思考，建立标准治疗基础上的个体化治疗。

（3）MDT 的目的在于改变单兵作战的治疗决策。

（4）MDT 可预防纠纷，保证医疗质量和安全。

（5）MDT 和科研有机结合有利于提升学科影响力。

3. 支气管镜钳检的位置

（1）支气管内可见的病灶：支气管抵达病灶上方，首先要清除表面的分泌物、血迹，假如病灶血管丰富，要做好抢救大咯血的准备。一般建议活检、刷检都要做。黏膜下病变，需要用穿刺针取材，取材 3 ～ 4 块。对于管壁浸润型病灶，刷检阳性率更高。建议先刷检，因为刷检出血一般比活检少。其次，活检后病灶出血，这时再进行刷检，刷检的标本血液较多，会影响病理科医师的观察。

（2）支气管下不可见的病灶：双肺弥漫性病灶，多选择右肺下叶外侧或者后底段活检。将活检钳送入目标支气管，遇到阻力或者患者感轻微胸痛时，则停止前进，活检钳后退 1 ～ 2cm。嘱患者深吸气，深吸气末打开活检钳，再次向前推进，直到遇到阻力（一般推进大约 1cm）。再次嘱患者深吸气，在吸气末夹取肺组织，取材 3 ～ 4 块。假如怀疑周围型肺癌，有学者认为，在安全的前提下，10 次以上的活检也是必要的。假如双肺弥漫性病变怀疑间质性肺炎（例如特发性肺间质纤维化、非特异性间质性肺炎等），支气管镜下活检的标本太小，价值很有限。对于肺泡癌、结节病、嗜酸性肉芽肿、肺泡蛋白沉着症、硅肺、淋巴管性肌瘤病、某些特殊感染，价值较大。活检钳伸入远端，因为远端血管较细，大咯血的可能性减少，但是气胸的可能性增加。

## 七、知识点库

### （一）知识点 1：咳嗽的分类

按病程，咳嗽主要分为急性、亚急性和慢性咳嗽。

1. 急性咳嗽

急性咳嗽是指 3 周以内的咳嗽，是呼吸科门诊最常见的症状。病因包括病毒、支原体或细菌等感染导致的急性支气管炎、肺炎、呼吸道感染、肺结核等，异物刺激也可引起急性咳嗽。

2. 亚急性咳嗽

持续时间超过 3 周，在 8 周以内的咳嗽称为亚急性咳嗽，病因较为复杂。

3. 慢性咳嗽

持续时间超过 8 周，可持续数年甚至数十年。慢性咳嗽的原因包括咳嗽变异型哮喘（过敏性支气管炎）、上呼吸道咳嗽综合征（过敏性鼻—支气管炎）、胃食管反流性咳嗽、嗜酸性粒细胞增多性支气管炎、慢性支气管炎等。其中以咳嗽变异型哮喘和上呼吸道咳嗽综合征最为常见。

### （二）知识点 2：咳嗽的病因

1. 呼吸道疾病

鼻咽部至小支气管整个呼吸道黏膜受到刺激，均可引起咳嗽。肺泡内有分泌物、渗出物、漏出物进入小支气管即可引起咳嗽，或某些化学刺激分布于肺的 C 纤维末梢也可引起咳嗽。如咽喉炎、喉结核、喉癌等均可引起干咳，气管炎、支气管炎、支气管扩张、支气管哮喘、支气管内膜结核及各种物理（包括异物）、化学、过敏因素对气管、支气管的刺激以及肺部细菌、真菌、病毒、支原体或寄生虫感染以及肺部肿瘤均可引起咳嗽。而呼吸道感染是引起咳嗽、咳痰最常见的原因。

2. 胸膜疾病

如各种原因（肺结核、肺炎、系统性红斑狼疮、类风湿关节炎等）所致的胸膜炎、胸膜间皮瘤、自发性气胸、胸腔积液或胸腔穿刺等均可引起咳嗽。

3. 心血管疾病

二尖瓣狭窄或其他原因所致左心衰竭引起肺淤血或肺水肿时，肺泡及支气管内有浆液性或血性渗出物，可引起咳嗽。另外，右心或体循环静脉栓子脱落造成肺栓塞时也可引起咳嗽。

4. 中枢神经因素

从大脑皮质发出冲动传至延髓咳嗽中枢，可随意引起咳嗽反射或抑制咳嗽反射。如皮肤受冷刺激或三叉神经分布的鼻黏膜及舌咽神经支配的区域黏膜受到刺激，可反射性地引起咳嗽。脑炎、脑膜炎时也可出现咳嗽。

5. 其他因素所致慢性咳嗽

如服用血管紧张素转化酶抑制剂后咳嗽、胃食管反流病所致咳嗽和习惯性及心理性咳嗽等。

### （三）知识点 3：肺实变体格检查结果

1. 视诊

胸廓对称，病侧呼吸运动减弱。

2. 触诊

气管居中，病侧语音震颤增强。

3. 叩诊

病变部位叩诊呈浊音。

4. 听诊

病变部位可闻及支气管呼吸音和响亮的湿啰音，语音共振增强，累及胸膜者可闻及胸膜摩擦音。

### （四）知识点 4：肺结核的诊断检查

早期病变范围小或位于肺组织深部时，可无异常体征。病变范围较大，可出现患侧呼吸运动减低。叩诊呈浊音。

1. 结核分枝杆菌检查

结核分枝杆菌检查是确诊肺结核最特异性的方法，痰中找到结核分枝杆菌是确诊肺结核的主要依据。涂片抗酸染色镜检查快速简便，在我国非典型分枝杆菌少见，故抗酸杆菌阳性，肺结核诊断基本即可成立。直接厚涂片阳性率优于薄涂片，为目前普遍采用的方法。荧光显微镜检查适合于大量标本快速检查。无痰或儿童不会咳嗽时，可采用清晨的胃洗液找结核分枝杆菌，成人亦可通过纤维支气管镜检查，或从其涮洗液中查找结核分枝杆菌。痰菌阳性表明其病灶是开放性的，具有传染性。若排菌量多（每毫升10万个以上），直接涂片易呈阳性，为社会传染源。痰菌量较少（每毫升1万个以下），可用集菌法。培养法更为精确，除能了解结核分枝杆菌有无生长繁殖能力外，且可作药物敏感试验与菌型鉴定。培养虽较费时，但精确可靠，特异性高，若涂片阴性或诊断有疑问，培养尤其重要，培养菌株进一步进行药物敏感性测定，可为治疗特别是复治时提供参考。

2. 影像学检查

（1）胸部X线检查可以发现肺内病变的部位、范围，有无空洞或空洞大小、洞壁厚薄等。X线对各类结核病变的透过度不同，通过X线检查大致能估计结核病灶的病理性质，并能早期发现肺结核，以及判断病情发展及治疗效果，有助于决定治疗方案。

肺结核的常见X线表现包括：纤维钙化的硬结病灶，表现为密度较高、边缘清晰的斑点、条索或结节；浸润性病灶，表现为密度较淡、边缘模糊的云雾状阴影；干酪样病灶，表现为密度较高、浓淡不一、有环形边界透光区的空洞等。肺结核病灶通常在肺上部、单侧或双侧，存在时间较长，且有多种不同性质的病灶混合存在及肺内播散迹象。

凡胸部X线检查显示渗出性或渗出增殖性病灶、干酪样肺炎、干酪样病灶、空洞（除净化空洞外），均提示为活动性病变；增殖性病变、纤维包囊紧密的干酪硬结灶及纤维钙化灶等，均属于非活动性病变。活动性病灶的痰中仍可找到结核分枝杆菌。由于肺结核病变多为混合性，在未达到完全增殖或纤维钙化时，仍应考虑为活动性。

（2）胸部CT检查对于发现微小或隐蔽性病变，了解病变范围及肺病变鉴别等方面均有帮助。运用CT对肺结核诊断可弥补胸部X线检查的不足。

（3）结核菌素试验（简称结素试验）：结素试验仍是结核病综合诊断中常用手段之一，有助于判断有无结核分枝杆菌感染。若呈强阳性反应，常表示为活动性结核病。结素试验阳性反应仅表示曾有结核感染，并不一定现有患病。

OT试验：小于5mm为阴性，5～9mm为弱阳性，10～19mm为阳性反应，20mm以上或局部发生水泡与坏死者为强阳性反应。PPD试验：用于临床诊断，硬结平均直径≥5mm为阳性反应。

结素试验婴幼儿的诊断价值较成人为大，因年龄越小，自然感染率越低；3岁以下强阳性反应者，应视为有新近感染的活动性结核病，有必要进行治疗。如果2年内结素反应从＜10mm增加至10mm以上，并增加6mm以上时，可认为有新感染。

结素试验阴性反应除表示没有结核分枝杆菌感染外，尚应考虑以下情况。结核分枝杆菌感染后需4～8周才建立充分变态反应，在该变态反应产生之前，结素试验可呈阴性。应用糖皮质激素等免疫抑制药物或营养不良，麻疹、百日咳等患者，结素反应亦可暂时消失。严重结核病及各种重危患者对结素试验无反应，或仅出现弱阳性，与人体免疫力及变态反应暂时受抑有关，待病情好转，可转为阳性反应。其他如淋巴细胞免疫系统缺陷（如白血病、淋巴瘤、结节病、艾滋病等）患者或年老体弱者的结素反应亦常为阴性。

3. 其他检查

结核病患者血常规通常无改变，严重病例常有继发性贫血，急性粟粒型肺结核时白细胞总数减低或出现类白血病反应。红细胞沉降率加快常见于活动性肺结核，但并无特异性诊断价值，红细胞沉降率正常亦不能排除活动性肺结核。患者无痰或痰菌阴性而需与其他疾病相鉴别时，用酶联免疫吸附试验（ELISA 法）检出患者血清中特异性抗体，可能对肺外结核的诊断提供参考。纤维支气管镜检查对于发现支气管内膜结核、了解有无肿瘤、吸取分泌物、解除阻塞或作病原菌及脱落细胞检查，以及取活组织做病理检查等，均有重要诊断价值。浅表淋巴结活检有助于结核的鉴别诊断。

近年来，应用分子生物学及基因工程技术，以非培养方法来检出与鉴定临床标本中的结核分枝杆菌，展示其敏感、快速及特异性高等优点，如核酸探针（DNA probe）、染色体核酸指纹术等。

### （五）知识点 5：肺结核的分类

1. 原发型肺结核

包括原发综合征及胸内淋巴结结核。多见于少年儿童，无症状或症状轻微，多有结核病家庭接触史，结核分枝杆菌素试验多为强阳性，胸部 X 线摄片表现为哑铃型阴影，即原发病灶、引流淋巴管炎和肿大的肺门淋巴结，形成典型的原发综合征。原发病灶一般吸收较快，可不留任何痕迹。若胸部 X 线摄片只有肺门淋巴结肿大，则诊断为胸内淋巴结结核。

2. 血行播散型肺结核

包括急性血行播散型肺结核（急性粟粒型肺结核）及亚急性、慢性血行播散型肺结核。急性粟粒型肺结核多见于婴幼儿和青少年，特别是营养不良、患传染病和长期应用免疫抑制剂导致抵抗力明显下降的小儿，多同时伴有原发型肺结核。成人也可发生急性粟粒型肺结核，可由病变中和淋巴结内的结核分枝杆菌侵入血管所致。起病急，持续高热，中毒症状严重，一半以上的小儿和成人合并结核性脑膜炎。虽然病变侵及两肺，但极少有呼吸困难。全身浅表淋巴结肿大，肝脾大，有时可发现皮肤淡红色粟粒疹，可出现颈项强直等脑膜刺激征，眼底检查约 1/3 的患者可发现脉络膜结核结节。部分患者结核分枝杆菌素试验阴性，随病情好转可转为阳性。胸部 X 线和 CT 检查开始为肺纹理重，在症状出现 2 周左右可发现由肺尖至肺底呈大小、密度和分布三均匀的粟粒状结节阴影，结节直径 2mm 左右。慢性血行播散型肺结核多无明显中毒症状。

3. 继发性肺结核

多发生在成人，病程长，易反复。肺内病变多为含有大量结核分枝杆菌的早期渗出性病变，易进展，多发生干酪样坏死、液化、空洞形成和支气管播散；同时又多出现病变周围纤维组织增生，使病变局限化和瘢痕形成。病变轻重、多寡相差悬殊，活动性渗出病变、干酪样病变和愈合性病变共存。因此，继发型肺结核 X 线表现特点为多态性，好发于上叶尖后段和下叶背段。痰结核分枝杆菌检查常为阳性。继发型肺结核含浸润性肺结核、纤维空洞性肺结核和干酪样肺炎等。

4. 结核性胸膜炎

含结核性干性胸膜炎、结核性渗出性胸膜炎、结核性脓胸。

5. 菌阴肺结核

菌阴肺结核为 3 次痰涂片及 1 次培养阴性的肺结核，其诊断标准为：①典型肺结核的临床症状和胸部 X 线表现；②抗结核治疗有效；③临床可排除其他非结核。

### （六）知识点 6：肺实变的鉴别诊断

正常肺组织因肺泡含有气体，超声成像时呈强反射而无法显示内部结构，肺泡内气体被病理性液体或组织所代替发生肺实变后，超声就能较好地显示内部结构。

（1）常规超声检查疑有胸腔积液时，应仔细查找积液无回声内有无被压缩的肺组织中等稍强回声随呼吸飘动，且肺组织与无回声间界限清晰，表面光滑，如未见上述图像，应高度怀疑肺实变。

（2）用彩色多普勒超声扫查，可了解病变区有无血流信号，如有血流信号，应排除胸腔积液的诊断，而考虑肺实变可能。

（3）胸膜病变与肺实变的鉴别：用高频探头扫查病变区，能较好地区分出胸壁的层次结构，壁层胸膜的病变在呼吸运动时不会上下移动，并可见肺内气体反射在病灶表面滑动，而实变的肺组织随呼吸运动上下移动，实变区无或仅有少量气体反射。

### （七）知识点 7：肺实变的病因

（1）损伤因子所致：①肺炎，根据病原体可分为细菌性肺炎、病毒性肺炎、支原体肺炎、肺部真菌感染、衣原体肺炎等，为引起肺实变最常见的病因；结核分枝杆菌引起的干酪性肺炎可表现为肺实变；②肺寄生虫病，如肺吸虫病、血吸虫病及卡氏肺孢子虫病等；③理化因素所致，如放射性肺炎和氧中毒等。

（2）免疫反应异常，如变态反应性肺浸润（过敏性肺炎、肺出血—肾炎综合征等）。

（3）肺循环功能障碍，如心源性肺水肿、肺栓塞等。

（4）恶性肿瘤，如淋巴瘤、肺泡癌等。

（5）间质性疾病，如机化性肺炎。

（6）其他，如急性呼吸窘迫综合征、肺泡蛋白沉积症等。

### （八）知识点 8：肺癌的预防

1. 控制吸烟，加强宣传

（1）对于已吸烟者，尤其是长期大量吸烟者，应立即停止吸烟。

（2）加强吸烟有害的宣传，坚决制止诱导吸烟的行为和广告。如在纸烟包装纸上印上醒目的、警告式的文字，宣传烟草含有致癌物质等。

（3）公共场所禁止吸烟，以减少吸烟对他人的危害。

（4）禁烟应从青少年抓起，要把不吸烟作为中小学生的行为道德规范立法，树立“坚决不吸第一口烟”的观念。

（5）大力宣传吸烟对肺癌发生和肺癌治疗的负面影响，积极宣传戒烟对健康的益处。

（6）加强对吸烟指数大于 400 支年且吸烟年数大于 10 年者的宣教，指导定期体检和肺癌筛查，如行低剂量螺旋 CT 和痰脱落细胞的检查。

2. 减少工业污染的危害

为了减少致肺癌物质（工矿业的无机砷、石棉、铬、镍以及煤焦、焦油和煤等的燃烧产物，如 3，4– 苯并芘等）的吸入，应从以下几个方面着手。

（1）在粉尘污染的环境中工作者，戴好口罩或其他防护面具以减少有害物质的吸入。

（2）改善工作场所的通风环境，减少空气中的有害物质浓度。

（3）改造生产的工艺流程，减少有害物质的产生。

（4）加强生产环境的卫生监督管理和工业废物的处理。

3. 减少大环境和小环境的气体污染

大气污染是一个重要的致肺癌因素，减少环境污染可以从以下几方面着手。

（1）限制城市机动车的使用，改进机动车的燃烧设备，减少有毒气体排出。

（2）研究无害能源，逐步取代有害能源。

（3）改进室内通风设备，减少环境中有害物质的浓度。

（4）长期接触厨房油烟者，一定要注意排气设备性能是否良好。

4. 保持健康的心态

心理上，保持乐观、开朗的状态，不生闷气。不健康的心理会使人体的神经—内分泌—免疫网络系统的功能失调，进而使人体的抗肿瘤免疫监控系统失衡。这也是肺癌产生的一个重要因素，有研究显示肺癌的发生与个性特征有一定的关系。

5. 合理加强营养

饮食需均衡。多食营养丰富、富含维生素 A 和维生素 D 的食物，以新鲜蔬菜和水果为宜。研究表明，β 胡萝卜素能使细胞合成 DNA 和 RNA 能力明显下降；用 β 胡萝卜素处理肺癌细胞后，可使肺癌细胞 *ras* 癌基因 p21 蛋白量显著减少；给小鼠喂养 β 胡萝卜素后，小鼠肺腺癌肺内自发转移可以被完全抑制。因此，从某种程度上说，多食含胡萝卜素丰富的食物对肺癌的预防是有好处的。

### （九）知识点 9：肺癌的临床症状

肺癌的临床表现具有多样性，但缺乏特异性，因此常导致肺癌诊断的延误。周围型肺癌通常不表现出任何症状，常在健康查体或因其他疾病行胸部影像学检查时发现。肺癌的临床表现可以归纳为：原发肿瘤本身局部生长引起的症状，原发肿瘤侵犯邻近器官、结构引起的症状，肿瘤远处转移引起的症状，以及肺癌的肺外表现（如副肿瘤综合征）等。

1. 原发肿瘤本身局部生长引起的症状

①咳嗽：咳嗽是肺癌患者就诊时最常见的症状，50% 以上的肺癌患者在诊断时有咳嗽症状。②咯血：肺癌患者有 25% ～ 40% 会出现咯血症状，通常表现为痰中带血丝，大咯血少见。咯血是最具有提示性的肺癌症状。③呼吸困难：引起呼吸困难的机制可能包括原发肿瘤扩展引起肺泡面积减少、中央型肺癌阻塞或转移淋巴结压迫大气道、肺不张与阻塞性肺炎、肺内淋巴管播散、胸腔积液与心包积液、肺炎等。④发热：肿瘤组织坏死可以引起发热，肿瘤引起的继发性肺炎也可引起发热。⑤喘鸣：如果肿瘤位于大气道，特别是位于主支气管时，常可引起局限性喘鸣症状。

2. 原发肿瘤侵犯邻近器官、结构引起的症状

原发肿瘤直接侵犯邻近结构，如胸壁、膈肌、心包、膈神经、喉返神经、上腔静脉、食管或转移性肿大淋巴结机械压迫上述结构，可以出现特异性的症状和体征，包括胸腔积液、声音嘶哑、膈神经麻痹、吞咽困难、上腔静脉阻塞综合征、心包积液、

Pancoast 综合征等。

3. 肿瘤远处转移引起的症状

最常见的是中枢神经系统转移而出现的头痛、恶心、呕吐等症状。骨转移则通常出现较为剧烈而且不断进展的疼痛症状等。

4. 肺癌的肺外表现

除了肿瘤局部区域进展引起的症状和胸外转移引起症状以外，肺癌患者还可以出现瘤旁综合征。肺癌相关的瘤旁综合征见于 10% ～ 20% 的肺癌患者，更常见于 SCLC。临床上常见的是异位内分泌、骨关节代谢异常，部分可以有神经肌肉传导障碍等。瘤旁综合征的发生不一定与肿瘤的病变程度正相关，有时可能会先于肺癌的临床诊断。对于合并瘤旁综合征、可手术切除的肺癌来说，症状复发对肿瘤复发有重要提示作用。

### （十）知识点 10：肺癌的治疗手段

肺癌的治疗应采取多学科综合治疗与个体化治疗相结合的原则，即根据患者的机体状况、肿瘤的病理组织学类型和分子分型、侵及范围和发展趋向采取多学科综合治疗的模式，有计划、合理地应用手术、放疗、化疗、分子靶向治疗和免疫治疗等手段，以期达到最大程度地延长患者的生存时间，提高生存率，控制肿瘤进展和改善患者的生活质量。

（1）解剖性肺切除术是早、中期肺癌的主要治疗手段，也是目前临床治愈肺癌的重要方法。肺癌手术分为完全性切除、不完全性切除和不确定性切除。应力争完全性切除，以期达到完整地切除肿瘤，减少肿瘤转移和复发，并且进行精准的病理 TNM 分期，力争明确分子病理分型，指导术后综合治疗。

（2）肺癌放疗包括根治性放疗、姑息放疗、辅助放疗和预防性放疗等。

（3）肺癌的药物治疗包括化疗、分子靶向治疗及免疫治疗。化疗分为新辅助化疗、辅助化疗、姑息化疗，应严格掌握临床适应证，并在肿瘤内科医师的指导下施行。化疗应充分考虑患者病期、体力状况、不良反应、生活质量及患者意愿，避免治疗过度或治疗不足。应及时评估化疗疗效，密切监测及防治不良反应，并酌情调整药物和（或）剂量。分子靶向治疗需要明确基因突变状态，依据分子分型指导靶向治疗。近年，以免疫检查点抑制剂（如 PD-1 单抗或 PD-L1 单抗等）为代表的免疫治疗已被证实可提高肺癌患者的生存率。目前，多个 PD-1 单抗和（或）PD-L1 单抗已获批上市并应用于晚期及局部晚期 NSCLC 和 SCLC 的治疗，更多的临床适应证尚在不断探索中。

（4）随着支气管镜在临床应用的日益普及，对不能手术和放疗的患者，以下局部治疗手段可作为治疗选择：各种支气管镜介导的激光、高频电刀、射频消融、氩等离子体凝固术（APC）、微波、光动力治疗、冷冻、气道支架、球囊扩张、黏膜下或瘤体内药物注射等技术。实施支气管腔内介入治疗必须严格掌握适应证，明确治疗目的，客观评估拟采用的某项治疗技术能否实现预期目标，并在有条件的医院开展治疗。

## 参考文献

[1] 王吉耀 . 实用内科学 [M]. 北京：人民卫生出版社，2013.

[2] 国家卫生健康委办公厅 . 原发性肺癌诊疗指南（2022 年版）[J]. 协和医学杂志，

2022，13（4）：549-570.
［3］邬红蓉，殷富春，吕发金.咯血的影像学诊断及鉴别诊断[J].现代医药卫生，2012，28（15）：2346-2348.
［4］中华医学会肿瘤学分会，中华医学会杂志.中华医学会肺癌临床诊疗指南（2023版）[J].中华肿瘤杂志，2023，45（7）：539-574.

（张　丹　戈艳蕾　赵亚婷）

# 案例6　循环系统——特殊类型心肌梗死案例

**学习目标**

1. 知识目标　从患者主诉、临床表现、辅助检查、诊断及治疗全过程学习心肌梗死的相关知识。同时患者存在免疫系统疾病，多学科综合学习，对患者进行系统评估及综合治疗，动态权衡治疗利弊。

2. 能力目标　通过学习病例，学生在接诊急性心肌梗死病例的过程中能对患者提出相应的诊断、鉴别诊断和治疗方案。

3. 职业素养目标　通过学习病例，学生在医患沟通、同理心、人文素养等方面得到提升。

## 一、案例信息

**案例名称：**循环系统——特殊类型心肌梗死。

**主要诊断：**①急性心肌梗死泵功能Ⅱ级（Killip分级）；②冠状动脉粥样硬化性心脏病；③高血压3级很高危；④干燥综合征；⑤免疫性溶血性贫血；⑥肝损害。

**适用对象：**本科生（院校教育），规培生（毕业后教育）。

**关键词：**特殊类型心肌梗死。

**典型临床症状与体征/阳性体征：**胸痛、闷痛，向后背放射，出汗，乏力，恶心、呕吐；贫血貌；双肺底湿啰音。

**诊断：**①急性心肌梗死泵功能Ⅱ级（Killip分级）；②冠状动脉粥样硬化性心脏病；③高血压3级很高危；④干燥综合征；⑤免疫性溶血性贫血；⑥肝损害。

**治疗方法：**药物治疗，一般支持治疗，成分输血等对症治疗。

## 二、病史资料

**患者姓名：**陈某某。

**性别：**女。

**年龄：**72岁。

**主诉：**间断胸痛5年，加重4日。

**现病史：**患者5年前开始活动时出现胸痛，呈闷痛，心前区为著，向后背放射【知识点1：胸痛的鉴别诊断】，休息数分钟可自行缓解，当时未予特殊处理；患者4日前胸痛再次发作，呈持续性，伴出汗、乏力、恶心、呕吐，呕吐物为胃内容物，自行口服速效救心丸5丸，持续约1小时稍缓解【知识点2：持续性胸痛的病因】，无咳嗽、咳痰及咯血，无腹痛、腹泻，无头晕、头痛及言语不利、肢体活动障碍，无晕厥、黑矇，无其他处放散，无夜间平卧受限【知识点3：急性心肌梗死的常见症状及伴随症状】；就诊于当地医院，查心肌酶升高【知识点4：心肌酶谱的解读】提示：cTnI 1.08ng/mL（正常值0～0.5ng/mL），心电图提示Ⅱ、Ⅲ、aVF、$V_4$～$V_6$导联ST段抬高0.1～0.3mV【知识点5：正常心电图、急性心肌梗死心电图】，诊断为急性心肌梗死，予以药物保守治疗，现为求进一步诊治转诊我院。患者自发病以来精神、睡眠可，食欲欠佳，二便正常，体重无明显减轻。

**既往史：**既往高血压病史10年，最高160/90mmHg，间断口服罗布麻，未规律监测血压【知识点6：高血压的定义及分级】；否认糖尿病、脑血管病、消化性溃疡及出血等病史，否认肝炎、结核等传染病病史。否认外伤史。否认手术史。否认药物、食物过敏史。

**个人史：**生于当地，久居当地。否认疫区、疫水接触史。否认毒物、放射性物质接触史。否认烟酒嗜好。

**婚育史：**适龄结婚，配偶及子女体健。

**家族史：**否认家族遗传病史及类似疾病史。

## 三、专科及辅助检查

### （一）专科检查

T 36.4℃，P 72次/分钟，R 18次/分钟，BP 99/50mmHg。轻度贫血貌【知识点7：贫血及分度】，双肺呼吸音粗，双肺底可闻及少量湿啰音【知识点8：肺部听诊】；心率72次/分钟，律齐，心音可，各瓣膜听诊区未闻及病理性杂音【知识点9：心脏查体】，腹软，肝、脾未触及，双下肢无水肿。

### （二）辅助检查

（1）血常规（表6-1）：红细胞2.27×$10^{12}$/L，血红蛋白72g/L，红细胞比容0.212L/L。

**表6-1　血常规检查结果**

| 项目 | 结果 | 参考值 | 单位 |
|---|---|---|---|
| 白细胞（WBC） | 4.7 | 3.5～9.5 | $10^9$/L |
| 红细胞（RBC） | 2.27 | 3.8～5.1 | $10^{12}$/L |
| 血红蛋白（HGB） | 72 | 115～150 | g/L |
| 红细胞比容（HCT） | 0.212 | 0.350～0.450 | L/L |
| 红细胞平均体积（MCV） | 93.0 | 82～100 | fL |
| 红细胞平均血红蛋白量（MCH） | 31.7 | 27～34 | pg |
| 红细胞平均血红蛋白浓度（MCHC） | 340 | 316～354 | g/L |
| 红细胞体积分布宽度（RDW） | 14.4 | 10.0～15.0 | % |
| 血小板（PLT） | 230 | 125～350 | $10^9$/L |

续表

| 项目 | 结果 | 参考值 | 单位 |
|---|---|---|---|
| 平均血小板体积（MPV） | 8.2 | 6.8 ～ 13.5 | fL |
| 血小板压积（PCT） | 0.189 | 0.108 ～ 0.282 | % |
| 血小板体积分布宽度（PDW） | 14.5 | 10.0 ～ 18.0 | % |
| 淋巴细胞（LYM） | 1.23 | 1.1 ～ 3.2 | $10^9$/L |
| 淋巴细胞百分比（LYM%） | 26.1 | 20 ～ 50 | % |
| 单核细胞（MON） | 0.45 | 0.1 ～ 0.6 | $10^9$/L |
| 单核细胞百分比（MON%） | 9.6 | 3 ～ 10 | % |
| 中性粒细胞（NEU） | 2.93 | 1.8 ～ 6.3 | $10^9$/L |
| 中性粒细胞百分比（NEU%） | 62.5 | 40 ～ 75 | % |
| 嗜酸性粒细胞（EOS） | 0.08 | 0.02 ～ 0.52 | $10^9$/L |
| 嗜酸性粒细胞百分比（EOS%） | 1.6 | 0.4 ～ 8 | % |
| 嗜碱性粒细胞（BAS） | 0.01 | 0 ～ 0.06 | $10^9$/L |
| 嗜碱性粒细胞百分比（BAS%） | 0.2 | 0 ～ 1 | % |
| 异形淋巴细胞（ALY） | 0.03 | 0 ～ 0.20 | $10^9$/L |
| 异形淋巴细胞百分比（ALY%） | 0.6 | 0 ～ 2.0 | % |
| 巨大不成熟细胞（LIC） | 0.03 | 0 ～ 0.20 | $10^9$/L |
| 巨大不成熟细胞百分比（LIC%） | 0.7 | 0 ～ 2.0 | % |

（2）血红蛋白变化趋势见图 6–1。

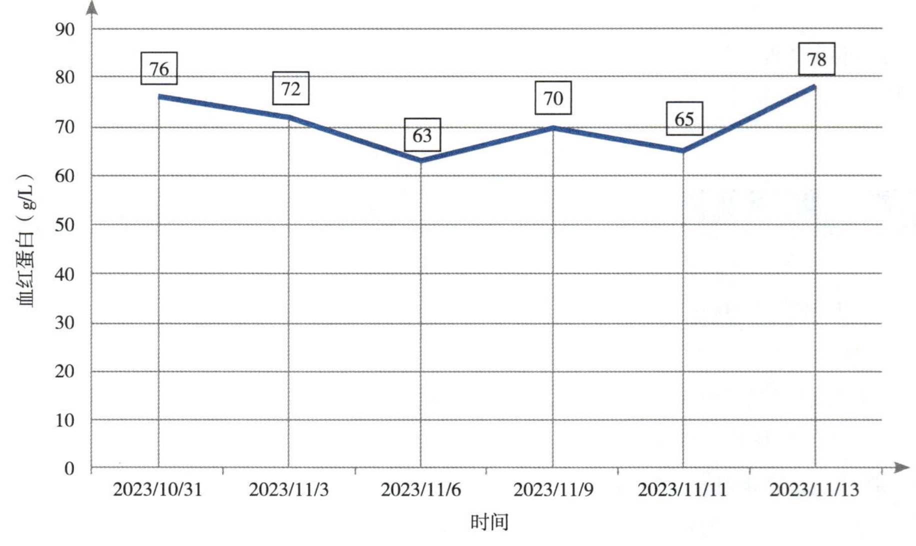


图 6–1　血红蛋白变化趋势

（3）红细胞比容变化趋势见图 6–2。

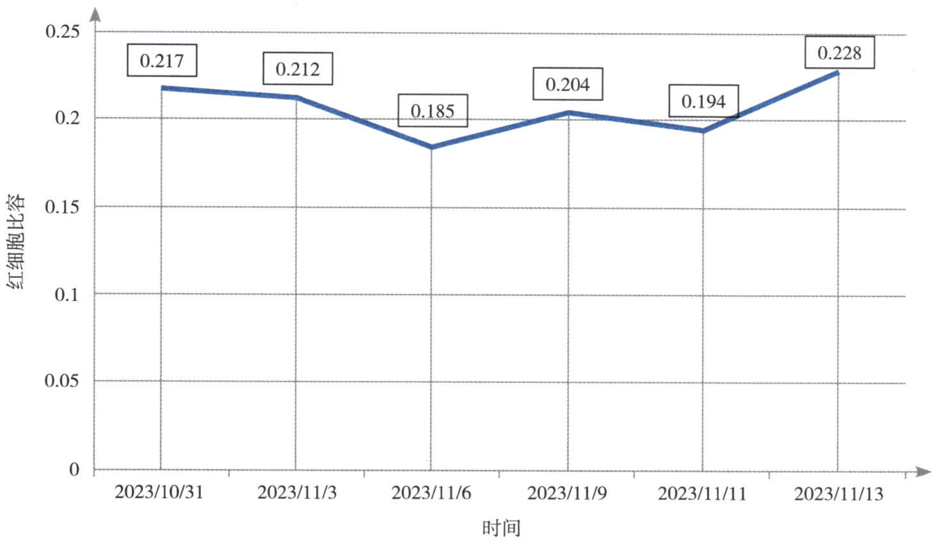


图 6-2　红细胞比容变化趋势

（4）血生化全项：丙氨酸氨基转移酶 59U/L，天冬氨酸氨基转移酶 45U/L，总胆固醇 8.17mmol/L，三酰甘油 2.75mmol/L，低密度脂蛋白胆固醇 5.13mmol/L，尿酸 478 μmol/L，葡萄糖 7.41mmol/L。

（5）凝血分析（表 6-2）：血浆纤维蛋白原 4.28g/L，血浆凝血酶时间 22.5 秒。

表 6-2　凝血分析结果

| 项目 | 结果 | 参考值 | 单位 |
|---|---|---|---|
| 血浆凝血酶原时间 | 12.9 | 11 ～ 15.5 | 秒 |
| PT-INR | 0.98 | 0.76 ～ 1.2 | |
| PT% | 104 | 70 ～ 120 | % |
| 活化部分凝血活酶时间 | 35.2 | 28 ～ 43.5 | 秒 |
| 血浆纤维蛋白原 | 4.28 | 2 ～ 4 | g/L |
| 血浆凝血酶时间 | 22.5 | 14 ～ 21 | 秒 |
| D- 二聚体 | 498 | 0 ～ 500 | ng/mL |

（6）女性肿瘤系列（表 6-3）：糖基类抗原 7 248.430U/mL，神经元特异性烯醇化酶 22.040 μg/L。

表 6-3　女性肿瘤系列检查结果

| 项目 | 结果 | 参考值 | 单位 |
|---|---|---|---|
| 癌胚抗原 | 1.290 | 0 ～ 3.4 | ng/mL |
| 甲胎蛋白 | 1.890 | 0 ～ 7 | ng/mL |
| 糖基类抗原 153 | 10.100 | 0 ～ 25 | U/mL |

续表

| 项目 | 结果 | 参考值 | 单位 |
|---|---|---|---|
| 糖基类抗原 125 | 6.960 | 0 ～ 35 | U/mL |
| 糖基类抗原 199 | 5.900 | 0 ～ 39 | U/mL |
| 糖基类抗原 724 | 8.430 | 0 ～ 6.9 | U/mL |
| 人绒毛膜促性腺激素 | 1.190 | 0 ～ 3 | mU/mL |
| 神经元特异性烯醇化酶 | 22.040 | 0 ～ 15.2 | μg/L |

（7）血液三项（表 6–4）：铁蛋白 353.7ng/mL。

**表 6–4　血液三项**

| 项目 | 结果 | 参考值 | 单位 |
|---|---|---|---|
| 铁蛋白 | 353.700 | 13 ～ 150 | ng/mL |
| 维生素 $B_{12}$ | 438.200 | 197 ～ 771 | pg/mL |
| 叶酸 | 10.930 | 3.89 ～ 26.8 | ng/mL |

（8）血细胞分类：①白细胞数正常；②粒细胞比例正常，形态大致正常；③淋巴细胞比例正常，为成熟淋巴细胞；④单核细胞比例增高，为成熟单核细胞；⑤成熟红细胞形态大小不等，计数 100 个白细胞未见有核红细胞；⑥血小板散在易见，形态未见明显改变。

（9）溶血系列（表 6–5）：未见异常。

**表 6–5　溶血系列**

| 项目 | 结果 | 参考值 | 单位 |
|---|---|---|---|
| 红细胞脆性试验开始溶血 | 0.44 | 0.40 ～ 0.46 | % |
| 红细胞脆性试验完全溶血 | 0.30 | 0.30 ～ 0.36 | % |
| 抗人球蛋白试验 IgG | 阴性 | 阴性 | — |
| 抗人球蛋白试验 C3 | 阴性 | 阴性 | — |
| 酸溶血试验 | 阴性 | 阴性 | — |
| 糖溶血试验 | 阴性 | 阴性 | — |

（10）尿含铁血黄素试验：阴性。

（11）抗核抗体系列（表 6–6）：ANA 阳性（+），抗 SSA/Ro52kD 抗体阳性。

**表 6–6　抗核抗体系列检查结果**

| 项目 | 结果 | 参考值 |
|---|---|---|
| ANA（IIF 法） | 阳性（+） | ＜1 ： 100 |
| 核型 | 细胞核颗粒型 | 阴性 |
| 双链 DNA | 阴性（–） | 阴性 |

续表

| 项目 | 结果 | 参考值 |
| --- | --- | --- |
| 抗 nRNP 抗体 | 阴性（-） | 阴性 |
| 抗 Sm 抗体 | 阴性（-） | 阴性 |
| 抗 SSA/Ro52kD 抗体 | 阳性（+） | 阴性 |
| 抗 SSA/Ro60kD 抗体 | 阴性（-） | 阴性 |
| 抗 SSB 抗体 | 阴性（-） | 阴性 |
| 抗 Jo-1 抗体 | 阴性（-） | 阴性 |
| 抗 Scl-70 抗体 | 阴性（-） | 阴性 |
| 抗 CENP B 抗体 | 阴性（-） | 阴性 |
| 抗核糖体蛋白 PO 抗体 | 阴性（-） | 阴性 |

（12）骨髓穿刺结果。

1）形态描述：骨髓象。①取材，涂片，染色可。②骨髓增生活跃（+），粒系占40.0%，红系占44.0%，粒：红＝0.91：1。③粒系增生，成熟阶段粒细胞比例降低，部分粒细胞胞质颗粒增多。④红系增生，比例增高，幼红细胞可见核分裂象等，成熟红细胞形态、大小不等，可见嗜多色性红细胞。⑤淋巴细胞比例、形态大致正常。⑥全片可见巨核细胞 35 个，分类 25 个，其中幼巨核细胞 4 个，颗粒型巨核细胞 12 个，产板型巨核细胞 9 个，血小板成堆可见。⑦ NAP 染色：阳性率 88%，积分值 238 分。

2）铁染色：细胞外铁（++），细胞内铁阳性率 16%。

3）意见：粒系成熟欠佳，部分粒细胞胞质颗粒增多，红系比例增高。

## 四、诊断及鉴别诊断

### （一）诊断

（1）急性心肌梗死，泵功能Ⅱ级（Killip 分级）【知识点 10：心（泵）功能分级】。

（2）冠状动脉粥样硬化性心脏病

1）症状（诊断重要线索）：①胸痛，心前区为著；②呈闷痛；③活动相关；④持续时间超过半小时，常规药物效果差；⑤合并高血压。

2）体征（诊断客观依据）：双肺呼吸音粗，双肺底可闻及少量湿啰音。

3）辅助检查（诊断客观依据）：①心电图提示Ⅱ、Ⅲ、aVF、$V_4$～$V_6$ 导联 ST 段抬高 0.1～0.3mV；②心肌酶升高。

（3）高血压：病史提供诊断明确。

### （二）鉴别诊断

1. 主动脉夹层

多见于高血压患者，血压升高同时伴有剧烈胸痛、出汗，胸痛呈撕裂样，但无心电图动态改变，主动脉 CTA 可见血管内膜活瓣，可确认真、假血管腔，并能显示异位的钙化灶、心包积血、胸腔积液及腹主动脉受累情况。该患者不符。

2. 肺栓塞

患者多有长期卧床病史或血液高凝状态，突发剧烈胸痛、胸闷、咳血伴呼吸困难，心电图：完全性右束支传导阻滞，Ⅰ导联S波，Ⅲ导联Q波，T波，肺动脉CTA可见肺动脉内的低密度充盈缺损，部分或完全包围在不透光的血流之间（轨道征），或者呈完全充盈缺损，远端血管不显影。该患者不考虑。

## 五、治疗

治疗方案：①治疗原发病及对症支持治疗；②择期冠脉介入治疗。

1. 治疗原发病及对症支持治疗

（1）原发病：严密监测患者血常规等指标变化，依据指标变化，间断予以成分输血（同型悬浮红细胞）。

（2）激素冲击治疗【知识点11：激素冲击的用法】。

2. 择期冠脉介入治疗

（1）入院后，首先抗血小板聚集【知识点12：抗血小板药物】。

（2）发现患者贫血后，积极寻找贫血原因、抗血小板及抗凝药物降级，强化冠心病二级预防【知识点13：贫血的病因；知识点14：冠心病二级预防策略】。

（3）待贫血纠正后，择期再灌注治疗【知识点15：再灌注治疗策略】。

该患者入院后完善相关检查，治疗上给予阿司匹林肠溶片0.1g口服每日1次、硫酸氢氯吡格雷片75mg口服每日1次抗血小板聚集，瑞舒伐他汀10mg口服每晚1次（患者肝损害，后调整为氟伐他汀80mg口服每晚1次）调脂、稳定斑块，富马酸比索洛尔片5mg口服每日1次控制心室率，单硝酸异山梨酯片20mg口服每日2次扩冠，呋塞米片20mg口服每日1次利尿，螺内酯片20mg口服每日1次抑制心肌纤维化，氯化钾缓释片0.5mg口服每日2次补钾，泮托拉唑钠40mg口服每日2次抑酸、预防应激性溃疡，低分子肝素注射液0.4mL皮下注射每日2次抗凝，注射用益气复脉5.2g静脉滴注每日1次养阴生津，加用重组人脑利钠肽0.5mg静脉泵入每日2次改善心功能，沙库巴曲缬沙坦片25mg口服每日2次抑制心肌重构，同时给予激素及丙种球蛋白控制干燥综合征等综合治疗。

经以上综合治疗，患者症状较前好转，病情平稳，预后尚可。

## 六、总结与思考

### （一）急性心肌梗死

急性心肌梗死为心脏病危急重症。常见病因是在冠状动脉粥样硬化基础上一支或多支血管管腔急性闭塞，若持续时间达到20～30分钟或以上，即可发生急性心肌梗死。

### （二）急性心肌梗死分型

（1）Ⅰ型，原发性急性心肌梗死，由于冠状动脉脂质斑块破裂，使冠状动脉内血栓的形成，导致缺血而发生急性心肌梗死，是最常见的一种。

（2）Ⅱ型，继发性急性心肌梗死，由于心肌氧需求供给不足，发生贫血、高血压、低血压、心律失常等因素所引起的心肌梗死。

（3）Ⅲ型，突发心源性死亡，由于心肌缺血或有新的血栓形成，发生猝死所致突发心源性死亡。

（4）Ⅳ型，与经皮冠状动脉介入治疗（PCI）相关的心肌梗死，其中Ⅳ型心肌梗死又可分为4a型和4b型。

（5）Ⅴ型，与冠脉搭桥术相关的急性心肌梗死，为在冠脉搭桥术后出现的急性心肌梗死。

### （三）急性心肌梗死再灌注治疗策略

（1）PCI：若患者在救护车上或无PCI能力的医院，但预计120分钟内可转运至有PCI条件的医院并可完成PCI，则首选直接PCI策略，力争在90分钟内完成再灌注；若患者在可行PCI的医院，则应力争在60分钟内完成再灌注。

（2）溶栓疗法：如果预计直接PCI时间大于120分钟，则首选溶栓策略，力争在10分钟给予患者溶栓药物。

（3）紧急冠状动脉旁路移植术（CABG）：介入治疗失败或溶栓治疗无效且有手术指征者，宜争取6～8小时内施行紧急CABG术，但病死率明显高于择期CABG术。

### （四）冠心病二级预防手段

1. 改善预后的药物

（1）抗血小板治疗。

（2）ACEI和ARB。

（3）β受体阻滞剂。

（4）他汀类药物。

2. 抗心肌缺血的药物

（1）硝酸酯类。

（2）β受体阻滞剂。

（3）CCB类药物。

（4）其他治疗药物。

## 七、知识点库

### （一）知识点1：胸痛的鉴别诊断

（1）急性冠状动脉综合征：不稳定型心绞痛的疼痛部位、性质、发作时心电图改变等与稳定型心绞痛相似，但发作的劳力性诱因不同，常在休息或较轻微活动下即可诱发。1个月内新发的或明显恶化的劳力性心绞痛也属于不稳定型心绞痛；心肌梗死的疼痛程度更剧烈，持续时间多超过30分钟，可长达数小时，可伴有心律失常、心力衰竭和（或）休克，含服硝酸甘油多不能缓解，心电图常有典型的动态演变过程。实验室检查示心肌坏死标志物（肌红蛋白、肌钙蛋白I或T、CK-MB等）增高；可有白细胞计数增高和红细胞沉降率加快。

（2）其他疾病引起的心绞痛：包括严重的主动脉瓣狭窄或关闭不全、风湿性冠脉炎、梅毒性主动脉炎引起冠脉口狭窄或闭塞、肥厚型心肌病、X综合征等，要根据其他临床表现来进行鉴别。其中X综合征多见于女性，心电图负荷试验常呈阳性，但冠脉造影无狭窄病变且无冠脉痉挛证据，预后良好，被认为是冠脉系统微循环功能不良所致。

（3）肋间神经痛和肋软骨炎：前者疼痛常累及1～2个肋间，但并不一定局限在胸前，为刺痛或灼痛，多为持续性而非发作性，咳嗽、用力呼吸和身体转动可使疼痛加剧，沿神经行经处有压痛，手臂上举活动时局部有牵拉疼痛；后者则在肋软骨处有压痛。

（4）心脏神经症：患者常诉胸痛，但为短暂（几秒钟）的刺痛或持久（几小时）的隐痛。患者常喜欢不时地吸一大口气或做叹息性呼吸。胸痛部位多在左胸乳房下心尖部附近或经常变动。症状多于疲劳之后出现，而非疲劳当时。轻度体力活动反觉舒适，有时可耐受较重的体力活动而不发生胸痛或胸闷。含用硝酸甘油无效或在十多分钟后才见效。常伴有心悸、疲乏、头晕、失眠及其他神经症的症状。

（5）不典型疼痛还需与反流性食管炎等食管疾病、膈疝、消化性溃疡、肠道疾病、颈椎病等相鉴别。

### （二）知识点2：持续性胸痛的病因

（1）主动脉夹层：胸痛一开始即达高峰，常放射到背、肋、腹、腰和下肢，两上肢的血压和脉搏可有明显差别，可有主动脉瓣关闭不全的表现，偶有意识模糊和偏瘫等神经系统受损症状，但无血清心肌坏死标志物升高。二维超声心动图检查、X线、胸主动脉CTA或MRA有助于诊断。

（2）急性肺动脉栓塞：可发生胸痛、咯血、呼吸困难和休克。但有右心负荷急剧增加的表现，如发绀、肺动脉瓣区第二心音亢进、颈静脉充盈、肝大、下肢水肿等。心电图示Ⅰ导联S波加深，Ⅲ导联Q波显著，T波倒置，胸导联过渡区左移，右胸导联T波倒置等改变，可资鉴别。常有低氧血症，核素肺通气—灌注扫描异常，肺动脉CTA可检出肺动脉大分支血管的栓塞。AMI和急性肺动脉栓塞时D-二聚体均可升高，鉴别诊断价值不大。

（3）急腹症：急性胰腺炎、消化性溃疡穿孔、急性胆囊炎、胆石症等，均有上腹部疼痛，可能伴休克。仔细询问病史，进行体格检查、心电图检查、血清心肌酶和肌钙蛋白测定可协助鉴别。

（4）急性心包炎：尤其是急性非特异性心包炎可有较剧烈而持久的心前区疼痛。但心包炎的疼痛与发热同时出现，呼吸和咳嗽时加重，早期即有心包摩擦音，心包摩擦音和疼痛在心包腔出现渗液时均消失；全身症状一般不如心肌梗死严重：心电图除aVR外，其余导联均有ST段弓背向下的抬高，T波倒置，无异常Q波出现。

### （三）知识点3：急性心肌梗死的常见症状及伴随症状

（1）疼痛：是最先出现的症状，多发生于清晨，疼痛部位和性质与心绞痛相同，但诱因多不明显，且常发生于安静时，程度较重，持续时间较长，可达数小时或更长，休息和含服硝酸甘油片多不能缓解。患者常烦躁不安、出汗、恐惧、胸闷或有濒死感。少数患者无疼痛，一开始即表现为休克或急性心力衰竭。部分患者疼痛位于上腹部，被误认为胃穿孔、急性胰腺炎等急腹症；部分患者疼痛放射至下颌、颈部、背部上方，被误认为牙痛或骨关节痛。

（2）全身症状：有发热、心动过速、白细胞计数增高和红细胞沉降率增快等，由坏死物质被吸收所引起。一般在疼痛发生后24～48小时出现，程度与梗死范围常呈正相关，体温一般在 38℃左右，很少达到 39℃，持续约 1 周。

（3）胃肠道症状：疼痛剧烈时常伴有频繁的恶心、呕吐和上腹胀痛，与迷走神经受坏死心肌刺激和心排血量降低、组织灌注不足等有关。肠胀气亦不少见。重症者可发生呃逆。

（4）心律失常：见于 75% ～ 95% 的患者，多发生在起病 1 ～ 2 日，而以 24 小时内最多见，可伴乏力、头晕、晕厥等症状。各种心律失常中以室性心律失常最多，尤其是室性期前收缩，如室性期前收缩频发（每分钟 5 次以上），成对出现或呈短阵室性心动过速，多源性或落在前一心搏的易损期时（R-on-T），常为心室颤动的先兆。心室颤动是 STEMI 早期，特别是入院前主要的死因。房室传导阻滞和束支传导阻滞也较多见，室上性心律失常则较少，多发生在心力衰竭患者中。前壁心肌梗死如发生房室传导阻滞，表明梗死范围广泛，情况严重。

（5）低血压和休克：疼痛期中血压下降常见，未必是休克。如疼痛缓解而收缩压仍低于 80mmHg，有烦躁不安、面色苍白、皮肤湿冷、脉细而快、大汗淋漓、尿量减少（＜ 20mL/h）、意识迟钝甚至晕厥者，则为休克表现。休克多在起病后数小时至数日内发生，见于约 20% 的患者，主要是心源性，为心肌广泛（40% 以上）坏死，心排血量急剧下降所致，神经反射引起的周围血管扩张属次要，有些患者尚有血容量不足的因素参与。

（6）心力衰竭：主要是急性左心衰竭，可在起病最初几日内发生，或在疼痛、休克好转阶段出现，为梗死后心脏舒缩力显著减弱或不协调所致，发生率为 32% ～ 48%。出现呼吸困难、咳嗽、发绀、烦躁等症状，严重者可发生肺水肿，随后可有颈静脉怒张、肝大、水肿等右心衰竭表现。右心室心肌梗死者可一开始即出现右心衰竭表现，伴血压下降。

### （四）知识点 4：心肌酶谱的解读

（1）肌红蛋白：起病后 2 小时内升高，12 小时内达高峰；24 ～ 48 小时内恢复正常。

（2）肌钙蛋白 I（cTnI）或 T（cTnT）：起病 3 ～ 4 小时后升高，cTnI 于 11 ～ 24 小时达高峰，7 ～ 10 日降至正常，cTnT 于 24 ～ 48 小时达高峰，10 ～ 14 日降至正常。这些心肌结构蛋白含量的增高是诊断心肌梗死的敏感指标。

（3）肌酸激酶同工酶（CK-MB）：在起病后 4 小时内增高，16 ～ 24 小时达高峰，3 ～ 4 日恢复正常，其增高的程度能较准确地反映梗死的范围，其高峰出现时间是否提前有助于判断溶栓治疗是否成功。

### （五）知识点 5：正常心电图、急性心肌梗死心电图

1. 正常心电图

正常心电图见图 6-3。

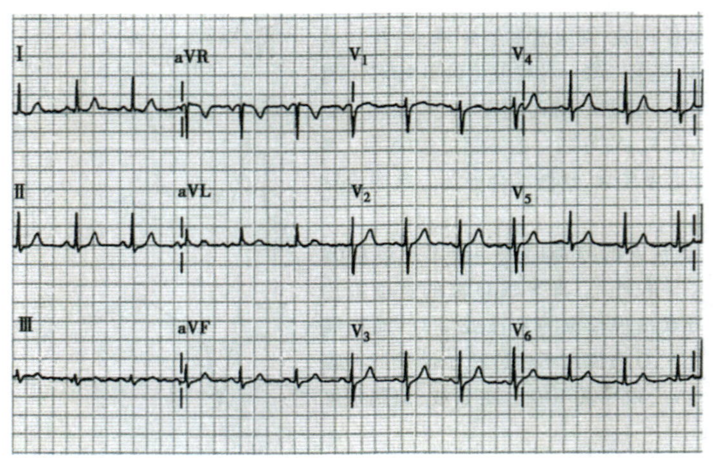


图 6–3 正常心电图

（1）P 波：代表心房肌除极的电位变化。P 波方向在 I、Ⅱ、aVF、$V_4$ ～ $V_6$ 导联向上，在 aVR 导联向下，其余导联呈双向、倒置或低平均可。正常人 P 波时间一般小于 0.12 秒。P 波振幅在肢体导联一般小于 0.25mV，胸导联一般小于 0.2mV。

（2）PR 间期：从 P 波的起点至 QRS 波群的起点，代表心房开始除极至心室开始除极的时间。心率在正常范围时，PR 间期为 0.12 ～ 0.20 秒。在幼儿及心动过速的情况下，PR 间期相应缩短。在老年人及心动过缓的情况下，PR 间期可略延长，但一般不超过 0.22 秒。

（3）QRS 波：代表心室肌除极的电位变化。正常人 QRS 时间一般不超过 0.11 秒，多数在 0.06 ～ 0.10 秒。正常人 $V_1$、$V_2$ 导联多呈 rS 型，$V_1$ 的 R 波一般不超过 1.0mV。$V_5$、$V_6$ 导联 QRS 波群可呈 qR、qRs、Rs 或 R 型，且 R 波一般不超过 2.5mV。胸导联的 R 波自 $V_1$ ～ $V_5$ 逐渐增高，$V_6$ 的 R 波一般低于 $V_5$ 的 R 波。通常 $V_2$ 的 S 波较深，$V_2$ ～ $V_6$ 导联的 S 波逐渐变浅。$V_1$ 的 R/S 小于 1，$V_5$ 的 R/S 大于 1。在 $V_3$ 或 $V_4$ 导联，R 波和 S 波的振幅大体相等。在肢体导联，Ⅰ、Ⅱ导联的 QRS 波群主波一般向上，Ⅲ导联的 QRS 波群主波方向多变。aVR 导联的 QRS 波群主波向下，可呈 QS、rS、rSr' 或 Qr 型。aVL 与 aVF 导联的 QRS 波群可呈 qR、Rs 或 R 型，也可呈 rS 型。正常人 aVR 导联的 R 波一般小于 0.5mV，Ⅰ导联的 R 波小于 1.5mV，aVL 导联的 R 波小于 1.2mV，aVF 导联的 R 波小于 2.0mV。

（4）ST 段：自 QRS 波群的终点至 T 波起点间的线段，代表心室缓慢复极过程。正常的 ST 段大多为一等电位线，有时亦可有轻微的偏移，但在任一导联，ST 段下移一般不超过 0.05mV。

（5）QT 间期：QRS 波群的起点至 T 波终点的间距，代表心室肌除极和复极全过程所需的时间。近年推荐的 QT 间期延长的标准为：男性 QTc 间期≥ 0.45 秒，女性≥ 0.46 秒。正常人不同导联间的 QT 间期差异最大可达 50 毫秒，以 $V_2$、$V_3$ 导联 QT 间期最长。

（6）u 波：在 T 波之后 0.02 ～ 0.04 秒出现的振幅很低小的波。正常 u 波的形态为前半部斜度较陡，而后半部斜度较平缓，与 T 波恰好相反。u 波方向大体与 T 波相一致。u 波在胸导联较易见到，以 $V_2$ ～ $V_4$ 导联较明显。u 波振幅的大小与心率快慢有关，心率增快时 u 波振幅降低或消失，心率减慢时 u 波振幅增高。u 波明显增高常见于低血钾。u 波倒置见于高血压和冠心病。

2. 急性心肌梗死心电图

典型的急性心肌梗死的图形演变过程及分期见图 6–4。

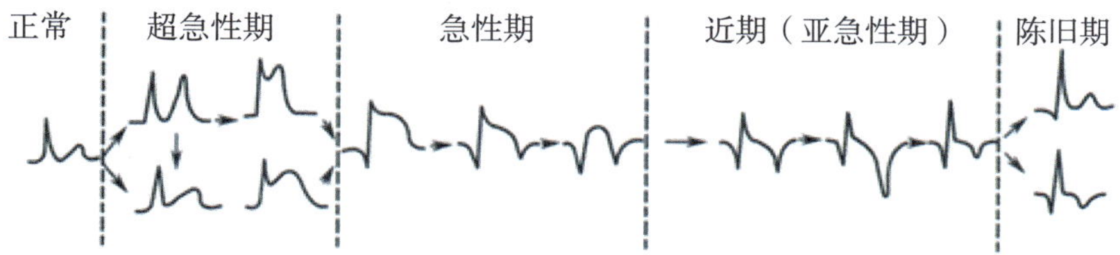


图 6–4　典型的急性心肌梗死的图形演变过程及分期

（1）超急性期（又称超急性损伤期）：急性心肌梗死发病数分钟后，首先出现短暂的心内膜下心肌缺血，心电图上产生高大的 T 波，以后迅速出现 ST 段上斜型或弓背向上型抬高，与高耸直立 T 波相连。由于急性损伤性阻滞，可见 QRS 振幅增高，并轻度增宽，但尚未出现异常 Q 波。这些表现一般仅持续数小时，此期若能及时进行干预和治疗，可避免发展为心肌梗死或使已发生梗死的范围趋于缩小。

（2）急性期：开始于梗死后数小时或数日，可持续到数周，心电图呈现一个动态演变过程。ST 段呈弓背向上抬高，抬高显著者可形成单向曲线，继而逐渐下降；心肌坏死导致面向坏死区导联的 R 波振幅降低或丢失，出现异常 Q 波或 QS 波；T 波由直立转为倒置，并逐渐加深。坏死型的 Q 波、损伤型的 ST 段抬高和缺血型的 T 波倒置在此期内可同时并存。

（3）亚急性期：出现于梗死后数周至数月，此期以坏死及缺血图形为主要特征。抬高的 ST 段恢复至基线，缺血型 T 波由倒置较深逐渐变浅，坏死型 Q 波持续存在。

（4）陈旧期：常出现在急性心肌梗死数月之后，ST 段和 T 波恢复正常或 T 波持续倒置、低平，趋于恒定不变，残留下坏死型的 Q 波。理论上坏死型的 Q 波将持续存在，但随着瘢痕组织的缩小和周围心肌的代偿性肥大，其范围在数年后有可能明显缩小。小范围梗死的图形改变有可能变得很不典型，异常的 Q 波甚至可消失。

### （六）知识点 6：高血压的定义及分级

1. 定义

高血压是以体循环动脉压升高为主要临床表现的心血管综合征，可分为原发性高血压和继发性高血压。原发性高血压是心脑血管疾病最重要的危险因素，常与其他心血管危险因素共存，可损伤重要脏器，如心、脑、肾的结构和功能，最终导致这些器官的功能衰竭。

2. 分级

（1）正常标准：90 ～ 140mmHg/60 ～ 90mmHg。

（2）一级高血压：收缩压 140 ～ 159mmHg 和（或）舒张压 90 ～ 99mmHg。二级高血压：收缩压 160 ～ 179mmHg 和（或）舒张压 100 ～ 109mmHg。三级高血压：收缩压≥ 180mmHg 和（或）舒张压≥ 110mmHg。

### （七）知识点 7：贫血及分度

贫血是指人体外周血红细胞容量减少，低于正常范围下限，不能运输足够的氧至组织而产生的综合征。由于红细胞容量测定较复杂，临床上常以血红蛋白浓度来代替。我国血液病学家认为在我国海平面地区，成年男性血红蛋白＜ 120g/L，成年女性（非妊娠）血红蛋白＜ 110g/L，孕妇血红蛋白＜ 100g/L 即为贫血。

贫血的分度见表 6–7。

表 6–7　贫血的分度

| 血红蛋白浓度 | ＜ 30g/L | 30 ～ 59g/L | 60 ～ 90g/L | ＞ 90g/L |
|---|---|---|---|---|
| 贫血严重程度 | 极重度 | 重度 | 中度 | 轻度 |

### （八）知识点 8：肺部听诊

肺部听诊时，被检查者取坐位或卧位。听诊的顺序一般由肺尖开始，自上而下分别检查前胸部、侧胸部和背部，与叩诊相同，听诊前胸部应沿锁骨中线和腋前线；听诊侧胸部应沿腋中线和腋后线；听诊背部应沿肩胛线，自上至下逐一沿肋间进行，而且要在上下、左右对称的部位进行对比。被检查者微张口做均匀的呼吸，必要时可做较深的呼吸或咳嗽数声后立即听诊，这样更有利于察觉呼吸音及附加音的改变。图 6–5 为正常情况下呼吸音的分布及特点，表 6–8 为 4 种正常呼吸音特征的比较。

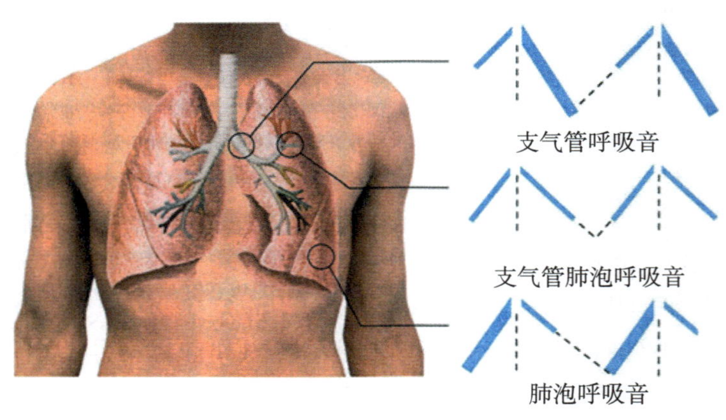


图 6–5　正常情况下呼吸音的分布及特点

表 6–8　4 种正常呼吸音特征的比较

| 特征 | 气管呼吸音 | 支气管呼吸音 | 支气管肺泡呼吸音 | 肺泡呼吸音 |
|---|---|---|---|---|
| 强度 | 极响亮 | 响亮 | 中等 | 柔和 |
| 音调 | 极高 | 高 | 中等 | 低 |
| 呼：吸 | 1 ∶ 1 | 1 ∶ 3 | 1 ∶ 1 | 3 ∶ 1 |
| 性质 | 粗糙 | 管样 | 沙沙声，管样 | 轻柔的沙沙声 |
| 正常听诊区域 | 胸外气管 | 胸骨柄 | 主支气管 | 大部分肺野 |

### （九）知识点 9：心脏查体

1. 视诊

患者尽可能取卧位，常规观察胸廓轮廓外，必要时医师也可将视线与胸廓同高，以便更好地了解心前区有无隆起和异常搏动等。主要观察胸廓畸形、心尖搏动、心前区搏动。心尖搏动主要由于心室收缩时心脏摆动，心尖向前冲击前胸壁相应部位而形成。正常成人心尖搏动位于第 5 肋间，左锁骨中线内侧 0.5 ～ 1.0cm，搏动范围以直径计算为 2.0 ～ 2.5cm。

2. 触诊

除可进一步确定视诊检查发现的心尖搏动位置和心前区异常搏动的结果外，尚可发现心脏病特有的震颤及心包摩擦感等异常体征。开始触诊时，检查者先用右手全手掌置于心前区，确定需触诊的部位和范围，然后逐渐缩小到用手掌尺侧（小鱼际）或示指、中指及环指指腹并拢同时触诊，必要时也可单指指腹触诊。

3. 叩诊

通常采用间接叩诊法，受检者一般取平卧位，以左手中指作为叩诊板指，板指与肋间平行放置，如果某种原因受检者取坐位时，板指可与肋间垂直，必要时分别进行坐、卧位叩诊，并注意两种体位时心浊音界的不同改变。叩诊时，板指平置于心前区拟叩诊的部位，以右手中指借右腕关节活动均匀叩击板指，并且由外向内逐渐移动板指，以听到声音由清变浊来确定心浊音界。通常测定左侧的心浊音界用轻叩诊法较为准确，而右侧叩诊宜使用较重的叩诊法，叩诊时也要注意根据患者胖瘦程度等调整力度。另外，必须注意叩诊时板指每次移动距离不宜过大，并在发现声音由清变浊时，需进一步往返叩诊几次，以免测出的心界范围小于实际大小。

叩诊顺序通常是先叩左界，后叩右界。左侧在心尖搏动外 2 ～ 3cm 处开始，由外向内，逐个沿肋间向上，直至第 2 肋间；如果心尖搏动不清楚，需从腋前线开始，从外向内叩诊。右界叩诊时，先在右侧锁骨中线上叩出肝上界，然后于其上一肋间由外向内，逐一沿肋间向上叩诊，直至第 2 肋间。对各肋间叩得的浊音界逐一作出标记，并测量其与胸骨中线间的垂直距离。

4. 听诊

听诊时，患者多取卧位或坐位。然而，对疑有二尖瓣狭窄者，宜嘱患者取左侧卧位；对疑有主动脉瓣关闭不全者宜，取坐位且上半身前倾。另外，配备一副高质量的听诊器有利于获得更多和更可靠的信息，其中钟型体件轻放在胸前皮肤，适合于听低音调声音，如二尖瓣舒张期隆隆样杂音；膜型体件需紧贴皮肤，能滤过部分低音调声音而适用于听高音调声音，如主动脉瓣舒张期叹气样杂音。注意不能隔着衣服进行心脏听诊。

听诊顺序可以从心尖区开始，逆时针方向依次听诊：先听心尖区再听肺动脉瓣区，然后为主动脉瓣区、主动脉瓣第二听诊区，最后是三尖瓣区。也有一些临床医师从心底部开始，依次进行各个瓣膜区的听诊。听诊内容包括心率、心律、心音、额外心音、杂音和心包摩擦音。心率指每分钟心搏次数；心律指心脏搏动的节律；心音按其在心动周期中出现的先后次序，可依次命名为第一心音（$S_1$）、第二心音（$S_2$）、第三心音（$S_3$）和第四心音（$S_4$）；额外心音指在正常 $S_1$、$S_2$ 之外听到的附加心音，与心脏杂音不同。

多数为病理性，大部分出现在 $S_2$ 之后即舒张期，与原有的心音 $S_1$、$S_2$ 构成三音律，如奔马律、开瓣音和心包叩击音等；也可出现在 $S_1$ 之后即收缩期，如收缩期喷射音。少数可出现两个附加心音，则构成四音律。心脏杂音是指除心音与额外心音外，在心脏收缩期或舒张期发现的异常声音，杂音性质的判断对于心脏病的诊断具有重要的参考价值。

### （十）知识点 10：心（泵）功能分级

Ⅰ级：尚无明显心力衰竭。

Ⅱ级：有左心衰竭，肺部啰音＜ 50% 肺野。

Ⅲ级：有急性肺水肿，全肺大、小、干、湿啰音。

Ⅳ级：有心源性休克等不同程度或阶段的血流动力学变化。

### （十一）知识点 11：激素冲击的用法

甲泼尼龙 80mg，5 日；到 40mg，5 日；到 1mg/（kg · d）口服。

### （十二）知识点 12：抗血小板药物

（1）环氧化酶抑制剂：通过抑制 COX 活性而阻断血栓素 $A_2$ 的合成，达到抗血小板聚集的作用，包括不可逆 COX 抑制剂（阿司匹林）和可逆 COX 抑制剂（吲哚布芬）。阿司匹林是抗血小板治疗的基石，所有患者只要无禁忌都应该使用，最佳剂量为 75 ～ 150mg/d，其主要不良反应为胃肠道出血或对阿司匹林过敏。吲哚布芬可逆性抑制 COX-1，同时减少血小板因子 3 和 4，减少血小板的聚集，且对前列腺素抑制率低，胃肠反应小，出血风险低，可考虑用于有胃肠道出血或消化道溃疡病史等阿司匹林不耐受患者的替代治疗，维持剂量为 100mg，每日 2 次。

（2）$P_2Y_{12}$ 受体拮抗剂：通过阻断血小板的 $P_2Y_{12}$ 受体抑制 ADP 诱导的血小板活化。目前，我国临床上常用的 $P_2Y_{12}$ 受体拮抗剂有氯吡格雷和替格瑞洛。稳定型冠心病患者主要应用氯吡格雷。氯吡格雷是第二代 $P_2Y_{12}$ 受体拮抗剂，为前体药物，需要在肝脏中通过细胞色素 P450 酶代谢成为活性代谢物后，不可逆地抑制 $P_2Y_{12}$ 受体，从而抑制血小板的聚集反应。主要用于支架植入以后及阿司匹林有禁忌证的患者，常用维持剂量为每日 75mg。

### （十三）知识点 13：贫血的病因

1. 红细胞生成减少性贫血

（1）造血干祖细胞异常所致贫血。

1）再生障碍性贫血（AA）：AA 的发病与原发和继发的造血干祖细胞缺陷有关，是一种骨髓造血功能衰竭症。

2）纯红细胞再生障碍性贫血（PRCA）：骨髓红系造血干祖细胞受到不同的病理因子影响发生改变，进而引起的单纯红细胞减少性贫血。依据病因，该病可分为先天性和后天性两类。

3）先天性红细胞生成异常性贫血（CDA）。

4）造血系统恶性克隆性疾病：包括骨髓增生异常综合征及各类造血系统肿瘤性疾病。

（2）造血调节异常所致贫血。

1）骨髓基质细胞受损所致贫血：骨髓坏死、骨髓纤维化、骨髓硬化症、大理石病、各种髓外肿瘤性疾病的骨髓转移以及各种感染或非感染性骨髓炎，均可因损伤骨髓基质细胞及造血微环境（也可损伤造血细胞）而影响血细胞生成，导致贫血。

2）淋巴细胞功能亢进所致贫血：T细胞功能亢进可通过细胞毒性T细胞直接杀伤（穿孔素）和（或）T细胞因子介导造血细胞凋亡而使造血功能衰竭。B细胞功能亢进可产生抗骨髓细胞自身抗体，进而破坏或抑制造血细胞，导致造血功能衰竭（免疫相关性全血细胞减少）。

3）造血调节因子水平异常所致贫血：肾功能不全、垂体或甲状腺功能低下、肝病等均可因产生EPO不足而导致贫血。肿瘤性疾病或某些病毒感染会诱导机体产生较多的TNF、IFN、炎症因子等造血负调控因子，从而抑制造血，导致贫血。

4）造血细胞凋亡亢进所致贫血。

（3）造血原料不足或利用障碍所致贫血。

1）叶酸或维生素$B_{12}$缺乏或利用障碍所致贫血：各种生理或病理因素导致机体叶酸或维生素$B_{12}$绝对或相对缺乏或利用障碍引起的巨幼细胞贫血。

2）缺铁和铁利用障碍性贫血：这是临床上最常见的贫血。

2. 红细胞破坏过多性贫血

红细胞破坏过多性贫血即溶血性贫血（HA）。

3. 失血性贫血

失血性贫血根据失血速度分急性和慢性，根据失血量分轻、中、重度，根据失血的病因分出凝血性疾病（如特发性血小板减少性紫癜、血友病和严重肝病等）和非出凝血性疾病（如外伤、肿瘤、结核、支气管扩张、消化性溃疡、肝病、痔疮、泌尿生殖系统疾病等）。慢性失血性贫血往往合并缺铁性贫血。

### （十四）知识点14：冠心病二级预防策略

ABCDE方案对于指导二级预防有帮助：①抗血小板、抗心绞痛治疗和ACEI；②β受体阻滞剂预防心律失常、减轻心脏负荷等，控制血压；③控制血脂和戒烟；④控制饮食和糖尿病治疗；⑤健康教育和运动。

### （十五）知识点15：再灌注治疗策略

1. 经皮冠状动脉介入治疗

若患者在救护车上或在无PCI能力的医院，但预计120分钟内可转运至有PCI条件的医院并完成PCI，则首选直接PCI策略，力争在90分钟内完成再灌注；若患者在可行PCI的医院，则应力争在60分钟内完成再灌注。

直接PCI适应证为：①症状发作12小时以内并且有持续新发的ST段抬高或新发左束支传导阻滞的患者；②12～48小时内若患者仍有心肌缺血证据（仍然有胸痛和ECG变化），亦可尽早接受介入治疗。

2. 溶栓疗法

如果预计直接PCI时间大于120分钟，则首选溶栓策略，力争在10分钟内给予患者溶栓药物。

适应证：①两个或两个以上相邻导联ST段抬高（胸导联≥0.2mV，肢导联≥0.1mV），或病史提示急性心肌梗死伴左束支传导阻滞，起病时间＜12小时，患者年龄＜75岁；②ST段显著抬高的心肌梗死患者年龄＞75岁，经慎重权衡利弊仍可考虑；③STEMI，发病时间已达12～24小时，但如仍有进行性缺血性胸痛、广泛ST段抬高者也可考虑。

禁忌证：①既往发生过出血性脑卒中，6个月内发生过缺血性脑卒中或脑血管事件；②中枢神经系统受损、颅内肿瘤或畸形；③近期（2～4周）有活动性内脏出血；④未排除主动脉夹层；⑤入院时严重且未控制的高血压（＞180/110mmHg）或慢性严重高血压病史；⑥目前正在使用治疗剂量的抗凝药或已知有出血倾向；⑦近期（2～4周）创伤史，包括头部外伤、创伤性心肺复苏或较长时间（＞10分钟）的心肺复苏；⑧近期（＜3周）外科大手术；⑨近期（＜2周）曾有在不能压迫部位的大血管行穿刺术。

溶栓药物的应用：以纤溶酶原激活剂激活血栓中的纤溶酶原，使其转变为纤溶酶而溶解冠状动脉内的血栓。国内常用：①尿激酶30分钟内静脉滴注150万～200万U；②链激酶或重组链激酶以150万U静脉滴注，在60分钟内滴完，使用链激酶时，应注意寒战、发热等过敏反应；③重组组织型纤溶酶原激活剂可选择性激活血栓部位的纤溶酶原，100mg在90分钟内静脉给予：先静脉注入15mg，继而30分钟内静脉滴注50mg，其后60分钟内再滴注35mg。用重组组织型纤溶酶原激活剂前先用肝素5 000U静脉注射，用药后继续以肝素700～1 000U/h持续静脉滴注，共48小时，以后改为皮下注射7 500U每12小时1次，连用3～5日（也可用低分子量肝素）。

新型的选择性纤溶酶原激活剂（仅作用于血栓部位）包括替奈普酶、阿替普酶和来替普酶。关于溶栓药物的选择，与作用于全身的非选择性纤溶酶原激活剂（尿激酶和链激酶）比较，建议优先选用选择性纤溶酶原激活剂。

溶栓再通的判断标准：根据冠状动脉造影观察血管再通情况直接判断（TIMI分级达到2、3级者表明血管再通），或根据：①心电图抬高的ST段于2小时内回降＞50%；②胸痛2小时内基本消失；③2小时内出现再灌注性心律失常（短暂的加速性室性自主节律，房室或束支传导阻滞突然消失，或下后壁心肌梗死的患者出现一过性窦性心动过缓、窦房传导阻滞或低血压状态）；④血清CK-MB酶峰值提前出现（14小时内）等间接判断血栓是否溶解。

3. 紧急冠状动脉旁路移植术（CABG）

介入治疗失败或溶栓治疗无效但有手术指征者，宜争取6～8小时内施行紧急CABG，但病死率明显高于择期CABG。

再灌注损伤：急性缺血心肌再灌注时，可出现再灌注损伤，常表现为再灌注性心律失常。各种快速、缓慢型心律失常均可出现，应做好相应的抢救准备。但出现严重心律失常的情况少见，最常见的为一过性非阵发性室性心动过速，对此不必行特殊处理。

## 参考文献

[1] 葛均波，徐永健，王辰．内科学[M]. 9版．北京：人民卫生出版社，2018.
[2] 万学红，卢雪峰．诊断学[M]. 9版．北京：人民卫生出版社，2018.

（刘　杰　孙国贵　戈艳蕾）

# 案例 7　消化系统——胃溃疡案例

### 学习目标

1. 知识目标　①识别消化性溃疡的临床表现，作出消化性溃疡诊断；发现并区别消化性溃疡四大并发症。②熟练应用消化性溃疡的治疗原则，会选择不同幽门螺杆菌的检测方法，运用幽门螺杆菌根除的四联方案。③熟悉消化性溃疡的概念、病因，概述治疗的常用药物。④了解消化性溃疡的发病机制和病理特点。⑤拓展：内镜下如何鉴别良、恶性溃疡和治疗方案的进展。

2. 能力目标　①重视临床基本功：通过回顾诊断学关于腹痛的问诊要点，逐步推导出消化性溃疡腹痛的特点，培养学生系统、正确地采集病史的能力，强化学生在临床工作中重视问诊的意识。②通过纵向联系生理学、病理学等基础知识，横向联系消化性溃疡的病因、发病机制与治疗，提高学生整合、分析问题的能力，培养学生检索信息的能力，使其具备自主学习的能力。③通过对临床病例的分析，加强学生理论联系实际的能力，培养学生初步的临床诊治思维能力；依据患者诊断相关检查结果，制订合理的治疗方案并提出治疗建议，做到学以致用。

3. 职业素养目标　通过学习病例，学生在医患沟通、同理心、人文素养等方面得到提升。

## 一、案例信息

**案例名称：**消化系统——胃溃疡。
**主要诊断：**胃溃疡。
**适用对象：**本科生（院校教育），规培生（毕业后教育）。
**关键词：**胃溃疡。
**典型临床症状与体征 / 阳性体征：**腹痛。
**诊断：**胃溃疡，高血压 3 级（很高危），冠状动脉粥样硬化性心脏病。
**治疗方法：**质子泵抑制剂、根除幽门螺杆菌等药物治疗。

## 二、病史资料

**患者姓名：**张某某。
**性别：**男。
**年龄：**51 岁。
**主诉：**间断上腹疼痛 5 年【知识点 1：消化性溃疡的典型症状】，加重 10 日。
**现病史：**患者 5 年前开始无明显诱因出现上腹痛【知识点 2：腹痛的类型】，间断发作，多于季节交替时发生，为剑突下隐痛，可耐受，为烧灼痛，每次持续数小时至数日，进餐后加重，无腰背放射痛，自行口服奥美拉唑、瑞巴派特治疗后症状减轻【知识点3：瑞巴派特的作用机制】，无恶心、呕吐，无反酸、烧心，无明显腹胀，无腹泻及便秘，无胸闷、气短，10日前腹痛程度加重，部位及性质同前，口服奥美拉唑等药物无明显减轻，1日前就诊于我院门诊，完善胃镜检查提示胃溃疡【知识点4：胃溃疡的分期标准；知识点5：消化性溃疡形成的机制】，今为求进一步诊治入消化内科。病来无咳嗽、咳痰，自发病以来精神、睡眠可，饮食欠佳，大、小便正常，1个月来体重较前下降约2kg。

**既往史：**既往高血压病史10余年，口服缬沙坦80mg每日1次降压【知识点6：高血压的常用药物】，血压最高达160/110mmHg，平时血压控制在130～140/85～95mmHg【知识点7：高血压的分级】。冠状动脉粥样硬化性心脏病病史6年余，平素规律口服阿司匹林肠溶片100mg/d【知识点8：NSAID引发消化性溃疡的机制】。否认脑血管病等病史，否认肝炎、结核等传染病史。否认外伤史。否认手术史。否认药物、食物过敏史【知识点9：消化性溃疡的并发症】。

**个人史：**生于当地，久居当地。否认疫区、疫水接触史。否认毒物、放射性物质接触史。否认烟酒嗜好。

**婚育史：**适龄结婚，配偶及子女体健。

**家族史：**否认家族遗传病史及类似疾病史。

## 三、专科及辅助检查

### （一）专科检查

T 36.3℃，P 78次/分钟，R 17次/分钟，BP 120/85mmHg。无贫血貌，全身皮肤及巩膜无黄染，锁骨上未触及肿大的淋巴结。腹部平坦，未触及明显肿块，未见胃肠型及蠕动波，未见腹壁静脉曲张，腹软，中上腹轻度压痛，无反跳痛及肌紧张，肝、脾肋下未触及，肝区、肾区无叩痛，腹部叩诊鼓音，移动性浊音（－），肠鸣音3～5次/分钟。

### （二）辅助检查

（1）血常规：血常规检查结果见表7–1。

（2）血生化全项：血生化全项检查结果见表7–2。

（3）凝血分析：凝血分析结果见表7–3。

（4）肿瘤标志物：肿瘤标志物检查结果见表7–4。

（5）其他：传染病三项筛查阴性，血型A型Rh阳性。

（6）碳13呼气试验：原始碳13呼气试验结果见表7–5【知识点10：幽门螺杆菌引发消化性溃疡的机制】。

（7）胃镜检查：原始胃镜检查报告见图7–1【知识点11：胃镜检查的适应证与禁忌证】。

**表7–1　血常规检查结果**

| 项目 | 结果 | 参考值 | 单位 |
|---|---|---|---|
| 白细胞（WBC） | 8.1 | 3.5～9.5 | $10^9$/L |
| 红细胞（RBC） | 4.71 | 4.3～5.8 | $10^{12}$/L |
| 血红蛋白（HGB） | 144 | 130～175 | g/L |
| 红细胞比容（HCT） | 0.45 | 0.400～0.500 | L/L |
| 红细胞平均体积（MCV） | 91 | 82～100 | fL |

续表

| 项目 | 结果 | 参考值 | 单位 |
| --- | --- | --- | --- |
| 红细胞平均血红蛋白量（MCH） | 31.6 | 27～34 | pg |
| 红细胞平均血红蛋白浓度（MCHC） | 339 | 316～354 | g/L |
| 红细胞体积分布宽度（RDW） | 14 | 10.0～15.0 | % |
| 血小板（PLT） | 342 | 125～350 | $10^9$/L |
| 平均血小板体积（MPV） | 8.6 | 6.8～13.5 | fL |
| 血小板压积（PCT） | 0.231 | 0.108～0.282 | % |
| 血小板体积分布宽度（PDW） | 12.2 | 10.0～18.0 | % |
| 淋巴细胞（LYM） | 3.01 | 1.1～3.2 | $10^9$/L |
| 淋巴细胞百分比（LYM%） | 55.0 | 20～50 | % |
| 单核细胞（MON） | 0.31 | 0.1～0.6 | $10^9$/L |
| 单核细胞百分比（MON%） | 3.7 | 3～10 | % |
| 中性粒细胞（NEU） | 4.5 | 1.8～6.3 | $10^9$/L |
| 中性粒细胞百分比（NEU%） | 49 | 40～75 | % |
| 嗜酸性粒细胞（EOS） | 0.07 | 0.02～0.52 | $10^9$/L |
| 嗜酸性粒细胞百分比（EOS%） | 3.3 | 0.4～8 | % |
| 嗜碱性粒细胞（BAS） | 0.08 | 0～0.06 | $10^9$/L |
| 嗜碱性粒细胞百分比（BAS%） | 0.5 | 0～1 | % |
| 异形淋巴细胞（ALY） | 0.07 | 0～0.20 | $10^9$/L |
| 异形淋巴细胞百分比（ALY%） | 1.0 | 0～2.0 | % |
| 巨大不成熟细跑（LIC） | 0.02 | 0～0.20 | $10^9$/L |
| 巨大不成熟细胞百分比（LIC%） | 0.3 | 0～2.0 | % |

表 7-2　血生化全项检查结果

| 项目 | 结果 | 参考值 | 单位 |
| --- | --- | --- | --- |
| 总蛋白 | 73.2 | 65～85 | g/L |
| 白蛋白（溴甲酚绿法） | 42.8 | 40～55 | g/L |
| 球蛋白 | 24.9 | 20～40 | g/L |
| A/G | 1.72 | 1.2～2.4 | undefined |
| 前白蛋白 | 355 | 200～430 | mg/L |
| 总胆红素 | 15 | 0～26 | μmol/L |
| 直接胆红素 | 6.9 | 0～8 | μmol/L |
| 间接胆红素 | 12.9 | 1.7～21.2 | μmol/L |
| 丙氨酸氨基转移酶 | 30 | 9～50 | U/L |
| 天冬氨酸氨基转移酶 | 27 | 15～40 | U/L |
| 碱性磷酸酶 | 47 | 45～125 | U/L |
| γ 谷氨酰转肽酶 | 40 | 10～60 | U/L |

续表

| 项目 | 结果 | 参考值 | 单位 |
|---|---|---|---|
| 胆碱酯酶 | 7 030 | 5 100 ～ 11 700 | U/L |
| 腺苷脱氨酶 | 10.8 | 4 ～ 24 | U/L |
| 总胆汁酸 | 1.5 | 0 ～ 10.0 | μmol/L |
| 总胆固醇 | 4.56 | 27 ～ 5.2 | mmol/L |
| 三酰甘油 | 1.30 | 0.56 ～ 1.7 | mmol/L |
| 高密度脂蛋白胆固醇 | 1.91 | 1.03 ～ 2.07 | mmol/L |
| 低密度脂蛋白胆固醇 | 3.44 | 2.07 ～ 3.37 | mmol/L |
| 载脂蛋白 A1 | 1.7 | 1.2 ～ 1.76 | g/L |
| 载脂蛋白 B | 1.36 | 0.63 ～ 1.14 | g/L |
| 肌酸激酶 | 88 | 50 ～ 310 | U/L |
| 肌酸激酶同工酶 | 13 | 0 ～ 25 | U/L |
| 乳酸脱氢酶 | 205 | 120 ～ 250 | U/L |
| 淀粉酶 | 90 | 35 ～ 135 | U/L |
| 肌红蛋白 | 30 | 10 ～ 46 | μg/L |
| 高敏肌钙蛋白 I | 1.5 | 0 ～ 19 | ng/L |
| 尿素 | 6.52 | 3.6 ～ 9.5 | mmol/L |
| 肌酐（氧化酶法） | 70 | 57 ～ 111 | μmol/L |
| 二氧化碳 | 25.2 | 20 ～ 30 | mmol/L |
| 尿酸 | 270 | 200 ～ 420 | μmol/L |
| 钠 | 140 | 137 ～ 147 | mmol/L |
| 钾 | 3.78 | 3.5 ～ 5.3 | mmol/L |
| 氯 | 108 | 99 ～ 110 | mmol/L |
| 钙 | 2.30 | 2.11 ～ 2.52 | mmol/L |
| 磷 | 0.90 | 0.85 ～ 1.51 | mmol/L |
| 铁 | 17.4 | 10.6 ～ 36.7 | μmol/L |
| 镁 | 0.93 | 0.75 ～ 1.02 | mmol/L |
| 葡萄糖 | 5.1 | 3.91 ～ 6.14 | mmol/L |

**表 7-3　凝血分析结果**

| 项目 | 结果 | 参考值 | 单位 |
|---|---|---|---|
| 血浆凝血酶原时间 | 12.8 | 11 ～ 15.5 | 秒 |
| PT-INR | 1.01 | 0.76 ～ 1.2 | |
| PT% | 115 | 70 ～ 120 | % |
| 活化部分凝血活酶时间 | 34.2 | 28 ～ 43.5 | 秒 |
| 血浆纤维蛋白原 | 3.62 | 2 ～ 4 | g/L |
| 血浆凝血酶时间 | 18.5 | 14 ～ 21 | 秒 |
| D- 二聚体 | 420 | 0 ～ 500 | ng/mL |

表 7-4　肿瘤标志物检查结果

| 项目 | 结果 | 参考值 | 单位 |
| --- | --- | --- | --- |
| 癌胚抗原（CEA） | 4.40 | 0 ～ 3.4 | ng/mL |
| 甲胎蛋白（AFP） | 5.58 | 0 ～ 7 | ng/mL |
| 总前列腺抗原（TPSA） | 0.289 | 0 ～ 4 | ng/mL |
| 糖基类抗原 199（CA-199） | 21.5 | 0 ～ 39 | U/mL |
| 糖基类抗原 724（CA72-4） | 4.07 | 0 ～ 6.9 | U/mL |
| 游离前列腺抗原（FPSA） | 0.209 | 0 ～ 0.934 | ng/mL |
| 神经元特异性烟醇化酶（NSE） | 12.40 | 0 ～ 15.2 | μg/L |
| FPSA\TPSA（FPSA\TPSA） | 0.392 | 0.23 ～ 20 | undefined |

表 7-5　碳 13 呼气试验结果

| 项目 | 结果 | 参考值 |
| --- | --- | --- |
| DOB 值 | 23.2 | ≥ 4Hp 阳性，＜ 4Hp 阴性 |
| 碳 13 | 阳性（+） | 阴性 |

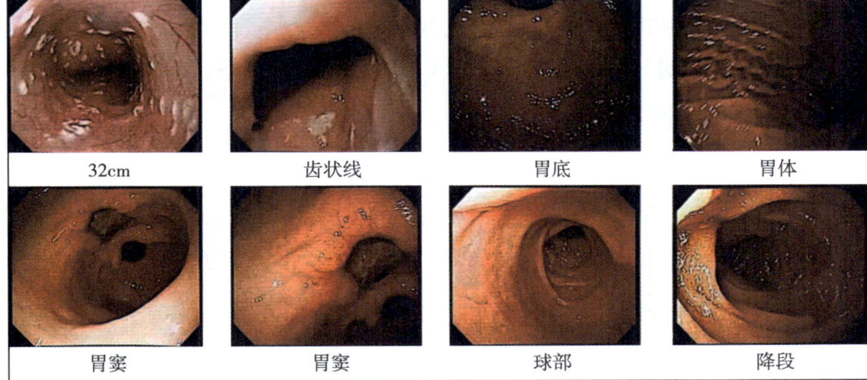


**内镜所见：**

内镜操作中，由麻醉医师对患者行静脉麻醉，术中持续吸氧、心电监护。

食管 S-CJ 40cm，距门齿约 32cm 见一蓝紫色隆起，大小约 0.6cm，全程食管可见多发豆渣样白斑，不易冲掉，冲掉后部分黏膜底部发红，血管纹理清晰，舒缩好。齿状线规整，贲门口略松弛。

胃底黏膜花斑，黏膜湖清，量中等，胃体黏膜花斑，可见散在糜烂及陈旧性血迹，胃角及胃窦黏膜粗糙，红白相间、以白为主，呈结节样改变，黏膜下血管网透见，幽门前区小弯侧见一深大溃疡，大小约 1.0cm × 1.2cm，底覆白苔及黑色血痂，周边黏膜呈堤坝样隆起，取活检质略韧，溃疡近幽门口处可见一瘘口，内镜可由此进入十二指肠球部，幽门口基本正常。

十二指肠球部及降段黏膜光滑，未见异常。

**内镜诊断：**

1. 食管静脉瘤
2. 食管白斑原因待定——真菌性食管炎？
3. 胃窦溃疡（A1 期，Forrestt IIc 级）
   伴胃—十二指肠内瘘形成
4. 慢性萎缩性胃炎（木村 . 竹本分级 C-2）

**活检部位：**胃窦溃疡 ×4

**建议：**

图 7-1　胃镜检查报告

## 四、诊断及鉴别诊断

### （一）诊断

1. 胃溃疡【知识点 12：消化性溃疡的特殊类型】

（1）症状：①腹痛；②恶心；③呕吐。

（2）体征：①无贫血貌；②上腹轻压痛；③上腹部未触及其他包块。

（3）辅助检查：①胃镜检查；②碳 13 呼气试验；③肿瘤标志物检查；④血常规检查。

2. 高血压 3 级（很高危）

病史提供诊断明确。

3. 冠状动脉粥样硬化性心脏病

病史提供诊断明确。

### （二）鉴别诊断

1. 与有消化不良症状的其他疾病鉴别

不少其他疾病，包括胃食管反流病、功能性消化不良（包括慢性胃炎）、胃癌和肝胆胰等器官疾病也可以产生消化不良症状，仅根据症状难以鉴别，内镜检查是确定有无消化性溃疡最可靠的手段。

2. 胃溃疡与胃癌鉴别

溃疡型胃癌，特别是早期胃癌的内镜表现易与胃良性溃疡混淆。内镜检查发现的胃溃疡均应取活检，并尽可能地在治疗后复查内镜以证实溃疡愈合。晚期溃疡型胃癌内镜下形状多不规则，底凹凸不平，苔污秽，边缘呈结节状隆起，易与胃良性溃疡鉴别。

3. 卓—艾综合征

亦称胃泌素瘤，其分泌的大量胃泌素刺激壁细胞增生和分泌大量胃酸/胃蛋白酶原，使上消化道持续处于高酸环境。因此，除了在典型部位（胃、十二指肠球部）发生溃疡外，也可在不典型部位（十二指肠降段、水平段，甚至近端空肠和胃大部切除后的吻合口）发生溃疡。这种溃疡易并发出血、穿孔，具有难治性特点。部分患者可伴有腹泻，这是由于进入小肠的大量胃酸损伤肠黏膜上皮细胞和影响胰脂酶活性等所致。对难治、多发、不典型部位、胃大部切除后迅速复发和（或）伴有腹泻的消化性溃疡，以及内镜检查发现胃黏膜皱襞显著粗大、增生者，应警惕胃泌素瘤可能。

## 五、治疗

### （一）治疗方案

治疗目的在于除去病因（幽门螺杆菌、吸烟，尽可能停服 NSAID/阿司匹林）、消除症状、愈合溃疡、防止溃疡复发和避免并发症，消化性溃疡在不同患者的病因不尽相同，发病机制亦可能各异，所以每一病例的处理应个体化。

1. 一般治疗

生活要有规律，注意劳逸结合，避免过度劳累和精神紧张。溃疡活动期应避免辛辣食物和浓茶、咖啡、酒等饮料，吸烟者应尽可能戒除。服用 NSAID/阿司匹林者是否停服，应根据相关病情决定。

2. 药物治疗

（1）根除幽门螺杆菌：目前的共识是不论溃疡初发还是复发，不论溃疡活动还是愈合，不论有无溃疡并发症史，幽门螺杆菌相关性溃疡均应行根除治疗。

1）治疗方案：因为多数抗生素在胃低 pH 环境下活性降低和不能透过黏液层到达细菌定植处，所以迄今为止尚无单种药物能有效根除幽门螺杆菌。为此，发展了将抗酸分泌剂、抗生素和起协同作用的铋剂联合应用的治疗方案。随着幽门螺杆菌对克拉霉素、甲硝唑和左氧氟沙星等抗生素耐药率的上升，经典三联疗法根除率已显著下降。我国“第四次全国幽门螺杆菌感染处理共识报告”主要推荐 PPI+ 铋剂 + 两种抗生素的四联疗法，PPI 联合铋剂可在一定程度上克服抗生素耐药，推荐的疗程为 10 日或 14 日。

2）根除治疗结束后是否继续抗溃疡治疗：十二指肠溃疡如无并发症史、溃疡面积较小和治疗后症状消失者，可不再继续抗溃疡治疗；但有溃疡并发症史、溃疡面积较大或抗幽门螺杆菌治疗结束时患者症状未缓解者，应在抗幽门螺杆菌治疗结束后继续用抗酸分泌剂治疗 2 ～ 3 周，总疗程达到约 4 周。胃溃疡在根除幽门螺杆菌治疗后仍应继续抗酸分泌治疗 4 周。

3）根除治疗后复查：应在治疗完成后不少于 4 周时进行，复查前至少停用 PPI 2 周，以免造成假阴性。因为胃溃疡需内镜证实溃疡愈合以排除恶性，所以可用侵入性方法复查。十二指肠溃疡可用非侵入性的 C–13 或 C–14 尿素呼气试验复查。

（2）抗酸分泌：常用的抗酸分泌药物有 $H_2$–RA 和 PPI 两大类，后者作用于壁细胞胃酸分泌步骤中的关键酶——$H^+$–$K^+$–ATP 酶，属于终末抑制，抑制胃酸分泌作用比前者强而持久。碱性抗酸药物中和胃酸，对缓解溃疡疼痛有一定效果，但愈合溃疡率低，现已少用。

溃疡愈合特别是十二指肠溃疡的愈合与酸分泌抑制强度和抑制时间成正比，故 PPI 的疗效显著高于 $H_2$–RA（前者愈合率高 10% ～ 20%）。用 PPI 治疗，一般推荐的疗程为十二指肠溃疡 4 周，胃溃疡 6 周，溃疡愈合率可达 90% 以上。

（3）保护胃黏膜：目前除胶体次枸橼酸铋用于根除幽门螺杆菌联合治疗外，胃黏膜保护剂已很少用于消化性溃疡治疗，药物主要有以下 3 种。

1）硫糖铝：抗溃疡机制主要与其黏附、覆盖在溃疡面上阻止胃酸、胃蛋白酶侵袭溃疡面和促进内源性前列腺素合成等有关，其愈合溃疡的疗效与 $H_2$–RA 相似，可用于胃溃疡治疗。便秘是其主要不良反应。

2）胶体次枸橼酸铋（CBS）：除有与硫糖铝相似的作用外，还有较强的抗幽门螺杆菌作用，目前主要用于根除幽门螺杆菌联合治疗。短期服用 CBS 者除了舌发黑外，很少出现不良反应；为避免铋在体内过量积蓄，不宜连续长期服用。

3）米索前列醇：属于 $PGE_1$ 类似物，主要用于 NSAID/ 阿司匹林相关溃疡的预防。腹泻是其主要不良反应；可引起子宫收缩，孕妇忌服。

### （二）预后

药物治疗的进展已极大地改善了消化性溃疡的预后。目前，消化性溃疡的病死率已降至 1% 以下，死亡的主要原因是大出血或急性穿孔，尤其是发生于老年和（或）存在其他严重疾病的患者。

该患者在心内科会诊后，经过权衡利弊，暂时停用阿司匹林，并予以奥美拉唑 20mg 每日 2 次 + 阿莫西林 1 000mg 每日 2 次 + 克拉霉素 500mg 每日 2 次 + 枸橼酸铋钾口服，疗程 14 日，奥美拉唑继续服用 4 周，停药 1 个月后复查碳 13 呼气试验结果为阴性，复查胃镜溃疡已恢复至 $S_2$ 期。

## 六、总结与思考

### （一）消化性溃疡最常见原因

消化性溃疡是由于黏膜防御因子与侵袭因子之间失衡所致，幽门螺杆菌感染和口服非甾体抗炎药是消化性溃疡的最常见原因。

### （二）消化道溃疡的特点及诊断方法

慢性病程，周期性发作，节律性上腹疼痛、NSAID 服药史等是诊断消化性溃疡的重要线索，诊断有赖于胃镜检查，X 线钡餐检查发现有龛影也有确诊价值。

### （三）消化性溃疡的治疗目标

去除病因，控制症状，促进溃疡愈合，预防复发，避免并发症。

## 七、知识点库

### （一）知识点 1：消化性溃疡的典型症状

消化性溃疡的症状常为非特异性，典型者可表现为慢性、节律性、周期性的上腹部疼痛。十二指肠溃疡患者可感到饥饿痛或夜间腹痛；胃溃疡患者可有餐后腹痛、恶心、呕吐和体重下降等症状。

### （二）知识点 2：腹痛的类型

（1）根据病程：急性腹痛、慢性腹痛（病程＞6 个月）。

（2）根据机制：内脏性腹痛、躯体性腹痛、感应性腹痛、心理性腹痛。

（3）根据腹痛部位：右上腹、中上腹、左上腹、脐周、右下腹、下腹部、左下腹、弥漫性或部位不固定。

### （三）知识点 3：瑞巴派特的作用机制

瑞巴派特可通过刺激胃黏膜中前列腺素的生成，减弱中性粒细胞的活性，从而促进损伤黏膜的愈合，其还具有增加胃黏液糖蛋白成分的独特作用，被广泛应用于胃溃疡和急性胃炎的治疗，有助于改善溃疡愈合的速度和质量。

### （四）知识点 4：胃溃疡的分期标准

内镜下消化性溃疡的分期主要根据溃疡底部苔膜的厚薄与有无、周围黏膜水肿的轻重与有无、再生上皮的多少以及有无瘢痕形成，分为活动期（A 期）、愈合期（H 期）和瘢痕期（S 期）。

（1）活动期（A 期）：又称急性期或厚苔期。$A_1$ 期：溃疡底部有厚苔（黑 / 黄 / 白），周围黏膜肿胀，无再生上皮形成，无黏膜皱襞集中。$A_2$ 期：溃疡底部有厚苔，周围黏膜肿胀减轻，开始出现溃疡黏膜皱襞集中。

（2）愈合期（H 期）：又称薄苔期。$H_1$ 期：溃疡白苔变薄，溃疡缩小，再生上皮增生形成的红晕向上隆起。$H_2$ 期：溃疡缩小，溃疡底白苔变薄、变白，溃疡可缩小为线状或小点状。

（3）瘢痕期（S 期）：又称无苔期。$S_1$ 期：溃疡面消失，瘢痕开始形成，皱襞集中于中心发红部（红色瘢痕）。$S_2$ 期：再生上皮由红色逐渐变为白色，皱襞集中（白色瘢痕），与周围黏膜颜色一致。

### （五）知识点 5：消化性溃疡形成的机制

消化性溃疡的发病机制主要与胃、十二指肠黏膜的损伤因素和黏膜防御修复因素之间失衡有关。溃疡形成是高泌酸环境与炎症、缺血、药物、代谢紊乱、病毒、嗜碱性物质和嗜酸性物质的渗透等各因素或压力共同作用的结果。机体通过黏膜防御机制防止黏膜损伤，维持黏膜完整性，损伤因素超过防御因素或黏膜防御机制本身受到损害，就会导致黏膜破损。内源性前列腺素通过调节黏膜血流、碳酸氢盐分泌和黏液分泌等，在维持黏膜完整性方面起重要作用。

### （六）知识点 6：高血压的常用药物

高血压的常用药物分为血管紧张素受体阻滞药（ARB）、利尿剂、β 受体阻滞剂、血管紧张素转化酶抑制剂（ACEI）、CCB。

### （七）知识点 7：高血压的分级

（1）高血压 1 级：收缩压 140 ～ 159mmHg 和（或）舒张压 90 ～ 99mmHg。

（2）高血压 2 级：收缩压 160 ～ 179mmHg 和（或）舒张压 100 ～ 109mmHg。

（3）高血压 3 级：收缩压≥ 180mmHg 和（或）舒张压≥ 110mmHg，以较高的分级为准。

### （八）知识点 8：NSAID 引发消化性溃疡的机制

NSAID 引发胃部疾病与药物抑制前列腺素分泌、胃肠蠕动增强和黏膜通透性增加有关，这些因素产生中性粒细胞浸润和氧自由基，导致黏膜发生病变。环氧合酶是花生四烯酸代谢的限速酶，有环氧合酶 –1 和环氧合酶 –2 两种异构体。环氧合酶 –1 在胃肠道组织中广泛表达，可诱导产生具有保护功能的内源性前列腺素，环氧合酶 –2 在细胞因子、内毒素等诱导下高表达，与炎症和肿瘤细胞增殖等病理反应密切相关。NSAID 因可抑制环氧合酶活性引起 PU 和消化道并发症。

### （九）知识点 9：消化性溃疡的并发症

（1）出血：消化性溃疡可能会导致胃壁或十二指肠黏膜的血管损伤，引起出血。出血的表现可能包括黑便、呕血、贫血和虚弱。

（2）穿孔：溃疡扩展到肌层并穿透胃壁或十二指肠壁，可能导致穿孔。这会引起剧烈的腹痛、腹膜炎和感染。穿孔是一种严重的并发症，需要紧急手术治疗。

（3）幽门梗阻：溃疡扩展到幽门（胃和十二指肠之间的区域），可能会阻塞胃内容物的正常流动，导致幽门梗阻。这会引起恶心、呕吐、腹胀和进食困难。

（4）溃疡恶变：少数情况下，消化性溃疡可能会发展为胃癌。这称为溃疡恶变，需要及时诊断和治疗。消化性溃疡是胃肠道常见的疾病，其发展过程包括黏膜受损、溃疡形成、溃疡扩展和并发症阶段。了解消化性溃疡的发展过程和可能的并发症对于预防及早诊断和治疗至关重要。

### （十）知识点 10：幽门螺杆菌引起消化性溃疡的机制

幽门螺杆菌感染可改变壁细胞分泌细胞因子，直接影响氢—钾 ATP 酶 α 亚基，激活与体液蛋白相关的降钙素基因肽感觉神经元，抑制胃泌素的产生。10% ～ 15% 的幽门螺杆菌感染患者也可因高胃泌素血症，刺激肠嗜铬样细胞的组胺分泌，引起壁细胞酸分泌增加。目前，幽门螺杆菌在胃、十二指肠黏膜上诱发不同类型的病变的原因还不完全明晰。但幽门螺杆菌持续感染的 PU 患者易反复发作溃疡，并发出血，根除幽门螺杆菌不仅可使 PU 愈合，更有助于预防溃疡复发和再出血。

### （十一）知识点 11：胃镜检查的适应证与禁忌证

（1）适应证：①凡疑有食管、胃及十二指肠疾病；②胸骨后疼痛、烧灼感及吞咽困难，疑有食管疾病者；③上腹不适，疑为上消化道病变，临床又不能确诊者；④急性及原因不明的慢性上消化道出血；⑤ X 线检查发现胃部病变不能明确性质者；⑥需要随诊的病变，如溃疡、萎缩性胃炎、癌前病变、术后胃等；⑦疑有食管癌和胃癌患者，胃镜可提高诊断准确率，发现早期病历，并可进行治疗；⑧胃镜可诊断上消化道息肉及隆起性病变，并进行治疗；⑨需要通过内镜进行治疗者。

（2）禁忌证：不愿意或不能够合作的患者，如精神疾病患者及智力低下者。存在影响胃镜进入因素患者，如脊柱严重畸形的患者。咽部有急性炎症者，如患急性咽炎、化脓性扁桃体炎患者。正处在支气管哮喘发作期的患者。有严重心血管、肺、脑部疾病的患者，如心绞痛、心力衰竭患者。怀疑有胃穿孔的患者。

### （十二）知识点 12：消化性溃疡的特殊类型

（1）无症状性溃疡。

（2）老年消化性溃疡。

（3）胃、十二指肠复合溃疡。

（4）幽门管溃疡。

（5）十二指肠球后溃疡。

（6）难治性溃疡。

### 参考文献

[1] 中华消化杂志编辑委员会. 消化性溃疡诊断与治疗共识意见（2022 年，上海）[J]. 中华消化杂志，2023，43（3）：176-192.

（张秀静　孙国贵　赵亚婷）

# 案例 8　消化系统——慢性乙型病毒性肝炎案例

#### 学习目标

1. 知识目标　从慢性乙肝的主诉、临床表现、诊断及治疗全过程学习慢性乙肝抗病毒治疗，尤其是长效干扰素治疗的相关知识。

2. 能力目标　通过学习病例，学生在接诊慢性乙肝病例的过程中能对慢性乙肝患者根据病史、化验检查结果制定不同的治疗方案。

3. 职业素养目标　通过学习病例，学生在医患沟通、同理心、人文素养等方面得到提升。

## 一、案例信息

**案例名称：**消化系统——肝脏疾病。
**主要诊断：**慢性乙型病毒性肝炎。
**适用对象：**本科生（院校教育），规培生（毕业后教育）。
**关键词：**病毒性肝炎，慢性，乙型肝炎，抗病毒药物。
**典型临床症状与体征 / 阳性体征：**乏力，腹胀。
**诊断：**慢性乙型病毒性肝炎。
**治疗方法：**长效干扰素治疗。

## 二、病史资料

**患者姓名：**窦某某。
**性别：**男。
**年龄：**37 岁。
**主诉：**乏力、腹胀 1 个月，加重 1 周。
**现病史：**患者1个月前无明显诱因出现乏力，劳累后症状明显，偶有恶心，未呕吐，伴腹胀，未予重视，未处理；1 周前患者乏力、腹胀症状明显加重，尤其是进食后腹胀、恶心明显，伴厌油腻，不能进食炒菜及肉类，未呕吐【知识点 1：恶心、呕吐的鉴别诊断】，无腹泻及便秘，无发热、寒战，无恶心、呕吐等不适，自服健胃消食片、乳酶生等药物，症状无减轻，来我科门诊就诊。患者自发病以来精神、睡眠可，食欲欠佳，大、小便正常，1 个月体重下降 2.5kg。
**既往史：**既往体健，无高血压、冠心病、糖尿病病史。否认肝炎、结核等传染病史。无外伤史。无手术史。无药物、食物过敏史。
**个人史：**生于当地，久居当地。否认疫区、疫水接触史。否认毒物、放射性物质接触史。否认烟酒嗜好。
**婚育史：**28 岁结婚，配偶及子女体健。
**家族史：**其母亲有乙肝病史【知识点 2：育龄及妊娠期 HBsAg 阳性相关情况的处理原则】，但未治疗，其父亲体健，否认家族遗传病史。

## 三、专科及辅助检查

### （一）专科检查

T 36.3℃，P 80 次 / 分钟，R 18 次 / 分钟，BP 130/80mmHg。营养中等，全身皮肤及巩膜无黄染，浅表淋巴结未触及肿大，可见肝掌，未见蜘蛛痣【知识点 3：肝掌及蜘蛛痣的临床意义】。腹部平坦，未触及明显肿块，未见胃肠型及蠕动波，未见腹壁静脉曲张【知识点 4：腹壁静脉曲张的临床意义】，腹软，无压痛、反跳痛及肌紧张，墨菲征（–），肝、脾肋下未触及，肝区轻叩痛【知识点 5：肝区叩痛的临床意义】，肾区无叩击痛，腹部叩诊鼓音，移动性浊音（–），肠鸣音每分钟 3 ～ 5 次。

### （二）辅助检查

（1）血常规：血小板 $128\times10^9$/L，血小板体积分布宽度 19.0%，单核细胞百分比 11.1%，中性粒细胞 $1.79\times10^9$/L，异型淋巴细胞百分比 3.1%（表 8–1）。

表 8–1　血常规检查结果

| 项目 | 结果 | 参考值 | 单位 |
|---|---|---|---|
| 白细胞（WBC） | 4.2 | 3.5 ～ 9.5 | $10^9$/L |
| 红细胞（RBC） | 4.81 | 4.3 ～ 5.8 | $10^{12}$/L |
| 血红蛋白（HGB） | 158 | 130 ～ 175 | g/L |
| 红细胞比容（HCT） | 0.447 | 0.4 ～ 0.5 | L/L |
| 红细胞平均体积（MCV） | 93.0 | 82 ～ 100 | fL |
| 红细胞平均血红蛋白量（MCH） | 32.8 | 27 ～ 34 | pg |
| 红细胞平均血红蛋白浓度（MCHC） | 353 | 316 ～ 354 | g/L |
| 红细胞体积分布宽度（RDW） | 16.5 | 10.0 ～ 15.0 | % |
| 血小板（PLT） | 128 | 125 ～ 350 | $10^9$/L |
| 平均血小板体积（MPV） | 8.7 | 6.8 ～ 13.5 | fL |
| 血小板压积（PCT） | 0.111 | 0.108 ～ 0.282 | % |
| 血小板体积分布宽度（PDW） | 19.0 | 10.0 ～ 18.0 | % |
| 淋巴细胞（LYM） | 1.90 | 1.1 ～ 3.2 | $10^9$/L |
| 淋巴细胞百分比（LYM%） | 45.1 | 20 ～ 50 | % |
| 单核细胞（MON） | 0.47 | 0.1 ～ 0.6 | $10^9$/L |
| 单核细胞百分比（MON%） | 11.1 | 3 ～ 10 | % |
| 中性粒细胞（NEU） | 1.79 | 1.8 ～ 6.3 | $10^9$/L |
| 中性粒细胞百分比（NEU%） | 42.3 | 40 ～ 75 | % |
| 嗜酸性粒细胞（EOS） | 0.04 | 0.02 ～ 0.52 | $10^9$/L |
| 嗜酸性粒细胞百分比（EOS%） | 1.0 | 0.4 ～ 8 | % |
| 嗜碱性粒细胞（BAS） | 0.02 | 0 ～ 0.06 | $10^9$/L |
| 嗜碱性粒细胞百分比（BAS%） | 0.5 | 0 ～ 1 | % |
| 异形淋巴细胞（ALY） | 0.13 | 0 ～ 0.20 | $10^9$/L |
| 异形淋巴细胞百分比（ALY%） | 3.1 | 0 ～ 2.0 | % |
| 巨大不成熟细胞（LIC） | 0.05 | 0 ～ 0.20 | $10^9$/L |
| 巨大不成熟细胞百分比（LIC%） | 1.3 | 0 ～ 2.0 | % |

（2）血生化多项：前白蛋白 190mg/L，丙氨酸氨基转移酶（ALT）113U/L，天冬氨酸氨基转移酶（AST）83U/L，γ 谷氨酰转肽酶（GGT）67U/L（表 8–2）。

表 8–2　血生化全项检查结果

| 项目 | 结果 | 参考值 | 单位 |
|---|---|---|---|
| 总蛋白 | 72.0 | 65 ～ 85 | g/L |
| 白蛋白（溴甲酚绿法） | 42.0 | 40 ～ 55 | g/L |

续表

| 项目 | 结果 | 参考值 | 单位 |
| --- | --- | --- | --- |
| 球蛋白 | 30.0 | 20 ～ 40 | g/L |
| 白蛋白 / 球蛋白 | 1.4 | 1.2 ～ 2.4 | |
| 前白蛋白 | 190.0 | 200 ～ 430 | mg/L |
| 总胆红素 | 14.7 | 0 ～ 26 | μmol/L |
| 直接胆红素 | 3.7 | 0 ～ 8 | μmol/L |
| 间接胆红素 | 11.0 | 1.7 ～ 21.2 | μmol/L |
| 丙氨酸氨基转移酶 | 113 | 9 ～ 50 | U/L |
| 天冬氨酸氨基转移酶 | 83 | 15 ～ 40 | U/L |
| 碱性磷酸酶 | 101 | 45 ～ 125 | U/L |
| γ 谷氨酰转肽酶 | 67 | 10 ～ 60 | U/L |
| 胆碱酯酶 | 11 219 | 5 100 ～ 11 700 | U/L |
| 腺苷脱氨酶 | 19.7 | 4 ～ 24 | U/L |
| 总胆汁酸 | 6.8 | 0 ～ 10.0 | μmol/L |
| 尿素 | 3.88 | 3.1 ～ 8 | mmol/L |
| 肌酐（氧化酶法） | 67 | 57 ～ 97 | μmol/L |
| 二氧化碳 | 21.8 | 20 ～ 30 | mmol/L |
| 尿酸 | 379 | 200 ～ 420 | μmol/L |

（3）肿瘤标志物：甲胎蛋白检验结果为 1.790 ng/mL，在正常范围内。

（4）乙肝五项结果：HBsAg、抗 –HBe、抗 –HBc 均为阳性（表 8–3）【知识点 6：不同乙肝五项结果的临床意义】。

**表 8–3　乙肝五项检查结果**

| 项目 | 检验结果 | 提示 | 参考值 | 单位 |
| --- | --- | --- | --- | --- |
| 乙型肝炎病毒表面抗原（HBsAg） | 13.37 | + | 0 ～ 0.08 | U/mL |
| 乙型肝炎病毒表面抗体（抗 –HBs） | 0 | | 0 ～ 10 | mU/mL |
| 乙型肝炎病毒 E 抗原（HBeAg） | 0.25 | | 0 ～ 1 | COI |
| 乙型肝炎病毒 E 抗体（抗 –HBe） | 0.01 | + | ＞ 1 | COI |
| 乙型肝炎病毒核心抗体（抗 –HBc） | 0.01 | + | ＞ 1 | COI |

（5）乙肝病毒定量结果：HBV DNA 5.795E2 U/mL（表 8–4）。

**表 8–4　治疗前乙肝病毒定量**

| 项目 | 结果 | 单位 | 检测下限 | 检测方法 |
| --- | --- | --- | --- | --- |
| 乙型肝炎病毒 DNA（HBV–DNA） | 5.795E2 | U/mL | ＜ 1.000E2 | 荧光定量 PCR |

（6）治疗过程中血常规检查结果：白细胞 2.4 × $10^9$/L，血小板 80 × $10^9$/L，血小板体积分布宽度 19.2%，单核细胞 0.09 × $10^9$/L，中性粒细胞 1.16 × $10^9$/L，嗜酸性粒细胞百分比 0.2%，见表 8–5。

**表 8–5　治疗过程中血常规检查结果**

| 项目 | 结果 | 参考值 | 单位 |
|---|---|---|---|
| 白细胞（WBC） | 2.4 | 3.5 ～ 9.5 | $10^9$/L |
| 红细胞（RBC） | 4.43 | 3.8 ～ 5.1 | $10^{12}$/L |
| 血红蛋白（HGB） | 134 | 115 ～ 150 | g/L |
| 红细胞比容（HCT） | 0.383 | 0.350 ～ 0.450 | L/L |
| 红细胞平均体积（MCV） | 86.5 | 82 ～ 100 | fL |
| 红细胞平均血红蛋白量（MCH） | 30.2 | 27 ～ 34 | pg |
| 红细胞平均血红蛋白浓度（MCHC） | 349 | 316 ～ 354 | g/L |
| 红细胞体积分布宽度（RDW） | 12.2 | 10.0 ～ 15.0 | % |
| 血小板（PLT） | 80 | 125 ～ 350 | $10^9$/L |
| 平均血小板体积（MPV） | 9.4 | 6.8 ～ 13.5 | fL |
| 血小板压积（PCT） | 0.076 | 0.108 ～ 0.282 | % |
| 血小板体积分布宽度（PDW） | 19.2 | 10.0 ～ 18.0 | % |
| 淋巴细胞（LYM） | 1.16 | 1.1 ～ 3.2 | $10^9$/L |
| 淋巴细胞百分比（LYM%） | 47.8 | 20 ～ 50 | % |
| 单核细胞（MON） | 0.09 | 0.1 ～ 0.6 | $10^9$/L |
| 单核细胞百分比（MON%） | 3.7 | 3 ～ 10 | % |
| 中性粒细胞（NEU） | 1.16 | 1.8 ～ 6.3 | $10^9$/L |
| 中性粒细胞百分比（NEU%） | 47.9 | 40 ～ 75 | % |
| 嗜酸性粒细胞（EOS） | 0 | 0.02 ～ 0.52 | $10^9$/L |
| 嗜酸性粒细胞百分比（EOS%） | 0.2 | 0.4 ～ 8 | % |
| 嗜碱性粒细胞（BAS） | 0.01 | 0 ～ 0.06 | $10^9$/L |
| 嗜碱性粒细胞百分比（BAS%） | 0.4 | 0 ～ 1 | % |
| 异形淋巴细胞（ALY） | 0.05 | 0 ～ 0.20 | $10^9$/L |
| 异形淋巴细胞百分比（ALY%） | 1.9 | 0 ～ 2.0 | % |
| 巨大不成熟细胞（LIC） | 0 | 0 ～ 0.20 | $10^9$/L |
| 巨大不成熟细胞百分比（LIC%） | 0.1 | 0 ～ 2.0 | % |

（7）治疗后乙肝五项检查结果：HBsAg 阴性，抗 –HBe、抗 –HBc 阳性，见表 8–6。

表 8-6　治疗后乙肝五项检查结果

| 项目 | 检验结果 | 提示 | 单位 | 参考值 |
| --- | --- | --- | --- | --- |
| 乙型肝炎病毒表面抗原（HBsAg） | 0 | | U/mL | 0 ～ 0.08 |
| 乙型肝炎病毒表面抗体（抗 -HBs） | 4.21 | | mU/mL | 0 ～ 10 |
| 乙型肝炎病毒 e 抗原（HBeAg） | 0 | | PEIU/mL | 0 ～ 0.1 |
| 乙型肝炎病毒 e 抗体（抗 -HBe） | 0.01 | + | COI | ＞ 1 |
| 乙型肝炎病毒核心抗体（抗 -HBc） | 0.01 | + | COI | ＞ 1 |

（8）腹部超声检查结果（图 8-1）：脂肪肝，肝内偏低回声，肝内多发无回声—囊肿可能，肝内高回声—血管瘤可能；SWE 平均值≤ 7kPa，考虑肝脏正常硬度值。【知识点 7：肝纤维化超声的临床意义及结果判读；知识点 8：脂肪肝的分类及诊断标准】

检查部位：肝纤维化无创诊断（空腹）

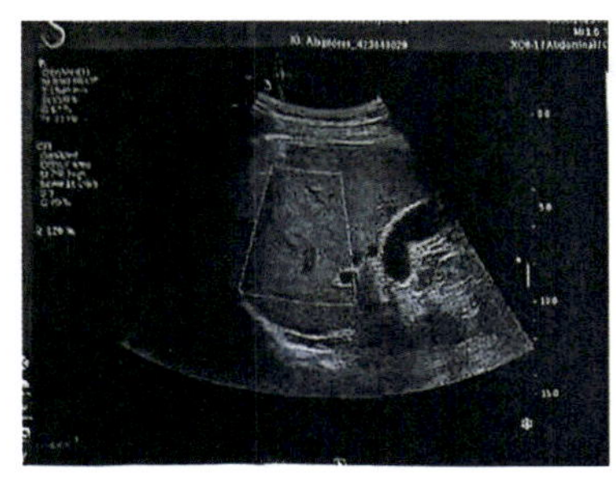

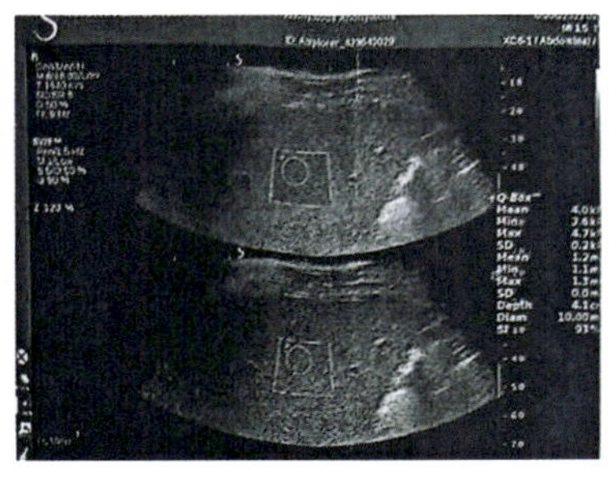

超声所见：

肝脏：大小正常，被膜尚光滑，血管纹理尚清晰，肝实质回声密集、细小、增强，后方回声衰减不明显。肝内可见多个无回声，较大的直径约 0.85cm，边界尚清，形态尚规整，CDFI 显示未见明显血流信号。肝内可见大小约 1.00cm × 0.75cm 的高回声，边界尚清，形态尚规整，CDFI 显示未见明显血流信号。肝内可见大小约 1.25cm × 1.13cm 的偏低回声，边界尚清，形态尚规整，CDFI 显示未见明显血流信号。肝内胆管未见明显扩张，门脉主干内径 0.99cm，CDFI 显示未见明显异常血流信号。肝右叶剪切波弹性成像（SWE）平均值连续 3 次测定取平均值为 4.0kPa。

超声提示：

1. 脂肪肝
2. 肝内偏低回声——建议随诊
3. 肝内多发无回声——囊肿可能
4. 肝内高回声——血管瘤可能
5. SWE 平均值≤ 7kPa，考虑肝脏正常硬度值

说明：①严重功能异常者不适用上述范围；②本结果可能受黄疸、腹水、肥胖、呼吸等因素影响，仅供临床医生结合临床评估参考。

图 8-1　腹部超声检查结果

## 四、诊断及鉴别诊断

### （一）诊断

慢性乙型病毒性肝炎的诊断如下。

（1）症状（诊断重要线索）：①乏力、食欲缺乏、腹胀，症状逐渐加重；②厌油腻。

（2）体征（诊断客观依据）：①有肝掌，无蜘蛛痣；②肝区叩痛；③无腹壁静脉曲张及移动性浊音。

（3）辅助检查（诊断必要条件）：①腹部超声检查；②乙肝五项检查；③血生化检查【知识点 9：还需要完善哪些检查，引入凝血系列、丙肝抗体、甲肝及戊肝、EB 病毒抗体、CMV 病毒抗体等】。

### （二）鉴别诊断

1. 药物性肝损害

发病前有明确的应用可能导致肝损害药物病史，肝功能结果中可见谷氨酰转肽酶升高。

2. 急性病毒性肝炎

部分可有发热，乏力、消化道症状明显，可出现相应的病毒抗体阳性。

3. 酒精性肝损害

发病前多有大量饮酒史，可出现谷氨酰转肽酶升高。

## 五、治疗

（1）治疗方案：抗病毒治疗【知识点 10：结合本患者了解慢性乙肝患者抗病毒治疗指征及方案选择】。

（2）保肝治疗【知识点 11：慢性乙肝患者保肝治疗时机及药物选择】。

（3）对症治疗【知识点 12：慢性乙肝患者的健康教育】。

（4）治疗过程观察：血常规观察【知识点 13：长效干扰素治疗过程中的骨髓抑制可能出现哪些情况及如何处理】，肝肾功能观察【知识点 14：长效干扰素治疗过程中肝肾功能反复异常如何考虑及处理】，乙肝五项定量观察【知识点 15：本患者结果解读】，乙肝病毒定量观察【知识点 16：干扰素抗病毒治疗的随访】。

## 六、总结与思考

（1）慢性乙肝感染者在我国传染病报告中所占比例仍较大，目前治疗方案已经很成熟，通过对本病例的学习，针对不同的患者，制订口服抗病毒药物或者给予干扰素治疗方案的指征如何掌握。

《慢性乙型肝炎防治指南（2022 年版）》指出，依据血清 HBV DNA（推荐使用高灵敏度检测技术）、ALT 水平和肝脏疾病严重程度，同时结合年龄、家族史和伴随疾病等因素，综合评估患者疾病进展风险，决定是否需启动抗病毒治疗。根据 2022 年发布的《扩大慢性乙型肝炎抗病毒治疗的专家意见》：尽早发现 HBsAg 阳性、有潜在疾病进展风险和需要治疗的患者。

推荐意见 1：对于筛查出 HBaAg 阳性者及已经开始接受抗病毒治疗的慢性乙型肝炎患者，应采用高灵敏实时定量 PCR 检测 HBV DNA（检测下限为 10 ～ 20U/mL）。

推荐意见 2：对于血清 HBV DNA 阳性，ALT 持续高于治疗阈值（男性 30U/L、女性 19U/L），1 年内连续随访 3 次以上，每次至少间隔 3 个月，且排除其他原因所致者，建议抗病毒治疗。

推荐意见 3：对于血清 HBV DNA 阳性者，无论 ALT 水平高低，只要符合下列情况之一，即建议抗病毒治疗：①有乙型肝炎肝硬化或肝癌家族史；②年龄＞ 30 岁；③无创指标或肝组织学检查，提示肝脏存在明显炎症（G ≥ 2）或纤维化（F ≥ 2）。

推荐意见 4：对于随访 1 年以上，HBV DNA 和 ALT 难以确定的未经治疗的“不确定期”慢性乙型肝炎患者，建议抗病毒治疗。

《慢性乙型肝炎防治指南（2022年版》中关于长效干扰素治疗指出，HBeAg阳性CHB患者也可采PegIFNα治疗。治疗24周时，若HBV DNA下降＜2 $\log_{10}$U/mL且HBsAg定量＞$2\times10^4$U/mL，建议停用PegIFNα治疗，改为NAS治疗（A1）。PegIFNα治疗有效的患者疗程为48周，可以根据病情需要延长疗程，但不宜超过96周。

（2）长效干扰素治疗的禁忌证有哪些？使用长效干扰素治疗过程中，需观察哪些不良反应？

1）PegIFNα治疗的禁忌证如下。①绝对禁忌证：妊娠或短期内有妊娠计划、精神病病史（具有精神分裂症或严重抑郁症等病史）、未能控制的癫痫、失代偿期肝硬化、未控制的自身免疫病，以及严重感染、视网膜疾病、心力衰竭、慢性阻塞性肺病等基础疾病。②相对禁忌证：甲状腺疾病，既往抑郁症史，未控制的糖尿病、高血压、心脏病。

2）PegIFNα的主要不良反应如下。①流感样综合征：发热、头痛、肌痛和乏力等，可在注射α干扰素前或用药时服用非甾体抗炎药。②骨髓抑制：中性粒细胞计数≤$0.75\times10^9$/L和（或）血小板计数＜$50\times10^9$/L，应降低干扰素剂量；1～2周后复查，如恢复，则增加至原量。中性粒细胞计数≤$0.5\times10^9$/L和（或）血小板计数＜$25\times10^9$/L，则应暂停使用干扰素。对中性粒细胞计数明显降低者，可试用粒细胞集落刺激因子或粒细胞巨噬细胞集落刺激因子治疗。③其他：自身免疫病（出现自身抗体，少数出现甲状腺疾病、糖尿病、血小板计数减少、银屑病、白斑病、类风湿关节炎、系统性红斑狼疮样综合征等）、精神异常（抑郁、妄想、重度焦虑等），以及其他少见不良反应（视网膜病变、间质性肺炎、听力下降、肾损伤、心血管并发症等），应立刻停止干扰素治疗，必要时至专科进一步诊治。

（3）如患者使用长效干扰素治疗，外周血中HBV DNA数值出现波动，如何处理？如果在治疗过程中出现HBV DNA定量较治疗中最低值升高＞1 $\log_{10}$U/mL，复查确认并排除依从性问题后，需及时给予挽救治疗，并进行耐药检测。

（4）患者在干扰素治疗过程中，如表面抗原持续不能转阴，反复出现肝功能异常，应如何分析及处理？出现上述情况，需注意明确是否存在其他原因所致肝功能异常，且查HBV DNA以明确经治疗后病毒量的变化情况，警惕是否存在耐药的可能，酌情停用干扰素，可改为NAS或联用NAS。

## 七、知识点库

### （一）知识点1：恶心、呕吐的鉴别诊断

恶心为上腹部不适、紧迫欲吐的感觉，可伴有迷走神经兴奋的症状，如皮肤苍白、出汗、流涎、血压降低及心动过缓等，常为呕吐的前奏，但也仅有恶心而无呕吐。引起恶心呕吐的病因很多，根据发病机制，可分为以下几种。

（1）反射性呕吐：①咽部受到刺激（吸烟、剧烈咳嗽、鼻咽部炎症等）；②胃十二指肠疾病：急性或慢性胃炎、消化性溃疡、急性胃扩张或幽门梗阻等；③肠道疾病：急性阑尾炎、各型肠梗阻、急性出血性坏死性肠炎、腹型过敏性紫癜等；④肝胆胰疾病：急性或慢性肝炎、肝硬化、肝淤血、急性或慢性胆囊炎、胰腺炎等；⑤腹膜及肠系膜疾

病：急性腹膜炎等；⑥其他疾病：如肾输尿管结石、急性肾盂肾炎、青光眼、急性盆腔炎、心肌梗死、内耳迷路病变等。

（2）中枢性呕吐：神经系统疾病，如各种脑炎脑膜炎、脑血管疾病、颅脑损伤、癫痫等；全身性疾病，如尿毒症、肝昏迷、糖尿病酮症酸中毒、甲状腺功能亢进症、低钠血症、低血糖、早孕、药物不良反应、中毒、精神因素等。临床工作中，需要根据询问患者呕吐时间，恶心、呕吐与进食的关系，呕吐特点及呕吐物性质，恶心、呕吐时有无腹痛、发热、头痛、眩晕、进食药物情况等，来初步判断病因。

### （二）知识点 2：育龄及妊娠期 HBsAg 阳性相关情况的处理原则

根据《慢性乙肝防治指南（2022 年版）》推荐意见 23：慢性 HBV 感染者准备近期妊娠，或妊娠期间有抗病毒指征时，在充分沟通并知情同意后，可以使用富马酸替诺福韦酯（TDF）治疗（B1）。如合并肾功能不全，可考虑使用富马酸丙酚替诺福（TAF）治疗（B2）。

推荐意见 24：抗病毒治疗期间意外妊娠的患者，若使用 TDF 治疗，建议继续妊娠；若使用恩替卡韦，可不终止妊娠，建议换用 TDF 治疗（B1）。若应用干扰素治疗，建议向孕妇和家属充分告知风险，由其决定是否继续妊娠。若继续妊娠，应停用干扰素，换用 TDF 治疗（C2）。

推荐意见 25：妊娠中晚期 HBV DNA 定量 $> 2 \times 10^5$ U/mL，在充分沟通并知情同意的基础上，于妊娠第 24 ～ 28 周开始应用 TDF 抗病毒治疗（A1）。建议 HBeAg 阳性的慢性 HBV 感染者（免疫耐受期）母亲于产后可考虑即刻或 1 ～ 3 个月时停药，停药后每 3 个月应至少检测 1 次肝脏生物化学和 HBV DNA 等指标，直至产后 6 个月，发生肝炎活动者应立即启动抗病毒治疗（A2）；HBeAg 阳性或阴性 CHB 母亲，在充分沟通和知情同意的基础上，产后可继续治疗。应用 TDF 治疗者，母乳喂养不是禁忌证（C2）。

### （三）知识点 3：肝掌及蜘蛛痣的临床意义

皮肤小动脉末端分枝扩张所形成的血管痣，形似蜘蛛，称为蜘蛛痣，多出现于上腔静脉分布区，如面、颈、手背、上臂、前胸或肩部等处。一般认为蜘蛛痣的出现与肝脏对雌激素灭活作用减弱有关，常见于急、慢性肝炎或者肝硬化。查体时可用棉签或火柴杆压迫蜘蛛痣中心，其辐射状小血管网立即消失，去除后压力又复出现。部分患者仅表现为毛细血管扩张。

慢性肝病患者手掌大小鱼际处常发红，加压后褪色，成为肝掌，发生机制同蜘蛛痣。

### （四）知识点 4：腹壁静脉曲张的临床意义

腹壁静脉曲张常见于门静脉高压导致循环障碍或上、下腔静脉回流受阻而有侧支循环形成时。可以见到腹壁静脉明显迂曲、变粗，门脉高压显著时，于脐部可见到一簇曲张的静脉向周围放射，如水母头，可听到血管杂音。

### （五）知识点 5：肝区叩痛的临床意义

肝区叩痛对于肝炎、肝脓肿或肝癌有临床意义。

### （六）知识点 6：不同乙肝五项结果的临床意义（表 8–7）

表 8–7　不同乙肝五项结果的临床意义

| 序号 | HBsAg | HBsAb | HBeAg | HBeAb | HBcAb | 乙肝两对半常见结果分析 |
|---|---|---|---|---|---|---|
| 1 | – | – | – | – | – | 过去和现在未感染过 HBV |
| 2 | – | – | – | – | + | 既往感染未能测出抗 –HBs |
| 3 | – | – | – | + | + | ①既往感染过 HBV；②急性 HBV 感染恢复期；③少数标本仍有传染性 |
| 4 | – | + | – | – | – | ①注射过乙肝疫苗有免疫；②既往感染；③假阳性 |
| 5 | – | + | – | + | + | 既往感染过 HBV，已清除，且已出现保护性抗体 |
| 6 | + | – | – | – | + | ①急性 HBV 感染；②慢性 HBsAg 携带者；③传染性弱 |
| 7 | – | + | – | – | + | ①既往感染，仍有免疫力；② HBV 感染，恢复期 |
| 8 | + | – | – | + | + | ①急性 HBV 感染趋向恢复；②慢性 HBsAg 携带者；③传染性相对较弱 |
| 9 | + | – | + | – | + | ①急性或慢性乙肝感染；②提示 HBV 复制，传染性强 |

### （七）知识点 7：肝纤维化超声的临床意义及结果判读

根据瞬时弹性成像技术肝纤维化专家共识（2018 年版）指出：肝脏硬度值测定（LSM）目前应用较多的是超声技术的瞬时弹性成像，操作主要受患者肥胖、肋间隙狭窄及明显腹水等因素限制。可导致 LSM 升高的因素包括丙氨酸氨基或胆红素水平升高的肝脏炎症活动、高 BMI、肝外胆汁淤积可能、肝静脉淤血、乙醇摄入过量（戒酒后 1 周 45.3% 的受试者 LSM 明显下降）、进食（肝硬化更明显，餐后 2 ～ 3 小时恢复至基线）。

胆红素正常、ALT ＜ 5 × ULN 的 CHB 患者，LSM 17kPa 考虑肝硬化；LSM 12.4kPa（1 × ULN ＜ ALT ＜ 2 × ULN）时考虑进展期肝纤维化；LSM ＜ 10.6kPa 排除肝硬化可能；LSM 9.4kPa 排除进展期肝纤维化；LSM 7.4 ～ 9.4kPa 患者如无法确定临床决策，考虑肝穿刺活检；胆红素异常患者应动态评估。

胆红素、ALT 正常的 CHB 患者，LSM 12kPa 考虑肝硬化；LSM 9.0kPa 考虑进展期肝纤维化；LSM ＜ 9.0kPa 排除肝硬化；LSM ＜ 6.0kPa 排除进展期肝纤维化；LSM 6.0 ～ 7.0kPa 者如无法决定临床决策，考虑肝穿刺活组织检查。

上述仅限于未采用抗病毒治疗的患者。

### （八）知识点 8：脂肪肝的分类及诊断标准

脂肪性肝病已取代慢性乙肝成为我国最常见的慢性肝病。根据《脂肪性肝病诊疗规范化专家建议 2019 修订版》，脂肪性肝病主要指非酒精性脂肪肝（NAFLD），将酒精性肝病列入特殊人群脂肪肝。对超声发现有脂肪肝或肝脂肪浸润、不明原因肝功能异常、肥胖、高三酰甘油血症、2 型糖尿病、高尿酸血症及长期饮酒的人群应重点筛查。非酒精性脂肪性肝炎诊断需通过肝组织活检证实，肝纤维化无创诊断有助于排除 NAFLD 患者进展性肝纤维化。

**（九）知识点 9：还需要完善哪些检查，引入凝血系列、丙肝抗体、甲肝及戊肝、EB 病毒抗体、CMV 病毒抗体等**

需要完善检查与本患者鉴别诊断有关，本患者有消化道症状，且存在肝功能异常，需与可导致肝功能异常的疾病相鉴别，如其他急性或慢性病毒肝炎、药物性肝损害等。凝血酶原时间是反应肝脏储备功能的重要预后指标，在慢性肝病，尤其是肝硬化失代偿期患者肝细胞受损时需严密监测，以评估预后。

**（十）知识点 10：结合本患者了解慢性乙肝患者抗病毒治疗指征及方案选择**

根据《慢性乙型肝炎防治指南（2022 年版）》PegIFN α 单药治疗：对于初治 CHB 患者，PegIFN α 治疗可使部分患者获得病毒学应答（HBeAg 阳性、阴性患者均 $< 50\%$）和 HBsAg 清除（治疗 3 年后 HBsAg 清除率达 8.7% ～ 11.0%）。治疗前 HBV DNA $< 2 \times 10^8$U/mL、ALT 高水平［（2 ～ 10）× ULN］或肝组织炎症坏死 G2 及以上、A 或 B 基因型、基线 HBsAg 低水平（$<$ 25 000U/mL）、基线抗 HBc 定量高水平，提示干扰素疗效较好。本患者抗病毒治疗前的表面抗原为 13U/mL，且病毒定量为 $5.795 \times 10^2$，ALT 为 113U/L，符合干扰素单药治疗指征。

**（十一）知识点 11：慢性乙肝患者保肝治疗时机及药物选择**

HBV 感染后导致肝细胞炎症坏死是疾病进展的重要病理生理过程。甘草酸制剂、水飞蓟素制剂、多不饱和卵磷脂制剂和双环醇等具有抗炎、抗氧化和保护肝细胞等作用，有望减轻肝脏炎症损伤。对肝组织炎症明显或 ALT 水平明显升高的患者，可以酌情使用，但不宜多种联合。针对本患者，其早期肝功能轻度异常，考虑为乙肝病毒活跃复制所致，可暂不予保肝药物治疗，动态观察，如转氨酶持续上升大于 5 倍以上或病毒定量控制后仍有肝功能异常，可酌情加用保肝药物治疗。

**（十二）知识点 12：慢性乙肝患者的健康教育**

需向患者交待避免劳累，清淡饮食，戒酒，遵医嘱定期复查。

**（十三）知识点 13：长效干扰素治疗过程中的骨髓抑制可能出现哪些情况及如何处理**

骨髓抑制：中性粒细胞计数 $\leq 0.75 \times 10^9$/L 和（或）血小板计数 $< 50 \times 10^9$/L，应降低干扰素剂量；1 ～ 2 周后复查，如恢复则增加至原量。中性粒细胞计数 $\leq 0.5 \times 10^9$/L 和（或）血小板计数 $< 25 \times 10^9$/L，则应暂停使用干扰素。对中性粒细胞计数明显降低者，可试用粒细胞集落刺激因子或粒细胞巨噬细胞集落刺激因子治疗。

**（十四）知识点 14：长效干扰素治疗过程中肝肾功能反复异常如何考虑及处理**

需要明确是否存在其他原因所致肝损害，如无其他原因，需监测 HBV DNA，以明确是否抗病毒治疗疗效，如患者 HBV DNA 控制不理想，需考虑是否存在耐药问题，可查耐药基因检测，或直接联合 NAS 治疗。

**（十五）知识点 15：本患者结果解读**

本患者经抗病毒长效干扰素抗病毒约 6 个月，目前表面抗原滴度已消失，总体干扰素治疗疗程应继续至少 48 周，治疗过程中仍需严密监测表面抗原滴度，如出现反复，可酌情延长抗病毒疗程，长效干扰素疗程最长不超过96周。

### （十六）知识点16：干扰素抗病毒治疗的随访

应用PegIFNα的患者：治疗第1个月血常规检查每1～2周1次，稳定后血常规、肝脏生物化学指标检查每个月1次；甲状腺功能指标和血糖、HBV DNA、HBsAg、HBeAg和抗HBe定量检测，每3个月1次；LSM每6个月1次，腹部超声检查和甲胎蛋白检测等无肝硬化者每6个月1次，肝硬化者每3个月1次，必要时做增强CT或增强MRI以早期发现HCC。

### 参考文献

[1] 中华医学会肝病学分会，中华医学会感染病学分会．慢性乙型肝炎防治指南（2022年版）[J]. 中华肝脏病杂志，2022，30（12）：1309-1331.

（张艳丽　戈艳蕾　孙国贵）

# 案例9　消化系统——消化道出血案例

### 学习目标

1. 知识目标　①识别消化道出血的临床表现，作出上消化道出血完整诊断，并依据治疗原则制订治疗方案；②评估出血严重程度，并判断出血是否停止；③熟悉消化道出血的定义，可指出常见病因及非曲张静脉上消化道出血止血措施；④了解消化道出血的少见病因、预后。

2. 能力目标　①教学主线分明：以病例为主线，以“诊断”和“治疗”为核心，密切围绕“诊断”和“治疗”两个关键点展开，将临床表现、出血量评估、出血是否停止及出血部位、病因有机串联起来，将急救措施及后续处理措施串联起来，发掘其内部的逻辑关系，便于知识点的记忆，培养临床思维能力及逻辑推理能力，使学生能够独立诊断和紧急处理消化道出血。②理论联系实际：以临床中常见的上消化道出血病例入手，依据病例特点，使学生在思考与学习中掌握典型上消化道出血症状，确立临床诊断，给学生搭建好从理论到临床实践的桥梁。③反映学术发展：引入大纲和课本中未涉及的那些近年消化道出血的各种诊治指南及治疗的研究进展，以启迪学生进行思考和创新。

3. 职业素养目标　通过学习病例，学生在医患沟通、同理心、人文素养等方面得到提升。

## 一、案例信息

**案例名称：**消化系统——消化道出血。

**主要诊断：**消化道出血，十二指肠球部溃疡。

**适用对象：**本科生（院校教育），规培生（毕业后教育）。

**关键词：**消化道出血。

**典型临床症状与体征 / 阳性体征：**呕血，黑便，腹痛。

**诊断：**消化道出血，十二指肠球部溃疡。

**治疗方法：**抑酸，内镜止血。

## 二、病史资料

**患者姓名：**张某某。

**性别：**男。

**年龄：**32 岁。

**主诉：**中上腹间断疼痛 3 个月，黑便 3 日，呕血 6 小时。

**现病史：**患者 3 个月前开始出现中上腹隐痛【知识点 1：腹痛的鉴别诊断】，疼痛呈间断性，多于饥饿、夜间为著，伴腹胀，无恶心、呕吐，无腰背放射痛，无腹泻及便秘，无咳嗽、咳痰，无胸闷、气短，进食或口服奥美拉唑后症状可减轻，期间曾自行不规律口服奥美拉唑 1 周，自觉上述症状较前好转。3 日前无明显诱因排黑色柏油样便 1 次【知识点 2：消化道出血部位的判断】，为糊状便，量约 100g，无鲜血，无明显黏液，无头晕、心悸，无恶心、呕吐，未予重视及诊治。6 小时前患者无明显诱因中上腹疼痛加重，伴恶心、呕吐咖啡样物质 2 次，量约 400mL，伴头晕、心悸【知识点 3：如何根据患者的临床症状判断出血量】，无黑矇、晕厥，无发热、寒战，就诊于我院急诊，急查血常规示：血红蛋白 80g/L【知识点 4：贫血严重程度的分度】，急诊予吸氧、禁食水、奥美拉唑抑酸【知识点 5：抑酸药物的种类及作用机制】及补液支持【知识点 6：如何进行科学合理的补液及营养支持】等综合治疗，行胃镜检查【知识点 7：胃镜检查的适应证及禁忌证】示：①十二指肠球部溃疡（A1–H2 期，Forrest Ⅰb 级）【知识点 8：溃疡内镜下分期及 Forrest 分级具体内容及临床意义；知识点 9：内镜下治疗溃疡出血的方法】；②慢性非萎缩性胃炎伴多发糜烂。后以“上消化道出血消化性溃疡”【知识点 10：消化性溃疡的发生发展；知识点 11：消化性溃疡常见的并发症】收入消化内科住院诊治。患者自发病以来精神、睡眠可，饮食欠佳，大、小便正常，1 个月来体重较前下降约 2kg。

**既往史：**平素体健。否认高血压、糖尿病、冠心病病史。否认肾病、脑血管病等病史，否认肝炎、结核等传染病病史。否认外伤史。否认手术史。否认药物、食物过敏史。

**个人史：**生于当地，久居当地。否认疫区、疫水接触史。否认毒物、放射性物质接触史。否认烟酒嗜好。平素工作压力大，频繁熬夜，进食不规律。

**婚育史：**23 岁结婚，配偶及子女体健。

**家族史：**否认家族遗传病史及类似疾病史。

## 三、专科及辅助检查

### （一）专科检查

T 36.5℃，P 102 次 / 分钟，R 20 次 / 分钟，BP 100/60mmHg。贫血貌，睑结膜苍白，口唇苍白，全身皮肤及巩膜无黄染，锁骨上未触及肿大淋巴结。腹部平坦，未触及明显肿块，未见胃肠型及蠕动波，未见腹壁静脉曲张，腹软，剑突下压痛，无反跳痛及肌紧张，肝、脾肋下未触及，肝区、肾区无叩痛，腹部叩诊鼓音，移动性浊音（-），肠鸣音5～8次/分钟【知识点12：肠鸣音听诊判断消化道出血的临床意义】。

## （二）辅助检查

（1）血常规：血红蛋白80g/L，见表9-1【知识点13：输血的治疗指征】。

表9-1　血常规检查结果

| 项目 | 结果 | 参考值 | 单位 |
|---|---|---|---|
| 白细胞（WBC） | 9.0 | 3.5～9.5 | $10^9$/L |
| 红细胞（RBC） | 4.71 | 4.3～5.8 | $10^{12}$/L |
| 血红蛋白（HGB） | 80 | 130～175 | g/L |
| 红细胞比容（HCT） | 0.438 | 0.400～0.500 | L/L |
| 红细胞平均体积（MCV） | 93 | 82～100 | fL |
| 红细胞平均血红蛋白量（MCH） | 31.4 | 27～34 | pg |
| 红细胞平均血红蛋白浓度（MCHC） | 337 | 316～354 | g/L |
| 红细胞体积分布宽度（RDW） | 14 | 10.0～15.0 | % |
| 血小板（PLT） | 363 | 125～350 | $10^9$/L |
| 平均血小板体积（MPV） | 8.8 | 6.8～13.5 | fL |
| 血小板压积（PCT） | 0.385 | 0.108～0.282 | % |
| 血小板体积分布宽度（PDW） | 12.3 | 10.0～18.0 | % |
| 淋巴细胞（LYM） | 3.65 | 1.1～3.2 | $10^9$/L |
| 淋巴细胞百分比（LYM%） | 43.6 | 20～50 | % |
| 单核细胞（MON） | 0.31 | 0.1～0.6 | $10^9$/L |
| 单核细胞百分比（MON%） | 3.7 | 3～10 | % |
| 中性粒细胞（NEU） | 4.11 | 1.8～6.3 | $10^9$/L |
| 中性粒细胞百分比（NEU%） | 49 | 40～75 | % |
| 嗜酸性粒细胞（EOS） | 0.27 | 0.02～0.52 | $10^9$/L |
| 嗜酸性粒细胞百分比（EOS%） | 3.2 | 0.4～8 | % |
| 嗜碱性粒细胞（BAS） | 0.04 | 0～0.06 | $10^9$/L |
| 嗜碱性粒细胞百分比（BAS%） | 0.5 | 0～1 | % |
| 异形淋巴细胞（ALY） | 0.07 | 0～0.20 | $10^9$/L |
| 异形淋巴细胞百分比（ALY%） | 0.8 | 0～2.0 | % |
| 巨大不成熟细跑（LIC） | 0.02 | 0～0.20 | $10^9$/L |
| 巨大不成熟细胞百分比（LIC%） | 0.3 | 0～2.0 | % |

（2）血生化全项：低密度脂蛋白胆固醇3.84mmol/L，乳酸脱氢酶265U/L，尿素13.42mmol/L，肌酐112μmol/L，见表9-2。

**表 9–2　血生化检验结果**

| 项目 | 结果 | 参考值 | 单位 |
| --- | --- | --- | --- |
| 总蛋白 | 73.2 | 65 ～ 85 | g/L |
| 白蛋白（溴甲酚绿法） | 42.8 | 40 ～ 55 | g/L |
| 球蛋白 | 24.9 | 20 ～ 40 | g/L |
| A/G | 1.72 | 1.2 ～ 2.4 | undefined |
| 前白蛋白 | 355 | 200 ～ 430 | mg/L |
| 总胆红素 | 13 | 0 ～ 26 | μmol/L |
| 直接胆红素 | 3.9 | 0 ～ 8 | μmol/L |
| 间接胆红素 | 12.1 | 1.7 ～ 21.2 | μmol/L |
| 丙氨酸氨基转移酶 | 15 | 9 ～ 50 | U/L |
| 天冬氨酸氨基转移酶 |  | 15 ～ 40 | U/L |
| 碱性磷酸酶 | 90 | 45 ～ 125 | U/L |
| γ 谷氨酰转肽酶 | 29 | 10 ～ 60 | U/L |
| 胆碱酯酶 | 7 028 | 5 100 ～ 11 700 | U/L |
| 腺苷脱氨酶 | 9.8 | 4 ～ 24 | U/L |
| 总胆汁酸 | 1.5 | 0 ～ 10.0 | μmol/L |
| 总胆固醇 | 4.56 | 27 ～ 5.2 | mmol/L |
| 三酰甘油 | 1.30 | 0.56 ～ 1.7 | mmol/L |
| 高密度脂蛋白胆固醇 | 1.89 | 1.03 ～ 2.07 | mmol/L |
| 低密度脂蛋白胆固醇 | 3.84 | 2.07 ～ 3.37 | mmol/L |
| 载脂蛋白 A1 | 1.7 | 1.2 ～ 1.76 | g/L |
| 载脂蛋白 B | 1.36 | 0.63 ～ 1.14 | g/L |
| 肌酸激酶 | 78 | 50 ～ 310 | U/L |
| 肌酸激酶同工酶 | 13 | 0 ～ 25 | U/L |
| 乳酸脱氢酶 | 265 | 120 ～ 250 | U/L |
| 淀粉酶 | 93 | 35 ～ 135 | U/L |
| 肌红蛋白 | 30 | 10 ～ 46 | μg/L |
| 高敏肌钙蛋白 I | 1.5 | 0 ～ 19 | ng/L |
| 尿素 | 13.42 | 3.6 ～ 9.5 | mmol/L |
| 肌酐（氧化酶法） | 112 | 57 ～ 111 | μmol/L |
| 二氧化碳 | 25.2 | 20 ～ 30 | mmol/L |
| 尿酸 | 441 | 200 ～ 420 | μmol/L |
| 钠 | 141 | 137 ～ 147 | mmol/L |
| 钾 | 3.76 | 3.5 ～ 5.3 | mmol/L |

续表

| 项目 | 结果 | 参考值 | 单位 |
| --- | --- | --- | --- |
| 氯 | 108 | 99 ～ 110 | mmol/L |
| 钙 | 2.34 | 2.11 ～ 2.52 | mmol/L |
| 磷 | 0.98 | 0.85 ～ 1.51 | mmol/L |
| 铁 | 17.4 | 10.6 ～ 36.7 | μmol/L |
| 镁 | 0.92 | 0.75 ～ 1.02 | mmol/L |
| 葡萄糖 | 6.12 | 3.91 ～ 6.14 | mmol/L |

（3）凝血分析：血浆纤维蛋白原 4.69g/L，见表 9–3。

表 9–3　凝血分析结果

| 项目 | 结果 | 参考值 | 单位 |
| --- | --- | --- | --- |
| 血浆凝血酶原时间 | 14.8 | 11 ～ 15.5 | 秒 |
| PT–INR | 1.02 | 0.76 ～ 1.2 | |
| PT% | 113 | 70 ～ 120 | % |
| 活化部分凝血活酶时间 | 34.5 | 28 ～ 43.5 | 秒 |
| 血浆纤维蛋白原 | 4.69 | 2 ～ 4 | g/L |
| 血浆凝血酶时间 | 18.1 | 14 ～ 21 | 秒 |
| D– 二聚体 | 500 | 0 ～ 500 | ng/mL |

（4）肿瘤标志物：未见明显异常，见表 9–4。

表 9–4　肿瘤标志物检查结果

| 项目 | 结果 | 参考值 | 单位 |
| --- | --- | --- | --- |
| 癌胚抗原（CEA） | 1.29 | 0 ～ 3.4 | ng/mL |
| 甲胎蛋白（AFP） | 4.58 | 0 ～ 7 | ng/mL |
| 总前列腺抗原（TPSA） | 0.489 | 0 ～ 4 | ng/mL |
| 糖基类抗原 199（CA–199） | 22.5 | 0 ～ 39 | U/mL |
| 糖基类抗原 724（CA72–4） | 4.97 | 0 ～ 6.9 | U/mL |
| 游离前列腺抗原（FPSA） | 0.169 | 0 ～ 0.934 | ng/mL |
| 神经元特异性烟醇化酶（NSE） | 12.43 | 0 ～ 15.2 | μg/L |
| FPSA\TPSA | 0.362 | 0.23 ～ 20 | undefined |

（5）其他：乙肝五项、丙肝抗体、梅毒 +HIV 筛查阴性；血型 A 型 Rh 阳性。

（6）胃镜：见图 9–1。

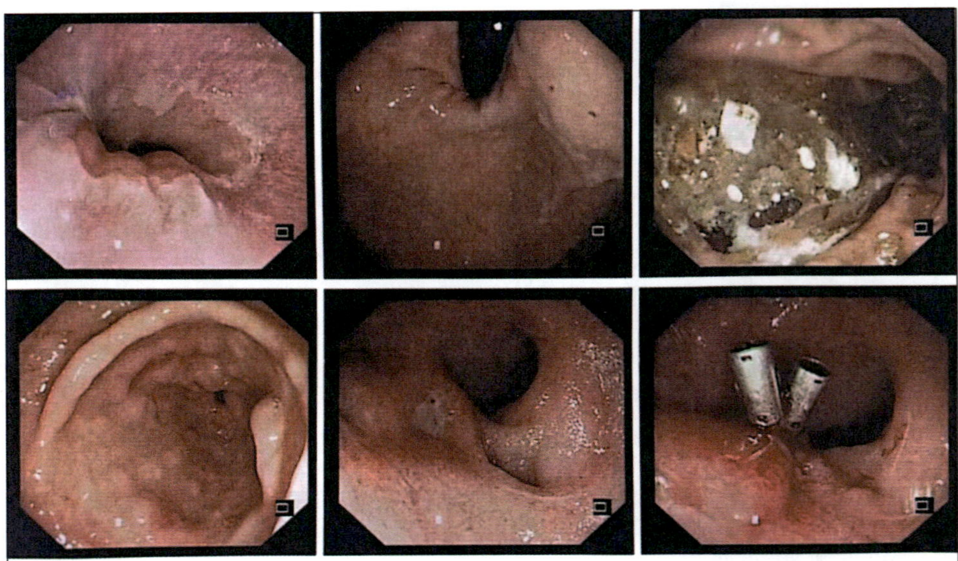

**内镜所见：**

食管 S–CJ 40cm，黏膜光滑，血管纹理清晰，舒缩好。齿状线规整，贲门口不松弛。

胃底黏膜花斑，可见少量食糜残留致部分胃腔黏膜无法详细观察，胃体黏膜花斑，角切迹光整，胃窦黏膜红斑，可见多发表浅型糜烂，大小为 0.2 ～ 0.4cm，部分上覆少量白苔，幽门口基本正常。

十二指肠球部变形，见一环腔线状溃疡，其中前壁侧见一三角形溃疡与之相延续，大小约 0.8cm × 0.6cm，附少量白苔，溃疡边缘水肿、界限清楚，底附白苔，该溃疡小弯侧可见一血管断端，少量间断活动性渗血，以组织夹夹闭局部血管断端。降段黏膜光滑，未见异常。

**内镜诊断：**

1. 十二指肠球部溃疡（A1–H2 期，Forrest Ⅰb 级）合并球部变形
   行组织夹机械止血术
2. 慢性非萎缩性胃炎伴多发糜烂

图 9–1　胃镜检查结果

## 四、诊断及鉴别诊断

### （一）诊断

1. 上消化道出血

（1）症状：①黑便；②呕吐咖啡样物质；③头晕、心悸。

（2）体征：①贫血貌；②睑结膜苍白；③口唇苍白。

（3）辅助检查：①血常规检查；②胃镜检查；③肿瘤标志物检查。

2. 十二指肠球部溃疡

（1）症状：①青年男性；②中上腹间断疼痛，饥饿痛、夜间痛为著；③腹痛可被进食或抑酸药缓解。

（2）体征：①中上腹轻压痛；②无反跳痛及肌紧张；③上腹部未触及其他包块。

（3）辅助检查：①胃镜检查；②肿瘤标志物检查。

### （二）鉴别诊断

（1）食管静脉曲张破裂出血：常见于肝硬化患者，可伴有其他门静脉高压症状，如腹水、腹壁静脉曲张、脾大等，胃镜检查可明确诊断。

（2）急性糜烂出血性胃炎：病程较短，起病急，发病前常有饮酒、用药等诱发因

素，胃镜检查可明确诊断。

（3）胃癌：中年以上居多，常伴随体重进行性下降、肿瘤标志物异常升高，胃镜及病理检查可确诊。

## 五、治疗

根据患者排黑便、呕咖啡样物质及头晕病史，可明确诊断患者上消化道大量出血；因病情急、变化快，严重者可危及生命，应采取积极措施进行抢救。抗休克、迅速补充血容量应放在一切医疗措施的首位。

### （一）一般急救措施

患者应卧位休息，保持呼吸道通畅，避免呕血时血液吸入气道引起窒息，予吸氧，活动性出血期间应禁食。严密监测患者生命体征，如心率、血压、呼吸、尿量及意识变化。观察呕血与黑便情况。定期复查血红蛋白浓度、红细胞计数、红细胞比容。必要时行中心静脉压测定，并进行心电监护。

### （二）积极补充血容量

尽快建立有效的静脉输液通道，补充血容量。在配血过程中，可先输平衡液或葡萄糖盐水。如遇血源缺乏，可用右旋糖酐或其他血浆代用品暂时代替输血。改善急性失血性周围循环衰竭的关键是要输血。应注意避免因输液、输血过快、过多而引起肺水肿，原有心脏病或老年患者可根据中心静脉压调节输入量和输入速度。

### （三）止血措施

抑制胃酸分泌的药物：血小板聚集及血浆凝血功能所诱导的止血作用需在 $pH > 6.0$ 时才能有效发挥，相反，新形成的凝血块在 $pH < 4.0$ 的胃液中会迅速被消化。因此，抑制胃酸分泌，提高胃内 pH 具有止血作用。常规使用质子泵抑制剂（PPI），急性出血期予静脉途径给药。

患者经卧床、吸氧、静脉泵入奥美拉唑及输注葡萄糖盐水后，心电监护示生命体征平稳，应进一步明确病因；行胃镜检查示：十二指肠球部溃疡（A1–H1 期，Forrest Ⅰb 级），操作中见一血管断端，少量间断活动性渗血，行组织夹机械止血术。过程顺利，术后患者生命体征平稳，未再出现呕吐咖啡样物质及头晕等不适；术后患者禁食 24 小时后进流质饮食，以后逐渐恢复正常饮食。予头孢孟多 1.0g 每日 3 次、奥美拉唑 40mg 每日 2 次静脉滴注 2 ～ 3 日，并连续服用氢氧化铝凝胶 3 日，留置胃管。严密观察病情【知识点 14：术后观察指标】。定期监测血常规，患者血红蛋白含量无明显下降。胃镜治疗 5 日后患者无不适，顺利出院，嘱 3 个月后复查胃镜。不适随诊；结果回报：十二指肠球部溃疡（S2 期，Forrest Ⅲ级）；患者预后良好【知识点 15：治疗后随访和患者的预后处理】。

## 六、总结与思考

### （一）上消化道出血是临床常见症状，归纳其诊治的临床思维程序

（1）是否为消化道出血。

（2）是上消化道出血还是下消化道出血。

（3）是何部位出血。

（4）病变性质如何。

（5）出血量多少。

（6）目前有无活动性出血。

（7）如何处理：酌情尽快完善必要的各类检查，如测血压、脉搏，测血常规，进行内镜检查等。消化道大出血的紧急处理包括输血、补液、补充血容量、补充凝血因子、维持生命体征稳定。给予相应止血措施后明确病因，进一步对因治疗。

### （二）消化性溃疡的诊断及鉴别诊断

1. 诊断

消化性溃疡的临床表现不一，部分患者可无症状，而以出血、穿孔等并发症为首发症状。

（1）上腹疼痛：上腹部疼痛是本病的主要症状，其特点是如下。①长期性：慢性过程，呈反复发作。②节律性：节律性疼痛是消化性溃疡的特征之一，它与进食有关。十二指肠溃疡的疼痛多发生在空腹或夜间，进食或服制酸剂后可缓解。胃溃疡多在进食后 1 小时内出现，在下次进餐前自行缓解。③周期性：疼痛与缓解期相互交替，发作有季节性。④疼痛程度和性质可为钝痛、灼痛，或饥饿样痛、烧灼样痛、呈持续性疼痛。⑤诱发疼痛的因素：不良情绪、抗炎药、饮食不当、过劳及气候变化等。

（2）其他症状：反酸、嗳气、畏食、上腹胞胀、烧心、恶心、呕吐等消化不良症状。

（3）体征：缺乏特异性，多数有上腹部局限性压痛。十二指肠溃疡压痛点常偏右。

2. 鉴别诊断

（1）胃泌素瘤：若有顽固性、多发性、易出现并发症的难治性溃疡者，应警惕胃泌素瘤，测血清胃泌素可确诊。

（2）癌性溃疡：早期胃癌的胃镜表现，最易与良性溃疡相混淆，活检行病理检查可确诊。

（3）慢性胆囊炎和胆石症：对不典型的患者，需借助 B 超检查。

（4）功能性消化不良：对于症状酷似消化性溃疡者，应做内镜检查。

### （三）消化性溃疡出血的保守治疗及内镜下治疗方法总结

保守治疗可考虑使用质子泵抑制剂（PPI），出血量大时可考虑大剂量 PPI 治疗，如埃索美拉唑 80mg 静脉推注后，以 8mg/h 速度维持输注 72 小时。常规剂量 PPI 治疗，如奥美拉唑 40mg 静脉输注，每 12 小时 1 次。病情稳定后可改口服治疗。

内镜下治疗方法：药物局部注射、热凝止血和钛夹止血 3 种。

## 七、知识点库

### （一）知识点 1：腹痛的鉴别诊断

（1）根据病程：急性腹痛、慢性腹痛（病程在 6 个月以上）。

（2）根据机制：内脏性腹痛、躯体性腹痛、感应性防御痛、心理性腹痛。

（3）根据腹痛部位：右上腹、中上腹、左上腹、脐周、右下腹、下腹部、左下腹、弥漫性或部位不固定。

### （二）知识点 2：消化道出血部位的判断

消化道出血是临床常见综合征，可由多种疾病所致，如消化性溃疡、炎症性肠病、憩室、痔疮、结肠息肉、直肠脱垂、消化道的血管异常及恶性肿瘤等。一般以十二指肠悬韧带（Treitz 韧带）为界，将消化道出血分为上消化道出血（UGIB）、中消化道出血和下消化道出血（LGIB）。上消化道出血患者多表现为呕血、黑便，下消化道出血则多表现为便血。但具体表现与出血量及出血速度相关。

### （三）知识点 3：如何根据患者的临床症状判断出血量

大便隐血试验阳性提示每日出血量大于 5mL。出现黑便表明每日出血量在 50mL 以上。呕血提示胃内积血达 250 ～ 300mL。一次性出血量在 400mL 以下时，可能不会出现全身症状。出血量超过 400mL，可出现头晕、心悸、乏力等症状。出血量超过 1 000mL，会出现周围循环衰竭的表现。

### （四）知识点 4：贫血严重程度的分度

贫血是指人体外周血红细胞容量减少，低于正常范围下限，不能运输足够的氧至组织而产生的综合征。据血常规检查中血红蛋白结果，成年男性血红蛋白＜ 120g/L，成年女性（非妊娠）血红蛋白＜ 110g/L，孕妇血红蛋白＜ 100g/L 即为贫血。

按严重程度分为轻度、中度、重度、极重度，轻度为血红蛋白大于 90g/L，中度为 60 ～ 90g/L，重度为 30 ～ 59g/L，极重度为小于 30g/L。

### （五）知识点 5：抑酸药物的种类及作用机制

质子泵抑制剂：可不可逆地抑制质子泵（$H^+$–$K^+$–ATP 酶），抑酸起效迅速、作用强大而持久，抑酸完全。不能有效控制夜间酸突破，受 CYP2C19 基因多态性影响。其中奥美拉唑作为第一代质子泵抑制剂，可以特异性地作用于胃黏膜壁细胞顶端膜构成的分泌性微管和胞质内的管状泡上，即胃壁细胞 $H^+$–$K^+$–ATP 酶所在部位，并转化为次磺酸和亚磺酰胺，后者通过二硫键与质子泵的巯基发生不可逆结合，从而抑制 $H^+$–$K^+$–ATP 酶的活性，阻断胃酸分泌的最后步骤，使壁细胞内的 $H^+$ 不能转运到胃腔中，使胃液中的酸含量大为减少，减轻疾病状态下胃酸对消化道黏膜的损伤，改善反酸、腹痛等症状，促进黏膜溃疡、糜烂的愈合。奥美拉唑还可以通过降低胃内酸度，从而有利于血小板聚集，为上消化道出血的止血创造条件。基于以上的药理作用，奥美拉唑广泛应用于胃及十二指肠溃疡、胃食管反流病、卓—艾综合征、消化性溃疡急性出血、急性胃黏膜病变出血，还可与抗菌药物联合用于幽门螺杆菌的根除治疗等。

$H_2$ 受体阻滞剂：通过抑制胃黏膜壁细胞 $H_2$ 受体，可减少 50% ～ 70% 24 小时基础胃酸分泌，抑制夜间酸突破显著，抑酸持续时间短。易受饮食影响，易快速耐受。

新型钾离子竞争性酸阻滞剂（P–CAB），如伏诺拉生，具有首剂全效、起效迅速、持久抑酸的特点。它可以同时抑制静息或激活状态的 $H^+$–$K^+$–ATP 酶，并可逆地与半胱氨酸分子结合形成二硫键，长期作用于胃壁细胞，抑制胃酸的分泌。

### （六）知识点 6：如何进行科学合理的补液及营养支持

（1）机体能量需要量的确定：25 ～ 30 kcal/（kg · d）；肥胖：BMI ≥ 30kg/m$^2$，推荐能量摄入量为正常目标量的 70% ～ 80%。

（2）补液量：具体如下。①根据体重调整［2mL/（kg · h）即 48mL/（kg · d）］，一般为 2 500 ～ 3 000mL。②根据体温，大于 37℃，每升高 1℃，多补 3 ～ 5mL/kg。③特别的丢失：胃肠减压，腹泻，肠瘘，胆汁引流，各种引流管，呼吸机支持（经呼吸道蒸发增多）。

（3）补液质：具体如下。①糖：一般指葡萄糖，250 ～ 300g（5% 葡萄糖注射液规格为 100mL ∶ 5g；250mL ∶ 12.5g；500mL ∶ 25g。10% 葡萄糖注射液规格为 100mL ∶ 10g；250mL ∶ 25g；500mL ∶ 50g）。②盐：一般指氯化钠，4 ～ 5g（0.9% 氯化钠注射液：取 0.9g 氯化钠，溶解在少量蒸馏水中，稀释到 100mL。0.9% 氯化钠注射液规格为 100mL ∶ 0.9g，250mL ∶ 2.25g，500mL ∶ 4.5g）。③钾：一般指氯化钾，生理量 3 ～ 4g（10% 氯化钾溶液规格为 10mL ∶ 1g。一般 10% 氯化钾注射液 10 ～ 15mL 加入葡糖注射液 500mL）。④一般禁食时间为 3 日内，不用补蛋白质、脂肪。大于 3 日，每日应补蛋白质、脂肪。

（4）肠外营养（葡萄糖 ∶ 脂肪乳剂制剂为 6 ∶ 4；葡萄糖 ∶ 氨基酸 ∶ 脂肪为 4 ∶ 3 ∶ 3）。糖类制剂——葡萄糖：3.0 ～ 3.5g/（kg · d），供能约占总热量的 50%；氨基酸制剂：1.2 ～ 2.0g/（kg · d）；脂肪乳剂制剂：0.7 ～ 1.3g/（kg · d），占 30% ～ 40% 总热量；脂肪乳剂的输注速度为 1.2 ～ 1.7mg/（kg · d）；电解质制剂；维生素及微量元素制剂；注：1g 葡萄糖提供的能量＝ 4kcal，1g 脂肪提供的能量＝ 9kcal。

### （七）知识点 7：胃镜检查的适应证及禁忌证

（1）适应证：①凡疑有食管、胃及十二指肠疾病；②胸骨后疼痛、烧灼感及吞咽困难，疑有食管疾病者；③上腹不适，疑为上消化道病变，临床又不能确诊者；④急性及原因不明的慢性上消化道出血；⑤ X 线检查发现胃部病变不能明确性质者；⑥需要随诊的病变，如溃疡、萎缩性胃炎、癌前病变、术后胃等；⑦疑有食管癌和胃癌患者，胃镜可提高诊断准确率，发现早期病例，并可进行治疗；⑧胃镜可诊断上消化道息肉及隆起性病变，并进行治疗；⑨需要通过内镜进行治疗者。

（2）禁忌证：不愿意或不能够合作的人，如精神疾病患者及智力低下者；存在影响胃镜进入因素的人，如脊柱严重畸形者；咽部有急性炎症的人，如患急性咽炎、化脓性扁桃体炎的人；正处在支气管哮喘发作期的患者；有严重的心血管、肺、脑部疾病的人，如患有心绞痛、心力衰竭的患者；被怀疑胃穿孔的患者。

### （八）知识点 8：溃疡内镜下分期及 Forrest 分级具体内容及临床意义

内镜下消化性溃疡的分期主要根据溃疡底部苔膜的厚薄与有无、周围黏膜水肿的轻重与有无、再生上皮的多少以及有无瘢痕形成，分为活动期（A 期）、愈合期（H 期）和瘢痕期（S 期）。

（1）活动期（A 期）：又称急性期或厚苔期。A1 期：溃疡底部有厚苔（黑 / 黄 / 白），周围黏膜肿胀，无再生上皮形成，无黏膜皱襞集中。A2 期：溃疡底部有厚苔，周围黏膜肿胀减轻，开始出现溃疡黏膜皱襞集中。

（2）愈合期（H 期）：又称薄苔期。H1 期：溃疡白苔变薄，溃疡缩小，再生上皮增生形成的红晕向上隆起。H2 期：溃疡缩小，溃疡底白苔变薄、变白，溃疡可缩小为线状或小点状。

（3）瘢痕期（S 期）：又称无苔期。S1 期：溃疡面消失，瘢痕开始形成，皱襞集中于中心发红部（红色瘢痕）。S2 期：再生上皮由红色逐渐变为白色，皱襞集中（白色瘢痕），与周围黏膜颜色一致。

（4）Forrest Ⅰ级：活动性出血病灶；Forrest Ⅰa 级：喷射样出血（动脉性）；Forrest Ⅰb 级：活动性渗血（静脉性或微小动脉性）。Forrest Ⅱ级：近期出血性病灶；Forrest Ⅱa 级：血管显露；Forrest Ⅱb 级：附着血凝块；Forrest Ⅱc 级：黑色基底。Forrest Ⅲ级：基底洁净，无近期出血征象。

### （九）知识点 9：内镜下治疗溃疡出血的方法

（1）机械止血法：常用方法如下。①内镜局部压迫止血法：凝血功能正常，出血量较小，血管破损较轻微且血管较细微者。②止血夹止血法：内镜下波动性出血或喷血、活动性出血以及有裸露的血管残端等较大出血量者，但不宜用于大面积弥漫性出血及周围组织硬化的情况；可分为非降解材料止血夹（钛夹、银夹等）和可吸收高分子止血夹（Lapro-Clip 夹和 ABSOLOK 结扎钉夹）；近年来研究的可旋转的止血夹可用于憩室出血，超范围夹子可用于大血管严重出血或大纤维溃疡的患者。③结扎止血法：出血量较少且有充分视野的出血情况。④内镜可脱性圈套结扎术：新兴技术，对于憩室出血有优势，但是需要进一步验证。

（2）喷洒止血法：具体如下。①适应证：用于出血面积较大但出血量不大的患者。②常用药：包括巴曲酶、孟氏溶液、凝血酶、去甲肾上腺素、肾上腺素、高铁止血剂、新型止血粉等。③缺点：可一过性降低内镜的可视性，在止血无效时可能会干扰其他治疗方式。④应用：单一喷洒效果不佳，一般配合其他方法一起使用。

（3）注射止血法：具体如下。①适应证：局部静脉、小动脉等出血以及息肉切除后止血。②用药：包括 1 ∶ 10 000 肾上腺素生理盐水、无水乙醇、1% 乙氧硬化醇、5% 鱼肝油酸钠等。③用法：临床常用 1 ∶ 10 000 肾上腺素生理盐水对病灶周围多点黏膜处进行注射，利用肾上腺素使局部血管收缩，并促进血小板聚集以达到止血目的。④推荐联合方法治疗（常见的是联合热凝治疗），因为单一治疗再出血率达 26%，且会造成灶性黏膜受损，尤其是乙醇、氨基乙醇等硬化剂，可能会造成穿孔。

（4）热凝治疗：具体如下。①原理：通过压迫出血点和凝固血管以达到止血作用的内镜下止血治疗。②分类：接触性热凝固法，包括单极电凝、双极电凝、多级电凝、热探头等；非接触热凝固法，包括激光微波、氩等离子体凝固术等。③适应证：常用于小血管出血，如非动脉非静脉曲张破裂型出血，血管畸形病变出血等出血量不大的弥漫性浅表性出血。④疗效评估：视野清楚，可用于大面积止血，但对于热凝深度和组织失活程度难以控制，易导致穿孔，且接触性热凝会造成粘连，引起再出血。⑤举例：内镜下氩离子凝固术（APC）是一种非接触性热凝治疗，具有自限性、自动导向性等优点。该技术利用氩气离子化后可以传输高频能量，凝固组织表层来止血，氩气喷头可不直接触碰出血部位，与创口间的最佳距离为 2 ～ 8mm，因此，此法特别适合于表面治疗，且不易粘连，并防止分离粘连导致的出血。内镜下联合止血：常应用于出血量较大的患者，常选择先用止血夹止血，再联合注射法注射肾上腺素生理盐水等，也可以应用热凝、注射、止血夹止血联合治疗，还可以钛夹联合 APC、注射药物联合 APC 等。

### （十）知识点 10：消化性溃疡的发生发展

（1）黏膜受损阶段：胃酸和胃蛋白酶的过度分泌会损害黏膜的保护层。这使得黏膜容易受到胃酸的腐蚀，导致黏膜受损。

（2）溃疡形成阶段：在黏膜受损的区域，胃酸和胃蛋白酶进一步侵蚀组织，形成溃疡。溃疡通常呈圆形或椭圆形，直径在 0.5 ～ 1.5cm。

（3）溃疡扩展阶段：如果溃疡未得到适当的治疗，它可能会扩大并侵犯更大面积的黏膜。溃疡的深度也可能增加，穿透黏膜层并侵犯到肌层。

（4）并发症阶段：在溃疡扩展的过程中，可能会出现一些严重的并发症，如出血、穿孔和幽门梗阻。

### （十一）知识点 11：消化性溃疡常见的并发症

（1）出血：消化性溃疡可能会导致胃壁或十二指肠黏膜的血管损伤，引起出血。出血的表现可能包括黑便、呕血、贫血和虚弱。

（2）穿孔：溃疡扩展到肌层并穿透胃壁或十二指肠壁，可能导致穿孔。这会引起剧烈的腹痛、腹膜炎和感染。穿孔是一种严重的并发症，需要紧急手术治疗。

（3）幽门梗阻：溃疡扩展到幽门（胃和十二指肠之间的区域）时，可能会阻塞胃内容物的正常流动，导致幽门梗阻。这会引起恶心、呕吐、腹胀和进食困难。

（4）溃疡恶变：少数情况下，消化性溃疡可能会发展为胃癌，称为溃疡恶变，需要及时诊断和治疗。

### （十二）知识点 12：肠鸣音听诊判断消化道出血的临床意义

听诊肠鸣音可以判断活动性出血，其他相关判断指标包括：①反复呕血，或黑便（血便）次数增多，肠鸣音活跃；②周围循环状态经充分补液及输血后未见明显改善，或虽暂时好转而又恶化；③血红蛋白浓度、红细胞计数与红细胞比容继续下降；④补液与尿量足够的情况下，血尿素氮持续或再次升高。

从体征、症状或检验方面入手：体征 / 症状（休克的表现）包括心率快，血压低，乏力，心悸等表现（加重，是个动态变化），便血，呕血，肠鸣音等。检验：血红蛋白进行性下降，尿素氮（BUN）高，补血后血红蛋白升高不明显，红细胞比容（HCT）低。

### （十三）知识点 13：输血的治疗指征

指征：①收缩压＜ 90mmHg，或较基础收缩压降低幅度＞ 30mmHg；②血红蛋白＜ 70g/L 或红细胞比容＜ 25%；③心率增快（＞ 120 次 / 分钟）。

### （十四）知识点 14：术后观察指标

（1）密切观察意识、生命体征、24 小时出入量。

（2）观察皮肤温湿度、甲床色泽和周围静脉充盈度。

（3）观察呕血、黑便的量、性质、次数。①大便隐血试验阳性：出血量每日 5 ～ 10mL。②黑粪：50mL 以上。③呕血：胃内积血量 250mL 以上。④无全身症状：400mL 以下。⑤小量出血：在 400 ～ 500mL 时，可出现全身症状，如头晕、心悸、乏力等。⑥中量出血：500 ～ 1 000mL 时，可出现口渴、出冷汗、脉速、血压下降等周围循环衰竭的表现。⑦大量出血：＞ 1 000mL 时有急性失血性周围循环衰竭表现，严重者引起失血性休克。

（4）观察判断是否有继续出血和再出血。①反复呕血，甚至呕吐物由咖啡色转为鲜红色。②黑便次数增多，色泽变成暗红色，伴肠鸣音亢进。③虽经输血、补液，临床观察或中心静脉压监护发现周围循环衰竭未能改善。④血红蛋白浓度、红细胞计数和压积不断下降，网织红计数持续升高。⑤在补液与尿量足够时，血尿素氮持续或再次升高。

### （十五）知识点 15：治疗后随访和患者的预后处理

应定期复查胃镜。预防消化性溃疡复发的关键在于改变生活方式和饮食习惯，避免过度饮酒和吸烟，减少使用非甾体抗炎药（NSAID），注意减压和控制压力。此外，幽门螺杆菌感染是消化性溃疡的主要原因之一，因而适时进行幽门螺杆菌检测和治疗也是重要的预防措施。

### 参考文献

[1] 中华消化杂志编辑委员会 . 消化性溃疡诊断与治疗共识意见（2022 年，上海）[J]. 中华消化杂志，2023，43（3）：176-192.

[2] LAINEL, BARKUN A N, SALTZMAN J R, et al. ACGC linical guideline: upper gastrointestinaland ulcer bleeding[J]. Am J Gastroenterol, 2021, 116(5): 899-917.

（张秀静　戈艳蕾　赵亚婷）

# 案例 10　内分泌系统——弥漫性毒性甲状腺肿案例

**学习目标**

1. 知识目标　从心悸的主诉、临床表现、诊断及治疗全过程学习弥漫性毒性甲状腺肿的相关知识。

2. 能力目标　通过学习病例，学生在接诊胰腺癌病例的过程中能对毒性弥漫性甲状腺肿患者提出相应的诊断和鉴别诊断和治疗方案。

3. 职业素养目标　通过学习病例，学生在医患沟通、同理心、人文素养等方面得到提升。

## 一、案例信息

**案例名称：**内分泌系统——弥漫性毒性甲状腺肿。

**主要诊断：**弥漫性毒性甲状腺肿。

**适用对象：**本科生（院校教育），规培生（毕业后教育）。

**关键词：**弥漫性毒性甲状腺肿。

**典型临床症状与体征 / 阳性体征：**心悸，乏力，消瘦。

**诊断：**弥漫性毒性甲状腺肿。

**治疗方法：**口服药物治疗。

## 二、病史资料

**患者姓名：**张某某。

**性别：**女。

**年龄：**49 岁。

**主诉：**心悸、乏力、消瘦 40 余日。

**现病史：**患者缘于 40 日前无明显诱因出现心悸、乏力，自数脉搏最高可达 110 次 /

分钟【知识点 1：心悸的鉴别诊断】，伴善饥多食、全身颤动，活动后症状明显【知识点 2：消瘦的鉴别诊断】，伴喘息，无腹泻及便秘，无发热、寒战，无恶心、呕吐，无怕热、多汗等不适。1 个月前患者出现双下肢水肿、尿少，自行口服利尿剂后症状好转【知识点 3：水肿的鉴别诊断】。现为求进一步诊治门诊以“心悸、消瘦待查”收入我院。患者自发病以来精神、睡眠差，情绪烦躁，食欲好，大小便正常，1 个月来体重下降约 5kg。

**既往史：**20 日前于当地诊所测血糖升高，空腹 10mmol/L，给予格列美脲 2mg 口服每日 1 次，1 周前因昏迷就诊于当地医院，测血糖 2.8mmol/L，予以静脉补糖后症状好转【知识点 4：糖尿病的诊断标准及血糖升高的原因】。否认糖尿病、冠心病、肾病、脑血管病等病史，否认肝炎、结核等传染病病史。否认外伤史。否认手术史。对青霉素及链霉素过敏，否认食物过敏史。

**个人史：**生于当地，久居当地。否认疫区、疫水接触史。否认毒物、放射性物质接触史。否认烟酒嗜好。

**婚育史：**适龄结婚，配偶及子女体健。

**家族史：**否认家族遗传病史及类似疾病史。父亲因胃癌去世，母亲去世原因不详，有 1 个姐姐患有糖尿病。

## 三、专科及辅助检查

### （一）专科检查

T 36.8℃，P 108 次 / 分钟，R 22 次 / 分钟，BP 135/94mmHg。全身皮肤及巩膜无黄染，突眼（–），周身未触及肿大淋巴结，甲状腺未触及肿大，可闻及血管杂音。双肺呼吸音清，未闻及干、湿啰音，腹软，肝、脾肋下未触及，肝区、肾区无叩痛，腹部无压痛、反跳痛及肌紧张，腹部叩诊鼓音，移动性浊音（–），肠鸣音 2 ～ 5 次 / 分钟。四肢肌力、肌张力正常，手颤（+）。

### （二）辅助检查

（1）血常规（表 10–1）：未见异常。

（2）血生化全项（表 10–2）：CA 2.71mmol/L，PHOS 1.60mmol/L，UA 447 μmol/L。

（3）甲状腺功能七项及 TRAb：促甲状腺素 0.005 μU/mL，游离 $T_4$ > 100.0pmol/L，游离 $T_3$ 38.27pmol/L，总 $T_4$ 279.9nmol/L，总 $T_3$ 8.53nmol/L，促甲状腺素受体抗体 23.77U，见表 10–3。

（4）其他：糖化血红蛋白 5.1%，NT–BNP 1 364pg/mL。

（5）甲状腺彩超结果：甲状腺实质弥漫性病变，见表 10–4。

（6）甲状腺 ECT 结果：见表 10–5。

表 10–1　血常规检查结果

| 项目 | 结果 | 参考值 | 单位 |
| --- | --- | --- | --- |
| 白细胞（WBC） | 7.4 | 3.5 ～ 9.5 | $10^9$/L |
| 红细胞（RBC） | 4.43 | 3.8 ～ 5.1 | $10^{12}$/L |
| 血红蛋白（HGB） | 123 | 115 ～ 150 | g/L |
| 红细胞比容（HCT） | 0.373 | 0.35 ～ 0.45 | L/L |

续表

| 项目 | 结果 | 参考值 | 单位 |
|---|---|---|---|
| 红细胞平均体积（MCV） | 84.00 | 82 ～ 100 | fl |
| 红细胞平均血红蛋白量（MCH） | 27.7 | 27 ～ 34 | pg |
| 红细胞平均血红蛋白浓度（MCHC） | 328 | 316 ～ 354 | g/L |
| 红细胞体积分布宽度（RDW） | 12.6 | 10 ～ 15 | % |
| 血小板（PLT） | 251 | 125 ～ 350 | $10^9$/L |
| 平均血小板体积（MPV） | 9.5 | 6.8 ～ 13.5 | fl |
| 血小板压积（PCT） | 0.238 | 0.108 ～ 0.282 | % |
| 血小板体积分布宽度（PDW） | 16.0 | 10 ～ 18 | % |
| 淋巴细胞（LYM） | 2.63 | 1.1 ～ 3.2 | $10^9$/L |
| 淋巴细胞百分比（LYM%） | 35.4 | 20 ～ 50 | % |
| 单核细胞（MON） | 0.53 | 0.1 ～ 0.6 | $10^9$/L |
| 单核细胞百分比（MON%） | 7.2 | 3 ～ 10 | % |
| 中性粒细胞（NEU） | 4.16 | 1.8 ～ 6.3 | $10^9$/L |
| 中性粒细胞百分比（NEU%） | 56.1 | 40 ～ 75 | % |
| 嗜酸性粒细胞（EOS） | 0.08 | 0.02 ～ 0.52 | $10^9$/L |
| 嗜酸性粒细胞百分比（EOS%） | 1.1 | 0.4 ～ 8 | % |
| 嗜碱性粒细胞（BAS） | 0.01 | 0 ～ 0.06 | $10^9$/L |
| 嗜碱性粒细胞百分比（BAS%） | 0.2 | 0 ～ 1 | % |
| 异形淋巴细胞（ALY） | 0.13 | 0 ～ 0.20 | $10^9$/L |
| 异形淋巴细胞百分比（ALY%） | 1.8 | 0 ～ 2.0 | % |
| 巨大不成熟细胞（LIC） | 0.02 | 0 ～ 0.20 | $10^9$/L |
| 巨大不成熟细胞百分比（LIC%） | 0.3 | 0 ～ 2.0 | % |

表 10-2　血生化全项结果

| 项目 | 结果 | 参考值 | 单位 |
|---|---|---|---|
| 总蛋白 | 68.9 | 65 ～ 85 | g/L |
| 白蛋白（溴甲酚绿法） | 42.9 | 40 ～ 55 | g/L |
| 球蛋白 | 26 | 20 ～ 40 | g/L |
| 白蛋白 / 球蛋白 | 1.65 | 1.2 ～ 2.4 | |
| 前白蛋白 | 197 | 180 ～ 350 | mg/L |
| 总胆红素 | 20.7 | 0 ～ 21 | μmol/L |
| 直接胆红素 | 7.9 | 0 ～ 8 | μmol/L |
| 间接胆红素 | 12.8 | | μmol/L |
| 丙氨酸氨基转移酶 | 28 | 7 ～ 40 | U/L |
| 天冬氨酸氨基转移酶 | 21 | 13 ～ 35 | U/L |

续表

| 项目 | 结果 | 参考值 | 单位 |
|---|---|---|---|
| 碱性磷酸酶 | 109 | 35 ～ 125 | U/L |
| γ 谷氨酰转肽酶 | 40 | 7 ～ 45 | U/L |
| 胆碱酯酶 | 11 149 | 4 000 ～ 12 600 | U/L |
| 腺苷脱氨酶 | 15.3 | 4 ～ 24 | U/L |
| 总胆汁酸 | 3.5 | 0 ～ 10.0 | μmol/L |
| 总胆固醇 | 3.99 | 2.7 ～ 5.2 | mmol/L |
| 三酰甘油 | 1.35 | 0.56 ～ 1.7 | mmol/L |
| 高密度脂蛋白胆固醇 | 1.11 | 1.03 ～ 2.07 | mmol/L |
| 低密度脂蛋白胆固醇 | 2.62 | 2.07 ～ 3.37 | mmol/L |
| 载脂蛋白 A1 | 1.15 | 1.05 ～ 2.05 | g/L |
| 载脂蛋白 B | 0.85 | 0.55 ～ 1.3 | g/L |
| 肌酸激酶 | 54 | 40 ～ 200 | U/L |
| 肌酸激酶同工酶 | 11 | 0 ～ 25 | U/L |
| 乳酸脱氢酶 | 153 | 120 ～ 250 | U/L |
| 羟丁酸脱氢酶 | 102 | 72 ～ 182 | U/L |
| 肌钙蛋白 | ＜ 0.01 | 0 ～ 0.01 | μg/L |
| 肌红蛋白 | 10 | 0 ～ 100.02 | ng/mL |
| 尿素 | 7.04 | 2.6 ～ 7.5 | mmol/L |
| 肌酐 | 47 | 41 ～ 73 | μmol/L |
| 二氧化碳 | 30 | 20 ～ 30 | mmol/L |
| 尿酸 | 447 | 140 ～ 340 | μmol/L |
| 钠 | 141.6 | 137 ～ 147 | mmol/L |
| 钾 | 3.52 | 3.5 ～ 5.3 | mmol/L |
| 氯 | 104.4 | 99 ～ 110 | mmol/L |
| 钙 | 2.71 | 2.11 ～ 2.52 | mmol/L |
| 磷 | 1.60 | 0.85 ～ 1.51 | mmol/L |
| 铁 | 10.1 | 7.8 ～ 32.2 | μmol/L |
| 镁 | 0.76 | 0.75 ～ 1.02 | mmol/L |

表 10-3　甲状腺功能及 TRAb 结果

| 项目 | 结果 | 参考值 | 单位 |
|---|---|---|---|
| 促甲状腺素 | 0.005 | 0.27 ～ 4.2 | μU/mL |
| 游离 $T_4$ | ＞ 100.0 | 12 ～ 22 | pmol/L |
| 游离 $T_3$ | 38.27 | 2.8 ～ 7.1 | pmol/L |
| 总 $T_4$ | 279.9 | 59 ～ 154 | nmol/L |

续表

| 项目 | 结果 | 参考值 | 单位 |
| --- | --- | --- | --- |
| 总 $T_3$ | 8.53 | 1.3 ～ 3.1 | nmol/L |
| 抗甲状腺球蛋白抗体 | 67.82 | 0 ～ 115 | U |
| 抗甲状腺过氧化物酶抗体 | 12.45 | 0 ～ 34 | U |
| 促甲状腺素受体抗体 | 23.77 | 0.3 ～ 4 | U |

表 10–4　甲状腺彩超结果

| 项目 | 影像学表现 | 影像学诊断 |
| --- | --- | --- |
| 甲状腺超声 | 甲状腺体积饱满，被膜尚光滑，实质回声不均匀减低，内可见散在低回声区，CDFI 显示甲状腺实质血流信号丰富 | 甲状腺实质弥漫性病变 |

表 10–5　甲状腺 ECT 结果

| 项目 | 影像学表现 | 影像学诊断 |
| --- | --- | --- |
| 甲状腺 ECT | 静脉注射 $^{99m}TcO_4$，20 分钟后甲状腺显像：甲状腺双叶显影清晰，位置、形态正常，体积增大，放射性分布尚均匀，未见明显结节样改变。甲状腺摄锝功能明显增强 | 甲状腺双叶摄锝功能明显增强 |

## 四、诊断及鉴别诊断

### （一）诊断

弥漫性毒性甲状腺肿诊断如下。

（1）症状（诊断重要线索）：①心悸，心率快；②善饥、多食；③体重明显下降；④周身颤动。

（2）体征（诊断客观依据）：①甲状腺可闻及血管杂音；②手颤阳性。

（3）辅助检查（诊断必要条件）：①甲状腺功能及 TRAb 抗体检查；②甲状腺超声检查；③甲状腺 ECT。

### （二）鉴别诊断

1. 亚急性甲状腺炎

多有病毒感染的症状，如发热、肌肉疼痛等，伴甲状腺区明显疼痛，向耳后放射。甲状腺触诊质地较硬，触痛明显，甲状腺碘 –131 摄取率降低。

2. 甲状腺高功能腺瘤

有甲状腺毒症所致的高代谢症状，鉴别依靠放射性核素扫描及甲状腺超声，放射性核素扫描在肿瘤区有核素浓集，其他区域核素分布稀疏，甲状腺超声可以发现结节和肿瘤。

## 五、治疗

### （一）治疗方案

（1）饮食：予高热量、高蛋白、富含维生素饮食，鼓励患者多饮水，禁止摄入刺激性食物，避免进食含碘食物（如海带、海鲜、紫菜等海产品）。

（2）运动：初期活动无耐力，保持充足睡眠，注意休息，能坐不站，能走不跑，减少体力活动。避免情绪激动，预防感染。

（3）药物：①给予 β 受体阻滞药普萘洛尔 10mg 每日 3 次口服，以减慢心率，如果有支气管疾病，可选择阿替洛尔或美托洛尔【知识点 5：β 受体阻滞药的作用】。②给予甲巯咪唑 10mg 每日 3 次抑制甲状腺合成甲状腺激素【知识点 6：药物治疗的适应证、剂量选择、疗程；知识点 7：药物不良反应及解决方法】。

（4）该患者服用药物后出现药物性甲状腺功能减退，停药后甲状腺功能亢进症复发，患者认为口服药物及复诊麻烦，调整治疗方案为碘 -131 治疗【知识点 8：碘 -131 治疗的适应证及禁忌证】，观察治疗效果及并发症【知识点 9：碘 -131 治疗的并发症及解决方法】。

（5）若上述方法治疗后患者甲状腺功能亢进症控制不佳或反复，可考虑手术治疗。

### （二）预后及转归

弥漫性毒性甲状腺肿是一种慢性疾病，预后与患者治疗依从性和早期干预有很大关系。患者需定期复查甲状腺激素水平、定期就诊并进行相关检查，以评估疾病的控制情况，大多数患者可治愈，但也有一定的复发率。如未经过及时诊断及治疗，部分患者可出现症状复发，若病情控制不佳，可出现甲状腺危象【知识点 10：甲状腺危象诊断及治疗】、甲状腺相关性眼病或甲状腺毒症性心脏病。

## 六、总结与思考

弥漫性毒性甲状腺肿是一种常见的内分泌疾病，临床病例分析有助于我们更好地了解和认识该疾病，在患者的诊断和治疗过程中，需综合运用临床表现、体格检查和辅助检查结果，采取合理有效的治疗策略，提高患者的生活质量和预后。

### （一）甲状腺功能亢进症与甲状腺毒症的区别

甲状腺功能亢进症简称甲亢，指甲状腺腺体不适当地持续合成和分泌过多的甲状腺激素。弥漫性毒性甲状腺肿是甲状腺功能亢进症最常见的原因。

甲状腺毒症是指任何原因导致血液循环中甲状腺激素过多，引起以神经、循环、消化等系统兴奋性增高和代谢亢进为主要表现的一组临床综合征，根据是否有甲状腺功能亢进症，可分为甲亢性甲状腺毒症和非甲亢性甲状腺毒症。

### （二）甲状腺毒症的常见原因

分为甲亢性甲状腺毒症和非甲亢性甲状腺毒症。

甲亢性甲状腺毒症包括弥漫性毒性甲状腺肿，多结节性毒性甲状腺肿，甲状腺自主高功能腺瘤，碘致甲状腺功能亢进，桥本甲亢，新生儿甲状腺功能亢进症，以及垂体 TSH 腺瘤。

非甲亢性甲状腺毒症包括亚急性甲状腺炎，无症状性甲状腺炎，桥本甲状腺炎，产后甲状腺炎，外源甲状腺激素替代，异位甲状腺激素产生。

### （三）弥漫性毒性甲状腺肿的诊断程序

诊断程序：①甲状腺毒症的诊断；②确定甲状腺毒症是否来源于甲状腺功能亢进；③确定甲状腺功能亢进的原因。

（1）甲亢的诊断：高代谢症状和体征；甲状腺肿大；血清 $TT_4$、$FT_4$ 增高，TSH 降低。具备以上 3 项，诊断成立。

（2）弥漫性毒性甲状腺肿的诊断：甲亢诊断确立；甲状腺弥漫性肿大（触诊和B超证实），少数病例可无甲状腺肿大；眼球突出和其他浸润性眼征；胫前黏液性水肿；TRAb、TSAb、TPOAb阳性。前两项为诊断必备条件，后3项为诊断辅助条件。

## 七、知识点库

### （一）知识点1：心悸的鉴别诊断

1. 根据病因

①心脏搏动增强；②心律失常；③心力衰竭；④心脏神经官能症；⑤β受体亢进综合征。

2. 根据机制

①血流动力学改变；②心律失常；③神经体液调节；④神经精神因素。

3. 根据伴随症状

（1）伴心前区疼痛：见于冠状动脉粥样硬化性心脏病（如心绞痛、心肌梗死），心肌炎，心包炎，亦见于心脏神经官能症等。

（2）伴发热：见于急性传染病、风湿热、心肌炎、心包炎、感染性心内膜炎等。

（3）伴晕厥或抽搐：见于窦性停搏、高度房室传导阻滞、阵发性室性心动过速、病态窦房结综合征等。

（4）伴贫血：见于各种原因引起的急性失血，此时常有虚汗、脉搏微弱、血压下降或休克；慢性贫血，心悸多在劳累后较明显。

（5）伴呼吸困难：见于急性心肌梗死、心肌炎、心包炎、心力衰竭、重症贫血等。

（6）伴消瘦及出汗：见于甲状腺功能亢进症。

### （二）知识点2：消瘦的鉴别诊断

多种原因使机体摄入营养物质减少或机体对营养物质消耗增加，形成负氮平衡而引起消瘦（表10-6）。

表10-6　引起消瘦的原因

| | |
|---|---|
| 营养物质摄入不足 | 各种原因引起营养物质（糖、脂肪和蛋白质）摄入不足均可导致，包括吞咽困难、进食减少 |
| 营养物质消化、吸收障碍 | 营养物质摄入体内，由于消化、吸收障碍所引起，包括胃、肠、肝、胆、胰源性疾病 |
| 营养物质利用障碍 | 糖尿病患者，糖被机体吸收后，因胰岛素缺乏，不能被体内细胞利用 |
| 营养物质消耗增加 | 内分泌代谢病（甲亢、1型糖尿病）、慢性消耗性疾病（重症结核、肿瘤及某些慢性感染等）、大面积烧伤（大量血浆渗出）、高热（体温每升高1℃，营养物质代谢率提高13%） |
| 减肥 | 通过严格的饮食控制和积极的体育锻炼，将体内过多蓄积的脂肪进行分解和代谢，使脂肪含量达到正常水平 |
| 体质性 | 天生，无任何疾病征象，可有家族史 |

### （三）知识点3：水肿的鉴别诊断

1. 依据水肿部位

全身性水肿见于以下疾病：①心源性；②肾源性；③肝源性；④营养不良性水肿（低

蛋白血症、维生素B缺乏症、恶病质等）；⑤妊娠所致水肿；⑥结缔组织疾病所致水肿（系统性红斑狼疮、硬皮病、皮肌炎）；⑦内分泌疾病所致水肿［垂体前叶功能减退症、黏液性水肿、甲状腺功能减退症、皮质醇增多症（库欣综合征）、原发性醛固酮增多症、经前期紧张综合征、糖尿病］；⑧蛋白丢失性肠病；⑨药物所致的水肿；⑩特发性水肿；⑪其他原因所致的全身性水肿。

局限性水肿见于以下疾病：①局部炎症；②肢体静脉血栓及血栓性静脉炎；③下肢静脉曲张；④慢性上腔静脉阻塞综合征；⑤慢性下腔静脉阻塞综合征；⑥淋巴回流受阻（丝虫病所致象皮肿、非特异性淋巴管炎、淋巴结切除后）；⑦流行性腮腺炎并发胸骨前水肿；⑧血管神经性水肿；⑨神经营养障碍所致的水肿；⑩局部黏液性水肿。

2. 水肿的性质

凹陷性水肿是由于体液渗聚于皮下疏松结缔组织间隙所致；非凹陷性水肿是由于慢性淋巴回流受阻，黏液性水肿所致。

炎性水肿为局限性水肿，局部潮红、灼热、疼痛和压痛为特征，主要属于外科范围（如丹毒、蜂窝织炎等）。

3. 水肿的发病部位与相关疾病

（1）单侧下肢：常见于下肢深静脉血栓、静脉闭塞、淋巴管阻塞。一般来讲，静脉性血栓或闭塞所致水肿多为可凹陷性，不累及脚趾；而淋巴管阻塞所致水肿不为凹陷性，质地较硬，累及脚趾。

（2）仅限于双侧下肢：常见于神经性水肿、药源性水肿（钙通道阻滞剂、雌激素、类固醇等）、肥胖、高血压、妊娠、月经期、更年期、老年人、贫血、特发性水肿等。如果水肿仅仅局限于双下肢胫骨下缘，常见于甲状腺功能亢进。妊娠所致水肿一般来讲，左下肢水肿比右下肢水肿出现早，而且严重。

（3）仅发生于上肢及面部：常见于上腔静脉阻塞综合征。

（4）发生于眼睑及颜面部，以早晨起床时最明显：见于肾性疾病，常见于肾炎。

（5）水肿初发生于下肢，而后蔓延至全身：常见于心源性水肿、肝源性水肿、肾源性水肿、重度贫血、重度营养不良、黏液性水肿等疾病。

（6）仅发生于下肢及腰骶部：常见于下腔静脉阻塞综合征、截瘫、长期卧床、营养不良等疾病。

### （四）知识点4：糖尿病的诊断标准及血糖升高的原因

1. 糖尿病诊断标准

典型的糖尿病症状（多饮、多食、多尿、体重减轻）加上随机血糖≥11.1mmol/L，或空腹血糖≥7.0mmol/L，或者OGTT 2小时≥11.1mmol/L；症状不典型者，需于另一日重复检测。

2. 血糖升高

（1）生理性升高：餐后1～2小时，高糖饮食，剧烈运动，情绪激动，胃倾倒综合征。

（2）病理性增高：①各型糖尿病；②内分泌疾病：甲亢、肢端肥大症、巨人症、皮质醇增多症、嗜铬细胞瘤和胰高血糖素瘤等。

（3）应激性因素：颅内压增高、颅脑损伤、中枢神经系统感染、心肌梗死、大面积烧伤、急性脑血管病等。

（4）药物影响：噻嗪类利尿剂、口服避孕药、泼尼松等。

（5）肝脏和胰腺疾病：严重的肝病、坏死性胰腺炎、胰腺癌等。

（6）其他：高热、呕吐、腹泻、脱水、麻醉和缺氧等。

### （五）知识点 5：β 受体阻滞药的作用

（1）阻断甲状腺激素对心脏的兴奋作用。

（2）阻断外周组织 $T_4$ 向 $T_3$ 的转化，主要在 ATD 治疗初期使用，可较快控制甲亢的临床症状。

### （六）知识点 6：药物治疗的适应证、剂量选择、疗程

1. 药物治疗适应证

（1）轻、中度病情。

（2）甲状腺轻、中度肿大。

（3）孕妇、高龄或由于其他严重疾病不适宜手术者。

（4）手术前和碘治疗前的准备。

（5）手术后复发且不适宜碘治疗者。

（6）中至重度活动的 Graves 眼病（GO）患者。

2. 剂量选择及疗程

（1）治疗期：MMI 10 ～ 30mg/d，每日 1 次口服；或者 PTU 每次 50 ～ 150mg，每日 2 ～ 3 次口服。病情严重者可以加大剂量。甲状腺内储存的甲状腺激素需要 4 ～ 6 周排空，循环内 T 的半衰期也在 7 日以上，所以甲亢症状控制需要 4 ～ 8 周时间。治疗期每 4 周监测甲状腺功能 1 次。

（2）维持期：血清甲状腺激素达到正常后减量。MMI 维持剂量 5 ～ 10mg/d，每日 1 次口服或者 PTU 每次 50 ～ 100mg，每日 2 ～ 3 次口服。维持 12 ～ 18 个月。维持期每 2 个月监测甲状腺功能 1 次。ATD 治疗期间不主张联用左甲状腺素（L–$T_4$）。

### （七）知识点 7：药物不良反应及解决方法

（1）粒细胞缺乏症，发生率约为 0.7%，因为粒细胞缺乏症可以在数日内发生。中性粒细胞 $< 1.5 \times 10^9/L$ 时应当停药，也不应当换用另外一种 ATD。

（2）皮疹：轻度皮疹可以给予抗组胺药，或者换用另外一种 ATD。发生严重皮疹反应者需要停药，不能换用其他 ATD，选择碘 –131 或者手术治疗。

（3）中毒性肝病：甲亢本身可以引起轻度的肝功能异常可能性，所以常需要与 ATD 的肝毒性不良反应相鉴别。PTU 和 MMI 引起的药物性肝炎患病率分别为 2.7% 和 0.4%。30% 服用 PTU 的患者转氨酶升高，其中 4% 患者的转氨酶可以高达正常上限的 3 倍。停药且予以保肝药物治疗。选择碘 –131 或者手术治疗。

（4）血管炎：PTU 可以诱发抗中性粒细胞胞质抗体（ANCA）阳性的小血管炎，其特点是随着用药时间延长，发生率增加。

### （八）知识点 8：碘 –131 治疗的适应证及禁忌证

1. 适应证

（1）甲状腺肿大Ⅱ度以上。

（2）对 ATD 过敏。

（3）ATD 治疗或者手术治疗后复发。

（4）甲亢合并心脏病。

（5）甲亢伴白细胞减少、血小板减少或全血细胞减少。

（6）甲亢合并肝、肾等脏器功能损害。

（7）拒绝手术治疗或者有手术禁忌证。

（8）浸润性突眼。对轻度和稳定期的中、重度 GO 可单用碘 –131 治疗甲亢，对活动期患者，可以加用糖皮质激素。

2. 禁忌证

妊娠和哺乳期禁止放射碘治疗。

### （九）知识点 9：碘 –131 治疗的并发症及解决方法

（1）放射性甲状腺炎：发生在放射碘治疗后的 7 ～ 10 日。严重者可给予阿司匹林或皮质激素治疗。

（2）诱发甲状腺危象，主要发生在未控制的甲亢重症患者。

（3）加重活动性 GO。对于活动性 GO 在治疗前 1 个月给予泼尼松 0.4 ～ 0.5mg/kg 治疗，$^{131}$I 治疗后 3 ～ 4 个月逐渐减量。

### （十）知识点 10：甲状腺危象诊断及治疗

1. 诊断

多发生于较重甲亢未予治疗或治疗不充分的患者。常见诱因有感染、手术、创伤、精神刺激等。临床表现有：高热或过高热、大汗、心动过速（＞ 140 次 / 分钟）、烦躁、焦虑不安、谵妄、恶心、呕吐、腹泻、严重者可有心力衰竭、休克及昏迷等。本症的诊断主要依靠临床表现综合判断。临床高度疑似本症及有危象前兆者应按甲状腺危象处理。本症的病死率在 20% 以上。

2. 甲状腺危象治疗

（1）针对诱因治疗。

（2）抗甲状腺药物 PTU 500 ～ 1 000mg 首次口服或者经胃管注入，以后每次 250mg，每 4 小时口服 1 次。

（3）碘剂：复方碘溶液（SSPI）每次 5 滴（0.25mL 或 250mg），每 6 小时 1 次。服用 PTU1 小时后开始服用。一般使用 3 ～ 7 日。

（4）β 受体阻滞剂：普萘洛尔 60 ～ 80mg/d，每 4 小时 1 次。

（5）糖皮质激素：氢化可的松 300mg 首次静脉滴注，以后每次 100mg，每 8 小时 1 次。

（6）在上述常规治疗效果不满意时，可选用腹膜透析、血液透析或血浆置换等措施迅速降低血浆甲状腺激素浓度。

（7）降温：高热者予物理降温，避免用乙酰水杨酸类药物。

（8）其他支持治疗。

## 参考文献

［1］陈家伦 . 临床内分泌学 [M]. 上海：上海科学技术出版社，2022.

［2］林果 . 实用内科学 [M]. 北京：人民卫生出版社，2017.

（韩　颖　赵亚婷　戈艳蕾）

# 案例 11　血液系统——原发免疫性血小板减少症案例

### 学习目标

1. 知识目标　从原发免疫性血小板减少症的主诉、临床表现、诊断及治疗全过程学习原发免疫性血小板减少症疾病的相关知识。

2. 能力目标　通过学习病例，学生在接诊原发免疫性血小板减少症病例的过程中能对原发免疫性血小板减少症患者提出相应的诊断、鉴别诊断和治疗方案。

3. 职业素养目标　通过学习病例，学生在医患沟通、同理心、人文素养等方面得到提升。

## 一、案例信息

**案例名称：**血液系统——原发免疫性血小板减少症 ITP。
**主要诊断：**原发免疫性血小板减少症。
**适用对象：**本科生（院校教育），规培生（毕业后教育）。
**关键词：**原发免疫性血小板减少症。
**典型临床症状与体征 / 阳性体征：**出血点，瘀斑，口腔血疱。
**诊断：**原发免疫性血小板减少症。
**治疗方法：**静脉输注人免疫球蛋白 + 糖皮质激素 + 重组人血小板生成素。

## 二、病史资料

**患者姓名：**史某某。
**性别：**女。
**年龄：**69 岁。
**主诉：**皮肤出血点及瘀斑 5 日。

**现病史：**患者 5 日前感冒后口服感冒疏风片、四季抗病毒合剂（具体不详）后感冒好转，随后发现周身皮肤散在出血点及瘀斑【知识点 1：出血点、瘀斑的鉴别】，口腔及舌缘血疱【知识点 2：生理性止血作用机制】，无牙龈渗血，无鼻出血，无咯血，无呕血、黑便，无血尿，无发热，1 日前于唐山市协和医院查血常规：白细胞（WBC）$6.17 \times 10^9/L$，血红蛋白（HGB）143g/L，血小板（PLT）$6 \times 10^9/L$。凝血未见异常。今日于我院门诊复查血常规：WBC $5.8 \times 10^9/L$，HGB 147g/L，PLT $1 \times 10^9/L$。外周血分类：血小板极少见，白细胞、红细胞形态未见明显改变。为进一步诊治入院。

患者自发病以来精神欠佳【知识点 3：患者出现精神欠佳的原因】，睡眠、食欲可，大、小便正常，体重无明显变化。

**既往史：**否认高血压、糖尿病、冠心病、肾病、脑血管病等病史，否认肝炎、结核等传染病史。否认外伤史。否认手术史。否认药物、食物过敏史。

**个人史：**生于当地，久居当地。否认疫区、疫水接触史。否认毒物、放射性物质接触史。否认烟酒嗜好。

**婚育史：**适龄结婚，配偶及子女体健。

**家族史：**否认家族遗传病史及类似疾病史。

## 三、专科及辅助检查

### （一）专科检查

T 36.2℃，P 86 次 / 分钟，R 20 次 / 分钟，BP 96/74mmHg。无贫血貌。周身皮肤散在出血点及瘀斑，双下肢为著，右侧大腿瘀斑直径约 15cm。浅表淋巴结未触及肿大，口腔黏膜可见数个小血疱。胸骨无压痛【知识点 4：胸骨压痛的意义】。双肺呼吸音清，未闻及干、湿啰音。心律齐，未闻及病理性杂音。腹软，无压痛，肝、脾肋下未触及【知识点 5：肝脾大的常见原因】。双下肢无水肿。病理征阴性。

### （二）辅助检查结果

（1）血常规（表 11–1）：血小板减少。

**表 11–1　血常规检查结果**

| 项目 | 结果 | 参考值 | 单位 |
|---|---|---|---|
| 白细胞（WBC） | 5.7 | 3.5 ～ 9.5 | $10^9$/L |
| 红细胞（RBC） | 4.83 | 3.8 ～ 5.1 | $10^{12}$/L |
| 血红蛋白（HGB） | 156 | 115 ～ 150 | g/L |
| 红细胞比容（HCT） | 0.451 | 0.350 ～ 0.450 | L/L |
| 红细胞平均体积（MCV） | 93.0 | 82 ～ 100 | fL |
| 红细胞平均血红蛋白量（MCH） | 32.2 | 27 ～ 34 | pg |
| 红细胞平均血红蛋白浓度（MCHC） | 345 | 316 ～ 354 | g/L |
| 红细胞体积分布宽度（RDW） | 12.2 | 10.0 ～ 15.0 | % |
| 血小板（PLT） | 1 | 125 ～ 350 | $10^9$/L |
| 平均血小板体积（MPV） | — | 6.8 ～ 13.5 | fL |
| 血小板压积（PCT） | — | 0.108 ～ 0.282 | % |
| 血小板体积分布宽度（PDW） | — | 10.0 ～ 18.0 | % |
| 淋巴细胞（LYM） | 1.74 | 1.1 ～ 3.2 | $10^9$/L |
| 淋巴细胞百分比（LYM%） | 30.4 | 20 ～ 50 | % |
| 单核细胞（MON） | 0.48 | 0.1 ～ 0.6 | $10^9$/L |
| 单核细胞百分比（MON%） | 8.4 | 3 ～ 10 | % |
| 中性粒细胞（NEU） | 3.32 | 1.8 ～ 6.3 | $10^9$/L |
| 中性粒细胞百分比（NEU%） | 58.1 | 40 ～ 75 | % |

续表

| 项目 | 结果 | 参考值 | 单位 |
| --- | --- | --- | --- |
| 嗜酸性粒细胞（EOS） | 0.16 | 0.02 ～ 0.52 | $10^9$/L |
| 嗜酸性粒细胞百分比（EOS%） | 2.8 | 0.4 ～ 8 | % |
| 嗜碱性粒细胞（BAS） | 0.02 | 0 ～ 0.06 | $10^9$/L |
| 嗜碱性粒细胞百分比（BAS%） | 0.3 | 0 ～ 1 | % |
| 异形淋巴细胞（ALY） | 0.02 | 0 ～ 0.20 | $10^9$/L |
| 异形淋巴细胞百分比（ALY%） | 0.3 | 0 ～ 2.0 | % |
| 巨大不成熟细胞（LIC） | 0.04 | 0 ～ 0.20 | $10^9$/L |
| 巨大不成熟细胞百分比（LIC%） | 0.7 | 0 ～ 2.0 | % |

（2）血生化全项（表 11-2）：肝、肾功能等均未见明显异常。

**表 11-2　血生化全项检查结果**

| 项目 | 结果 | 参考值 | 单位 |
| --- | --- | --- | --- |
| 总蛋白 | 76.7 | 65 ～ 85 | g/L |
| 白蛋白（溴甲酚绿法） | 43.6 | 40 ～ 55 | g/L |
| 球蛋白 | 33.1 | 20 ～ 40 | g/L |
| 白蛋白 / 球蛋白 | 1.32 | 1.2 ～ 2.4 | |
| 前白蛋白 | 250.0 | 180 ～ 350 | mg/L |
| 总胆红素 | 17.2 | 0 ～ 21 | μmol/L |
| 直接胆红素 | 5.2 | 0 ～ 8 | μmol/L |
| 间接胆红素 | 12.0 | 1.7 ～ 16.2 | μmol/L |
| 丙氨酸氨基转移酶 | 35 | 7 ～ 40 | U/L |
| 天冬氨酸氨基转移酶 | 31 | 13 ～ 35 | U/L |
| 碱性磷酸酶 | 77 | 50 ～ 135 | U/L |
| γ 谷氨酰转肽酶 | 23 | 7 ～ 45 | U/L |
| 胆碱酯酶 | 9 337 | 4 000 ～ 12 600 | U/L |
| 腺苷脱氨酶 | 15.0 | 4 ～ 24 | U/L |
| 总胆汁酸 | 1.4 | 0 ～ 10.0 | μmol/L |
| 总胆固醇 | 4.92 | 2.7 ～ 5.2 | mmol/L |
| 三酰甘油 | 2.24 | 0.56 ～ 1.7 | mmol/L |
| 高密度脂蛋白胆固醇 | 1.22 | 1.03 ～ 2.07 | mmol/L |
| 低密度脂蛋白胆固醇 | 3.13 | 2.07 ～ 3.37 | mmol/L |
| 载脂蛋白 A1 | 1.47 | 1.05 ～ 2.05 | g/L |
| 载脂蛋白 B | 1.04 | 0.55 ～ 1.3 | g/L |

续表

| 项目 | 结果 | 参考值 | 单位 |
|---|---|---|---|
| 肌酸激酶 | 86 | 40 ～ 200 | U/L |
| 肌酸激酶同工酶 | 20 | 0 ～ 25 | U/L |
| 乳酸脱氢酶 | 200 | 120 ～ 250 | U/L |
| 羟丁酸脱氢酶 | 136 | 72 ～ 182 | U/L |
| 肌红蛋白 | 13 | 0 ～ 100.02 | ng/L |
| 高敏肌钙蛋白 I | < 1.5 | 0 ～ 19 | ng/L |
| 尿素 | 5.38 | 3.1 ～ 8.8 | mmol/L |
| 肌酐（氧化酶法） | 79 | 41 ～ 81 | μmol/L |
| 二氧化碳 | 20.8 | 20 ～ 30 | mmol/L |
| 尿酸 | 225 | 140 ～ 340 | μmol/L |
| 钠 | 140.2 | 137 ～ 147 | mmol/L |
| 钾 | 4.17 | 3.5 ～ 5.3 | mmol/L |
| 氯 | 107.9 | 99 ～ 110 | mmol/L |
| 钙 | 2.26 | 2.11 ～ 2.52 | mmol/L |
| 磷 | 0.94 | 0.85 ～ 1.51 | mmol/L |
| 铁 | 22.1 | 7.8 ～ 32.2 | μmol/L |
| 镁 | 0.86 | 0.75 ～ 1.02 | mmol/L |
| 葡萄糖 | 4.96 | 3.91 ～ 6.14 | mmol/L |

（3）凝血分析：凝血功能正常（表 11–3）。

**表 11–3　凝血分析结果**

| 项目 | 结果 | 参考值 | 单位 |
|---|---|---|---|
| 血浆凝血酶原时间 | 13.6 | 11 ～ 15.5 | 秒 |
| PT–INR | 1.02 | 0.76 ～ 1.2 | |
| PT% | 97 | 70 ～ 120 | % |
| 活化部分凝血活酶时间 | 29.0 | 28 ～ 43.5 | 秒 |
| 血浆纤维蛋白原 | 3.90 | 2 ～ 4 | g/L |
| 血浆凝血酶时间 | 18.1 | 14 ～ 21 | 秒 |
| D– 二聚体 | 428.36 | 0 ～ 500 | ng/mL |

（4）骨髓涂片：骨髓穿刺提示增生活跃，巨核细胞产板不良（图 11–1）。

（5）血小板抗体、狼疮抗凝物、抗磷脂抗体、EB、CMV、B19–DNA、病毒抗体、结核抗体均（–）。

（6）其他：传染病筛查（乙肝、HCV、梅毒及 HIV 抗体均阴性），血型（A 型），溶血、风湿免疫、抗核抗体、甲状腺功能等结果均正常。

| 细胞名称 | | | 髓片 | | | 血片 |
|---|---|---|---|---|---|---|
| | | | （%） | 平均值 | 标准差 | （%） |
| 粒系 | 原始 | | 0.50 | 0.42 | 0.42 | |
| | 早幼 | | 0.50 | 1.27 | 0.81 | |
| | 中性 | 中幼 | 6.00 | 7.23 | 2.77 | |
| | | 晚幼 | 9.50 | 11.36 | 2.93 | |
| | | 杆状 | 10.00 | 20.01 | 4.47 | |
| | | 分叶 | 21.00 | 12.85 | 4.38 | |
| | 嗜酸性 | 中幼 | | 0.50 | 0.49 | |
| | | 晚幼 | | 0.80 | 0.64 | |
| | | 杆状 | | 1.06 | 0.95 | |
| | | 分叶 | 3.50 | 1.90 | 1.48 | |
| | 嗜碱性 | 中幼 | | 0.01 | 0.03 | |
| | | 晚幼 | | 0.02 | 0.03 | |
| | | 杆状 | | 0.03 | 0.07 | |
| | | 分叶 | | 0.16 | 0.24 | |
| 红系 | 原始 | | 0.50 | 0.37 | 0.36 | |
| | 早幼 | | 1.00 | 1.34 | 0.88 | |
| | 中幼 | | 9.00 | 9.45 | 3.33 | |
| | 晚幼 | | 5.50 | 9.64 | 3.50 | |
| | 早巨 | | | | | |
| | 中巨 | | | | | |
| | 晚巨 | | | | | |
| 淋巴系 | 原始 | | | 0.01 | 0.01 | |
| | 幼稚 | | | 0.08 | 0.15 | |
| | 成熟 | | 32.00 | 18.90 | 5.46 | |
| 单核系 | 原始 | | | 0.01 | 0.02 | |
| | 幼稚 | | | 0.06 | 0.07 | |
| | 成熟 | | 0.50 | 1.45 | 0.88 | |
| 浆系 | 原始 | | | 0.002 | 0.01 | |
| | 幼稚 | | | 0.03 | 0.07 | |
| | 成熟 | | 0.50 | 0.54 | 0.38 | |
| 巨核系 | 原始 | | | | | |
| | 幼稚 | | | | | |
| | 颗巨 | | | | | |
| | 产板 | | | | | |
| | 裸核 | | | | | |
| 其他 | 网状 | | | 0.16 | 0.21 | |
| | 内皮 | | | 0.01 | 0.04 | |
| | 吞噬 | | | 0.18 | 0.19 | |
| | 组碱 | | | 0.02 | 0.03 | |
| | 组酸 | | | 0.004 | 0.03 | |
| | 原幼细胞 | | | 0.003 | 0.02 | |
| | 异淋 | | | | | |
| | 分类不明 | | | 0.02 | 0.04 | |
| 粒细：红系 | | | 3.19 ： 1 | 2.76 | 0.87 | |

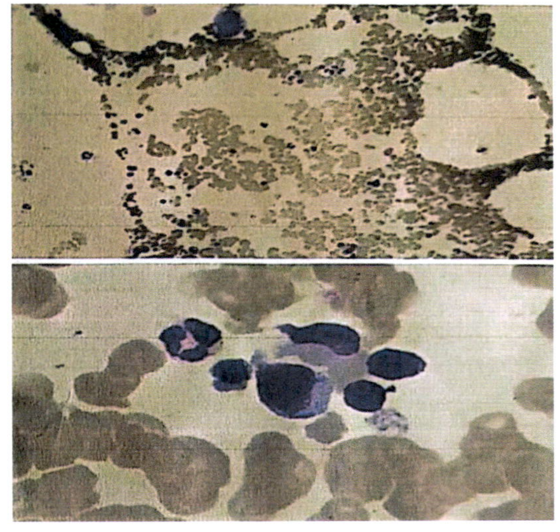

**形态描述**

骨髓象

1. 取材小粒可、油多，涂片、染色可

2. 骨髓增生活跃（–），粒系占 51.0%，红系占 16.0%，粒系：红系为 3.19 ： 1

3. 粒系增生，各阶段粒细胞均见，分叶核比例大于杆状核，其他阶段尚可，形态大致正常

4. 红系增生，幼红细胞比例形态大致正常，成熟红细胞形态未见明显改变

5. 淋巴细胞占 32.0%，形态大致正常

6. 全片巨核细胞 7 个，其中，原巨核 1 个，幼巨核 2 个，颗粒巨 3 个，裸巨核 1 个，未见产板巨，血小板极少见

7.NAP 染色：阳性率 12%，积分值 12 分

铁染色：细胞外铁（++），细胞内铁阳性率 35%

意见：

巨核细胞数量偏低且产板不良，余未见明显改变，请结合临床

图 11–1　骨髓穿刺结果

## 四、诊断及鉴别诊断

### （一）诊断

（1）症状（诊断重要线索）：出血。

（2）体征（诊断客观依据）：①周身皮肤散在出血点及瘀斑，双下肢为著，右侧大腿瘀斑直径约 15cm。口腔黏膜可见数个小血疱。②肝、脾未触及肿大。

（3）辅助检查（诊断必要条件）：①血常规检查；②凝血检查。

### （二）鉴别诊断

1. 继发性血小板减少症

该类患者血小板减少多继发于自身免疫性疾病、感染性疾病尤其是病毒感染及肿瘤性疾病，此类患者可有皮肤黏膜出血，但大部分患者多有原发病表现，如无原发病临床表现，则有相应的实验室检查阳性结果，该患者目前有出血倾向，有感染诱因，需进一步完善抗核抗体、甲状腺功能、红细胞沉降率、病毒、肿瘤系列等指标检查。

2. 假性血小板减少

患者无出血表现，常见原因是取血管内 EDTA 抗凝剂引起血小板在体外聚集，导致机器检测时细胞计数仪出现错误识别，换用枸橼酸抗凝和肝素抗凝后血小板正常。该患者出血倾向明显，诊断该疾病可能性极小。

## 五、治疗

依据《成人原发免疫性血小板减少症诊断与治疗中国指南（2020年版）》，原发免疫性血小板减少症的治疗遵循个体化原则，鼓励患者参与治疗决策，兼顾患者意愿，在治疗不良反应最小化基础上提升血小板计数至安全水平，减少出血事件，关注患者健康相关生活质量。该病治疗上以应用糖皮质激素治疗为一线治疗方案，如发生危及生命的出血或需要急症手术时，应迅速提升血小板计数至安全水平，可输注血小板，并应用静脉输注人免疫球蛋白冲击治疗，联合重组人血小板生成素注射液快速升血小板治疗以提高疗效。患者体重72kg，予以输注血小板，予甲泼尼龙60mg静脉滴注每日1次、TPO 15 000U皮下注射每日1次，IVIg 27.5g静脉滴注每日1次，3日后复查血常规：WBC $5.3\times10^9$/L、HGB 122g/L、PLT $94\times10^9$/L。停IVIg，1周后复查血常规：WBC $8.3\times10^9$/L、HGB 127g/L、PLT $253\times10^9$/L。停TPO，序贯予以泼尼松60mg口服每日1次，每周监测血常规示血小板计数正常，每周减量2片，减至30mg后每周减量1片，至停药。

输血小板支持治疗【知识点6：输血小板指征、注意事项、不良反应及处理】。

一线治疗采用糖皮质激素【知识点7：糖皮质激素的剂量选择、不良反应】。

静脉输注人免疫球蛋白【知识点8：IVIg疗程及药物不良反应】。

二线治疗【知识点9：二线治疗】。

随访【知识点10：随访、预后】。

## 六、总结与思考

原发免疫性血小板减少症（ITP），既往亦称特发性血小板减少性紫癜，是一种获得性自身免疫性出血性疾病，部分患者仅有血小板减少，没有出血症状，部分患者可有明显的乏力症状，应及时查血常规，避免延误病情。

### （一）疾病的分期、分级，疾病出血程度分级

依据病程长短，ITP分为以下3期。

（1）新诊断的ITP：确诊后3个月以内的患者。

（2）持续性ITP：确诊后3～12个月血小板持续减少的患者，包括未自发缓解和停止治疗后不能维持完全缓解的患者。

（3）慢性ITP：血小板持续减少超过12个月的患者。

重症ITP：血小板计数＜ $10\times10^9$/L伴活动性出血，或出血评分≥5分。

难治性ITP：指对一线治疗药物、二线治疗中的促血小板生成药物及利妥昔单抗治疗均无效，或脾切除无效/术后复发，进行诊断再评估仍确诊为ITP的患者。

出血程度分级：应用出血评分系统量化ITP患者出血情况及风险评估。该系统分为年龄和出血症状两个部分（表11-4）。ITP患者的出血评分=年龄评分+出血症状评分（所有出血症状中最高的分值）。

表 11–4　成人原发免疫性血小板减少症出血评分系统

| 分值 | 年龄（岁） | | 皮下出血（瘀点 / 瘀斑 / 血肿） | | 黏膜出血（鼻腔 / 牙龈 / 口腔血疱 / 结膜） | | | 深部器官出血 | | | |
|---|---|---|---|---|---|---|---|---|---|---|---|
| | | | | | | | | 内脏（肺、胃肠道、泌尿生殖系统） | | | 中枢神经系统 |
| | ≥ 65 | ≥ 75 | 头面部 | 其他部位 | 偶发、可自止 | 多发、难止 | 伴贫血 | 无贫血 | 伴贫血 | 危及生命 | |
| 1 | √ | | | √ | | | | | | | |
| 2 | | √ | √ | | √ | | | | | | |
| 3 | | | | | | √ | | √ | | | |
| 5 | | | | | | | √ | | √ | | |
| 8 | | | | | | | | | | √ | √ |

### （二）应用糖皮质激素治疗需要注意的事项

糖皮质激素不良反应多，长期应用可发生高血压、高血糖、急性胃黏膜病变等不良反应，部分患者可出现骨质疏松、股骨头坏死等，同时免疫功能低下，有病毒再激活可能，需预防疱疹病毒、乙型肝炎病毒（HBV）等再激活。

同时需注意糖皮质激素对精神健康的影响，定期评估患者治疗期间健康相关生活质量（抑郁、疲劳、精神状态等）。

### （三）妊娠合并免疫性血小板减少症的诊断及治疗

妊娠合并 ITP 是排除性诊断，除详细的病史采集和体格检查外，应进行的实验室检查包括外周血全血细胞及网织红细胞计数、凝血检查、肝肾功能、甲状腺功能、抗核抗体谱、抗磷脂抗体、HBV/HCV/HIV 抗体、IgA/IgG/IgM 水平和外周血涂片镜检，如不伴有血细胞形态异常，原则上不推荐骨髓检查。诊断妊娠合并 ITP 时，需要鉴别的疾病包括：妊娠期血小板减少症、子痫前期、HELLP 综合征、继发免疫性血小板减少症、感染相关血小板减少症（HCV、HIV、巨细胞病毒）、药物相关血小板减少症、弥散性血管内凝血（DIC）、血栓性血小板减少性紫癜 / 溶血性尿毒综合征（TTP/HUS）、骨髓增生异常综合征、再生障碍性贫血、营养缺乏症等。

妊娠合并 ITP 的治疗目的是降低妊娠期出血及与血小板减少相关的区域麻醉和分娩出血并发症风险。除分娩期外，妊娠合并 ITP 的治疗指征与非妊娠患者一致。当患者血小板计数$< 30 \times 10^9/L$且伴活动性出血或准备分娩时，应提升血小板计数至相对安全水平。自然分娩和剖宫产的血小板安全水平：自然分娩$\geq 50 \times 10^9/L$，剖宫产$\geq 80 \times 10^9/L$。

### （四）一线治疗

1. 口服糖皮质激素

泼尼松 20mg/d，起效 3 周后逐渐减量，以每日 5 ～ 10mg 剂量维持，有效率不足 40%。用药过程中注意监测患者血压、血糖、血脂、精神状态等。分娩后严密监测产妇血小板水平，并缓慢减少糖皮质激素用量，以免对产妇精神状态造成不利影响。

2. IVIg

IVIg 适用于糖皮质激素效果不佳、有严重不良反应或需紧急提高血小板水平的患者。推荐 1 g/kg 单次给药；或每日 400 mg/kg，3 ～ 5 日。起效时间优于糖皮质激素，不能维持长期疗效。

### （五）二线治疗

对于初始治疗失败的妊娠合并 ITP 患者，可采取的进一步治疗措施如下。①糖皮质激素联合 IVIg：对泼尼松或 IVIg 单药治疗无效及泼尼松维持治疗中失去反应的患者，两者联合可能有效。或给予大剂量甲泼尼龙 +IVIg 治疗。② rhTPO：对初始治疗无效的晚期妊娠合并 ITP 患者，可考虑给予 rhTPO。

## 七、知识点库

### （一）知识点 1：出血点、瘀斑的鉴别（图 11–2、图 11–3）

皮肤黏膜出血点表现为血液淤积于皮肤或黏膜下，形成红色或暗红色斑，压之不褪色，根据出血面积大小可分为瘀点（出血直径不超过 2mm）、紫癜（出血直径 3 ～ 5mm）、瘀斑（出血直径大于 5mm）。

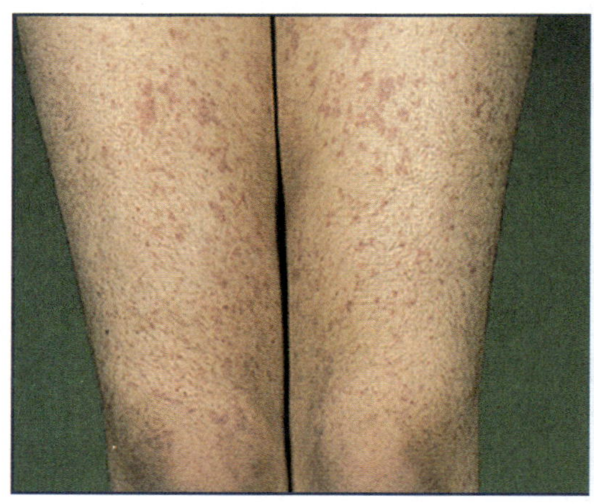

图 11–2　出血点

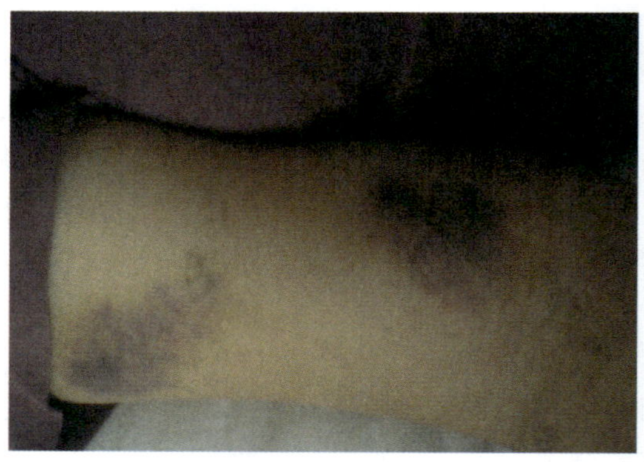

图 11–3　瘀斑

### （二）知识点 2：生理性止血作用机制（图 11–4）

生理性止血：正常条件下，小血管破损后引起的出血几分钟内就会自行停止（血管收缩、血小板血栓形成、纤维蛋白凝块的形成和维持)。

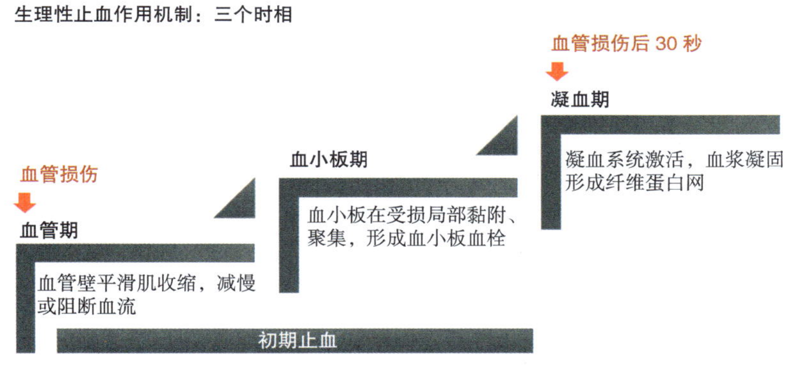


图 11-4　生理性止血作用机制

### (三)知识点 3：患者出现精神欠佳的原因

部分 ITP 患者由于 5- 羟色胺分泌过少，可能会造成神经递质的释放障碍，进而表现出乏力或者抑郁症状。因此，需要更多地关注此类患者的精神世界，加强患者对自身疾病的认知(如血小板水平对工作生活的影响、疾病相关知识等)。不仅如此，在制定指南时，也应更多地考虑到患者的生活质量。

### (四)知识点 4：胸骨压痛的意义

胸骨压痛为血液科常规查体，据临床观察，多数患者胸骨压痛最明显的部位在胸骨下部，即相当于第 4、第 5 肋间的胸骨部。产生骨痛的原因主要为骨髓内白血病细胞大量增殖，引起骨髓腔容积压力增高，以及白血病细胞浸润骨膜刺激感觉神经而引起。

### (五)知识点 5：肝脾大的常见原因

肝、脾一般在肋下不能触及，当内脏下垂或横膈下降或深吸气时，肝、脾才能被触及，但不超过肋下 1cm，且质地较软。肝脾大常见于慢性肝炎、伤寒、血吸虫病、肝硬化早期、白血病、药物中毒等，应查清病因，及时治疗原发病。常见病因如下。

(1)病毒感染：慢性乙型肝炎、EB 病毒感染所引起的传染性单核细胞增多症，不仅会造成肝脾大，而且也会出现黄疸、食欲缺乏、讨厌油腻食物等。EB 病毒感染所致的特征是淋巴肿大、咽喉炎及发热。

(2)真菌感染：毛霉菌病和隐球菌病等真菌感染引起的肝脾大，一般发生在免疫功能低下或免疫缺陷者身上。

(3)寄生虫感染：血吸虫病、肝棘球蚴病、疟疾等寄生虫感染，这主要跟疫区接触史有关，也有可能是吃半生不熟的食物或喝生水、蚊虫叮咬传播等。

(4)细菌感染：最常见的就是细菌性肝脓肿，不仅会造成肝脾大，而且易造成恶心和发热；严重时可因为败血症而造成休克。

(5)其他特殊病原体感染：常见的有钩端螺旋体病、斑疹伤寒和鹦鹉热等，易造成肝脾大和高热，全身症状较重。

(6)中毒性因素。

(7)自身免疫性疾病。

(8)血液性疾病。

### （六）知识点 6：输血小板指征、注意事项、不良反应及处理

1. 输血小板指征

（1）血小板计数≤ $100 \times 10^9$/L，神经外科或眼科手术；心胸外科手术患者凝血指标异常，并伴随大量微血管出血。

（2）≤ $80 \times 10^9$/L，椎管内麻醉。

（3）≤ $50 \times 10^9$/L，急性失血或有创操作。

（4）≤ $20 \times 10^9$/L 中心静脉导管置入；病情不稳定（如伴有发热或感染等）的非出血患者。

（5）≤ $10 \times 10^9$/L 病情稳定的非出血患者，预防自发性出血。

2. 注意事项

（1）严格核对血型，防止误输异型血。

（2）必须使用专用输血器。

（3）注意无菌原则，血中不加任何药物。

（4）输血开始的 10 ～ 15 分钟严密观察有无输血反应的发生，必要时立即停止输血。

（5）输血前后用生理盐水冲洗输血器管道，连续输用不同供血者的血液时，前一袋输完后用生理盐水冲洗后再输后一袋。

3. 输血不良反应

（1）过敏反应：荨麻疹、血管神经性水肿、关节痛、胸闷、气短、呼吸困难、低血压休克。一旦出现上述反应，应立即减慢输血速度，给予地塞米松入壶，非那根肌内注射，重者立即停止输血，并给予 1/1 000 肾上腺素皮下注射，并给予补液、升压、吸氧治疗。

（2）非溶血性发热：输血后短期内或输血过程中即发生寒战、发热，发热者体温可达 38 ～ 41℃，患者出现恶心、呕吐、皮肤潮红，反应持续 1 ～ 2 小时，然后出汗、退热。

发热的高低与输血速度及输入白细胞计数及热源量成正比，有时可在输血后几小时后才反应。

反应发生时应立即停止输血，密切观察病情。寒战时给予保暖、镇静剂，发热时可用退热药。

（3）溶血反应：包括急性溶血性输血反应（免疫介导）和迟发性溶血反应（DHTR）。

1）急性溶血性输血反应可能是严重且致命的。原因：ABO 血型不合、Rh 血型不合；输入的血因储存不当而在输血前已破坏，受血者或供血者的红细胞的缺陷。多为血管内溶血。

表现：输入 10 ～ 20mL 血后突发发热、寒战、腰或背部疼痛、呼吸困难、胸痛、焦虑；严重时出现低血压、肾衰竭、休克甚至死亡。

必须停止输血，保留静脉通路。应以液体和增压剂保持血压和肾血流量；应诱导利尿使尿量维持在 100mL/h 以上。在反应原因确定之前，应禁止再输血。应监测凝血状态。

2）迟发性溶血性输血反应（DHTR）是先前通过输血或妊娠已经被免疫（初次免疫）的患者在输血后几天到几周之内出现的反应。多为血管外溶血。

因为其表现可能较轻微而且发病时症状迟缓，可能无法立即确认 DHTR，因此很可能少报。死亡罕见。确认这些反应的重要作用是记录抗体的形成，从而防止日后输血时发生严重的溶血反应。

迟发性溶血性输血反应（DHTR）表现：发热伴或不伴寒战，红细胞比容降低，高胆红素血症和黄疸。血红蛋白轻微下降可能是唯一的临床表现。DAT 通常阳性。由于溶血发生在血管外，血红蛋白尿罕见。

机制：重复刺激以及以前有同种异体免疫患者中再次接触有害抗原时抗体出现加快（记忆反应）。

处理：密切监测患者血红蛋白水平以证明溶血是否在继续，支持疗法。

（4）输血相关急性肺损伤（TRALI）：是与输注含血浆的血液成分相关的非心源性肺水肿，其中包括几乎所有的血液成分，估计发生率为输血的 1/5 000，而病死率达 6% ～ 10%。

表现：急性呼吸功能不全，心动过速，呼吸困难，低血压，氧饱和度下降（室内空气下氧饱和度＜ 90%），寒战，强直，体温升高 1 ～ 2℃的发热，胸部 X 线摄片显示无心力衰竭或中心静脉压升高情况下的双侧肺浸润（白视），与其他原因无关的急性肺损伤。在输血期间或 6 小时之内（通常在 2 小时后）发生反应。低氧血症可能需要插管（70% ～ 75% 的病例）。症状消退迅速；96 小时胸部 X 图像变正常或回到基线；48 ～ 96 小时临床痊愈。

（5）大量输血后反应：充血性心力衰竭和肺水肿等主要表现为：输血过程中或其后 1 小时，出现心率加快、呼吸急促、头痛、头胀、咳嗽，先咳白痰，以后咳粉红色泡沫痰，颈静脉怒张等，严重者在短期内死亡。

处理：立即停止输血，患者取半卧位，双腿下垂以减少静脉回流，减轻心脏负担；加压给氧，同时给予 20% ～ 30% 乙醇湿化吸氧，以降低肺泡内泡沫的表面张力，使泡沫破裂消散，从而改善肺部气体交换，减轻缺氧症状。镇静、扩血管、强心、利尿药物治疗。

枸橼酸钠中毒患者可发生肌肉震颤、手足抽搐；严重者血压下降、出血、心室纤颤等。

治疗可静脉注射 10% 葡萄糖酸钙或氯化钙 10mL。

大量快速输血还应注意高钾血症。

低温反应：由于快速大量输入从冰柜中取出的冷血液，如每 5 分钟输入量达 1L 时，正常体温将降至 30℃以下，可发生心室纤颤。一般抢救输血常不须达到上述程度，如确实需要时，则稍加温后输注为宜。

### （七）知识点 7：糖皮质激素的剂量选择、不良反应

（1）大剂量地塞米松（HD-DXM）40mg/d，4 日，口服或静脉给药，无效或复发患者可重复 1 个周期。治疗过程中注意监测血压、血糖水平，注意预防感染及消化道溃疡。

（2）泼尼松每日 1 mg/kg（最大剂量 80 mg/d，分次或顿服），起效后应尽快减量，6 ～ 8 周内停用，减停后不能维持疗效的患者考虑二线治疗。如需维持治疗，泼尼松的安全剂量不宜超过 5 mg/d。2 周内泼尼松治疗无效的患者应尽快减停。

HD-DXM 治疗 7 日内反应率明显高于泼尼松，但持续反应率、严重出血改善无明显差异。高龄、糖尿病、高血压、青光眼等患者应慎用。应用 HD-DXM 的同时建议给予抗病毒药物，预防疱疹病毒、乙型肝炎病毒（HBV）等再激活。长期应用糖皮质激素可发生高血压、高血糖、急性胃黏膜病变等不良反应，部分患者可出现骨质疏松、股骨头坏死。

注意糖皮质激素对精神健康的影响，定期评估患者治疗期间健康相关生活质量（抑郁、疲劳、精神状态等）。HBV DNA 复制水平较高的患者慎用糖皮质激素，治疗方案的制订可参照 2019 版《中国慢性乙型肝炎防治指南》。

### （八）知识点 8：IVIg 疗程及药物不良反应

IVIg 主要用于：①紧急治疗；②糖皮质激素不耐受或有禁忌证的患者；③妊娠或分娩前。推荐每日 400mg/kg，5 日；或每日 1g/kg，1 ～ 2 日。IgA 缺乏和肾功能不全患者应慎用。

### （九）知识点 9：二线治疗

二线治疗见表 11-5。

表 11-5　二线治疗选择

| 治疗措施 | 起效时间（日） | 达峰时间（日） |
|---|---|---|
| 硫唑嘌呤 | 30 ～ 90 | 30 ～ 180 |
| 达那唑 | 14 ～ 90 | 28 ～ 180 |
| 地塞米松 | 2 ～ 14 | 4 ～ 28 |
| 重组人血小板生成素（rhTPO） | 3 ～ 7 | 12 ～ 14 |
| 艾曲波帕 | 7 ～ 28 | 14 ～ 90 |
| 大剂量静脉注射用人免疫球蛋白 | 1 ～ 3 | 2 ～ 7 |
| 泼尼松 | 4 ～ 14 | 7 ～ 28 |
| 利妥昔单抗 | 7 ～ 56 | 14 ～ 180 |
| 罗米司汀 | 5 ～ 14 | 14 ～ 60 |
| 脾切除 | 1 ～ 56 | 7 ～ 56 |
| 长春新碱 | 7 ～ 14 | 7 ～ 42 |
| 长春花碱酰胺 | 7 ～ 14 | 7 ～ 42 |

1. 促血小板生成药物

包括 rhTPO、艾曲泊帕等。此类药物于 1 ～ 2 周起效，有效率可达 60% 以上，停药后多不能维持疗效，需进行个体化维持治疗。① rhTPO：每日 300 U/kg，14 日，皮下注射给药，有效的患者行个体化维持。治疗 14 日仍未起效的患者应停药。②艾曲泊帕：25mg/d 空腹顿服，治疗 2 周无效者加量至 50mg/d（最大剂量 75mg/d），进行个体化药物调整，维持血小板计数 $\geqslant 50 \times 10^9/L$。最大剂量应用 2 ～ 4 周无效者停药。对于 1 种促血小板生成药物无效或不耐受的患者，更换其他促血小板生成药物或采用序贯疗法可能使患者获益。

2. 利妥昔单抗

有效率为 50% 左右，长期反应率为 20% ～ 25%。有两种常用给药方案。①标准剂量方案：375mg/$m^2$ 静脉滴注，每周 1 次，共 4 次，通常在首次用药后 4 ～ 8 周内起效。②小剂量方案：100mg 静脉滴注，每周 1 次，共 4 次；或 375mg/$m^2$ 静脉滴注 1 次，起效时间略长。利妥昔单抗原则上禁用于活动性乙型肝炎患者。

3. rhTPO 联合利妥昔单抗

推荐 rhTPO 每日 300 U/kg,14 日；利妥昔单抗 100mg 静脉滴注，每周 1 次，共 4 次。对糖皮质激素无效或复发患者总有效率为 79.2%，中位起效时间为 7 日，6 个月持续反应率为 67.2%。

4. 脾切除术

适用于糖皮质激素正规治疗无效、泼尼松安全剂量不能维持疗效及存在糖皮质激素应用禁忌证的患者。脾切除应在 ITP 确诊 12 ～ 24 个月后进行，术中留意有无副脾，如发现则应一并切除。术前须对 ITP 的诊断进行重新评估，建议行单克隆抗体俘获血小板抗原技术（MAIPA）和 TPO 水平检测。推荐对术后血小板计数上升过高、过快者进行血栓风险评估，对中高危患者给予血栓预防治疗。有条件的患者脾切除 2 周前可行疫苗接种（肺炎双球菌、脑膜炎奈瑟菌、流感嗜血杆菌）。

5. 其他

全反式维甲酸（ATRA）联合达那唑，地西他滨，硫唑嘌呤、环孢素 A、达那唑、长春碱类等药物。

### （十）知识点 10：随访、预后

前期每周检查血常规 1 次，根据结果调整用药，观察治疗反应。

（1）完全缓解（CR）：治疗后 PLT $\geqslant 100\times10^9$/L 且没有出血。

（2）有效（R）：治疗后 PLT $\geqslant 30\times10^9$/L，并且至少比基础血小板计数增加 2 倍且没有出血。

（3）无效（NR）：治疗后 PLT $< 30\times10^9$/L，或者血小板计数增加不到基础值的 2 倍，或者有出血。

（4）复发：治疗有效后，血小板计数降至 $30\times10^9$/L 以下，或者不到基础值的 2 倍，或者出现出血症状。

## 参考文献

[1] 葛均波 . 内科学 [M]. 9 版 . 北京：人民卫生出版社，2018.

[2] 成人原发免疫性血小板减少症诊断与治疗中国指南（2020 年版）[J]. 中华血液学杂志，2020，41（8）：617-623.

（邓昭玲　戈艳蕾　孙国贵）

# 第三部分　外科学相关诊疗案例

## 案例 12　呼吸系统——自发性气胸案例

**学习目标**

1. 知识目标　从气胸的主诉、临床表现、诊断及治疗全过程学习气胸疾病的相关知识。

2. 能力目标　通过学习病例，学生在接诊气胸病例的过程中能对气胸患者提出相应的诊断、鉴别诊断和治疗方案。

3. 职业素养目标　通过学习病例，学生在医患沟通、同理心、人文素养等方面得到提升。

### 一、案例信息

**案例名称：**呼吸系统——自发性气胸。
**主要诊断：**自发性气胸。
**适用对象：**本科生（院校教育），规培生（毕业后教育）。
**关键词：**气胸。
**典型临床症状与体征 / 阳性体征：**胸闷，气短，胸痛，患侧呼吸音减弱。
**诊断：**自发性气胸。
**治疗方法：**胸腔闭式引流术。

### 二、病史资料

**患者姓名：**刘某某。
**性别：**女。
**年龄：**17 岁。
**主诉：**右侧胸痛、胸闷 4 小时余。

**现病史：**患者于 4 小时前无明显诱因出现右侧胸痛，后逐渐出现右侧胸闷，活动后为著【知识点 1：自发性气胸的典型症状】，无放射痛、恶心、呕吐、咳嗽、咳痰，就诊于我院，急查胸部 DR 示：右侧大量气胸，压缩约 90%。现为求进一步诊治，经急诊以“右侧自发性气胸”收入我院。患者自发病以来精神可，暂未进食、水，体重无明显变化。

**既往史：**既往体检。否认糖尿病、冠心病、肾病、脑血管病等病史，否认肝炎、结核等传染病病史。否认外伤史。否认手术史。否认药物、食物过敏史。

**个人史：**生于当地，久居当地。否认疫区、疫水接触史。否认毒物、放射性物质接触史。否认烟酒嗜好。

**婚育史：**未婚未育。

**家族史：**否认家族遗传病史及类似疾病史。

## 三、专科及辅助检查

### （一）专科检查

T 36.4℃，P 78 次 / 分钟，R 20 次 / 分钟，BP 126/70mmHg。全身皮肤及巩膜无黄染，可见皮肤散在抓痕，锁骨上未触及肿大淋巴结。右侧胸部呼吸动度减弱，右肺叩诊呈鼓音，右肺呼吸音减弱【知识点 2：气胸的标准体征】，腹部平坦，未触及明显肿块，未见胃肠型及蠕动波，未见腹壁静脉曲张，腹软，剑突下可触及轻度压痛，无反跳痛及肌紧张，右肋缘下可触及无痛增大胆囊，墨菲征（–），肝、脾肋下未触及，肝区、肾区无叩痛，腹部叩诊鼓音，移动性浊音（–），肠鸣音 2 ～ 5 次 / 分钟。

### （二）辅助检查

（1）血常规：未见异常。

（2）血生化全项：未见异常。

（3）凝血分析：未见异常。

（4）胸部 DR（图 12–1）：右侧大量气胸【知识点 3：气胸诊断的辅助检查】。

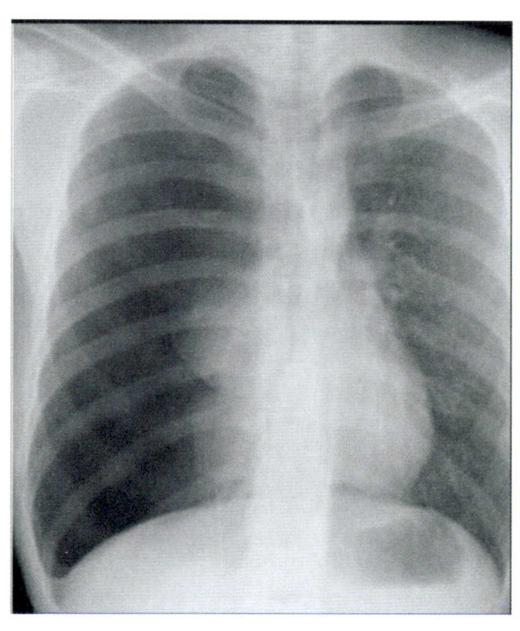

图 12–1　胸部 DR

## 四、诊断及鉴别诊断

### （一）诊断

诊断为右侧自发性气胸。

（1）症状：①右侧胸痛、胸闷症状；②无明显诱因。

（2）体征：①听诊右肺呼吸音减弱；②叩诊右肺呈鼓音。

（3）辅助检查：胸部 DR 提示右侧大量气胸。

### （二）鉴别诊断

1. 肺大疱

肺大泡起病缓慢，病程较长；而气胸常常起病急，病史短。X 线检查肺大疱为圆形或椭圆形透光区，位于肺野内，其内仍有细小条状纹理；而气胸为条带状影，位于肺野外胸腔内。肺周边部位的肺大疱易误诊为气胸，胸部 X 线片上肺大疱线是凹面向侧胸壁；而气胸的凸面常朝向侧胸壁，胸部 CT 有助于鉴别诊断。经较长时间观察，肺大疱大小很少发生变化，而气胸形态则日渐变化，最后消失。

2. 急性心肌梗死

有类似于气胸的临床表现，如急性胸痛、胸闷、呼吸困难、休克等临床表现，但患者常有冠心病、高血压病史，心音性质及节律改变，无气胸体征，心电图或胸部 X 线检查有助于鉴别。

3. 慢性阻塞性肺疾病和支气管哮喘

慢性阻塞性肺疾病呼吸困难是长期缓慢加重的，支气管哮喘有多年哮喘反复发作史。当慢性阻塞性肺疾病和支气管哮喘患者呼吸困难突然加重且有胸痛时，应考虑并发气胸的可能，胸部 X 线检查可助鉴别。

## 五、治疗

### （一）治疗方案【知识点 4：气胸的治疗原则】

（1）急行右侧胸腔闭式引流术排气缓解症状。

（2）给予吸氧、抗炎、祛痰、雾化、止痛等对症治疗。

（3）暂给予行一级护理，待病情平稳后给予二级护理，密切观察病情变化，及时对症处理。

### （二）术前准备

与患者家属签订知情同意书。

### （三）手术方式

右侧胸腔闭式引流术。

### （四）术后处理

生命体征观察，主要观察血氧饱和度指标；引流管观察，观察引流量及排气状况，患者不再漏气后，夹闭观察 24 小时后，打开引流管仍不漏气，复查胸部 DR 提示正常（图 12–2），给予拔除胸管。

术后注意预防胸痛并发症；快速康复外科理念（ERAS）【知识点 5：ERAS 的概念】，尽早下床活动。

术后随访，若再次发生气胸症状，考虑肺大疱可能，需完善胸部 CT 检查，必要时行微创肺大疱切除术。

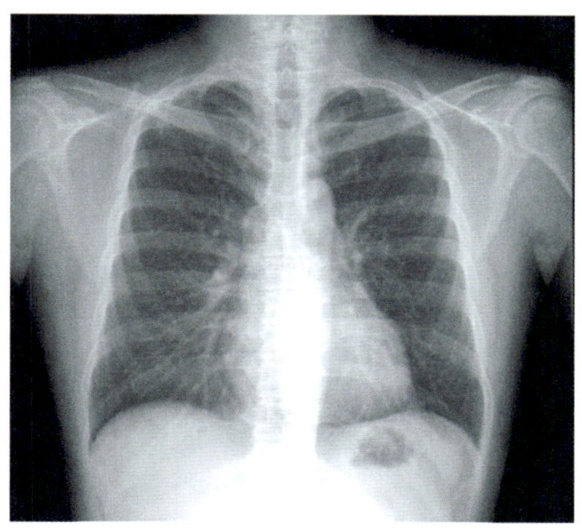

图 12-2 拔管后胸部 DR

## 六、总结与思考

气胸大多数起病急骤，患者突感一侧胸痛，针刺样或刀割样，持续时间短暂，继之胸闷和呼吸困难，可伴有刺激性咳嗽。根据临床症状和病史诊断并不困难，本病的主要特点是突然出现呼吸困难，长期的肺病、肿瘤应怀疑自发性气胸，有创伤的病史应怀疑创伤性的气胸。

### （一）气胸的类型与特点

气胸包括闭合性气胸、开放性气胸、张力性气胸等。

1. 闭合性气胸

患者受到各种致病因素影响，导致胸腔内出现过多的气体，不能从胸膜腔排出，对肺组织造成明显压迫引起的病变表现。

2. 开放性气胸

患者胸膜受到严重损伤，导致体外的空气进入胸膜腔内，胸膜腔与外界处于相通的状态引起的病情变化。

3. 张力性气胸

在患者出现胸膜损伤时，损伤部位的胸膜呈现为单向活瓣，外界气体可以进入胸膜腔内，但是胸膜腔内的气体不能排出体外，可能引起张力性气胸。

### （二）气胸的治疗原则

因气胸分类不同，各类气胸治疗方式有所不同，对于积气量少的患者无须特殊处理，胸腔内的积气可自行吸收。对于大量气胸、开放性气胸及张力性气胸，应积极手术治疗及相应药物控制感染等治疗。

1. 急症治疗

（1）开放性气胸：将开放性气胸立即变为闭合性气胸，赢得挽回生命的时间，并迅速转往医院。进一步给氧、清创、缝合胸壁伤口，并做胸腔闭式引流，给予抗生素预防感染，鼓励患者咳嗽、咳痰。若疑有胸腔内脏损伤或进行性出血，则需行开胸探查手术。

（2）张力性气胸：是一种可迅速致死的危急重症，急救时需迅速使用粗针头穿刺胸膜腔减压，并外接单向活瓣装置，进一步处理应放置胸腔闭式引流，使用抗生素预防感染。

2. 药物治疗

（1）抗生素：对于开放性气胸和张力性气胸需应用抗生素预防感染，有抗炎作用，如头孢曲松、头孢他啶等，少数患者可能有恶心、呕吐等不良反应。

（2）镇静、镇痛药物：如患者疼痛明显，可以使用吗啡等镇静、镇痛药物，可能会出现呼吸抑制、恶心、呕吐等不良反应。

3. 手术治疗

（1）胸腔镜手术：适用于经过内科治疗无效，长期气胸、血气胸、双侧气胸合并双侧肺大疱或者复发性气胸的患者。具有不易复发的特点，但会有出血等并发症。

（2）开胸手术：直接将胸腔打开，修补破口的治疗方法，可导致胸腔粘连。近年来已经很少用，适用于其他方法治疗效果不好的气胸。

4. 其他治疗

（1）胸腔穿刺抽气：适用于小型气胸（20% 以下）、呼吸困难较轻、心肺功能较好的患者，有皮下气肿、纵隔气肿等并发症。

（2）胸腔闭式引流：适用于单纯抽气失败者，或不稳定的、呼吸困难较严重的、肺压缩明显的气胸患者，以及反复发生开放性或张力性气胸的患者，可迅速缓解呼吸困难。

（3）化学性胸膜固定术：适用于不宜手术或者拒绝手术的患者，有胸痛、发热、急性呼吸窘迫综合征等并发症。

（4）支气管内封堵术：主要不良反应有胸部引流后发生感染、出血等。

## 七、知识点库

### （一）知识点 1：自发性气胸的典型症状

无明显诱因出现的胸闷、胸痛，逐渐加重，活动后为著。

### （二）知识点 2：气胸的标准体征

患侧呼吸动度减弱，叩诊呈鼓音，肺呼吸音减弱。

### （三）知识点 3：气胸诊断的辅助检查

胸部 DR 或胸部 CT 提示气胸，可明确诊断。

### （四）知识点 4：气胸的治疗原则

因气胸分类不同，各类气胸治疗方式有所不同，对于积气量少的患者不需特殊处理，胸腔内的积气可自行吸收。对于大量气胸、开放性气胸及张力性气胸，应积极手术治疗及相应药物控制感染等治疗。

### （五）知识点 5：ERAS 的概念

采取有循证医学证据的围手术期处理的一系列优化措施，以减少手术患者的生理、心理的创伤应激，从而达到快速康复的目的。

**参考文献**

[1] 丁振兴，李林，侯永乐，等. 成人气胸的外科临床处理策略研究进展 [J]. 齐齐哈尔医学院学报，2023，44（2）：162-165.
[2] 洪如钧，廖星，岳文香，等. 成年女性气胸病因、分类和特发性自发性气胸者体型特点的临床回顾性分析 [J]. 福建医药杂志，2023，45（5）：63-66.
[3] 张正峰，李祥彤，刘林祥. 自发性气胸定量诊断的研究进展 [J]. 医学影像学杂志，2022，32（1）：160-163.

（程　远　孙国贵　赵亚婷）

# 案例 13　呼吸系统——肺癌案例

**学习目标**

1. 知识目标　从肺癌的主诉、临床表现、诊断及治疗全过程学习肺癌疾病的相关知识。

2. 能力目标　通过学习病例，学生在接诊肺癌病例的过程中能对肺癌患者提出相应的诊断、鉴别诊断和治疗方案。

3. 职业素养目标　通过学习病例，学生在医患沟通、同理心、人文素养等方面得到提升。

## 一、案例信息

**案例名称：**呼吸系统——肺癌。
**主要诊断：**肺癌。
**适用对象：**本科生（院校教育），规培生（毕业后教育），继续教育。
**关键词：**肺癌。
**典型临床症状与体征 / 阳性体征：**刺激性咳嗽，血痰，胸痛，发热，气促。
**诊断：**肺癌。
**治疗方法：**肺叶切除术、亚肺叶切除术。

## 二、病史资料

**患者姓名：**柴某某。
**性别：**男。
**年龄：**50 岁。

**主诉：**发现右肺上叶结节1年余。

**现病史：**患者缘于1年前于当地医院查体，查胸部CT提示，右肺上叶结节，大小约1.7cm×1.0cm×1.2cm，形态不规则，边缘呈毛刺样表现。偶有咳嗽，呈刺激性干咳，无发热、咯血、痰中带血、咳脓痰、气促等不适；患者于外院未行特殊治疗，现为求进一步诊治，门诊以"肺肿物"收入我院。患者自发病以来精神、睡眠可，食欲一般，大便颜色正常，小便正常，1个月来体重未见明显下降。

**既往史：**发现血糖升高2月余，口服二甲双胍1片，每日2次，平时空腹血糖控制在5.1～7.0mmol。否认高血压、冠心病、肾病、脑血管病等病史，否认肝炎、结核等传染病病史。否认外伤史。否认手术史。否认药物、食物过敏史。

**个人史：**生于当地，久居当地。否认疫区、疫水接触史。否认毒物、放射性物质接触史。吸烟史20余年，平均每日为10支；否认酒嗜好。

**婚育史：**适龄结婚，配偶及子女体健。

**家族史：**否认家族遗传病史及类似疾病史。

## 三、专科及辅助检查

### （一）专科检查

T 36.7℃，P 78次/分钟，R 20次/分钟，BP 150/90mmHg。全身皮肤及巩膜无黄染，可见皮肤散在抓痕，锁骨上未触及肿大淋巴结。腹部平坦，未触及明显肿块，未见胃肠型及蠕动波，未见腹壁静脉曲张，腹软，剑突下可触及轻度压痛，无反跳痛及肌紧张，右肋缘下可触及无痛增大胆囊，肝、脾肋下未触及，肝区、肾区无叩痛，腹部叩诊鼓音，移动性浊音（-），肠鸣音2～5次/分钟。

### （二）辅助检查

（1）血常规：中性粒细胞$6.64\times10^9$/L，嗜酸性粒细胞$0.54\times10^9$/L。

（2）血生化全项：无异常。

（3）凝血分析：无异常。

（4）肿瘤标志物：癌胚抗原199.3ng/mL。

（5）其他：传染病三项筛查阴性，血型O型Rh阳性。

（6）胸部CT：右肺下叶、左肺见多发结节，最大者位于左肺上叶，大小约1.0cm×0.9cm。

## 四、诊断及鉴别诊断

### （一）诊断

1. 肺癌【知识点1：肺癌的筛查及诊断】

（1）症状（诊断重要线索）：①刺激性咳嗽、痰中带血；②胸部疼痛。

（2）体征（诊断客观依据）：早期无明显体征，晚期患者可出现呼吸音较弱。

（3）辅助检查（诊断必要条件）：①胸部强化CT检查；②PET/CT检查；③血生化检查；④肿瘤标志物检查。

2. 糖尿病

病史提供诊断明确。

### （二）鉴别诊断

1. 肺结核球

多有结核病史，多位于肺上叶，CT 可见肺内规则肿块影，可见钙化。

2. 错构瘤

为良性肿瘤，多无明显临床表现，影像学表现为肺内规则肿块。

## 五、治疗

### （一）治疗方案

肺癌的治疗是根据患者的机体状况、肿瘤的病理类型、侵犯的范围和发展趋向，合理地、有计划地应用现有的治疗手段，以手术治疗为主，放、化疗为辅的个体化、综合性治疗【知识点 2：肺癌的辅助治疗方案】，以期较大幅度地提高治愈率和患者的生活质量。治疗的联合方式是：小细胞肺癌多选用化疗和放疗加手术；非小细胞肺癌首先选用手术，然后是放疗或化疗。这种治疗模式要看具体情况，如小细胞肺癌少数Ⅰ、Ⅱ期患者可选用手术治疗，然后用化疗和放疗，而非小细胞肺癌因肺功能或患者机体情况不允许手术或肿瘤部位或Ⅲ期部分患者失去手术机会者可先行放疗和化疗，其后争取手术治疗。

### （二）手术治疗

1. 术前准备

（1）评估患者肿瘤是否发生远处转移。

（2）确定肿瘤分期。

（3）器官功能的评价（心、肺、肝及脑血管功能是否耐受手术）。

（4）控制血压、血糖。

（5）备血 1 000 ～ 2 000mL。

2. 手术方式

肺癌根治术【知识点 3：早期肺癌的手术治疗方式选择】。

3. 术后处理

（1）生命体征观察。

（2）引流管观察。

（3）术后补液。

（4）伤口换药、拆线。

（5）术后并发症。

（6）运用快速康复外科理念（ERAS）。

（7）术后随访及辅助治疗。

### （三）预后

肺癌的预后取决于早期发现及早期治疗。隐性肺癌早期治疗可获痊愈。一般认为鳞癌预后较好，腺癌次之，小细胞未分化癌较差。近年来采用综合治疗后小细胞未分化癌的预后有很大改善。

## 六、总结与思考

肺癌是最常见的肺部原发性恶性肿瘤，是一种严重威胁人民健康和生命的疾病。半个世纪以来，肺癌的发病率和病死率逐渐上升，尤其在发达国家。世界上至少有35个国家的男性肺癌为各癌肿死因中第一位，女性仅次于乳腺癌的死亡人数。本病多在40岁以上发病，发病年龄高峰在60～79岁。男女患病率为2.3 ：1。种族、家属史与吸烟对肺癌的发病均有影响。全国许多大城市和工矿区近40年来肺癌发病率也在上升，个别大城市肺癌病死率已跃居各种恶性肿瘤死亡的首位。肺癌已成为人类癌症死亡的主要原因之一。每年全球新发肺癌患者130万人，同时约120万人因肺癌死亡。2010年，我国新发肺癌病例60.59万（男性41.63万，女性18.96万），居恶性肿瘤首位（男性首位，女性第二位），占恶性肿瘤新发病例的19.59%（男性23.03%，女性14.75%）。肺癌发病率为35.23/10万（男性49.27/10万，女性21.66/10万）。同期，我国肺癌死亡人数为48.66万（男性33.68万，女性16.62万），占恶性肿瘤死因的24.87%（男性26.85%，女性21.32%）。肺癌病死率为27.93/10万（男性39.79/10万，女性16.62/10万）。

### （一）高危因素

①吸烟和被动吸烟；②室内污染；③室内氡暴露；④室外空气污染；⑤职业因素；⑥肺癌家族史和遗传易感性。

### （二）肺癌的筛查

与肺癌发生有关的其他因素还包括营养及膳食、社会心理因素、免疫状态、雌激素水平、感染（HIV、HPV）、肺部慢性炎症、经济文化水平等，但其与肺癌的关联尚存在争议，需要进一步研究评价。

在高危人群中开展肺癌筛查有益于早期发现早期肺癌，提高治愈率。低剂量螺旋CT（LDCT）对发现早期肺癌的敏感度是常规胸部X线片的4～10倍，能够早期检出早期周围型肺癌。国际早期肺癌行动计划数据显示，LDCT年度筛查能发现85%的Ⅰ期周围型肺癌，术后10年预期生存率达92%。

### （三）临床表现

肺癌的临床表现具有多样性，但缺乏特异性，因此常导致肺癌诊断的延误。周围型肺癌通常不表现出任何症状，常是在健康查体或因其他疾病行胸部影像学检查时发现的。肺癌的临床表现能够归纳为：原发肿瘤本身局部生长引起的症状，原发肿瘤侵犯邻近器官、结构引起的症状，肿瘤远处转移引起的症状以及肺癌的肺外表现（瘤旁综合征、副肿瘤综合征）等。

#### 1. 原发肿瘤本身局部生长引起的症状

这类症状和体征包括以下方面。①咳嗽，咳嗽是肺癌患者就诊时最常见的症状，50%以上的肺癌患者在诊断时有咳嗽症状。②咯血，肺癌患者有25%～40%会出现咯血症状，通常表现为痰中带血丝，大咯血少见。咯血是最具有提示性的肺癌症状。③呼吸困难，引起呼吸困难的机制可能包括以下诸多方面：原发肿瘤扩展引起肺泡面积减少、中央型肺癌阻塞或转移淋巴结压迫大气道、肺不张与阻塞性肺炎、肺内淋巴管播散、胸腔积液与心包积液、肺炎等。④发热，肿瘤组织坏死能够引起发热，肿瘤引起的继发性肺炎也可引起发热。⑤喘鸣，假如肿瘤位于大气道，特别是位于主支气管时，常可引起局限性喘鸣症状。

#### 2. 原发肿瘤侵犯邻近器官、结构引起的症状

原发肿瘤直接侵犯邻近结构如胸壁、膈肌、心包、膈神经、喉返神经、上腔静脉、

食管，或转移性肿大淋巴结机械压迫上述结构，能够出现特异的症状和体征，包括胸腔积液、声音嘶哑、膈神经麻痹、吞咽困难、上腔静脉阻塞综合征、心包积液、Pancoast综合征等。

3. 肿瘤远处转移引起的症状

最常见的是中枢神经系统转移而出现的头痛、恶心、呕吐等症状。骨转移通常出现较为剧烈而且不断进展的疼痛症状等。

4. 肺癌的肺外表现

除了肿瘤局部区域进展引起的症状和胸外转移引起症状以外，肺癌患者还可能出现瘤旁综合征。肺癌相关的瘤旁综合征见于10% ～ 20% 的肺癌患者，更常见于小细胞肺癌。临床上常见的是异位内分泌、骨关节代谢异常，部分可能有神经肌肉传导障碍等。瘤旁综合征的发生不一定与肿瘤的病变程度呈正相关，有时可能会先于肺癌的临床诊断。关于合并瘤旁综合征的可手术切除的肺癌来说，症状复发对肿瘤复发有重要提示作用。

### （四）体格检查

（1）多数早期肺癌患者无明显相关阳性体征。

（2）患者出现原因不明、久治不愈的肺外征象，如杵状指（趾）、非游走性关节疼痛、男性乳腺增生、皮肤黝黑或皮肌炎、共济失调和静脉炎等。

（3）临床表现高度可疑肺癌的患者，体检发现声带麻痹、上腔静脉阻塞综合征、霍纳综合征、Pancoast 综合征等提示局部侵犯及转移的可能。

（4）临床表现高度可疑肺癌的患者，体检发现肝大伴有结节、皮下结节、锁骨上窝淋巴结肿大等，提示远处转移的可能。

### （五）肺癌常见类型与特点

（1）腺癌：发病率呈上升趋势，女性较多见，占20% ～ 30%，与吸烟有一定关系，多为周围型，较早即可发生血行转移。以前所谓的细支气管肺泡癌是其特殊类型。

（2）鳞状细胞癌：占40% ～ 50%，男性多于女性，与吸烟关系密切，多为中心型，可以坏死，形成空洞。转移发生较晚，5年生存率相对较高。

（3）大细胞癌：少见，可为中心型或周围型，较早发生转移，预后差。

（4）小细胞肺癌：约占20%，男性多见，与吸烟关系非常密切，多为中心型，很早即可发生远处转移，预后差。

### （六）肺部肿瘤切除范围及手术方式的选择

一般推荐周围型采用肺叶切除术，中央型采用全肺或肺叶切除、袖状切除。肺段切除术和楔形切除等范围更小的手术，一般仅用于外周性病变患者或肺功能不良者。有扩大手术治疗的适应证，如气管隆嵴成形术、上腔静脉成形术被视为当今手术治疗的新进展。

## 七、知识点库

### （一）知识点1：肺癌的筛查及诊断

1. 早期诊断

40岁以上长期重度吸烟，吸烟指数（每日吸烟支数 × 吸烟年数）＞400支年，有下列情况者应作为可疑肺癌对象进行有关排癌检查。①无明显诱因的刺激性咳嗽持续2～3周，治疗无效者。②原有慢性呼吸道疾病，咳嗽性质改变者。③持续或反复在短期内痰中带血而无其他原因可解释者。④反复发作的同一部位的肺炎，特别是段性肺炎。⑤原因不明的肺脓肿，无中毒症状，无大量脓痰，无异物吸入史，抗炎治疗效果不显著者。⑥原因不明的四肢关节疼痛及杵状指（趾）。⑦X线摄片上的局限性肺气肿或段、叶性肺不张。⑧孤立性圆形病灶和单侧性肺门阴影增大者。⑨原有肺结核、病灶已稳定，而形态或性质发生改变者。⑩无中毒症状的胸腔积液，尤其是血性胸腔积液进行性增加者。⑪尚有一些上述的肺外表现的症状，均值得怀疑，需进行检查。

2. 筛查与检查

①胸部X线检查；②电子计算机体层扫描（CT）；③痰脱落细胞检查；④纤维支气管镜检查；⑤纤维支气管超声内镜检查；⑥磁共振成像（MRI）；⑦正电子发射体层摄影（PET）-CT是将影像学和放射性核素融为一体的新型检查方法；⑧经皮肺穿刺；⑨电视胸腔镜检查；⑩纵隔镜检查；⑪核医学断层显像（ECT）用于筛查是否有骨转移及其转移的范围；⑫开胸手术探查；⑬肿瘤相关抗原及包括肿瘤标志物如CEA、sCC、NSE等的检测。

### （二）知识点2：肺癌的辅助治疗方案

（1）根据病程：早期、进展期、晚期。

（2）根据检查结果：肿瘤大小、病变局限性、有无远处淋巴结及器官转移。

（3）根据体征：刺激性咳嗽、痰中带血、杵状指、颈部静脉怒张等。

（4）通过术前行化疗、放疗、靶向治疗或联合治疗方案，将肿瘤分期降期，再行手术根治切除，可提高预后生存率及降低复发概率。

### （三）知识点3：早期肺癌的手术治疗方式选择

1. 适应证

（1）非小细胞肺癌Ⅰ期和Ⅱ期患者应行以治愈为目标的根治性手术切除治疗。

（2）对以同侧纵隔淋巴结受累为特征的ⅢA期患者应行原发病灶及受累淋巴结手术切除治疗。

2. 禁忌证

（1）已有原处转移者。

（2）有广泛淋巴结转移或有上腔静脉综合征者。

（3）已有神经侵犯：声音嘶哑、膈麻痹。

（4）心肺功能差，肝、肾衰竭者。

## 参考文献

[1] 张志庸. 协和胸外科学[M]. 北京：科学出版社，2023.

[2] 胡盛寿. 胸心外科学[M]. 2版. 北京：人民卫生出版社，2022.

（刘志玥　赵亚婷　孙国贵）

# 案例 14　呼吸系统——CT 引导下肺肿物经皮肺穿刺活检术案例

### 学习目标

1. **知识目标**　从本肺癌病例的主诉、临床表现、诊断及治疗全过程学习肺部肿物 CT 引导下穿刺活检的相关知识。

2. **能力目标**　通过学习病例，学生在接诊肺肿物病例的过程中，为明确诊断，能对肺肿物患者提出相应的处置措施，以及熟练掌握 CT 引导下肺肿物经皮肺穿刺活检术。

3. **职业素养目标**　通过学习病例，学生在医患沟通、同理心、人文素养、临床应变能力等方面得到提升。

## 一、案例信息

**案例名称：**呼吸系统——肺癌。
**主要诊断：**左上肺腺癌。
**适用对象：**本科生（院校教育），规培生（毕业后教育）。
**关键词：**肺癌。
**典型临床症状与体征 / 阳性体征：**咳嗽，咳痰，左上肺肿物。
**诊断：**左上肺腺癌。
**治疗方法：**CT 引导下经皮肺穿刺活检明确诊断，指导下一步治疗。

## 二、病史资料

**患者姓名：**魏某某。
**性别：**女。
**年龄：**67 岁。
**主诉：**查体发现左肺肿物半月余。

**现病史：**患者缘于半月前因活动后气短于当地医院查体行胸部 CT（2023-09-21）提示："左肺占位（未见报告单）"，偶有咳嗽、咳痰，为少量、白色黏痰，无发热、头晕、头痛、盗汗、痰中带血、咯血、胸闷、胸痛、呼吸困难等不适，未予治疗。后于唐山工人医院行 PET-CT（2023-09-26）提示：①左肺上叶尖后段软组织肿物，代谢活性明显增高，考虑恶性病变（肺癌）；②右肺下叶外侧基底段胸膜下软组织结节，两肺上叶多发微小结节，以上代谢活性均不高，不除外肺内转移；③左侧肺门多发稍高密度淋巴结，代谢活性轻度增高，倾向炎性反应增生淋巴结，未予特殊处置，现患者为求进一步诊治，经门诊以"肺肿物"收入院。

患者自发病以来，一般状况可，精神、饮食、睡眠可，大、小便正常，体重未见明显下降。

**既往史:** 既往体健。否认糖尿病、冠心病、肾病、脑血管病等病史，否认肝炎、结核等传染病病史。否认外伤史。否认手术史。否认药物、食物过敏史。

**个人史:** 生于当地，久居当地。否认疫区、疫水接触史。否认毒物、放射性物质接触史。否认烟酒嗜好。

**婚育史:** 23 岁结婚，配偶体健，育 1 子。

**家族史:** 否认家族遗传病史及类似疾病史。

## 三、专科及辅助检查

### （一）专科检查

T 36.2℃，P 70 次 / 分钟，R 18 次 / 分钟，BP 120/75mmHg。神清语利，全身皮肤、黏膜未见黄染、皮疹及出血点，锁骨上未触及肿大的淋巴结。胸廓发育正常，两侧胸壁对称、无畸形，无静脉曲张，未触及包块。双侧呼吸动度、语颤较一致，两肺叩清音，肺、肝浊音界位于右侧锁骨中线第 5 肋间，双肺呼吸音清，均未闻及干、湿啰音。心音可，70 次 / 分钟，律齐，未闻及心脏杂音。

### （二）辅助检查结果

（1）血常规：未见明显异常（表 14–1）。

表 14–1　血常规检查结果

| 项目 | 结果 | 参考值 | 单位 |
|---|---|---|---|
| 白细胞（WBC） | 5.9 | 3.5 ～ 9.5 | $10^9$/L |
| 红细胞（RBC） | 4.29 | 3.8 ～ 5.1 | $10^{12}$/L |
| 血红蛋白（HGB） | 125 | 115 ～ 150 | g/L |
| 红细胞比容（HCT） | 0.374 | 0.350 ～ 0.450 | L/L |
| 红细胞平均体积（MCV） | 87.0 | 82 ～ 100 | fL |
| 红细胞平均血红蛋白量（MCH） | 29.2 | 27 ～ 34 | pg |
| 红细胞平均血红蛋白浓度（MCHC） | 335 | 316 ～ 354 | g/L |
| 红细胞体积分布宽度（RDW） | 12.8 | 10.0 ～ 15.0 | % |
| 血小板（PLT） | 271 | 125 ～ 350 | $10^9$/L |
| 平均血小板体积（MPV） | 8.6 | 6.8 ～ 13.5 | fL |
| 血小板压积（PCT） | 0.232 | 0.108 ～ 0.282 | % |
| 血小板体积分布宽度（PDW） | 14.5 | 10.0 ～ 18.0 | % |
| 淋巴细胞（LYM） | 3.08 | 1.1 ～ 3.2 | $10^9$/L |
| 淋巴细胞百分比（LYM%） | 52.1 | 20 ～ 50 | % |
| 单核细胞（MON） | 0.39 | 0.1 ～ 0.6 | $10^9$/L |
| 单核细胞百分比（MON%） | 6.6 | 3 ～ 10 | % |
| 中性粒细胞（NEU） | 2.19 | 1.8 ～ 6.3 | $10^9$/L |
| 中性粒细胞百分比（NEU%） | 37.1 | 40 ～ 75 | % |

续表

| 项目 | 结果 | 参考值 | 单位 |
|---|---|---|---|
| 嗜酸性粒细胞（EOS） | 0.21 | 0.02 ～ 0.52 | $10^9$/L |
| 嗜酸性粒细胞百分比（EOS%） | 3.6 | 0.4 ～ 8 | % |
| 嗜碱性粒细胞（BAS） | 0.04 | 0 ～ 0.06 | $10^9$/L |
| 嗜碱性粒细胞百分比（BAS%） | 0.6 | 0 ～ 1 | % |
| 异形淋巴细胞（ALY） | 0.04 | 0 ～ 0.20 | $10^9$/L |
| 异形淋巴细胞百分比（ALY%） | 0.6 | 0 ～ 2.0 | % |
| 巨大不成熟细胞（LIC） | 0.05 | 0 ～ 0.20 | $10^9$/L |
| 巨大不成熟细胞百分比（LIC%） | 0.9 | 0 ～ 2.0 | % |

（2）血生化全项：未见明显异常（表 14–2）。

表 14–2　血生化全项检查结果

| 项目 | 结果 | 参考值 | 单位 |
|---|---|---|---|
| 总蛋白 | 74.7 | 65 ～ 85 | g/L |
| 白蛋白（溴甲酚绿法） | 46.6 | 40 ～ 55 | g/L |
| 球蛋白 | 28.10 | 20 ～ 40 | g/L |
| 白蛋白 / 球蛋白 | 1.66 | 1.2 ～ 2.4 | |
| 前白蛋白 | 225.4 | 180 ～ 350 | mg/L |
| 总胆红素 | 10.6 | 0 ～ 21 | μmol/L |
| 直接胆红素 | 2.3 | 0 ～ 8 | μmol/L |
| 间接胆红素 | 8.3 | 1.7 ～ 16.2 | μmol/L |
| 丙氨酸氨基转移酶 | 16 | 7 ～ 40 | U/L |
| 天冬氨酸氨基转移酶 | 19 | 13 ～ 35 | U/L |
| 碱性磷酸酶 | 51 | 50 ～ 135 | U/L |
| γ 谷氨酰转肽酶 | 14 | 7 ～ 45 | U/L |
| 胆碱酯酶 | 8 917 | 4 000 ～ 12 600 | U/L |
| 腺苷脱氨酶 | 15.7 | 4 ～ 24 | U/L |
| 总胆汁酸 | 6.4 | 0 ～ 10.0 | μmol/L |
| 尿素 | 4.80 | 3.1 ～ 8.8 | mmol/L |
| 肌酐（氧化酶法） | 60 | 41 ～ 81 | μmol/L |
| 二氧化碳 | 26.9 | 20 ～ 30 | mmol/L |
| 尿酸 | 350 | 140 ～ 340 | μmol/L |
| 钠 | 142.0 | 137 ～ 147 | mmol/L |
| 钾 | 4.36 | 3.5 ～ 5.3 | mmol/L |
| 氯 | 103.0 | 99 ～ 110 | mmol/L |
| 钙 | 2.44 | 2.11 ～ 2.52 | mmol/L |
| 葡萄糖 | 5.08 | 3.91 ～ 6.14 | mmol/L |

（3）凝血系列：未见异常（表 14–3）。

表 14–3　凝血系列检查结果

| 项目 | 结果 | 参考值 | 单位 |
|---|---|---|---|
| 血浆凝血酶原时间 | 13.0 | 11 ～ 15.5 | 秒 |
| PT–INR | 0.98 | 0.76 ～ 1.2 | |
| PT% | 105 | 70 ～ 120 | % |
| 活化部分凝血活酶时间 | 34.3 | 28 ～ 43.5 | 秒 |
| 血浆纤维蛋白原 | 3.86 | 2 ～ 4 | g/L |
| 血浆凝血酶时间 | 17.6 | 14 ～ 21 | 秒 |
| D– 二聚体 | 125 | 0 ～ 500 | ng/mL |

（4）肿瘤标志物：癌胚抗原 11.92ng/mL，神经元特异性烯醇化酶 15.64μg/L（表 14–4）。

表 14–4　肿瘤标志物检查结果

| 项目 | 结果 | 参考值 | 单位 |
|---|---|---|---|
| 癌胚抗原 | 11.92 | 0 ～ 3.4 | ng/mL |
| 甲胎蛋白 | 3.56 | 0 ～ 7 | ng/mL |
| 糖基类抗原 153 | 16.61 | 0 ～ 25 | U/mL |
| 糖基类抗原 125 | 18.19 | 0 ～ 35 | U/mL |
| 糖基类抗原 199 | 29.32 | 0 ～ 39 | U/mL |
| 糖基类抗原 724 | 1.39 | 0 ～ 6.9 | U/mL |
| 人绒毛膜促性腺激素 | 1.44 | 0 ～ 3 | mU/mL |
| 神经元特异性烯醇化酶 | 15.64 | 0 ～ 15.2 | μg/L |

（5）其他：传染病四项筛查阴性，血型 A 型 Rh 阳性。

（6）胸部 CT（胸部 CT 报告及典型图片，图 14–1）：左肺上叶可见软组织肿块，大小约 4.9cm × 3.4cm × 4.0cm，呈明显强化，可见分叶。双肺见多发结节，最大者位于右肺下叶，约 1.4cm × 1.2cm。纵隔及两肺门多发结节灶，较大直径约 1.2cm。

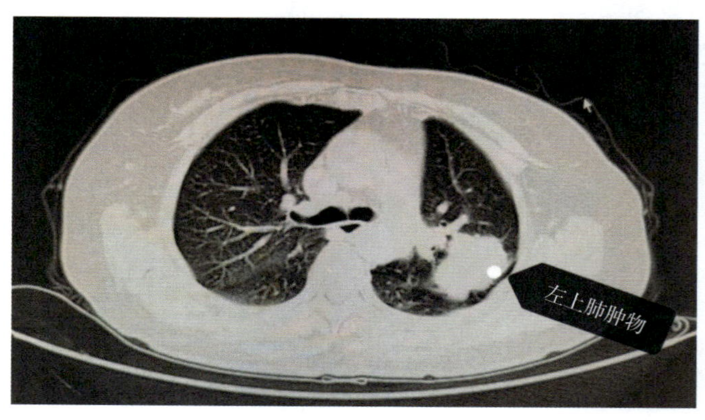


图 14–1　胸部 CT 表现

（7）穿刺病理结果：肺腺癌（图 14–2）。

| 送检材料：肺肿物穿刺组织 |
|---|
| 临床诊断：肺肿物 |
| 大体所见：肺肿物穿刺组织：灰白线状组织 2 条，长 0.8cm 及 1.2cm，质中等 |
| 光镜所见（附图）：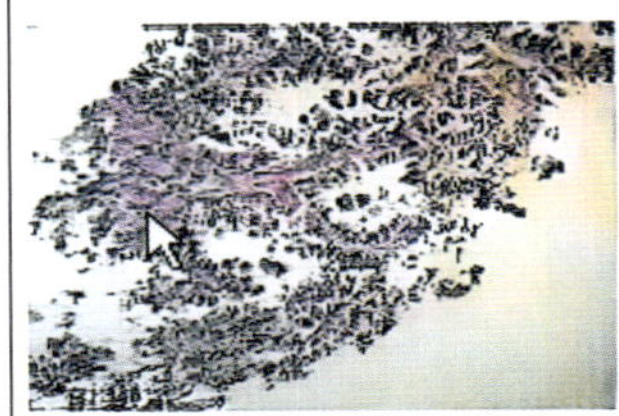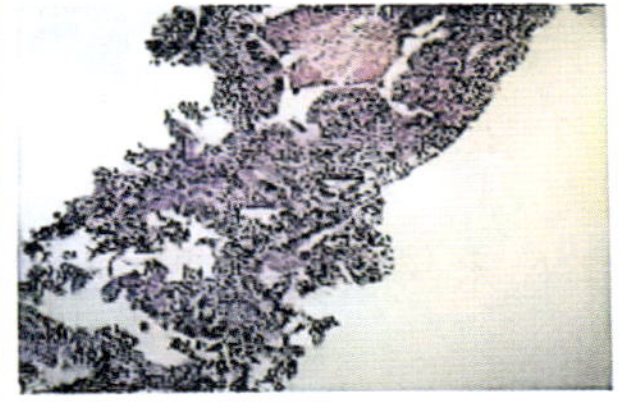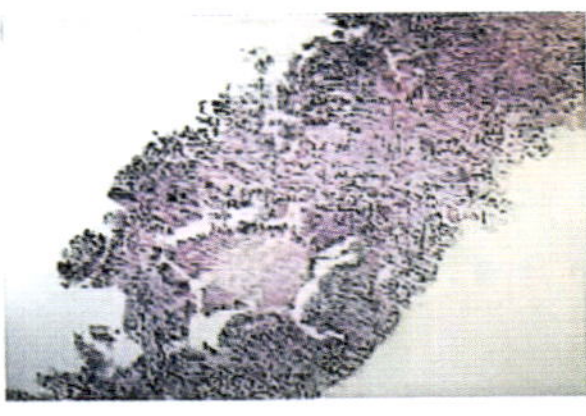肿瘤排列呈腺管样浸润性生长，细胞异型明显，核大、深染。 |
| 病理诊断：<br>（肺肿物穿刺组织）<br>肺腺癌<br>免疫组化结果：TIF–1（+）、NapsinA（+）、CK7（+）、P40（–）、CD68（–）、Vinentin（–）、Ki–67 指数 20%、ALK（D5F3）（–） |

图 14–2　病理结果

## 四、诊断及鉴别诊断

### （一）诊断

诊断为左上肺腺癌。

（1）症状（诊断重要线索）：①查体发现左肺肿物半月余；②咳嗽、咳痰。

（2）体征（诊断客观依据）：T 36.2℃，P 70 次 / 分钟，R 18 次 / 分钟，BP 120/75mmHg。神清语利，全身皮肤黏膜未见黄染、皮疹及出血点，锁骨上未触及肿大淋巴结。胸廓发育正常，两侧胸壁对称、无畸形，无静脉曲张，未触及包块。双侧呼吸动度、语颤较一致，两肺叩清音，肺肝浊音界位于右侧锁骨中线第 5 肋间，双肺呼吸音清，均未闻及干湿啰音。心音可，心率 70 次 / 分钟，律齐，未闻及心脏杂音。

（3）辅助检查（诊断必要条件）：①当地胸部 CT 检查；②唐山工人医院 PET–CT 检查；③肿瘤标志物检查；④胸部 CT 及穿刺病理检查【知识点 1：还有哪些检查可以进一步明确诊断】。

### （二）鉴别诊断

1. 肺癌

早期常无明显症状，病情进展可出现刺激性咳嗽、痰中带血等症状，CT 可见不规则肺占位性病变，此例已经病理证实。

2. 肺结核球

多见于青壮年，多有结核病史，多位于肺上叶，CT 可见肺内不规则肿块影，可有钙化。

3. 错构瘤

为良性肿瘤，多无明显临床表现，影像学表现为肺内肿块影，边界较清，可有分叶，常见钙化，典型呈“爆米花”样改变。

## 五、治疗

### （一）治疗方案

考虑患者为肺癌晚期，明确诊断，对症治疗【知识点 2：肺癌的分型及治疗方案】。

1. 术前准备

患者器官功能的评价（心、肺及脑血管功能是否可耐受穿刺手术）【知识点 3：如何评估？需完善哪些检查】；签订相关知情同意书，控制血压，缓解焦虑心情等；进行穿刺前相关物品的准备，如消毒物品、急救物品、穿刺枪、胸腔闭式引流瓶、心电监测仪等。

2. 手术方式

CT 引导下经皮肺肿物穿刺活检术【知识点 4：CT 引导下经皮肺穿刺的适应证、禁忌证，以及 CT 引导下肺肿物穿刺专家共识】。

3. 穿刺过程

（1）根据穿刺要求，摆好体位、建立液路、连接心电监护（图 14–3）。

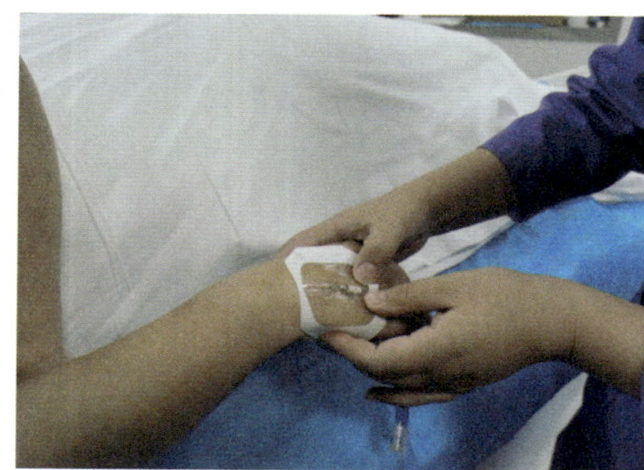

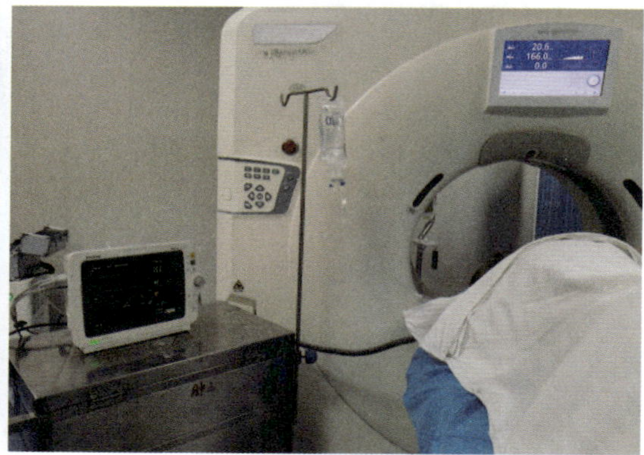

图 14–3　建立液路（左）、摆体位（右）

（2）在 CT 协助下、合理规划穿刺路径及确定皮肤进针穿刺点（图 14–4）。

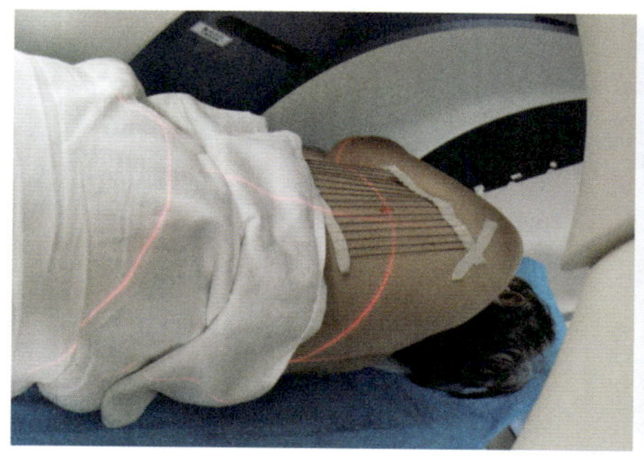

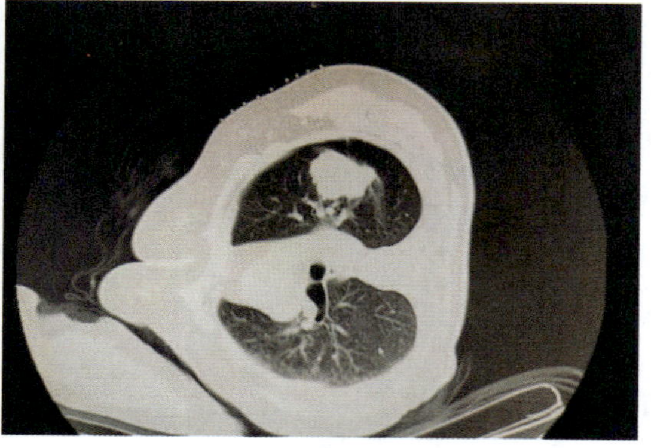

图 14–4　CT 下定点（左）、CT 图（右）

（3）于皮肤定位点行局部浸润麻醉（胸壁各层组织）及置入穿刺同轴针（图 14–5）。

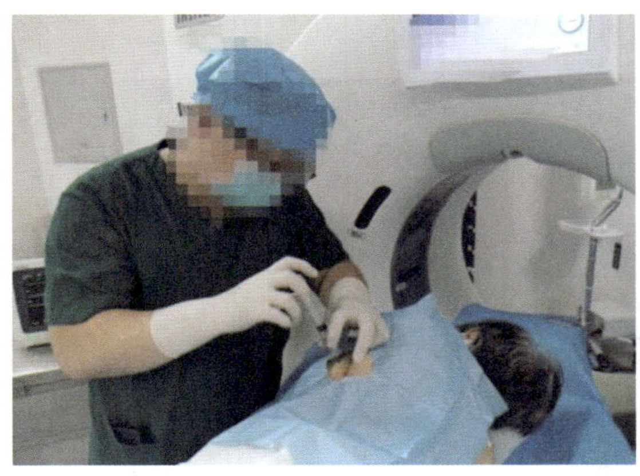

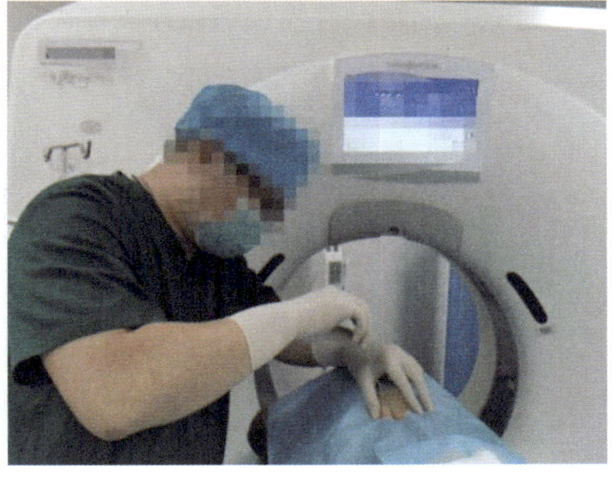

图 14-5　局部麻醉（左）、同轴针穿刺（右）

（4）观察同轴针位置，调整角度，逐步进针后穿刺至肿瘤组织（图 14-6）。

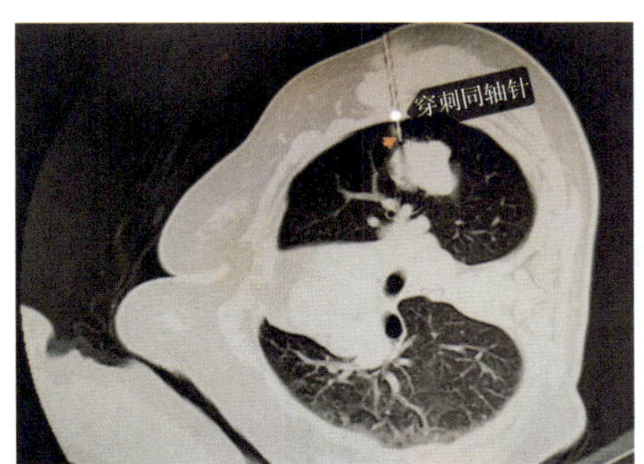


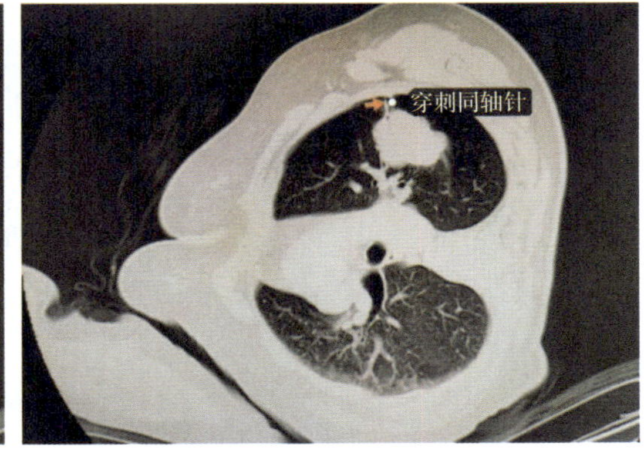


图 14-6　进针 1（左）、进针 2（右）

（5）穿刺至肿瘤后测量安全穿刺距离，激发穿刺枪穿刺（图 14-7）。

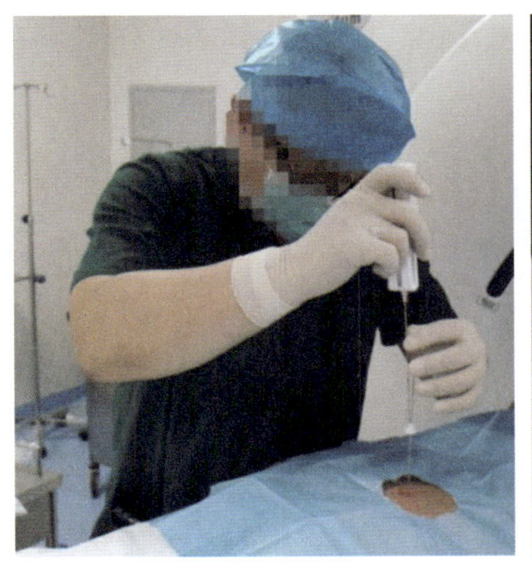

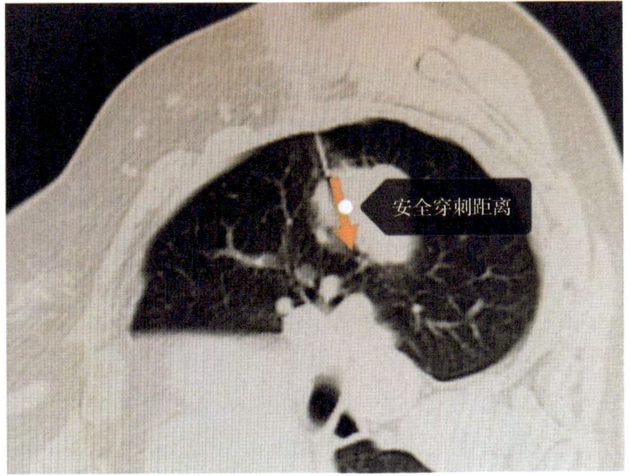


图 14-7　激发穿刺枪（左）、穿刺安全距离（右）

（6）保留穿刺肿物组织，穿刺结束行全肺扫描，改为患侧卧位（图 14–8）。

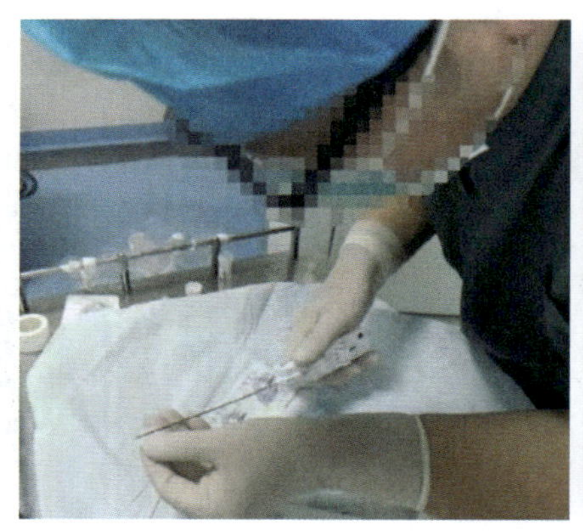

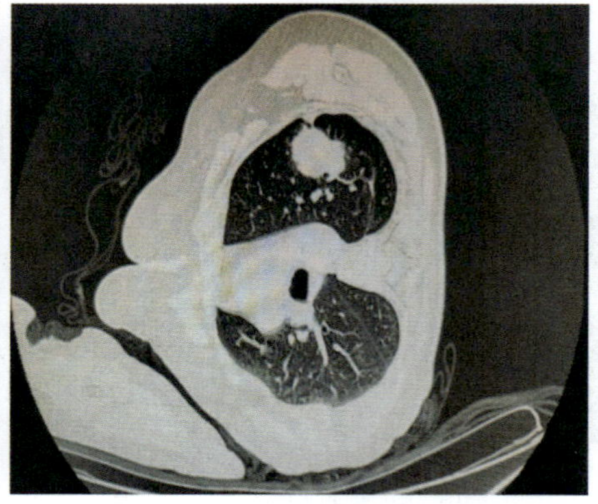

图 14–8　保留穿刺物（左）、全肺扫描（右）

（7）注意穿刺过程中的各事项（图 14–9）。

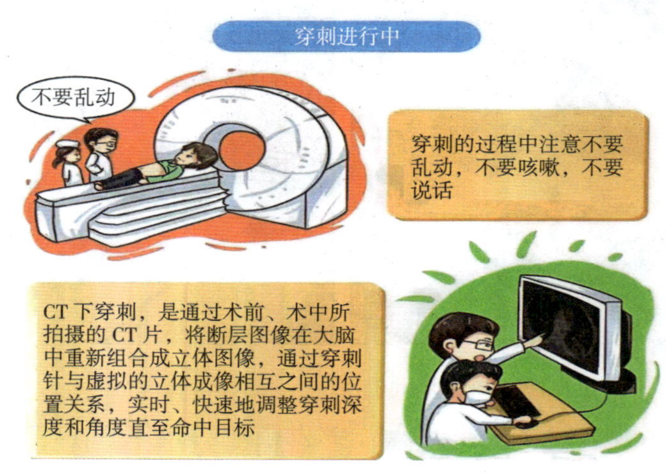


图 14–9　穿刺过程中的注意事项

### （二）术后处理

（1）术毕，用轮椅或平车推入病房。

（2）嘱患者卧床休息，继续心电、指脉氧监测（综合心电监测）。

（3）嘱患者尽可能避免增加胸腔压力的任何活动，如咳嗽等。

（4）如有咳血、气短等，及时给予止血等药物对症处理，及时进行胸部 X 线检查等。

（5）术后 24 小时复查胸部 X 线片或 CT。

### （三）术后病情评估

患者左上肺肿物，穿刺过程顺利，术后无明显不适，结合患者病情，考虑患者为肺癌晚期，住院期间病情可随时发生变化，如肿物扩散、心脑血管意外、迟发性血气胸等，严重时可危及患者生命。

### （四）术后并发症【知识点 5：术后并发症有哪些及如何处理】

患者穿刺术后病情稳定，无胸痛、胸闷等不适，复查胸部 CT（图 14–10）无胸腔积液、积气等并发症表现。

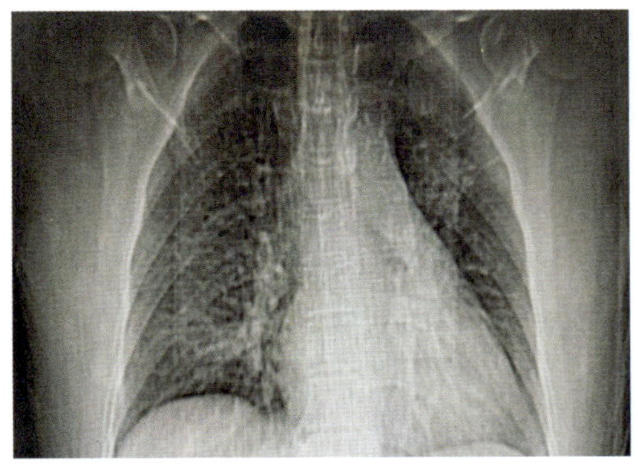

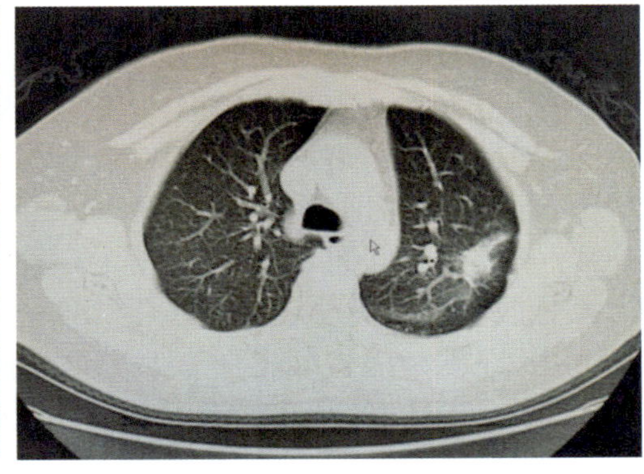

图 14-10　胸部 CT 冠状面（左）、胸部 CT 水平面（右）

## 六、总结与思考

（1）肺癌是呼吸系统肿瘤中起病隐匿的恶性肿瘤。

（2）肺癌病理分型？其各自特点有哪些？

（3）肺癌治疗是以手术治疗为主的多学科综合治疗。

（4）CT 引导下经皮肺穿刺术—同轴套管技术优点【知识点 6：肺穿刺活检关键技术——同轴套管技术优点】。

## 七、知识点库

### （一）知识点 1：还有哪些检查可以进一步明确诊断

肺癌确诊的病理学检查如下。

（1）痰查脱落细胞，连续化验 3 次，特别是血痰，阳性率更高，其阳性率在 30% 左右。

（2）支气管镜检查，通过支气管镜可以了解器官的形态、肿物有无侵及气管，同时可以留取病变组织送化验，阳性率较高，其阳性率在 90% 左右。

（3）胸腔镜或开胸取活检，风险大，对心肺功能等要求较高，相当于行肺部手术，其阳性率在 95% ～ 100%。

### （二）知识点 2：肺癌的分型及治疗方案

1. 肺癌的病理分型及特点

肺癌的组织学分类目前尚无一致的意见，按癌细胞形态特征通常将肺癌分为下列几种类型。

（1）鳞状上皮细胞癌：简称鳞癌。在各种类型的肺癌中鳞癌最为常见，约占 50%。鳞癌大多起源于较大的支气管，常为中央型肺癌。鳞癌的分化程度高低不一，但一般生长较为缓慢。鳞癌的病程较长，较晚发生转移，且通常首先经淋巴道转移，到晚期才发生血道转移。手术切除率较高，对放射及化学疗法的敏感度不及未分化癌。

（2）未分化小细胞癌：细胞形态类似燕麦穗粒，因而又称为燕麦细胞癌。未分化小细胞癌在各种类型的肺癌中约占 20%。发病年龄较轻，多见于男性，多数患者有吸烟史。一般起源于较大支气管，大多为中央型肺癌。小细胞癌分化程度低，生长快，较早出现淋巴道转移和侵入血管经血道广泛转移到身体远处器官组织，因此在各类肺癌中，小细胞癌的预后最差。小细胞癌对放射治疗和（或）抗癌药物治疗敏感度高。

（3）腺癌：腺癌大多起源于较小的支气管黏膜分泌黏液的上皮细胞，因此大多数腺癌位于肺的周围部分，呈球形肿块，靠近胸膜。女性患者较为多见，发病年龄亦较小，在各类肺癌中约占 20%。腺癌与吸烟无密切关系，一部分病例癌肿发生在肺纤维瘢痕病变的基础上。腺癌在早期一般没有明显的临床症状，往往在胸部 X 线检查时发现。癌肿生长较缓慢，但有的病例较早即发生血道转移，较常在呈现脑转移症状后才发现肺部原发癌肿。

（4）细支气管肺泡癌：它是腺癌的一种特殊类型，发病率较低。在各类肺癌中约占 3%，女性较多见。癌肿常位于肺野周围部分，分化程度好，生长缓慢，此型肺癌与肺部炎症引致的瘢痕病变可能有密切关系。细支气管肺泡癌大多呈孤立或多个圆形结节，常累及胸膜，少数病例呈弥漫性浸润，遍及一个肺段、肺叶或双侧肺，形似肺炎或粟粒性结核。癌细胞沿细支气管肺泡管和肺泡壁生长，常分泌黏液，细支气管肺泡癌很少经淋巴或血道转移，但常侵累胸膜，产生胸腔积液，或经气道广泛播散，引致呼吸衰竭。

（5）未分化大细胞癌：此型肺癌不多见，约半数起源于较大支气管，癌肿体积较大，恶性度高，经淋巴道或血道转移发生较早，有时在发现脑转移后才被发现，预后差。

（6）支气管腺瘤：是起源于支气管黏膜下黏液腺及腺管上皮细胞的一组原发性肺、支气管肿瘤。发病率较低，仅占 2% 左右。这一组肿瘤生长缓慢，肉眼观察边界清楚，但常侵蚀邻近组织，可发生远处转移。切除不彻底易局部复发，因此应列为低度恶性肿瘤。支气管腺瘤常发生于较大支气管，肿瘤血管丰富，发病年龄小，多见于女性。常见的临床症状为咳嗽、咯血和肿瘤阻塞支气管管腔引起的阻塞性肺气肿、肺不张或肺部感染。

2. 支气管腺瘤类型

（1）支气管类癌：在支气管腺瘤中最为多见。起源于支气管黏膜含有神经分泌颗粒的嗜银细胞。约 90% 发生于大的支气管，属于中央型肿瘤，约 10% 发生于小的支气管，属周围型肿瘤。

类癌主要在支气管黏膜下生长，突入支气管腔内则形成表面光滑、含有丰富血管的息肉样肿块，易出血。有的病例肿瘤同时向支气管壁内外生长，在支气管腔内和肺内各自形成肿块，临床上可产生咳嗽、咯血、支气管阻塞和副癌综合征等症状。支气管类癌一般生长缓慢，病程可长达 5 ～ 8 年，但部分病例特别是少数不典型类癌可转移到局部淋巴结或经血道发生远处转移。支气管类癌手术治疗的效果良好，术后 5 年生存率可达 80% 以上。

（2）支气管囊性腺样癌：又称圆柱型腺瘤，在支气管腺瘤中比较少见。起源于腺管或支气管黏膜分泌腺。大多数发生在气管下段或近端主支气管。恶性程度较高，常侵蚀气管或支气管壁及其周围组织，可引致支气管腔阻塞，并可有淋巴结或远处转移。

（3）黏液上皮样癌：在各型支气管腺瘤中最为少见。起源于肺叶支气管黏膜分泌腺，常呈息肉样，表面黏膜完整，并分泌黏液。

此外，少数肺癌可以在同一肿瘤的不同部位存在不同的组织学类型。较常见的是腺癌中有鳞癌组织，亦可在鳞癌中有腺癌组织或鳞癌与未分化小细胞癌并存。这一类肺癌称为混合型肺癌。还有为数更少的病例，在同侧肺或两侧肺内同时或先后呈现两个或多个原发性肺癌病灶，称为多发性原发性肺癌。这些癌灶组织学类型互不相同，或组织学类型虽同，但病灶的起源部位不同，病变范围亦各自独立存在。

3. 肺癌的治疗

（1）手术治疗：可手术的首选手术治疗。

（2）非手术治疗：不能手术的，可行化疗、放疗、靶向治疗、免疫治疗、中医中药治疗。化疗药物：铂类、紫杉醇、培美曲塞二钠等；靶向药物：吉非替尼、厄洛替尼、埃克替尼、阿美替尼等；免疫药物：K 药、O 药、T 药、信地利单抗等。

### （三）知识点 3：如何评估？需完善哪些检查

术前评估：和患者进行良好沟通，缓解患者紧张的情绪，完善心电图、胸部 CT、肝肾功能、凝血系列、血常规、凝血功能、血型、感染筛查（乙型病毒性肝炎、丙型病毒性肝炎、梅毒、艾滋病等）等，特殊人群建议做血管弹力图，肺功能差的建议行肺功能检查；术前停用抗凝、抗血小板药物及抗血管生成类药物。

### （四）知识点 4：CT 引导下经皮肺穿刺的适应证、禁忌证，以及 CT 引导下肺肿物穿刺专家共识

1. 穿刺适应证

（1）需明确病变性质的孤立结节或肿块、多发结节或肿块、肺实变等。

（2）支气管镜、痰细胞学检查、痰培养无法明确诊断的局灶性肺实变。

（3）怀疑恶性的磨玻璃病变。

（4）已知恶性病变，但需明确组织学类型或分子病理学类型。

（5）疾病进展或复发后局部组织学或分子病理学类型再评估。

（6）其他，如支气管镜活检失败或阴性的肺门肿块、未确诊纵隔肿块、疑似恶性纵隔淋巴结等。

2. 穿刺禁忌证

（1）绝对禁忌证：不可纠正的凝血功能障碍。

（2）相对禁忌证：①严重肺动脉高压；②解剖学或功能上的孤立肺；③穿刺路径上有明显的感染性病变；④肺大疱、慢性阻塞性肺疾病、肺气肿、肺纤维化；⑤机械通气（呼吸机）患者、儿童全身麻醉状态下活检需有麻醉医师配合；⑥影像学上考虑肺棘球蚴病，有可能增加过敏风险，为相对禁忌。

CT 引导下穿刺典型手术图片见图 14–11 ～图 14–13。

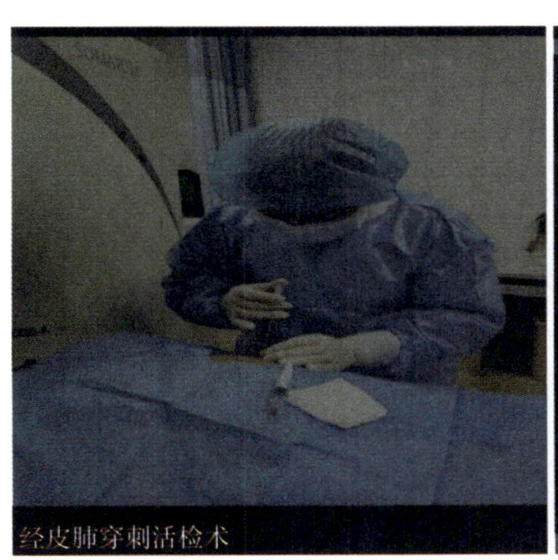


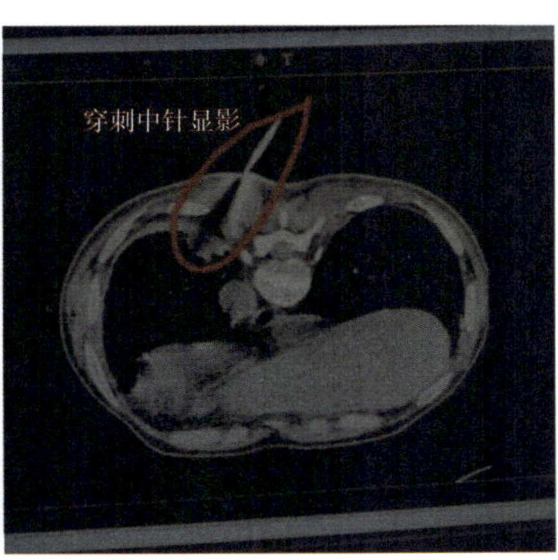


图 14–11　CT 引导下穿刺（左）、穿刺中显影（右）

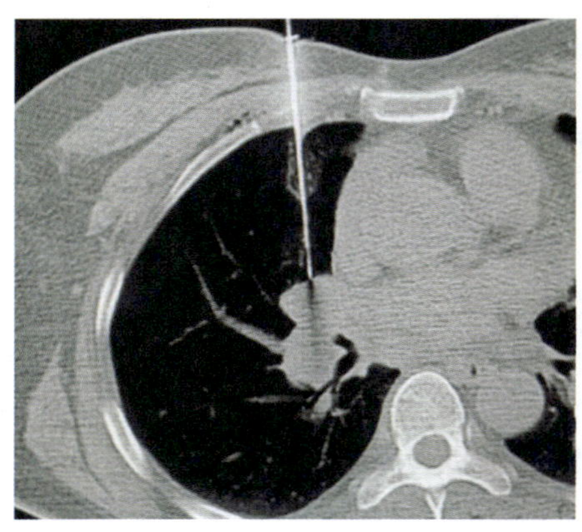
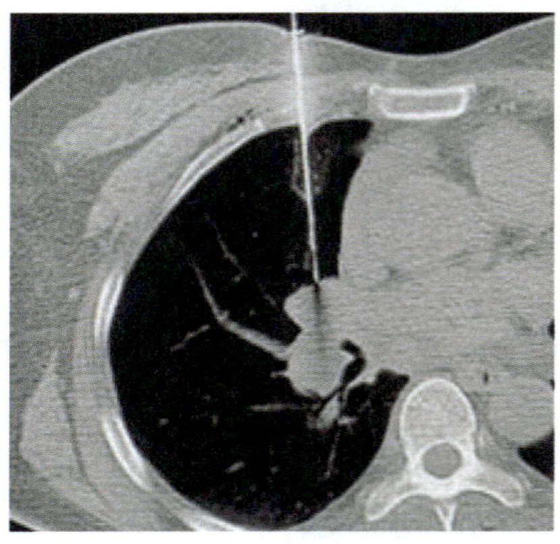

图 14-12　病例 1（左）、病例 2（右）

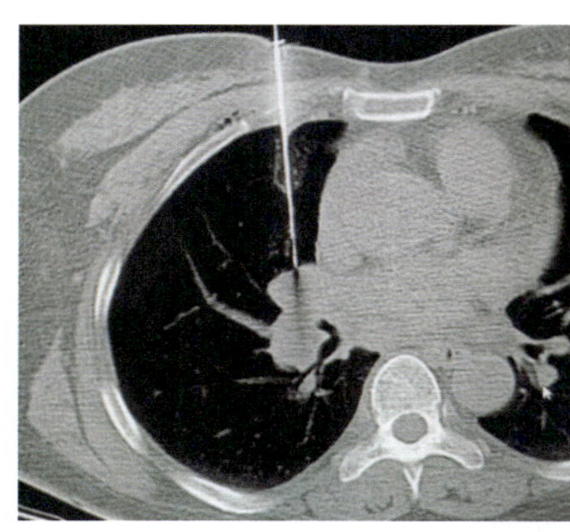
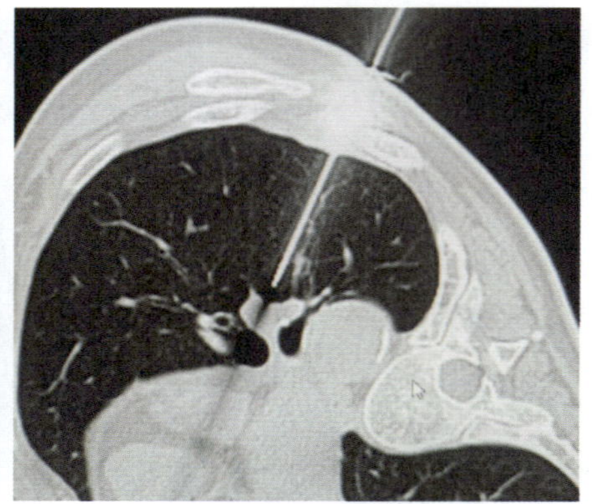

图 14-13　病例 3（左）、病例 4（右）

3. CT 引导下肺肿物穿刺专家共识

（1）掌握穿刺活检的适应证，对存在相对禁忌证的患者，建议小组讨论或多学科会诊评估活检操作的获益与风险。

适应证：①需明确病变性质的孤立结节或肿块、多发结节或肿块、肺实变等；②支气管镜、痰细胞学检查、痰培养无法明确诊断的局灶性肺实变；③怀疑恶性的磨玻璃病变；④已知恶性病变，但需明确组织学类型或分子病理学类型（再程活检）；⑤疾病进展或复发后局部组织学或分子病理学类型再评估（再程活检）；⑥其他如支气管镜检活检失败或阴性的肺门肿块、未确诊的纵隔肿块、怀疑恶性的纵隔淋巴结等。

禁忌证：①绝对禁忌证：不可纠正的凝血功能障碍；②相对禁忌证：严重肺动脉高压；解剖学或功能上的孤立肺；穿刺路径上有明显的感染性病变；肺大疱、慢性阻塞性肺疾病、肺气肿、肺纤维化；机械通气（呼吸机）患者或儿童全身麻醉状态下活检需有麻醉医师配合；影像学上考虑肺棘球蚴病，有可能增加过敏风险，为相对禁忌。

（2）所有患者术前推荐进行血常规、凝血功能检查、感染筛查（乙型病毒性肝炎、丙型病毒性肝炎、梅毒、艾滋病等）、心电图、血生化、血型检查等，特殊人群建议做血管弹力图。

（3）建议术前停用抗凝、抗血小板药物及抗血管生成类药物。

术前建议停用抗凝和抗血小板药物并复查血常规、凝血功能，具体如下。①术前1周将华法林改为低分子肝素，术前至少12小时停用低分子肝素。一般建议：依诺肝素1 mg/kg，每12小时1次；达肝素200U/kg，每日1次；那曲肝素0.1mL/10 kg，每12小时1次；普通肝素术前4～6小时停药。②尽管术前服用阿司匹林和氯吡格雷与大出血风险是否存在因果关系尚不完全明确，但CT引导下穿刺操作应慎重考虑，建议术前至少停药5日。③复查血小板计数＞$50 \times 10^9$/L、国际标准化比值INR＜1.5可行活检操作。此外，停药时间应结合患者自身状况，对于肾功能较差者可考虑适当延长术前停药时间。需要注意，对于近期放置支架如冠状动脉支架者，术前应慎重停用抗血小板或者抗凝药物，权衡利弊与风险，注意防止相关血栓发生（表14-5）。

表14-5　不同抗凝药停用时间

| 项目 | 低分子肝素 | 阿司匹林 | 波立维 | 利伐沙班 | 贝伐珠单抗 | 阿帕替尼 |
|---|---|---|---|---|---|---|
| 停用时间 | 24小时 | 7～10日 | 7～10日 | 24小时 | 6周 | 30日 |

（4）对于合并基础肺疾病的患者，推荐肺功能检查。术前应详细询问患者病史、用药史、过敏史等，并进行体格检查，注意评估患者心肺功能、配合能力（如屏气呼吸、制动能力）、术中体位耐受性。对于合并基础肺疾患（慢性阻塞性肺疾病、肺气肿等），推荐肺功能检查，以评估患者的氧合能力和肺功能储备能力。

（5）制订计划前应仔细阅读近期胸部X线片、CT、MRI或PET-CT等影像学资料。术前需胸部增强CT扫描检查以明确病灶部位、形态、大小、与周围脏器、血管和神经的关系，设计穿刺入路。疑似包虫囊肿或血管畸形者不宜进行活检，应行胸部CT检查加以确认。对于增强CT检查存在困难的（如造影剂过敏），可考虑采用增强MRI检查。术前必须再次仔细查阅患者影像学资料，并根据病灶大小、部位、解剖学关系、影像引导方式及工作经验制定活检方案。存在相对禁忌证或病情特殊的情况下，建议多学科专家参与讨论。穿刺路径应在避开重要脏器和肋骨、肩胛骨等骨性结构前提下，避开肺大泡、大血管、气管和叶间裂，尽可能使病变与胸膜穿刺点间的距离最短，尽可能减少经过正常肺组织的距离。

（6）术前应告知患者及其委托代理人手术带来的益处和可能存在的风险，征得患者本人及其委托代理人的知情同意，并签署书面知情同意书。术前应充分向患者、患者的近亲属或其委托代理人说明手术的目的、方法、益处、医疗风险和替代医疗方案，并取得其书面同意。

（7）术前建立静脉通路，并给予心电监护。术前建议给予患者心理疏导和宣教，以减轻患者焦虑、紧张情绪；训练患者平静呼吸及术中呼吸配合；术前应常规建立静脉通路，并给予心电监护。

（8）建议采用分步进针法和同轴技术穿刺获取标本。

1）分步进针法：根据CT定位，先将穿刺针穿刺至壁层胸膜外进行局部麻醉，再将穿刺针置于肺组织内，扫描确认。如进针路径正确，则可将穿刺针直接穿刺到病灶。如穿刺第一针位置不佳，可保留此针不变，将其作为引导参考点进行第二针穿刺。需根据病灶的性质来选择活检取材的部位，病灶体积较大时，应避开中央缺血坏死区域；空洞性病变应在实性组织部位取材。对于病灶周围解剖结构复杂或操作经验少者，建议使用分步进针法。

2）同轴技术：应用同轴技术一次穿刺即可多次活检取材，创伤较小。在出现气胸或血胸时，可以利用同轴通道抽吸积气或积血、注射药物等，有助于即刻处理并发症。同轴通道的保护作用可在一定程度上降低针道种植转移的风险。同轴针穿刺可提高小病灶和较深部位病灶的准确率。

（9）活检后 24 小时内完成胸部 X 线摄片或全胸部 CT 复查。CT 引导下穿刺活检术后，建议即刻行全胸部 CT 扫描，观察有无气胸、出血、系统性空气栓塞等并发症，必要时进行处理。无须处理的患者可转运至病房或观察室，监测患者的生命体征和血氧饱和度等，术后 24 小时内复查胸部 X 线片或全胸部 CT。

（10）术中和术后监测患者生命体征、血氧饱和度等。

（11）术中和术后监测期间，嘱患者尽可能减少增加胸腔压力的任何活动，如咳嗽等。嘱患者术中及术后尽可能减少任何增加胸腔压力的活动，如咳嗽、说话等。对不能配合患者应加强监护。建议术后 24 小时内完成胸部 X 线检查，病情变化者及时复查胸部 X 线片或胸部 CT 检查。

（12）低风险患者可考虑以日间 / 门诊手术的方式进行活检操作。

术前评估认为穿刺活检风险低的患者，可以考虑在日间或门诊完成活检。日间 / 门诊活检除应具备必备的操作设备和工作条件（术中及术后监护、抢救设备、药物、氧气等）外，还应配备经验丰富的医师、护士、技术人员，以保障活检操作安全。门诊活检术后观察 4 小时无异常，复查胸部 X 线片后可离院，术后必须随访至少 24 小时，嘱患者一旦出现异常不适或症状，及时入院就诊。

（13）高龄患者在穿刺活检时，重视伴随疾病和围手术期管理。对高龄和（或）有伴随疾病的患者，依从性相对较差，虚弱、营养不良、高血压、基础肝脏疾病（如肝病导致凝血功能障碍）等患者均可能增加穿刺活检的风险，建议在基础疾病稳定控制的前提下进行活检操作，应格外重视术前评估，包括既往病史和用药情况。医师、护士等人员应在术中、术后监护和其他围手术期管理中密切配合，尽可能降低术后并发症发生风险。操作者应该能够识别和及时处理术后并发症。

（14）胸部肿瘤经皮穿刺活检最常见的并发症是气胸、出血、胸膜反应等，系统性空气栓塞、心脏压塞和肿瘤针道种植等相对罕见。PTNB 的病死率为 0.02% ～ 0.15%，主要死亡原因包括急性大出血或肺出血、心搏骤停、空气栓塞等。

（15）急救设施和胸部引流设备应能立即获得。

开展经皮肺穿刺活检的手术室需具有常规消毒设施、供氧系统、吸痰设备，配备心电监护、急救车、胸腔闭式引流等设备。

（16）建议标本离体后及时固定并送检。用于细胞学检查的标本离体后应尽快涂片，涂片时动作要轻柔均匀，潮干后立即固定，以防细胞退变，固定剂用 95% 乙醇固定至少 15 分钟；液基涂片样本需立即放入保存液中送实验室按照操作规程进一步处理；若需制备细胞学样本蜡块，使用 4% 中性甲醛固定，后续操作可参照活检小标本处理要求。用于组织病理学检查的标本取得后应立即放入 10% 中性缓冲甲醛固定液中固定；手术样本固定时间为 6 ～ 48 小时；活检小样本固定时间为 6 ～ 12 小时，不能过长；若新鲜组织用于分子检测，原则上应确保所取组织中有符合质量控制要求的肿瘤成分，并将所取组织放入液氮中速冻或放入 RNA 保存液中保存。送检前在病理申请单上准确、详细地标注患者的基本信息、病史、相关检查及治疗史、临床初步诊断、取材部位、穿刺条数等项目内容。

（17）对于活检阴性但高度怀疑恶性的患者，可行再程活检，未行再程活检者建议定期影像学复查；随访过程中如有病情进展，可进行再程活检。再程活检又称二次活检，即患者根据一次活检的结果，明确诊断后接受相应治疗，由于疾病进展，需要再次对患者的病变组织或者血液样本进行活检，用以监测疾病进展、阐释耐药机制，为靶向药物治疗失败或耐药的患者后续治疗方案制订提供参考依据。首程活检发现 EGFR 突变的非小细胞肺癌患者，33% ～ 63% 的 EGFR-TKI 药物治疗后病情进展者经再程活检证实出现 EGFR T790M 突变，对于术后、化疗后复发转移及 EGFR-TKI 药物治疗超过 1 年的患者，T790M 突变检出率更高，病情进展后再程活检时间选择不影响 T790M 突变检出率，暂不适宜活检的患者应在后续治疗期间择期行再程活检。

（18）再程活检（二次或多次活检）建议采用组织学活检。再程活检建议首选组织学活检，液体活检灵敏度为 30% ～ 40%，特异度约为 83.3%，暂时无法替代组织学活检。采用 CT 引导方式取材成功率高且较为安全（气胸发生率为 6%，出血发生率为 7%）。再程活检可以根据患者的实际情况选择淋巴结、肝脏、骨等转移灶进行。

### （五）知识点 5：术后并发症有哪些及如何处理

常见并发症：①轻度，皮下血肿、轻微胸膜反应等；②中度，气胸、出血、少量咳血、针道种植等；③重度，大出血、咯血窒息、心脏压塞、空气栓塞等。

1. 肺内出血（图 14-14）

（1）发生率：5% ～ 15%。

（2）危险因素：< 1.5cm 的小病灶多次调针，下肺野病灶，穿刺路径长，穿刺路径穿过肺血管。

（3）预防：穿刺路径避开血管，与血管平行，减少反复穿刺调针；术前详询患者口服药史（抗凝药物、靶向药物）；术前咳嗽明显者提前口服镇咳药物。

（4）处理：止血（凝血酶、自体血凝块、凝胶微球等）；严重剧烈咳嗽、气道窒息应立即停止穿刺，采取患侧卧位；介入栓塞、开胸手术。

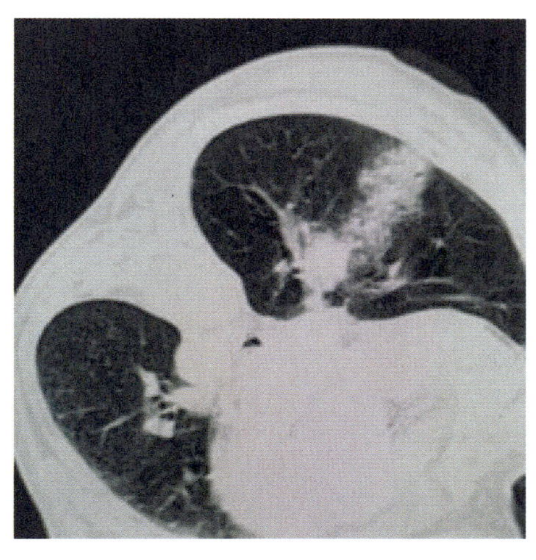

图 14-14　肺内出血

2. 肋间血管、内乳动静脉出血（图 14–15 ～图 14–17）

（1）发生率：5% ～ 15%。

（2）危险因素：穿刺过程中损伤了胸廓内血管、肋间动静脉或其他血管。

（3）预防：避免肋骨下缘进针，但肋间动脉走行可变异；增强扫描确定内乳动静脉位置，穿刺路径避开血管，与血管平行，减少反复穿刺调针。

（4）处理：止血、介入栓塞、开胸手术。

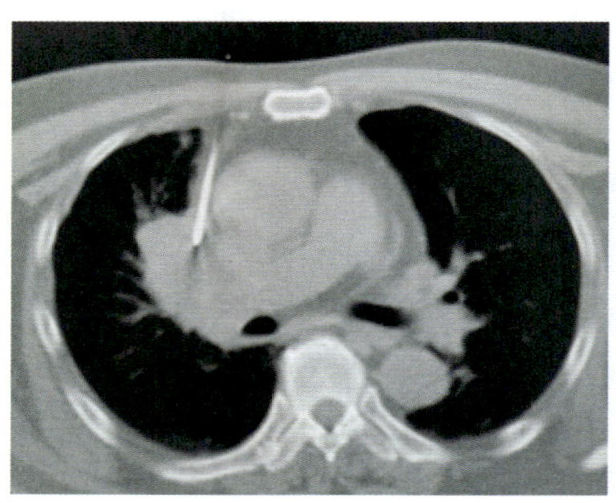

图 14–15　肋间出血

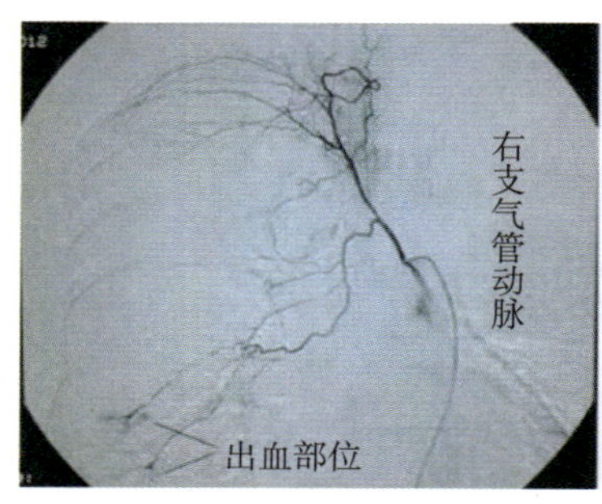


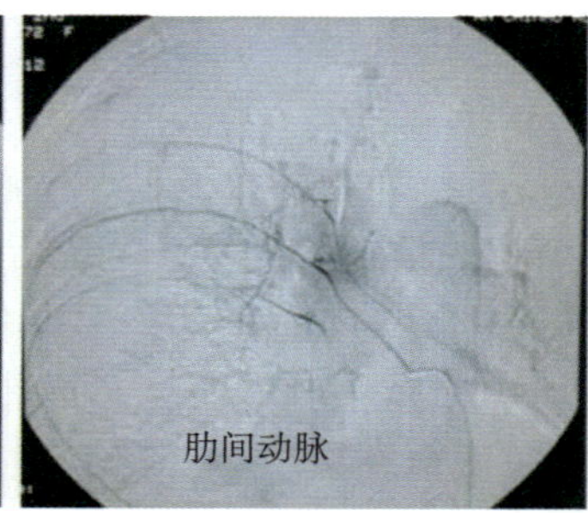


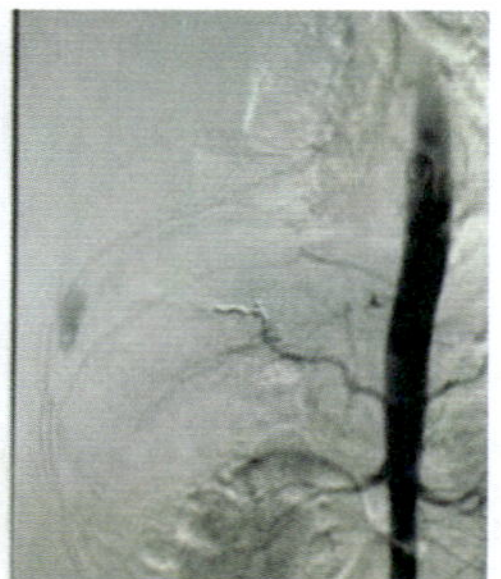

图 14–16　出血血管

根据出血部位主要分为肺出血及胸腔出血，部分情况下出血严重，威胁患者的生命安全，需要紧急介入或外科手术干预

需要特别注意的血管、组织解剖结构

肋间动脉

胸廓内动脉

| 部位 | 原因 |
| --- | --- |
| 胸腹壁血管<br>胸腹腔大血管<br>心脏 | 对血管解剖位点认识不清<br>穿刺布针操作不当 |

膈肌与呼吸运动

心脏、大血管

图 14–17　肺内出血部位和原因

3. 气胸（图 14–18、图 14–19）

（1）发生率：2.4% ～ 20.0%。

（2）危险因素：老年肺气肿患者，肿瘤位于肺下叶，穿刺次数多，穿刺路径过长，穿刺经过叶间裂。

（3）预防：注意迟发性气胸；靶区距胸膜＞ 2cm，穿刺路径避开肺大泡及叶间裂，减少反复穿刺调针；穿刺方向与心脏、胸膜、气管、纵隔、大血管等走形平行；充分麻醉，避免穿刺过程中说话、咳嗽。

（4）处理：少量可自愈，气体量大时行胸腔闭式引流术。

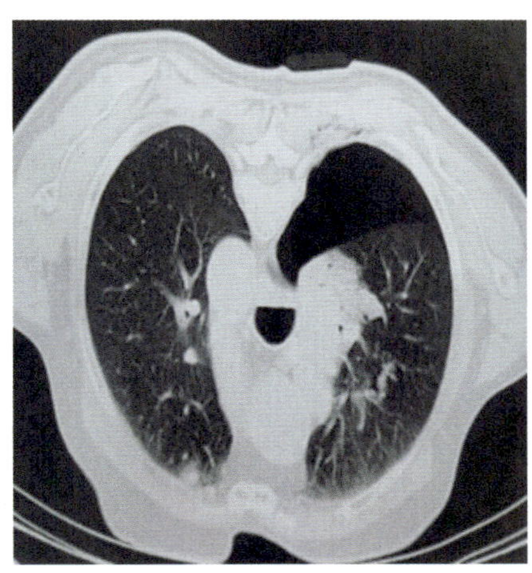

图 14–18　气胸

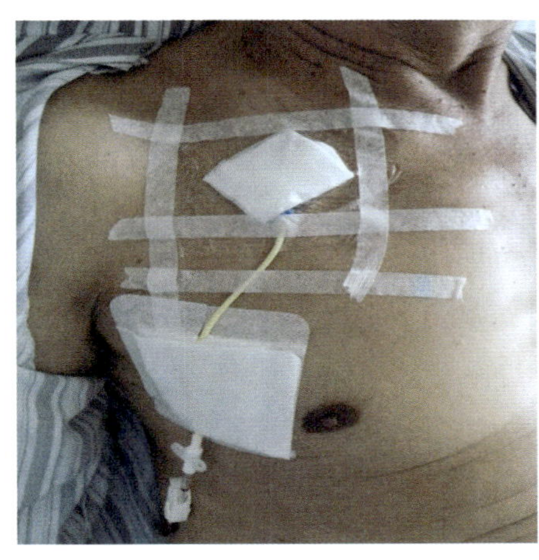

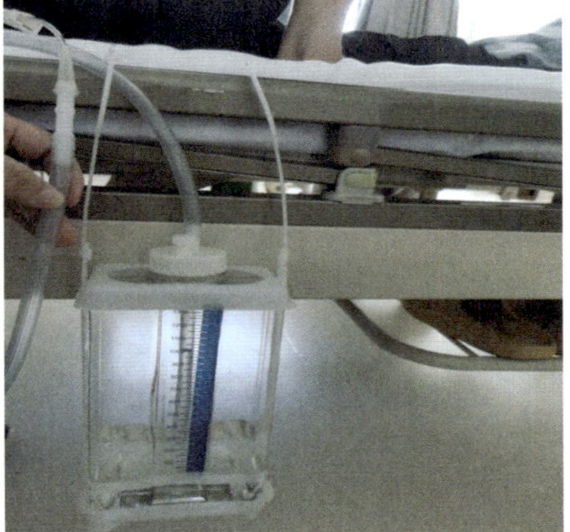

图 14–19　胸腔闭式引流（左）、胸桶（右）

4. 胸膜反应

在胸膜腔穿刺过程中患者出现连续咳嗽、头晕、胸闷、面色苍白、大汗甚至晕厥等表现，可能与迷走神经反射有关。

（1）发生率：0.25% ～ 9.70%。

（2）危险因素：①心理因素，患者操作前产生焦虑、恐惧等心理；②生理因素，注意力过分集中于医师的操作，空腹血糖低，痛阈低，室温低；③病理因素，患者体质差、消瘦，对刺激敏感性增加；④医源因素，术前定位不准确，操作不熟练，胸膜麻醉不充分，多次经胸膜穿刺，体位不合适等。

（3）预防：术前充分麻醉；充分与患者沟通，减轻患者心理负担；术中吸氧，监测生命体征；术中注意保暖；选取舒适体位。

（4）处理：停止操作，拔出穿刺针，协助患者仰卧位，心理疏导。必要时补充葡萄糖，应用多巴胺及肾上腺素等预防休克。

5. 空气栓塞（图 14-20、图 14-21）

空气栓塞是肺穿刺活检的罕见并发症，但是一旦发生，往往危及生命。其发生率在 0.02% ～ 0.05%，若包含无症状患者，发生率高达 0.21% ～ 0.40%。

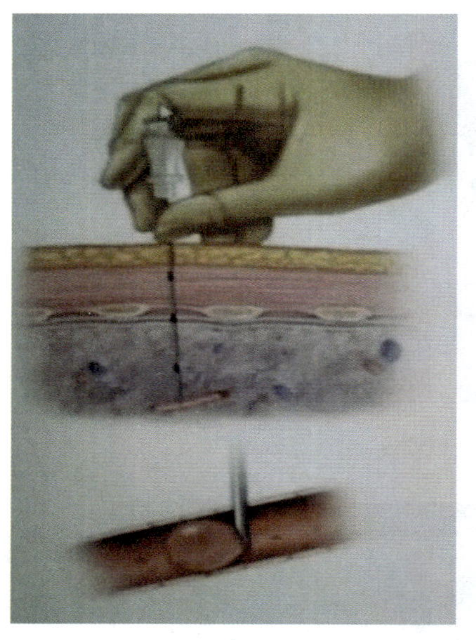

A

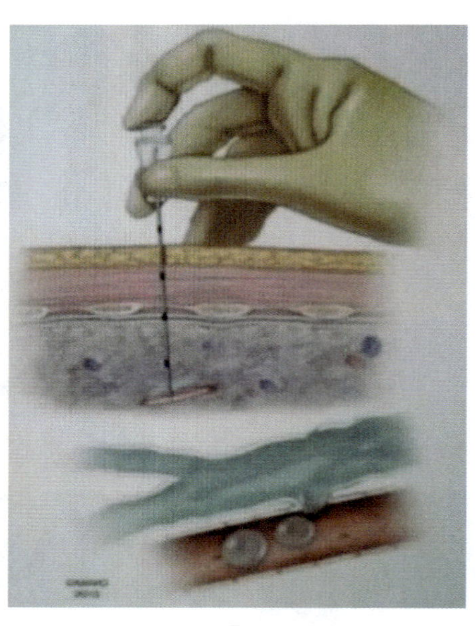

B

图 14-20　空气栓塞的形成

注　A. 穿刺针穿入肺静脉，拔出针芯，空气进入肺静脉；B. 穿刺形成支气管 / 气腔—静脉瘘，气压较大（咳嗽）时，气体进入肺静脉。

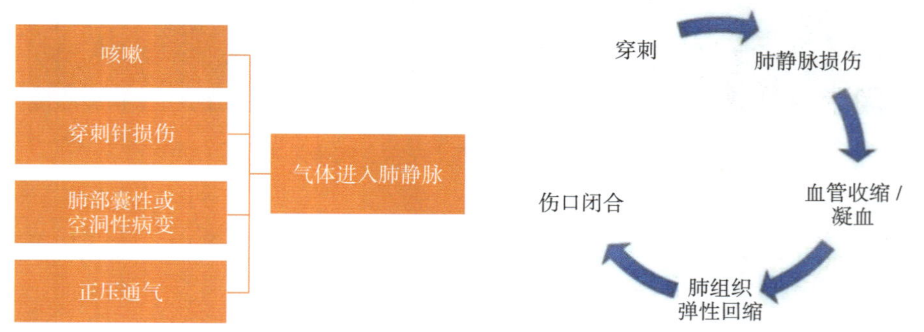


图 14-21　空气栓塞的表现

空气栓塞可能的机制如下。①空气经穿刺针直接进入肺静脉：穿刺针刺破肺静脉后拔出针芯，针座暴露于空气中，形成空气—肺静脉直接相通。②肺内空气经穿刺道进入肺静脉：穿刺针穿过空洞、空腔、支气管或正常的肺泡组织且同时刺伤邻近肺静脉，即可形成气道—肺静脉瘘。③其他任何原因导致气体进入肺静脉：因各种原因导致气体进入肺动脉，然后经肺微循环或肺动静脉瘘等进入肺静脉。

（1）发生率：0.02%～0.40%。

（2）预防：拔出同轴针芯时需平静屏气，操作时避免咳嗽，减少空气暴露，迅速插入针芯或手指封堵，针道避开肺血管和支气管，磨玻璃结节慎重活检。

（3）处理：少量者可自行吸收，迅速进入血液循环的空气超过 100mL 可导致心力衰竭；右侧卧位，空气位于左心尖，高于左室流出道；快速补液；高流量给氧；避免患者起立或头高足低位，高压氧（尽早开始，＞2 000mmHg）。

6. 心脏压塞（图 14-22）

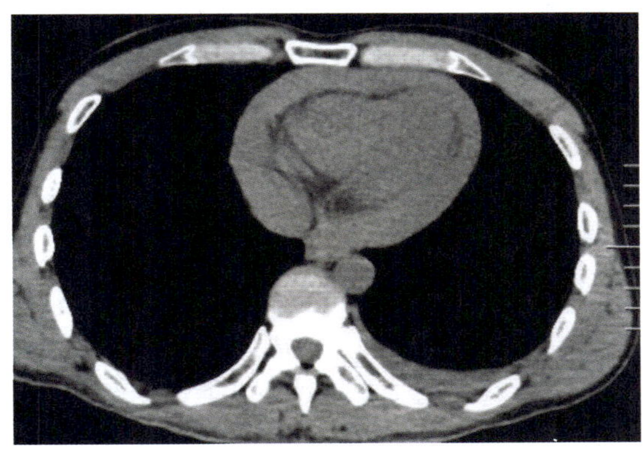

图 14-22　心脏压塞

（1）发生率：罕见。

（2）预防：心脏周围病变活检前必须行强化 CT 检查，操作中仔细对比强化 CT，选取平行心脏方向进针，避免心脏损伤。

（3）处理：紧急心包穿刺，补液并纠正失血性休克，同时准备开胸探查术，防止心搏骤停。

7. 种植转移（图 14-23）

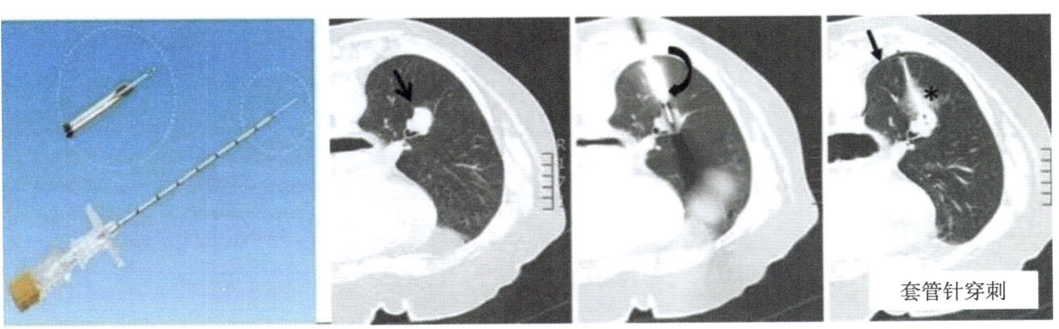


图 14-23　种植转移

（1）发生率：0.012% ～ 0.061%。

（2）同轴技术：一方面针芯外层设计为保护套管，切取肿瘤组织后，套管将肿瘤组织封闭在针芯内，隔离了肿瘤组织和正常组织接触的机会，减少了肿瘤“种植”的可能性。另一方面，穿刺针体非常纤细，并不容易损及较粗大的血管，从而使得病灶穿刺后引发出血的可能性很小，通常仅仅为极少量的渗血甚至不出血，极大地减少了肿瘤细胞顺着血管“溜走”的可能性。

### （六）知识点 6：肺穿刺活检关键技术——同轴套管技术优点（图 14–24）

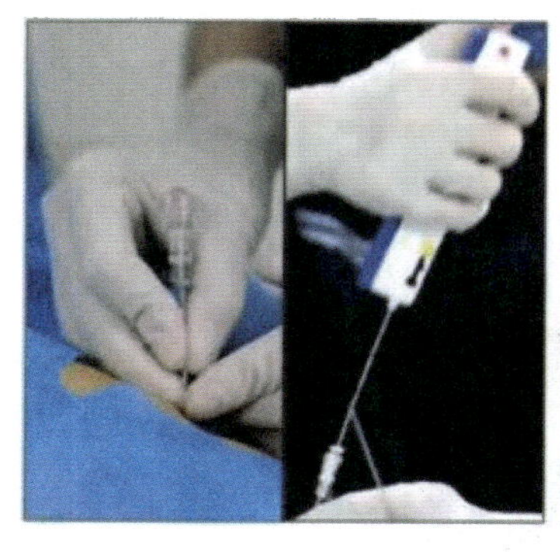

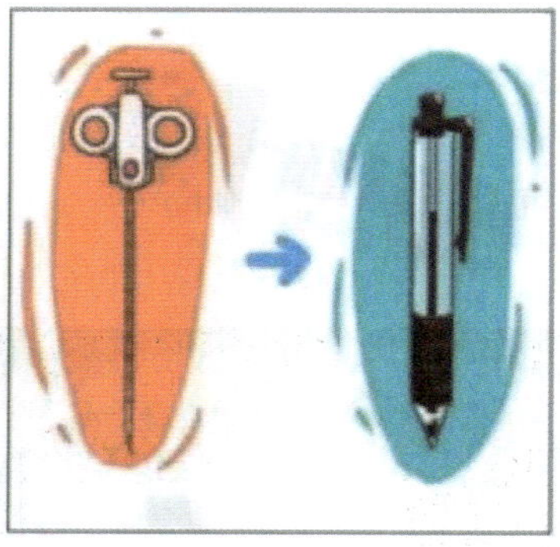

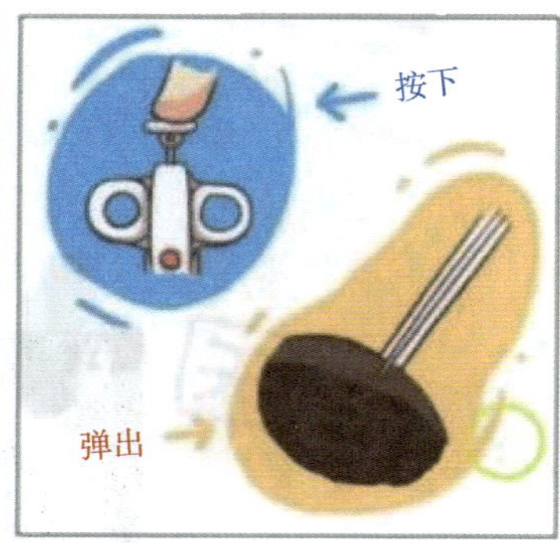


图 14–24　同轴活检技术

1. 同轴套管技术优点

（1）减少反复穿刺胸膜。

（2）减少针道种植转移风险。

（3）发生气胸、血胸等时，可利用同轴套管做出相应处理，如抽吸气体或止血药物注射等。

2. 知识拓展：肺穿刺活检关键技术——胸膜麻醉技术的好处

（1）胸膜是除皮肤外第二敏感结构，充分麻醉患者耐受性更好。

（2）胸膜麻醉时穿刺针回抽可预估肋间血管走形。

## 参考文献

［1］尹中元 .CT 引导下经皮肺穿刺活检实操手册 [M]. 北京：科学出版社，2019.

（李永春　戈艳蕾　孙国贵）

# 案例15　内分泌系统——副神经节瘤案例

### 学习目标

1. 知识目标　从副神经节瘤患者的主诉、临床表现、诊断及治疗全过程学习副神经节瘤疾病的相关知识。

2. 能力目标　通过学习病例，学生在接诊副神经节瘤病例的过程中能对副神经节瘤患者提出相应的诊断、鉴别诊断和治疗方案。

3. 职业素养目标　通过学习病例，学生在医患沟通、同理心、人文素养等方面得到提升。

## 一、案例信息

**案例名称：**内分泌系统——副神经节瘤。

**主要诊断：**副神经节瘤。

**适用对象：**本科生（院校教育），规培生（毕业后教育）。

**关键词：**副神经节瘤。

**典型临床症状与体征/阳性体征：**头痛，心悸，多汗。

**诊断：**副神经节瘤。

**治疗方法：**术前准备加手术治疗。

## 二、病史资料

**患者姓名：**彭某某。

**性别：**女。

**年龄：**40岁。

**主诉：**头痛、心悸、多汗1年余，加重半月。

**现病史：**患者缘于1年前出现心悸、气短、胸闷、易汗、头痛、头晕【知识点1：头痛、心悸、多汗“三联征”的临床意义】症状，活动后症状加重，无发热，无腹痛、腹胀；近半月症状逐渐加重，遂于2023-11-04在当地医院完善上腹部增强CT，CT示：①胰腺后方软组织肿物，建议进一步检查；②腹膜后淋巴结影。未行治疗。现患者近半月症状逐渐加重，为求进一步治疗，就诊我科，门诊以“腹膜后肿物”【知识点2：腹膜后肿物的临床类型】收入院。

患者自发病以来精神、睡眠、食欲尚好，大、小便正常，体力尚可，体重无明显改变。

**既往史：**既往有高血压病史4年，血压呈阵发性升高，最高达180/120mmHg，平素服用苯磺酸氨氯地平片，规律服用，血压控制欠佳；有2型糖尿病史4年，血糖最高达8.9mmol/L，近期规律服用二甲双胍【知识点3：降糖药的分类】控制尚可；2个月前诊断为脑梗死；

12 年前有剖腹产手术史。

**个人史：**生于当地，久居当地。否认疫区、疫水接触史。否认毒物、放射性物质接触史。

**婚育史：**适龄结婚，配偶及子女体健。

**家族史：**否认家族遗传病史及类似疾病史。

## 三、专科及辅助检查

### （一）专科检查

T 36.2℃，P 74 次 / 分钟，R 19 次 / 分钟，BP 126/84 mmHg。全身皮肤及巩膜无黄染，锁骨上未触及肿大淋巴结【知识点 4：锁骨上淋巴结肿大的临床意义】。腹部平坦，未触及明显肿块，未见胃肠型及蠕动波【知识点 5：胃肠型及蠕动波的临床意义】，未见腹壁静脉曲张；全腹软，左下腹轻压痛，无反跳痛及肌紧张，肝、脾肋下未触及，肝区、肾区无叩痛，腹部叩诊鼓音，移动性浊音（–）【知识点 6：移动性浊音的定义】，肠鸣音 3 ～ 5 次 / 分钟。

### （二）辅助检查

（1）血常规：血红蛋白 90g/L，红细胞比容 0.299，红细胞平均体积 68fL，红细胞平均血红蛋白量 20.6pg，红细胞平均血红蛋白浓度 302g/L，血小板 524 × $10^9$/L（表 15–1）。

表 15–1　血常规检查结果

| 项目 | 结果 | 参考值 | 单位 |
|---|---|---|---|
| 白细胞（WBC） | 8.4 | 3.5 ～ 9.5 | $10^9$/L |
| 红细胞（RBC） | 4.39 | 3.8 ～ 5.1 | $10^{12}$/L |
| 血红蛋白（HGB） | 90 | 115 ～ 150 | g/L |
| 红细胞比容（HCT） | 0.299 | 0.350 ～ 0.450 | L/L |
| 红细胞平均体积（MCV） | 68.0 | 82 ～ 100 | fL |
| 红细胞平均血红蛋白量（MCH） | 20.6 | 27 ～ 34 | pg |
| 红细胞平均血红蛋白浓度（MCHC） | 302 | 316 ～ 354 | g/L |
| 红细胞体积分布宽度（RDW） | 17.3 | 10.0 ～ 15.0 | % |
| 血小板（PLT） | 524 | 125 ～ 350 | $10^9$/L |
| 平均血小板体积（MPV） | 7.4 | 6.8 ～ 13.5 | fL |
| 血小板压积（PCT） | 0.389 | 0.108 ～ 0.282 | % |
| 血小板体积分布宽度（PDW） | — | 10.0 ～ 18.0 | % |
| 淋巴细胞（LYM） | 1.61 | 1.1 ～ 3.2 | $10^9$/L |
| 淋巴细胞百分比（LYM%） | 19.1 | 20 ～ 50 | % |
| 单核细胞（MON） | 0.38 | 0.1 ～ 0.6 | $10^9$/L |
| 单核细胞百分比（MON%） | 4.5 | 3 ～ 10 | % |
| 中性粒细胞（NEU） | 6.34 | 1.8 ～ 6.3 | $10^9$/L |
| 中性粒细胞百分比（NEU%） | 75.3 | 40 ～ 75 | % |
| 嗜酸性粒细胞（EOS） | 0.06 | 0.02 ～ 0.52 | $10^9$/L |

续表

| 项目 | 结果 | 参考值 | 单位 |
|---|---|---|---|
| 嗜酸性粒细胞百分比（EOS%） | 0.7 | 0.4 ～ 8 | % |
| 嗜碱性粒细胞（BAS） | 0.03 | 0 ～ 0.06 | $10^9$/L |
| 嗜碱性粒细胞百分比（BAS%） | 0.4 | 0 ～ 1 | % |
| 异形淋巴细胞（ALY） | 0.05 | 0 ～ 0.20 | $10^9$/L |
| 异形淋巴细胞百分比（ALY%） | 0.5 | 0 ～ 2.0 | % |
| 巨大不成熟细胞（LIC） | 0.04 | 0 ～ 0.20 | $10^9$/L |
| 巨大不成熟细胞百分比（LIC%） | 0.5 | 0 ～ 2.0 | % |

（2）血生化全项：丙氨酸氨基转移酶 42U/L，天冬氨酸氨基转移酶 36U/L，γ 谷氨酰转肽酶 75U/L，尿素 2.52mmol/L，铁 5.0 μmol/L（表 15–2）。

表 15–2　血生化全项检查结果

| 项目 | 结果 | 参考值 | 单位 |
|---|---|---|---|
| 总蛋白 | 72.3 | 65 ～ 85 | g/L |
| 白蛋白（溴甲酚绿法） | 46.2 | 40 ～ 55 | g/L |
| 球蛋白 | 26.10 | 20 ～ 40 | g/L |
| 白蛋白 / 球蛋白 | 1.77 | 1.2 ～ 2.4 | |
| 前白蛋白 | 229.0 | 180 ～ 350 | mg/L |
| 总胆红素 | 7.8 | 0 ～ 21 | μmol/L |
| 直接胆红素 | 2.3 | 0 ～ 8 | μmol/L |
| 间接胆红素 | 5.5 | 1.7 ～ 16.2 | μmol/L |
| 丙氨酸氨基转移酶 | 42 | 7 ～ 40 | U/L |
| 天冬氨酸氨基转移酶 | 36 | 13 ～ 35 | U/L |
| 碱性磷酸酶 | 91 | 35 ～ 125 | U/L |
| γ 谷氨酰转肽酶 | 75 | 7 ～ 45 | U/L |
| 胆碱酯酶 | 9 253 | 4 000 ～ 12 600 | U/L |
| 腺苷脱氨酶 | 11.3 | 4 ～ 24 | U/L |
| 总胆汁酸 | 4.7 | 0 ～ 10.0 | μmol/L |
| 肌酸激酶 | 41 | 40 ～ 200 | U/L |
| 肌酸激酶同工酶 | 10 | 0 ～ 25 | U/L |
| 乳酸脱氢酶 | 208 | 120 ～ 250 | U/L |
| 羟丁酸脱氢酶 | 136 | 72 ～ 182 | U/L |
| 肌红蛋白 | 6 | 0 ～ 100 | μg/L |
| 高敏肌钙蛋白 I | 0.5 | 0 ～ 18 | ng/L |
| 尿素 | 2.52 | 2.6 ～ 7.5 | mmol/L |
| 肌酐（氧化酶法） | 48 | 41 ～ 73 | μmol/L |

续表

| 项目 | 结果 | 参考值 | 单位 |
|---|---|---|---|
| 二氧化碳 | 25.0 | 20 ～ 30 | mmol/L |
| 尿酸 | 240 | 140 ～ 340 | μmol/L |
| 钠 | 142.1 | 137 ～ 147 | mmol/L |
| 钾 | 3.97 | 3.5 ～ 5.3 | mmol/L |
| 氯 | 102.6 | 99 ～ 110 | mmol/L |
| 钙 | 2.47 | 2.11 ～ 2.52 | mmol/L |
| 磷 | 1.18 | 0.85 ～ 1.51 | mmol/L |
| 铁 | 5.0 | 7.8 ～ 32.2 | μmol/L |
| 镁 | 0.76 | 0.75 ～ 1.02 | mmol/L |
| 葡萄糖 | 6.09 | 3.91 ～ 6.14 | mmol/L |

（3）凝血分析：血浆纤维蛋白原 6.44g/L（表 15–3）。

表 15–3　凝血分析结果

| 项目 | 结果 | 参考值 | 单位 |
|---|---|---|---|
| 血浆凝血酶原时间 | 12.4 | 11 ～ 15.5 | 秒 |
| PT–INR | 0.93 | 0.76 ～ 1.2 | |
| PT% | 114 | 70 ～ 120 | % |
| 活化部分凝血活酶时间 | 32.8 | 28 ～ 43.5 | 秒 |
| 血浆纤维蛋白原 | 6.44 | 2 ～ 4 | g/L |
| 血浆凝血酶时间 | 16.7 | 14 ～ 21 | 秒 |
| D– 二聚体 | 150 | 0 ～ 500 | ng/mL |

（4）肿瘤标志物：甲胎蛋白 8.83ng/mL（表 15–4）。

表 15–4　肿瘤标志物检查结果

| 项目 | 结果 | 参考值 | 单位 |
|---|---|---|---|
| 癌胚抗原 | 2.43 | 0 ～ 3.4 | ng/mL |
| 甲胎蛋白 | 8.83 | 0 ～ 7 | ng/mL |
| 糖基类抗原 153 | 19.06 | 0 ～ 25 | U/mL |
| 糖基类抗原 125 | 11.91 | 0 ～ 35 | U/mL |
| 糖基类抗原 199 | 37.50 | 0 ～ 39 | U/mL |
| 糖基类抗原 724 | 2.49 | 0 ～ 6.9 | U/mL |
| 人绒毛膜促性腺激素 | ＜ 0.10 | 0 ～ 3 | mU/mL |
| 神经元特异性烯醇化酶 | 11.08 | 0 ～ 15.2 | μg/L |

（5）甲氧基肾上腺素相关检查：甲氧基去甲肾上腺素 10 547.7nmol/24h，3– 甲氧基酪胺 610.7nmol/24h（表 15–5）。

表 15-5　甲氧基肾上腺素检查结果

| 项目 | 结果 | 单位 | 提示 | 参考值 | 检测方法 |
|---|---|---|---|---|---|
| 甲氧基肾上腺素 | 111.7 | nmol/24h | | ＜216.0 | 高效液相色谱—串联质谱法 |
| 甲氧基去甲肾上腺素 | 10 547.7 | nmol/24h | ↑ | ＜312.0 | 高效液相色谱—串联质谱法 |
| 3- 甲氧基酪胺 | 610.7 | nmol/24h | ↑ | ＜382.0 | 高效液相色谱—串联质谱法 |

（6）甲氧基酪胺相关检查：甲氧基酪胺 131.9pmol/L，甲氧基去甲肾上腺素 25 737.0pmol/L（表 15-6）。

表 15-6　甲氧基酪胺检查结果

| 项目名称 | 结果 | 单位 | 提示 | 参考值 | 检测方法 |
|---|---|---|---|---|---|
| 甲氧基酪胺（3-MT） | 131.9 | pmol/L | ↑ | ≤ 100.0 | 高效液相色谱—串联质谱法 |
| 甲氧基肾上腺素（MN） | 154.0 | pmol/L | | ≤ 420.9 | 高效液相色谱—串联质谱法 |
| 甲氧基去甲肾上腺素（NMN） | 25 737.0 | pmol/L | ↑ | ≤ 709.7 | 高效液相色谱—串联质谱法 |

（7）CT 检查（图 15-1）。

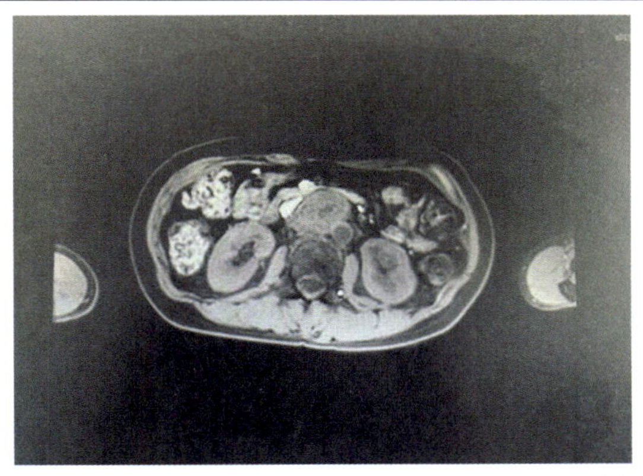

**检查所见：**

肺窗平扫横断位、纵隔窗及冠矢状位重建显示：两肺见多发结节，最大者位于右肺下叶（Se302:IM91），大小约为 0.6cm × 0.3cm。纵隔无偏移，其内未见肿大淋巴结。心脏大血管形态及位置未见异常。两侧胸膜呈尖角样凸起。左侧乳腺较对侧局部密度略增高。

平扫、增强横断位及冠矢状位、MIP 重建显示：腹膜后可见结节灶，大小约为 5.5cm × 3.4cm × 6.0cm，其内可见致密影，呈明显不均匀强化。腹膜后肾周脂肪间隙密度增高。腹腔及腹膜后可见多发结节灶，最大者短径约 0.7cm, 呈中等程度强化。肝脏大小正常，肝实质内未见异常密度改变，各期未见异常强化影。胆囊底部壁增厚，呈明显强化。两肾可见多发致密影，最大者直径约 0.3cm。胰腺、脾的形态、大小、密度未见异常，各期未见异常强化影。

平扫、增强横断位及冠矢状位、MIP 重建显示：膀胱充盈尚可，各期未见异常强化影。子宫密度欠均匀，强化程度不均。

图 15-1　CT 检查结果

（8）磁共振检查（图 15-2）。

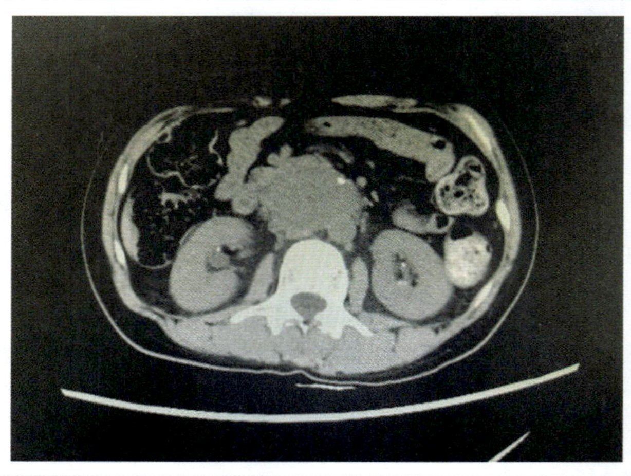

**检查所见：**

肝脏表面光滑，外形规则，各叶大小比例适中，肝裂无增宽，肝实质内信号均匀，增强后未见异常强化信号；肝内血管走行自然，未见扩张及受压移位征象；肝内胆管、胆总管无扩张；肝门结构清楚，未见肿块。胆囊不大，胆囊底壁局限性增厚，胆囊 A 未见异常信号。脾大小、形态、信号未见异常。胰腺大小、形态未见异常，增强后未见异常强化灶。肠系膜下动脉下方、腹主动脉前方水平见类圆形肿物影，其内信号不均匀，大小约为 5.8cm × 3.3cm × 4.6cm, 呈 $T_1$WI 等低、$T_2$WI 高信号影，DWI 呈明显扩散受限，增强后病变呈明显不均匀强化，其内见血管穿行影，邻近下腔静脉及肾静脉受压显示不清。腹腔及腹膜后见多发淋巴结影，短径约为 0.6cm。

图 15-2　磁共振检查结果

（9）其他：传染病三项筛查阴性，血型 O 型 Rh 阳性。

## 四、诊断及鉴别诊断

### （一）诊断

1. 副神经节瘤【知识点 7：副神经节瘤的定义】

（1）症状（诊断重要线索）：①心悸、头晕、头痛、胸闷可以随血压的下降而消失【知识点8：心悸、头晕、头痛、胸闷可随血压的下降而消失的临床意义】；②近 10 个月体重下降 10kg；③血压升高；④血糖升高。

（2）体征（诊断客观依据）：①皮肤及巩膜无黄染；②可触及肿大胆囊，无压痛；③上腹部未触及其他包块。

（3）辅助检查（诊断必要条件）：①心脏超声检查；②腹部强化 CT 检查；③血生化检查；④肿瘤标志物检查【知识点 9：还有哪些检查可以进一步明确诊断】。

2. 高血压

病史提供诊断明确。

3. 糖尿病

病史提供诊断明确。

### （二）鉴别诊断

1. Castleman 病【知识点 10：Castleman 病的病理分型】

磁共振结果显示：腹膜后（肠系膜下动脉下方，腹主动脉前方水平）肿物，考虑 Castleman 病，肉瘤不除外。

2. 嗜铬细胞瘤

心悸、气短、胸闷、易汗、头痛、头晕 1 年，加重半月，符合嗜铬细胞瘤头痛、心悸、多汗“三联征”。

## 五、治疗

治疗方案包括手术及保守治疗【知识点 11：副神经节瘤治疗方案和手术原则】。

### （一）保守治疗

放射性核素、靶向、免疫治疗【知识点 12：保守治疗】、评价器官功能（心、肺、肝及脑血管功能是否可耐受手术）【知识点 13：评估和检查】；控制血压、血糖【知识点 14：围手术期血压、血糖及药物控制】。

### （二）手术治疗

（1）完善术前准备：相关检查、化验，必要时备血。

（2）手术治疗方式：腹腔镜下腹膜后肿物切除术【知识点 15：术式的选择】，同时严密监测术中血压。

（3）术后处理：监测生命体征，尤其注意患者血压波动情况【知识点 16：术后观察指标】；术后补液【知识点 17：术后补液】；术后鼓励患者适当下床活动，避免血压剧烈波动。保护切口及引流管。

伤口换药、拆线【知识点 18：换药、拆线操作的基本步骤】，术后并发症【知识点 19：术后并发症】，快速康复外科理念（ERAS）【知识点 20：快速康复外科理念】。

术后随访及辅助治疗【知识点 21：术后随访】。患者术后血压波动范围维持在 120 ～ 140/70 ～ 100mmHg，并逐步减少降压药物用量。恢复顺利，预后应良好。

## 六、总结与思考

（1）副神经节瘤是起源于肾上腺外嗜铬细胞的神经内分泌肿瘤。

（2）嗜铬细胞瘤最有效的治疗方式是手术，术中血流动力学的不稳定给手术带来巨大的风险。要加强对嗜铬细胞瘤的术前诊断、术前准备、手术治疗、术后处理等方面的认识，以进一步优化嗜铬细胞瘤的临床诊断及治疗，提高疗效，降低嗜铬细胞瘤的手术风险。

（3）需重视及掌握副神经节瘤的临床表现及诊断。

## 七、知识点库

### （一）知识点 1：头痛、心悸、多汗“三联征”的临床意义

副神经节瘤产生的血管活性儿茶酚胺可导致儿茶酚胺过量的症状，其中最常见的就是高血压。高血压可能为持续性或间歇性，通常是阵发性的。高血压危象常伴阵发性头痛、多汗和心动过速 / 心悸，称为“典型三联征”。如果这 3 种症状均同时出现（不常见），诊断儿茶酚胺分泌型肿瘤的特异性约为 90%。

### （二）知识点 2：腹膜后肿物的临床类型

腹膜后组织来源构成繁杂，导致腹膜后肿瘤病理类型的多样性，大体上可分为来源于间叶组织、神经组织、胚胎残留组织以及来源不明的肿瘤 4 类。常见的良性肿瘤有脂肪瘤、畸胎瘤、囊状淋巴管瘤、副神经节瘤等，常见的恶性肿瘤有淋巴瘤、脂肪肉瘤、平滑肌肉瘤、纤维肉瘤和未分化的恶性肿瘤。腹膜后肿瘤以恶性肿瘤常见，脂肪肉瘤最常见，超过 50%。罕见的如嗜铬细胞瘤等，引起顽固性高血压。

### （三）知识点 3：降糖药的分类

（1）双胍类：代表药物有二甲双胍，餐后服用。常见不良反应为胃肠道反应，在服用过程中应注意定期监测肝肾功能。

（2）葡萄糖苷酶抑制剂：代表药物有阿卡波糖和伏格列波糖。常见不良反应为胃肠道反应，如排气增多、腹泻等。

（3）胰岛素促泌剂：代表药物有瑞格列奈和那格列奈。常见不良反应为低血糖反应，在服用过程中应注意监测血糖。

（4）胰岛素增敏剂：代表药物有罗格列酮和吡格列酮。常见不良反应为体重增加和水肿，在服用过程中应注意监测血压和肝功能。

（5）GLP-1 受体激动剂：代表药物有艾塞那肽和利拉鲁肽。常见不良反应为胃肠道反应和低血糖反应，在服用过程中应注意监测血糖和肝功能。

（6）DPP-4 抑制剂：代表药物有西格列汀和沙格列汀。常见不良反应为胃肠道反应和过敏反应，在服用过程中应注意监测肾功能。

（7）SGLT-2 抑制剂：代表药物有达格列净和恩格列净。常见不良反应为尿路感染和酮症酸中毒，在服用过程中应注意监测血糖和肾功能。

### （四）知识点 4：锁骨上淋巴结肿大的临床意义

（1）恶性肿瘤的淋巴结转移：转移的淋巴结质地坚硬、无压痛、易粘连而固定。如出现左锁骨上淋巴结肿大，这种肿大的淋巴结称为 Virchow 淋巴结，常为胃癌、食管癌转移的标志；胸部肿瘤，如肺癌，可转移至右锁骨上或腋下淋巴结群；鼻咽癌易转移到颈部淋巴结；乳腺癌常引起腋下淋巴结肿大。

（2）非特异性淋巴结炎：由于周围组织的局部炎症引起的急性淋巴结炎，如化脓性扁桃体炎、齿龈炎可引起颌下或颈部淋巴结肿大。肿大的淋巴结质地柔软、有压痛、表面光滑、无粘连，肿大至一定程度即停止；慢性期则质地较硬，疼痛轻微，淋巴结可逐渐缩小或消退。

（3）淋巴结结核：肿大的淋巴结常发生在颈部血管周围，大小不等、质软，可有粘连，晚期破溃后形成瘘管，愈合后可形成瘢痕。

### （五）知识点 5：胃肠型及蠕动波的临床意义

胃肠型和蠕动波检查是指通过检查胃肠型产生的蠕动波来判断相对应病征的辅助诊断，胃肠道发生梗阻时，梗阻近端扩张呈现出的轮廓。若同时伴该部位蠕动增强，可看到蠕动波。蠕动波是指肠蠕动过程中呈现的波浪式运动。由于胃肠道发生梗阻时，梗阻近端的胃肠产生阵发性蠕动波，有时这种蠕动波自右向左，称为逆蠕动波。小肠梗阻时蠕动波多见于脐部，方向不一。腹壁松弛、菲薄的多产妇及消瘦者也可见到蠕动波。发生肠麻痹时，蠕动波消失。脐部出现肠蠕动波见于小肠梗阻。严重梗阻时，脐部可见横行排列呈多层梯形的肠型和较大肠蠕动波。结肠梗阻时，宽大的肠型多出现于腹壁周边，同时盲肠多胀大呈球形。

### （六）知识点 6：移动性浊音的定义

移动性浊音为临床上检查腹腔有无积液的常用方法。原理是腹腔内积聚液体较多时（1 000mL 以上），在患者取仰卧位叩诊时，液体因重力作用积聚于腹腔低处，含气的肠管漂浮其上，故叩诊腹中部呈鼓音，腹部两侧呈浊音；当患者取侧卧位时，液体积聚于低部，肠管上浮，下侧腹部转为浊音，上侧腹部则为鼓音。移动性浊音阳性说明有腹水。

### （七）知识点 7：副神经节瘤的定义

副神经节瘤是起源于神经嵴的神经内分泌肿瘤，包括发生于肾上腺的嗜铬细胞瘤和肾上腺以外的副神经节瘤，后者也称为肾上腺外副神经节瘤。

### （八）知识点 8：心悸、头晕、头痛、胸闷可随血压的下降而消失的临床意义

主要是因肿瘤不适当释放过多儿茶酚胺所致。儿茶酚胺是一种与高血压、心脏病、糖尿病等疾病密切相关的物质，持续或者间断地释放过量的儿茶酚胺可导致机体功能紊乱。

### （九）知识点 9：还有哪些检查可以进一步明确诊断

（1）儿茶酚胺（CA）是一种含有儿茶酚和胺基的神经类物质，是由肾上腺髓质、肾上腺神经元及肾上腺外嗜铬体分泌的激素，包括多巴胺（DA）、肾上腺素（E）和去甲肾上腺素（NE）。而甲氧基去甲肾上腺素（NMN）和甲氧基肾上腺素（MN）分别是 NE 和 E 的代谢产物。

（2）CA 是由肾上腺髓质、肾上腺神经元以及肾上腺外嗜铬体合成与分泌的单胺类神经递质，是具有较强的生理学活性的内源性物质，在大脑和神经信号传导中起着重要的作用。

（3）血浆和尿液中 CA 水平与人体多种生理、病理现象有密切关系，不仅对人体的心血管系统、神经系统、内分泌系统、肾脏、平滑肌组织等的生理活动起着广泛的调节作用，还同时影响人体的代谢。

（4）检测生物样本中的 CA 水平不仅对于嗜铬细胞瘤、副神经节瘤、神经母细胞瘤、高血压、心肌梗死、肾上腺髓质增生等疾病的诊断和治疗具有重要的临床意义，并且有助于甲状腺功能异常、充血性心力衰竭、糖尿病、肾脏功能不全等疾病的诊断。同时，对于神经电生理等基础医学研究也具有重要的意义。

### （十）知识点 10：Castleman 病的病理分型

淋巴结病理检查是 Castleman 病诊断的金标准。病理形态上，Castleman 病可分为透明血管型 Castleman 病（HV-CD）、浆细胞型 Castleman 病（PC-CD）及混合型 Castleman 病。

### （十一）知识点 11：副神经节瘤治疗方案和手术原则

（1）治疗方案：手术切除、放射性核素治疗、靶向治疗、免疫治疗。

（2）手术原则：起于颈部以下的局限性副神经节瘤，以及所有激素分泌型副神经节瘤，或创伤较小的方法很有可能长期控制（定义为无肿瘤生长）的颅底和颈部副神经节瘤以及无法切除的非颅底和颈部副神经节瘤。

### （十二）知识点 12：保守治疗

（1）放射性核素治疗：高比活度（HAS）$^{131}$I-MIBG；肽受体放射性核素治疗（PRRT）。

（2）靶向治疗：酪氨酸激酶抑制剂（TKI）通过阻断血管内皮细胞生长因子受体（血管内皮生长因子受体，VEGFR）的血管生成作用和其他途径，抑制信号传导，从而抑制肿瘤细胞的生长和增殖。另外还有激酶信号通路抑制剂、缺氧诱导因子 2α（HIF-2α）抑制剂。

（3）免疫治疗：CVD（环磷酰胺 + 长春新碱 + 达卡巴嗪）。

### （十三）知识点 13：评估和检查

检测内容包括 E、NE 及其中间代谢产物 MN、NMN 和终末代谢产物 VMA 浓度。MN 和 NMN 分别是 E 和 NE 的中间代谢产物，它们仅在嗜铬细胞瘤 / 副神经节瘤瘤体及肾上腺髓质内代谢生成，并以高浓度水平持续存在，是嗜铬细胞瘤 / 副神经节瘤的特异性标志物。心脏彩超、双下肢动静脉彩超、肺功能等检查评估人体基础状态。

### （十四）知识点 14：围手术期血压、血糖及药物控制

（1）糖尿病：如口服一般降糖药，于手术当日晨停用；口服长效降糖药如氯磺丙脲，患者需在术前 2 ～ 3 日停用；使用胰岛素患者，手术当日停用。

（2）高血压：血压维持在 160/100mmHg 以下不予处理。建议停用 ARB，加用酚苄明 5mg 1 次 /12 小时起始，2 ～ 3 日加 1 次剂量，和 CCB 重叠 1 周后停用 CCB，仅用酚苄明作为术前准备的药物，准备时间 2 ～ 4 周，每日监测血压和立位血压，待患者血压控制平稳、无直立性低血压、体重增加、双手温暖、出汗减少时，提示酚苄明剂量足够。如患者心率增快，在酚苄明足量的基础上再加用 β 受体阻滞剂，或者应用伊伐布雷定控制心率（可请心内科同时评估）。

### （十五）知识点 15：术式的选择

（1）腹腔镜手术：与开放手术相比，腹腔镜切除术具有术中 CA 释放少、血压波动幅度小、创伤小、术后恢复快、住院时间短等优点，是首选推荐的手术方式。

（2）开放手术：推荐于肿瘤巨大、转移性 PPGL、肾上腺外副神经节瘤、多发的需探查者。

### （十六）知识点 16：术后观察指标

应密切观察患者的心、肺、肾、肝等主要脏器功能情况，注意激素水平、血压、脉搏、呼吸、体温、心电图及血生化和尿的色、量、比重等的变化。

### （十七）知识点 17：术后补液

在禁食期间每日输给葡萄糖、脂肪乳、氨基酸、维生素，抑制胃酸分泌和祛痰，保持水和电解质及酸碱平衡，必要时还可输给少量新鲜血。使用抗生素，以防感染。液体量：正常成年人每日需要 40 ～ 50ml/kg 液体摄入，卧床患者每日入量不能少于 35mL/kg，对于发热患者，体温大于 37℃，每升高 1℃，液体消耗量增加 5mL/kg。补液可通过外周或中心静脉输入。

### （十八）知识点 18：换药、拆线操作的基本步骤

（1）换药拆线操作基本步骤：换药前操作者应洗手，戴好帽子和口罩。首先，用手揭开固定的胶布，然后移去外层敷料；在放置敷料时应注意敷料的放置方法。拆除患者

敷料后，需要观察切口情况；观察时应注意以下内容：①切口有无合并感染，如脓性分泌物、红肿、坏死组织等；②有无新鲜肉芽组织生长，愈合情况是否良好；③切口内有无活动性出血等。选用碘伏棉球由内向外消毒切口，消毒范围为距离伤口周围皮肤 3～5cm 的区域，一共消毒 2 遍。若切口有分泌物，可用生理盐水反复清洗。在消毒时，一把镊子仅用于传递换药碗中物品，另一把镊子专用于接触切口。最后用无菌敷料覆盖并固定。贴胶布方向，应与肢体或躯干长轴垂直，长短适宜。

（2）影响切口愈合的因素：①营养状态，如果是恶性肿瘤的患者，免疫力低下，贫血和低蛋白血症会导致切口愈合不良或者是延期愈合；②在切口之内有异物残留，多见于外伤的伤口，局部碾挫伤严重，异物残留会导致局部积液感染，会影响切口的愈合；③有基础疾病，如有糖尿病，血糖增高会增加感染发生的概率，也会影响切口的愈合；④缺血也会导致局部坏死，会导致切口愈合时间的延长。

**（十九）知识点 19：术后并发症**

术后可能会出现血压降低和低血糖等围手术期并发症，需要术后密切监测。

**（二十）知识点 20：快速康复外科理念**

快速康复外科包括：①术前患者教育；②更好的麻醉、止痛及外科技术以减少手术应激反应、疼痛及不适反应；③强化术后康复治疗，包括早期下床活动及早期肠内营养。它包括了一些比传统方法更有效的围手术处理的方法，通过这些方法，快速康复外科可以缩短住院时间，很快康复，减少术后心、肺、血栓形成及感染并发症。为了能够成功地实现手术患者的快速康复，良好、完善的组织实施是其成功的重要前提，快速康复外科必须是一个多学科协作的过程，不仅包括外科医师、麻醉师、康复治疗师、外科护士，也包括患者的积极参与。同样，快速康复外科也依赖于下列一些重要方法的综合及整合。目前快速康复外科在结直肠切除患者中开展的最为成功，但其理念可用于各类手术患者的治疗中。

**（二十一）知识点 21：术后随访**

对所有的嗜铬细胞瘤及副神经节瘤都要做基因检查；每年随访血浆或尿液甲氧基肾上腺素；有转移病灶、年龄小、有遗传性、肿瘤大的患者，应终身随访。短期随访来看，6 个月随访，浸润灶及转移灶均无明显变化，但长期效果仍有待进一步随访观察。

## 参考文献

[ 1 ] 刘玉村，朱正纲 . 外科学 普通外科分册 [M]. 北京：人民卫生出版社，2015.
[ 2 ] 吴孟超，吴在德 . 黄家驷外科学 [M]. 8 版 . 北京：人民卫生出版社，2020.

（周　晗　赵亚婷　戈艳蕾）

# 案例 16 消化系统——肝癌案例

## 学习目标

1. 知识目标 从肝癌的主诉、临床表现、诊断及治疗全过程学习肝癌疾病的相关知识。

2. 能力目标 通过学习病例，学生在接诊肝癌病例的过程中能对肝癌患者提出相应的诊断和鉴别诊断及治疗方案。

3. 职业素养目标 通过学习病例，学生在医患沟通、同理心、人文素养等方面得到提升。

## 一、案例信息

**案例名称：**消化系统——肝癌。
**主要诊断：**肝癌，乙型肝炎性肝硬化，高血压病 3 级（很高危）。
**适用对象：**本科生（院校教育），规培生（毕业后教育）。
**关键词：**肝癌。
**典型临床症状与体征 / 阳性体征：**右上腹痛。
**诊断：**肝癌，乙型肝炎性肝硬化，高血压。
**治疗方法：**手术治疗。

## 二、病史资料

**患者姓名：**刘某某。
**性别：**男。
**年龄：**50 岁。
**主诉：**右上腹间断疼痛 3 年余。

**现病史：**患者于 3 年前无明显诱因出现右上腹疼痛，为间断性隐痛，无阵发性加重，不向腰背部放射【知识点 1：腹痛的鉴别诊断】。无头晕、头痛，无恶心、呕吐，无胸闷、气短，无发热，无尿频、尿急、尿痛，大便通畅，为求进一步治疗，就诊于我院，门诊以“肝硬化”【知识点 2：肝硬化的临床表现】收入院。患者自发病以来精神、睡眠、食欲尚好，小便正常，大便通畅，体力尚可，体重无明显改变。

**既往史：**患乙型肝炎 10 年余，平素未规律服用药物治疗，具体情况不详；患高血压 10 年余，血压最高达 160/110mmHg，平素规律服用“施慧达”1 片每日 1 次，监测血压在 130/90mmHg；患肝硬化 8 年余，未给予治疗，具体情况不详。有肝炎史，否认疟疾、结核等传染病病史，预防接种史不详，有高血压病史，否认冠心病病史，否认糖尿病、脑血管病、精神病病史，否认过敏史，否认手术史、外伤史、输血史。

**个人史：** 生于当地，久居当地。否认疫区、疫水接触史。否认毒物、放射性物质接触史。吸烟 20 年，平均每日 10 支。

**婚育史：** 适龄结婚，配偶及子女体健。

**家族史：** 否认家族遗传病史及类似疾病史。

## 三、专科及辅助检查

### （一）专科检查

T 36.5℃，P 84 次 / 分钟，R 20 次 / 分钟，BP 123/90 mmHg。全身皮肤及巩膜无黄染，锁骨上未触及肿大淋巴结【知识点 3：局限性淋巴结肿大的临床意义】。腹部平坦，未触及明显肿块，未见胃肠型及蠕动波【知识点 4：胃肠型及蠕动波的临床意义】，未见腹壁静脉曲张；全腹软，右上腹轻压痛，无反跳痛及肌紧张，肝、脾肋下未触及，肝区、肾区无叩痛，墨菲征阴性【知识点 5：墨菲征的临床意义】，腹部叩诊鼓音，移动性浊音（–）【知识点 6：移动性浊音的定义】，肠鸣音 3 ～ 5 次 / 分钟。

### （二）辅助检查

（1）血常规：未见明显异常（表 16–1）。

表 16–1　血常规检查结果

| 项目 | 结果 | 参考值 | 单位 |
|---|---|---|---|
| 白细胞（WBC） | 6.0 | 3.5 ～ 9.5 | $10^9$/L |
| 红细胞（RBC） | 5.19 | 4.3 ～ 5.8 | $10^{12}$/L |
| 血红蛋白（HGB） | 171 | 130 ～ 175 | g/L |
| 红细胞比容（HCT） | 0.486 | 0.400 ～ 0.500 | L/L |
| 红细胞平均体积（MCV） | 94 | 82 ～ 100 | fL |
| 红细胞平均血红蛋白量（MCH） | 32.9 | 27 ～ 34 | pg |
| 红细胞平均血红蛋日浓度（MCHC） | 351 | 316 ～ 354 | g/L |
| 红细胞体积分布宽度（RDW） | 11.0 | 10.0 ～ 15.0 | % |
| 血小板（PLT） | 153 | 125 ～ 350 | $10^9$/L |
| 平均血小板体积（MPV） | 9.6 | 6.8 ～ 13.5 | fL |
| 血小板压积（PCT） | 0.147 | 0.108 ～ 0.282 | % |
| 血小板体积分布宽度（PDW） | 18.3 | 10.0 ～ 18.0 | % |
| 淋巴细胞（LYM） | 1.56 | 1.1 ～ 3.2 | $10^9$/L |
| 淋巴细胞百分比（LYM%） | 26.0 | 20 ～ 50 | % |
| 单核细胞（MON） | 0.29 | 0.1 ～ 0.6 | $10^9$/L |
| 单核细胞百分比（MON%） | 4.8 | 3 ～ 10 | % |
| 中性粒细胞（NEU） | 4.05 | 1.8 ～ 6.3 | $10^9$/L |
| 中性粒细胞百分比（NEU%） | 67.5 | 40 ～ 75 | % |
| 嗜酸性粒细胞（EOS） | 0.07 | 0.02 ～ 0.52 | $10^9$/L |

续表

| 项目 | 结果 | 参考值 | 单位 |
|---|---|---|---|
| 嗜酸性粒细胞百分比（EOS%） | 1.2 | 0.4 ～ 8 | % |
| 嗜碱性粒细胞（BAS） | 0.03 | 0 ～ 0.06 | $10^9$/L |
| 嗜碱性粒细胞百分比（BAS%） | 0.5 | 0 ～ 1 | % |
| 异形淋巴细胞（ALY） | 0.08 | 0 ～ 0.20 | $10^9$/L |
| 异形淋巴细胞百分比（ALY%） | 1.3 | 0 ～ 2.0 | % |
| 巨大不成熟细跑（LIC） | 0.08 | 0 ～ 0.20 | $10^9$/L |
| 巨大不成熟细胞百分比（LIC%） | 1.3 | 0 ～ 2.0 | % |

（2）血生化全项：三酰甘油 1.94mmol/L，肌酐 118 μmol/L（表 16–2）。

表 16–2　血生化检查结果

| 项目 | 结果 | 参考值 | 单位 |
|---|---|---|---|
| 总蛋白 | 78.9 | 65 ～ 85 | g/L |
| 白蛋白（溴甲酚绿法） | 49.1 | 40 ～ 55 | g/L |
| 球蛋白 | 29.7 | 20 ～ 40 | g/L |
| A/G | 1.65 | 1.2 ～ 2.4 | undefined |
| 前白蛋白 | 272 | 200 ～ 430 | mg /L |
| 总胆红素 | 14.1 | 0 ～ 26 | μmol/L |
| 直接胆红素 | 4.4 | 0 ～ 8 | μmol/L |
| 间接胆红素 | 9.7 | 1.7 ～ 21.2 | μmol/L |
| 丙氨酸氨基转移酶 | 18 | 9 ～ 50 | U/L |
| 天冬氨酸氨基转移酶 | 21 | 15 ～ 40 | U/L |
| 碱性磷酸酶 | 58 | 45 ～ 125 | U/L |
| γ 谷氨酰转肽酶 | 39 | 10 ～ 60 | U/L |
| 胆碱酯酶 | 9524 | 5 100 ～ 11 700 | U/L |
| 腺苷脱氨酶 | 8.7 | 4 ～ 24 | U/L |
| 总胆汁酸 | 1.5 | 0 ～ 10.0 | μmol/L |
| 总胆固醇 | 4.72 | 27 ～ 5.2 | mmol/L |
| 三酰甘油 | 1.94 | 0.56 ～ 1.7 | mmol/L |
| 高密度脂蛋白胆固醇 | 1.00 | 0.91 ～ 2.07 | mmol/L |
| 低密度脂蛋白胆固醇 | 3.09 | 2.07 ～ 3.37 | mmol/L |
| 载脂蛋白 A1 | 1.28 | 1.2 ～ 1.76 | g/L |
| 载脂蛋白 B | 1.01 | 0.63 ～ 1.14 | g/L |
| 肌酸激酶 | 121 | 50 ～ 310 | U/L |

续表

| 项目 | 结果 | 参考值 | 单位 |
| --- | --- | --- | --- |
| 肌酸激酶同工酶 | 3 | 0 ～ 25 | U/L |
| 乳酸脱氢酶 | 143 | 120 ～ 250 | U/L |
| 淀粉酶 | 83 | 35 ～ 135 | U/L |
| 肌红蛋白 | 16 | 10 ～ 46 | μg/L |
| 高敏肌钙蛋白 I | 1.5 | 0 ～ 19 | ng/L |
| 尿素 | 5.09 | 3.6 ～ 9.5 | mmol/L |
| 肌酐（氧化酶法） | 118 | 57 ～ 111 | μmol/L |
| 二氧化碳 | 20.8 | 20 ～ 30 | mmol/L |
| 尿酸 | 317 | 200 ～ 420 | μmol/L |
| 钠 | 142.3 | 137 ～ 147 | mmol/L |
| 钾 | 4.15 | 3.5 ～ 5.3 | mmol/L |
| 氯 | 109.0 | 99 ～ 110 | mmol/L |
| 钙 | 2.31 | 2.11 ～ 2.52 | mmol/L |
| 磷 | 0.89 | 0.85 ～ 1.51 | mmol/L |
| 铁 | 21.5 | 10.6 ～ 36.7 | μmol/L |
| 镁 | 0.75 | 0.75 ～ 1.02 | mmol/L |
| 葡萄糖 | 5.25 | 3.91 ～ 6.14 | mmol/L |

（3）凝血分析：未见异常（表 16–3）。

**表 16–3　凝血分析结果**

| 项目 | 结果 | 参考值 | 单位 |
| --- | --- | --- | --- |
| 血浆凝血酶原时间 | 12.9 | 11 ～ 15.5 | 秒 |
| PT–INR | 0.97 | 0.76 ～ 1.2 | |
| PT% | 104 | 70 ～ 120 | % |
| 活化部分凝血活酶时间 | 37.0 | 28 ～ 43.5 | 秒 |
| 血浆纤维蛋白原 | 2.32 | 2 ～ 4 | g/L |
| 血浆凝血酶时间 | 18.8 | 14 ～ 21 | 秒 |
| D– 二聚体 | 120.91 | 0 ～ 500 | ng /mL |

（4）肿瘤标志物：甲胎蛋白 13.64ng/mL（表 16–4）。

表 16-4　肿瘤标志物检查结果

| 项目 | 结果 | 参考值 | 单位 |
|---|---|---|---|
| 癌胚抗原（CEA） | 4.05 | 0 ～ 3.4 | ng/mL |
| 甲胎蛋白（AFP） | 13.64 | 0 ～ 7 | ng/mL |
| 总前列腺抗原（TPSA） | 1.63 | 0 ～ 4 | ng/mL |
| 糖基类抗原 199（CA-199） | 9.57 | 0 ～ 39 | U/mL |
| 糖基类抗原 724（CA72-4） | 0.973 | 0 ～ 6.9 | U/mL |
| 游离前列腺抗原（FPSA） | 0.477 | 0 ～ 0.934 | ng/mL |
| 神经元特异性烟醇化酶（NSE） | 10.86 | 0 ～ 15.2 | Ug/L |
| FPSA/TPSA | 0.293 | 0.23 ～ 20 | |

（5）乙肝两对半 + 丙型肝炎检测：乙型肝炎病毒表面抗原、乙型肝炎病毒 E 抗原及乙型肝炎病毒核心抗体阳性（表 16-5）。

表 16-5　乙肝两对半 + 丙型肝炎报告结果

| 项目 | 结果 | 参考值 | 单位 |
|---|---|---|---|
| 乙型肝炎病毒表面抗原 | 306.03 | 0 ～ 0.08 | U/mL |
| 乙型肝炎病毒表面抗体 | 10.00 | 0 ～ 10 | mU/mL |
| 乙型肝炎病毒 E 抗原 | 2.20 | 0 ～ 1 | COI |
| 乙型肝炎病毒 E 抗体 | 1.27 | ＞ 1 | COI |
| 乙型肝炎病毒核心抗体 | 0.01 | ＞ 1 | COI |
| 丙型肝炎病毒抗体 | 0.08 | 0 ～ 1 | COI |
| 丙型肝炎病毒抗原 | 阴性 | 阴性 | |

（6）其他：传染病二项筛查阴性；血型 A 型 Rh 阳性。

（7）腹、盆腔增强 CT 报告及典型图片：见图 16-1 及表 16-6。

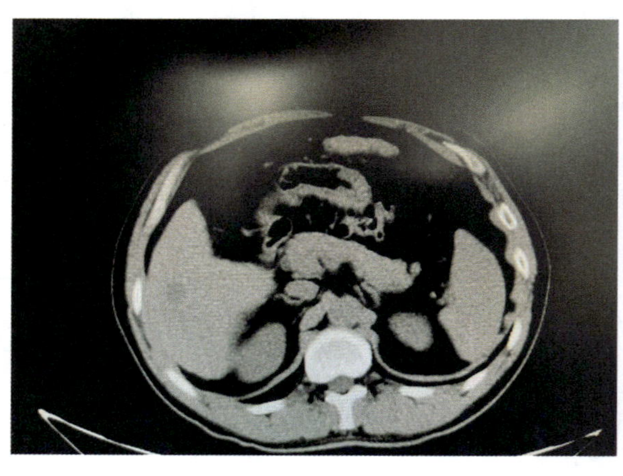

图 16-1　增强 CT 表现

表 16-6　肝癌增强 CT 检查报告

| 检查项目 | 影像学表现 | 影像学诊断 |
| --- | --- | --- |
| 256 层 CT 盆腔平扫 + 增强，256 层 CT 下腹部平扫 + 增强，256 层 CT 上腹部平扫 + 增强 | 肝的大小比例失调，表面凹凸不平，肝裂增宽。肝内可见多发类圆形低密度灶，最大者直径约 1.8cm，边界较清楚，密度较均匀，CT 值约 52.0HU。肝左叶可见一点状致密影，直径约 0.1cm。肝内外胆管未见扩张。胆囊不大，其内密度均匀。脾增大，其下缘超过肝下缘。胃窦部壁局限性增厚。增强扫描显示：肝脏低密度灶门脉期呈明显强化，CT 值约 88.0HU。胃窦部局限性增厚壁呈明显强化 | 1. 胃窦部壁局限性增厚，建议胃镜检查<br>2. 肝硬化，建议复查<br>3. 肝内多发占位性病变，建议 MRI 检查<br>4. 肝左叶点状钙化灶<br>5. 脾大<br>6. 右肾小囊肿，建议复查<br>7. 胆囊、胰腺及左肾 CT 平扫及增强未见异常<br>8. 膀胱充盈欠佳<br>9. 前列腺 CT 平扫及增强未见异常 |

（8）胃十二指肠镜检查报告及典型图片：见图 16-2 及表 16-7。

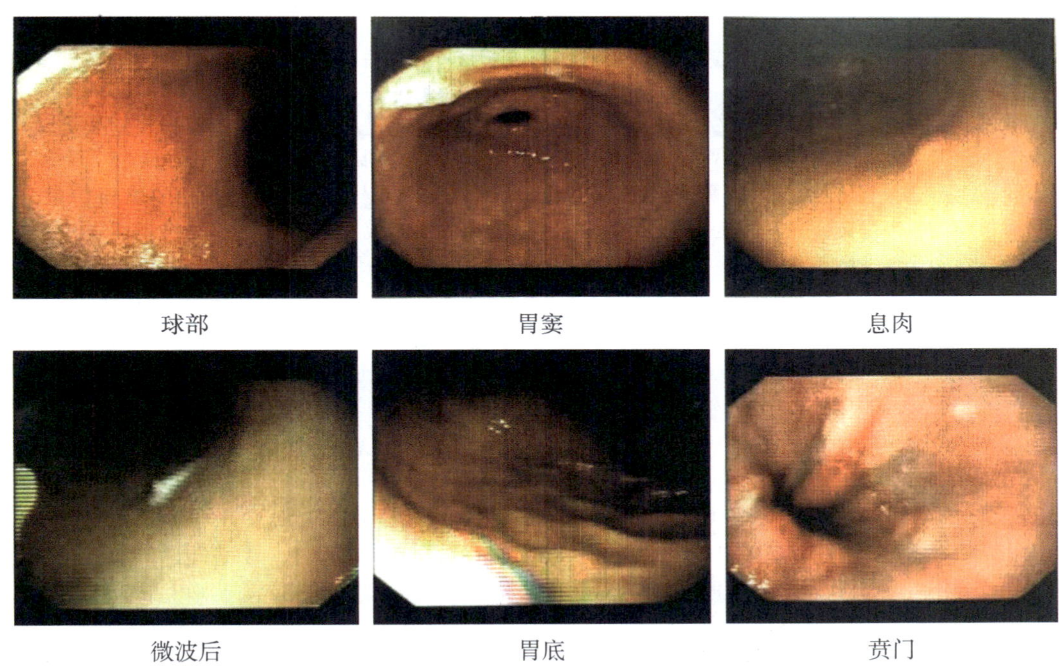

球部　胃窦　息肉

微波后　胃底　贲门

图 16-2　胃十二指肠镜检查结果

表 16-7　肝癌胃镜检查报告

| 检查项目 | 影像学表现 | 影像学诊断 |
| --- | --- | --- |
| 纤维胃十二指肠镜 | 上、中段食管黏膜光滑无异常，食管下段见条素状红斑形成。未见曲张静脉，齿线欠清晰，贲门关闭不良，黏液湖清，量中等。胃窦黏膜散在红斑，左后壁见一小息肉，已微波凝除，未见其他异常。幽门口圆，轮缩好。十二指肠球及降段黏膜光滑，未见异常 | 1. 下段反流性食管炎<br>2. 胃窦炎伴息肉形成（微波凝除术后） |

（9）肝胆脾核磁检查报告及典型图片：见图 16-3 及表 16-8。

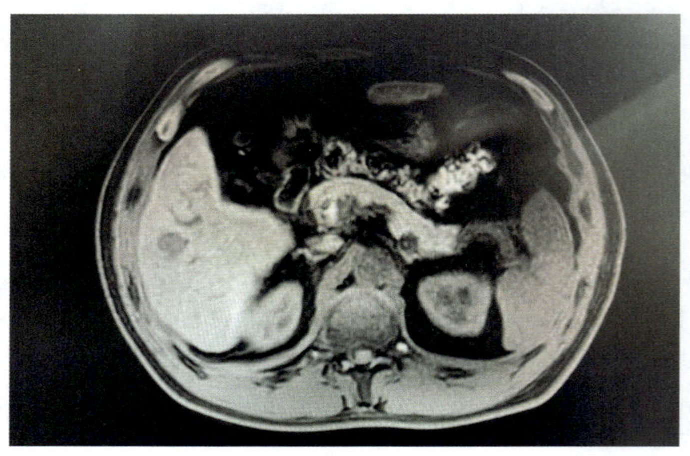

图 16-3　肝胆脾核磁

表 16-8　肝癌肝胆脾核磁检查报告表

| 检查项目 | 影像学表现 | 影像学诊断 |
| --- | --- | --- |
| 磁共振平扫＋增强（肝胆脾）、DWI | 肝表面凹凸不平，肝叶比例失调，肝裂增宽，肝实质内信号欠均匀，肝左叶外下段（S3）、右叶前下段与后下段交界区（S5 与 S6 交界区）可见多发类圆形 $T_1$WI，$T_2$WI 呈稍高信号，DWI 呈高信号，ADC 呈低信号，大小分别约 2.0cm×1.1cm×1.5cm （S3）、1.6cm×1.5cm×1.0cm（S6）；肝内血管走行自然，未见扩张及受压移位征象；肝内胆管，胆总管无扩张；肝门结构清楚，未见肿块影；胆囊不大，胆囊壁无增厚，胆囊内未见异常信号；脾增大，信号无异常。腹膜后未见肿大淋巴结，腹腔内无积液。所见右肾可见一类圆形 $T_2$WI 高信号，直径约 0.5cm<br>注入 Gd-DTPA 后，肝 S6 段病变动脉期呈明显强化，门脉期及延迟期显示不清。肝 S3 段病变动脉期呈明显强化，门脉期强化程度较前明显衰减，呈低信号，延迟期呈略低信号。动脉期肝右叶及左叶内侧段内可见多发类圆形明显强化灶，最大者直径约 0.7cm。门脉期、平衡期及延迟期显示不清。所见两肾多发类圆形无强化灶 | 1. 肝 S3 及 S5 与 S6 交界区多发占位性病变，考虑肝癌可能性大，建议必要时肝脏特异性对比剂增强检查<br>2. 动脉期肝右叶及左叶内侧段多发异常强化灶，请结合临床密切关注，建议定期复查<br>3. 肝硬化<br>4. 脾增大<br>5. 所见两肾多发囊肿 |

（10）术后病理（图 16-4）：（左肝 3 段）冰及冰余、（右肝 5、6 段）冰及冰余；肝细胞肝癌（中等分化），瘤体未累及切缘。周围肝组织呈肝硬化改变。Heppar-1（+）、GPC-3（3+）、GS（小灶 +）、CD34（血管 +）、CD10（－）、CEA（－）、AFP（－）、Ki-67 指数 30%。

**大体所见：**

左肝 3 段：切除肝组织一块，大小 12.5cm × 6cm × 3cm，离断面面积 12cm × 4.5cm，距离断面 1.5cm 处肝被膜下见灰白区，范围 2.5cm × 1cm × 1cm，多结节状，切面灰白。

右肝部分 5、6 段，切除肝组织一块，大小 8cm × 5.5cm × 3.5cm，部分附被膜，离断面面积 10cm × 4cm，临床已剖开，切面距离断面 2.0cm 处见一灰白区，直径 1.5cm

**光镜所见：**

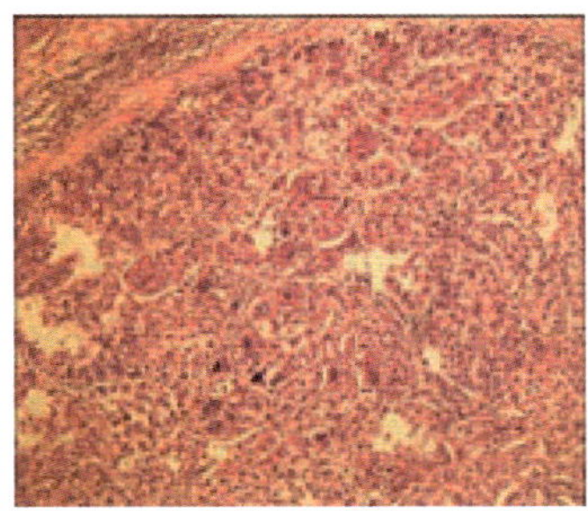
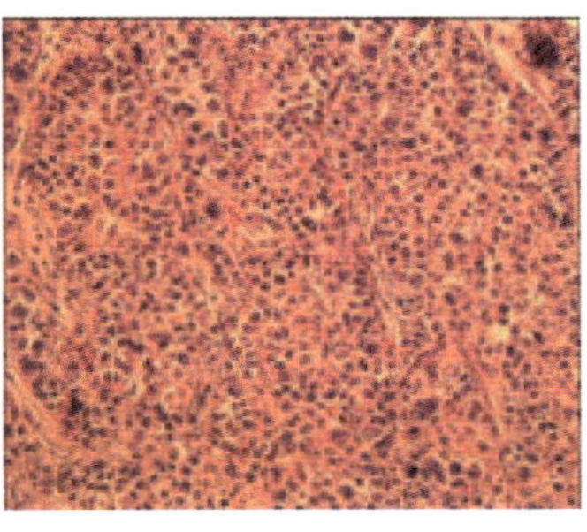
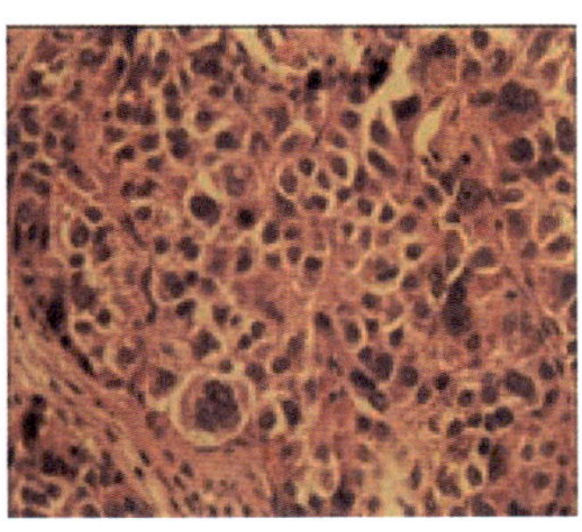

**病理诊断：**

（左肝 3 段）冰及冰余、（右肝 5、6 段）冰及冰余

肝细胞肝癌（中等分化），瘤体未累及切缘。周围肝组织呈肝硬化改变。Heppar -1（+）、GPC -3（3+）、GS（小灶 +）、CD34（血管 +）、CD10（-）、CBA（-）、AFP（-）、Ki -67 指数 30%

图 16-4　术后病理

## 四、诊断及鉴别诊断

### （一）诊断

1. 肝癌【知识点 7：肝炎、肝硬化、肝癌的演变；知识点 8：肝癌患者的并发症】

（1）症状（诊断重要线索）：右上腹隐痛。

（2）体征（诊断客观依据）：①右上腹轻压痛；②腹部未触及包块【知识点 9：肝癌患者的体征】。

（3）辅助检查（诊断必要条件）：①肝胆脾增强核磁；②腹部增强 CT；③肿瘤标志物【知识点 10：肿瘤标志物的临床意义】；④术后病理结果【知识点 11：肝血管造影、PET-CT；知识点 12：肝癌的分期】。

2. 乙型肝炎性肝硬化

①肝炎病毒系列；②腹部 CT。

3. 高血压 3 级（很高危）

生命体征检测。

### （二）鉴别诊断

1. 继发性肝癌

通常继发性肝癌病情发展缓慢，AFP 检测一般为阴性，多无肝炎病史或肝硬化表现。病理检查和找到肝外原发癌的证据有助于两者的鉴别。

2. 肝脏良性肿瘤

病情发展慢，病程长，患者全身情况良好，多不伴有肝硬化，AFP 阴性。MRI、CT 可帮助鉴别。

3. 肝脓肿

一般有明显炎症的临床表现。邻近脓肿的胸膜壁多有水肿，右上腹肌紧张。主要症

状为寒战和高热，肝区疼痛，肝大，超声检查可鉴别诊断。

## 五、治疗

（1）治疗方案：手术治疗【知识点 13：肝癌的治疗方案】。

（2）器官功能的评价（心、肺、肝及脑血管功能是否耐受手术）【知识点 14：评估器官功能】；控制血压、血糖【知识点 15：控制围手术期血压、血糖】。

（3）完善术前准备：相关检查、化验，必要时备血。

（4）手术方式：肝部分切除术，注意保护相关组织，避免损伤肝动脉、门静脉、结肠等；肝 3、5、6 段切除术【知识点 16：微创手术、机器人手术；知识点 17：根治性手术的定义】。

（5）术后处理：生命体征及相关化验的监测，尤其注意患者凝血及肝功能变化【知识点 18：需要观察的生命指标】；引流管观察【知识点 19：针对术后引流需要观测的指标】；术后补液【知识点 20：术后补液】；鼓励患者早期下床活动。保护切口及引流管。伤口换药、拆线【知识点 21：换药、拆线操作的基本步骤】，术后并发症【知识点 22：术后并发症】，快速康复外科理念（ERAS）【知识点 23：快速康复外科理念】。

（6）术后随访及辅助治疗：依据 TNM 分期患者属Ⅰb 期早期肝癌，5 年生存率为 50%～60%。【知识点 24：肝癌复发的预防和治疗；知识点 25：肝癌的非手术治疗】。

## 六、总结与思考

（1）肝癌是消化道最常见的恶性肿瘤之一。肝癌的临床症状因肿瘤的部位与病期而异，早期的肝癌无明显临床症状；进展期肝癌大多伴有腹痛、黄疸与肝病面容，随着病情发展，可以出现腹水、消化道出血等表现。提高肝癌治愈的关键是早期诊断，并且施以根治性手术为主的综合治疗。

（2）肝癌的临床表现、特殊表现：早期肝癌无典型症状，且缺乏特异性，有时出现饭后上腹饱胀、消化不良、恶心、呕吐和腹泻等症状，容易被忽视或按一般胃肠炎治疗。随着病情发展，多数出现腹痛症状，疼痛原因主要是肿瘤生长使肝包膜张力增加所致。腹痛部位与病变部位密切相关，病变位于肝右叶为右季肋区疼痛，位于肝左叶则为剑突下区疼痛；如肿瘤侵犯膈肌，疼痛可放射至右肩部或右背；向右后生长的肿瘤可引起右侧腰背部疼痛。突然发生的剧烈腹痛和腹膜刺激征，可能是肝包膜下癌结节破裂出血引起腹膜刺激征。部分肝癌患者有发热表现，与肿瘤坏死物的吸收有关，抗生素治疗无效；有时可因癌肿压迫或侵犯胆管而至胆管炎。晚期肝癌患者可出现消瘦甚至恶病质表现。此外需注意肝外转移灶症状，如肺部转移可以引起咳嗽、咯血；胸膜转移可以引起胸痛和血性胸腔积液；骨转移可以引起骨痛或病理性骨折等。

（3）肝癌治疗是以手术治疗为主的多学科综合治疗，MDT 在肝癌诊疗中具有重要的意义。MDT 综合治疗是当前肝癌最佳医疗模式，联合局部和全身治疗，可延长患者生存期，增加疗效并减少并发症的发生，提高生活质量。

## 七、知识点库

### （一）知识点 1：腹痛的鉴别诊断

（1）根据病程：急性腹痛，慢性腹痛（病程＞6 个月）。

（2）根据机制：内脏性腹痛、躯体性腹痛、感应性防御塔、心理性腹痛。

（3）根据腹痛部位：右上腹、中上腹、左上腹、脐周、右下腹、下腹部、左下腹、弥漫性或部位不固定（图 16-5）。

**右上腹**
十二指肠溃疡穿孔、急性胆囊炎/胆管炎、胆石症、胆道蛔虫症、急性肝炎、肝脓肿、肝肿瘤破裂、结肠肝曲肿瘤梗阻、右膈下脓肿、急性腹膜炎、右肾结石、肾盂肾炎、右下肺/隔胸膜炎症、右肋间神经痛、急性右心衰竭

**中上腹**
急性胃肠炎、胃十二指肠穿孔、急性胃扩张、急性胰腺炎、胰腺脓肿、胆道蛔虫症、阑尾炎早期、食管裂孔疝、心绞痛、急性心梗、主动脉夹层、肠系膜缺血

**左上腹**
脾梗死、脾破裂、脾周围炎、结肠脾曲肿瘤梗阻、胃穿孔、急性胰腺炎、左膈下脓肿、左下肺及隔胸膜炎症左肾结石、肾盂肾炎、左肋间神经痛、心绞痛

**脐周**
小肠梗阻、肠蛔虫、急性出血性坏死肠炎、阑尾炎早期、肠系膜缺血、急性肠系膜淋巴结炎、腹主动脉瘤、主动脉夹层、药物或毒物中毒

**右下腹**
急性阑尾炎、腹股沟疝嵌顿、急性局限性肠炎、远端回肠憩室炎、小肠穿孔、肠梗阻、肠系膜淋巴结炎、右输卵管炎、右卵巢脓肿扭转、右输尿管结石

**下腹部**
异位妊娠破裂、卵巢囊肿蒂扭转、急性盆腔炎、盆腔脓肿、痛经、膀胱炎、急性前列腺炎、尿潴留

**左下腹**
腹股沟疝嵌顿、乙状结肠扭转、细菌性痢疾、阿米巴肠病穿孔、结肠癌、右输卵管炎、右输卵囊肿扭转、左输尿管结石

图 16-5 根据腹痛部位鉴别诊断

### （二）知识点 2：肝硬化的临床表现

肝脏基础病变除影响肝功能外，合并腹水时表现为腹胀，肝功能极差患者常出现黄疸、出血倾向（牙龈、鼻出血及皮下瘀斑等）；伴有门静脉高压，可因食管中下段或胃底静脉曲张破裂或胃肠黏膜糜烂、溃疡引发上消化道出血、电解质紊乱以及继发感染等。肝衰竭同时易引发肝肾综合征，即功能性急性肾衰竭，往往呈进行性发展。

### （三）知识点 3：局限性淋巴结肿大的临床意义

（1）恶性肿瘤的淋巴结转移：转移的淋巴结质地坚硬、无压痛、易粘连而固定。如出现左锁骨上淋巴结肿大，这种肿大的淋巴结称为菲尔绍（Virchow）淋巴结，常为胃癌、食管癌转移的标志。胸部肿瘤，如肺癌，可转移至右锁骨上或腋下淋巴结群；鼻咽癌易转移到颈部淋巴结，乳腺癌常引起腋下淋巴结肿大。

（2）非特异性淋巴结炎：由于周围组织的局部炎症引起的急性淋巴结炎，如化脓性扁桃体炎、齿龈炎可引起颌下或颈部淋巴结肿大。肿大的淋巴结质地柔软、有压痛、表面光滑、无粘连，肿大至一定程度即停止；慢性期则质地较硬、疼痛轻微，淋巴结可逐渐缩小或消退。

（3）淋巴结结核：肿大的淋巴结常发生在颈部血管周围，大小不等、质软，可有粘连，晚期破溃后形成瘘管，愈合后可形成瘢痕。

### （四）知识点 4：胃肠型及蠕动波的临床意义

胃肠型和蠕动波检查是指通过检查胃肠型产生的蠕动波来判断相对应病征的辅助诊断，胃肠道发生梗阻时，梗阻近端扩张呈现出的轮廓。若同时伴该部位蠕动增强，可看到蠕动波。蠕动波是指肠蠕动过程中呈现的波浪式运动。由于胃肠道发生梗阻时，梗阻近端的胃肠产生阵发性蠕动波。有时这种蠕动波自右向左，称为逆蠕动波。小肠梗阻时

蠕动波多见于脐部，方向不一。腹壁松弛菲薄的多产妇及消瘦者也可见到蠕动波。发生肠麻痹时，蠕动波消失。脐部出现肠蠕动波见于小肠梗阻。严重梗阻时，脐部可见横行排列呈多层梯形的肠型和较大肠蠕动波。结肠梗阻时，宽大的肠型多出现于腹壁周边，同时盲肠多胀大呈球形。

### （五）知识点 5：墨菲征的临床意义

墨菲征检查能反映胆囊疾病，检查时医师一般会用拇指压在受检者的腹直肌外缘与肋缘交界处，然后会让受检者深吸气。如果受检者出现疼痛，吸气终止就是墨菲征阳性。墨菲征呈阳性时，通常要考虑存在胆囊结石、胆囊炎、胆囊癌等疾病。墨菲征阳性的表现主要如下。

（1）上腹部疼痛：存在胆囊疾病时，可出现上腹部疼痛。疼痛症状比较严重时，还有可能会放射至右肩部或背部。

（2）黄疸：当发生胆囊疾病时，可能会波及肝脏和胆管，引起胆总管受压后会产生黄疸现象，主要表现为皮肤发黄、巩膜发黄等。

（3）发热：当发生胆囊疾病时，可刺激机体产生免疫应答反应引起发热现象，热型并不固定，可能为轻度或中度的发热，也可能会出现高热现象。

墨菲征阳性还可能会出现恶心、呕吐、反酸、食欲缺乏等消化道表现。

### （六）知识点 6：移动性浊音的定义

移动性浊音为临床上检查腹腔有无积液的常用方法。原理是腹腔内积聚液体较多时（1 000mL 以上），在患者取仰卧位叩诊时，液体因重力作用积聚于腹腔低处，含气的肠管漂浮其上，故叩诊腹中部呈鼓音，腹部两侧呈浊音；当患者取侧卧位时，液体积聚于低部，肠管上浮，下侧腹部转为浊音，上侧腹部则为鼓音。移动性浊音阳性说明有腹水。

### （七）知识点 7：肝炎、肝硬化、肝癌的演变

1. 第一部曲：乙肝病毒感染

感染乙肝病毒以后，乙肝病毒会在肝脏内不断繁殖、生长。但人体也有免疫力，所以肝脏会对感染乙肝病毒的肝脏细胞进行杀灭和消灭。这时的肝脏就像战场一样，一直在进行着你争我夺的拉锯战。最后，肝脏组织形成反反复复的炎症。

2. 第二部曲：炎症加重成肝硬化

如果炎症形成以后，没有得到非常好的控制，就会逐渐加重，导致肝脏内部正常结构和功能被破坏，逐渐形成肝硬化。

3. 第三部曲：肝硬化演变成肝癌

形成了肝硬化的肝脏，它的内部的结构和正常的肝脏之间已经有了非常大的变化和区别。这时，体内的免疫细胞就很难识别出已经突变的细胞或变异的肿瘤细胞。在此基础上，肝硬化就很容易演变成肝癌。

### （八）知识点 8：肝癌患者的并发症

（1）肝癌多合并肝硬化和门静脉高压。食管和胃底曲张静脉破裂出血是最常见的上消化道出血原因，如合并门静脉主干癌栓，出血的机会更多。部分病例亦可因肝功能损害、消化功能障碍，以及化疗药物的影响导致胃肠道黏膜糜烂出血。

（2）肝癌破裂的发生率为 3% ～ 15%。若破裂仅限于肝被膜下出血，可出现肝区剧

痛、肝区压痛和局部腹肌紧张。若破裂穿破被膜导致腹腔内出血，可出现右上腹和全腹明显的腹膜炎体征，出血量较多时可出现脉搏增快、血压下降等失血性休克的征象，乃至死亡。

（3）肝肾衰竭是多数肝癌的晚期表现，肝功能处于失代偿状态，加上营养不良、上消化道出血、感染和水电解质平衡失调等因素，极易导致肝性脑病和肝肾衰竭。

### （九）知识点 9：肝癌患者的体征

早期肝癌常无明显阳性体征或仅类似肝硬化体征。中、晚期肝癌体征如下。

（1）肝大：最常见体征。肝呈不对称性肿大，表面有明显结节，质硬、有压痛，可随呼吸上下移动。

（2）黄疸：常见有以下 3 种情况。一是肝癌体积虽然不大，但有严重肝硬化基础，肝功能失代偿引起的肝细胞性黄疸；二是肝癌较大，或呈弥漫性，非癌肝实质可伴或不伴有肝硬化，但其质和量已不能有效代偿肝功能；三是肿瘤直接压迫或侵犯主要胆管形成癌栓，或肝门处转移淋巴结压迫肝外胆管，引起梗阻性黄疸。

（3）腹水：呈草黄色或血性。主要为肝硬化或门静脉癌栓引起的门静脉高压症，也可因腹膜浸润、肝静脉或腔静脉癌栓形成，以及肿块压迫门静脉主干等引起。此外，合并肝硬化者常有肝掌、蜘蛛痣、男性乳腺增大、下肢水肿等。发生肝外转移时可出现各转移部位相应的体征。

### （十）知识点 10：肿瘤标志物的临床意义

①肿瘤的早期发现；②肿瘤普查、筛查；③肿瘤的诊断、鉴别诊断与分期；④肿瘤患者手术、化疗、放疗疗效监测；⑤肿瘤复发的指标；⑥肿瘤的预后判断；⑦寻找不知来源的转移肿瘤的原发灶。

### （十一）知识点 11：肝血管造影、PET-CT

肝血管造影是利用介入手段将导管插入相应的肝血管内进行血管造影的 X 线诊断方法。主要有肝动脉造影、门脉造影以及腹腔动脉造影中的混合肝脏血管造影。肝动脉造影指肝动脉显影的肝血管造影，如选择性肝固有动脉、肝右动脉或肝左动脉造影；造影过程中门脉不显影。门脉造影为门脉系统显影的肝血管造影，如脾或肠系膜上动脉造影、脾门静脉造影及直接门静脉造影等。混合肝血管造影是由开始的肝动脉造影与紧接的门静脉造影组成。

肝血管造影指征有：①临床高度怀疑肝肿瘤；②各种影像检查相互矛盾；③疑肝脂肪变；④无创性影像学检查中发现有小于 2cm 的占位性病变；⑤对任何肝脏病灶手术切除率的估计；⑥实验室检查与影像学检查相互矛盾；⑦拟行介入治疗；⑧部分门静脉高压；⑨胰头恶性肿瘤手术前了解门静脉与肿瘤关系。

禁忌证：①对造影剂过敏；②肾功能严重损害；③凝血功能重度紊乱；④重度腹水；⑤严重心、肝功能不全。

PET-CT 全称为正电子发射断层显像 /X 线计算机体层成像仪，是一种将（功能代谢显像）和 CT（解剖结构显像）两种先进的影像技术有机地结合在一起的新型的影像设备（图 16-6），它是将微量的正电子核素示踪剂注射到人体内，然后采用特殊的体外探测仪（PET）探测这些正电子核素人体各脏器的分布情况，通过计算机断层显像的方法显示人体的主要器官的生理代谢功能，同时应用 CT 技术为这些核素分布情况进行精确定位，使这台机器同时具有 PET 和 CT 的优点，发挥出各自的最大优势。

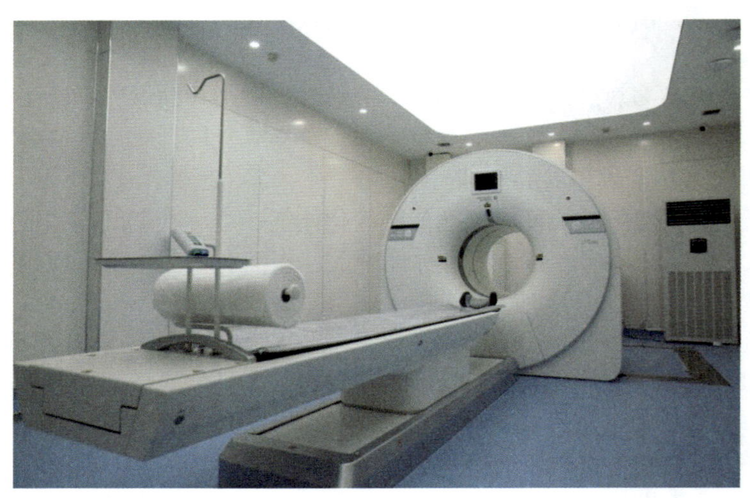

图 16-6　PET-CT

### （十二）知识点 12：肝癌的分期（表 16-9 ～表 16-12）

表 16-9　BCLC 分期

| 肝癌分期 | 肝癌巴塞罗那（BCLC）分期 | | | | |
|---|---|---|---|---|---|
| | 体力状况 PS 评分 | 肝功能 Child-Pugh 分级 | 肿瘤 | | |
| | | | 肿瘤数目 | 肿瘤大小 | 侵犯血管、淋巴结 / 远处转移情况 |
| 非常早期（0 期） | 0 | A，无门脉高压 | 单发肿瘤 | ＜ 2cm | 无 |
| 早期（A 期） | 0 | A-B | 单发肿瘤 | 大小不限 | 无 |
| | 0 | A-B | 少于 3 个 | ＜ 3cm | 无 |
| 中期（B 期） | 0 | A-B | 多发肿瘤 | 大小不限 | 无 |
| 晚期（C 期） | 1-2 | A-B | 多少不限 | 大小不限 | 门脉浸润或淋巴结转移、远处转移 |
| 终末期 | 3-4 | C | 多少不限 | 大小不限 | |

表 16-10　体力状况 ECOG 评分标准及其他评估

| PS 评分 | 体力状况 |
|---|---|
| 0 | 活动能力完全正常，与起病前活动能力无任何差异 |
| 1 | 能自由走动及从事轻体力活动，包括一般家务或办公室工作，但不能从事较重的体力活动 |
| 2 | 能自由走动及生活自理，但已丧失工作能力，白天不少于一半时间可以起床活动 |
| 3 | 生活仅能部分自理，白天一半以上时间卧床或坐轮椅 |
| 4 | 卧床不起，生活不能自理 |
| 5 | 死亡 |

表 16-11　TNM 分期

| AJCC 第 8 版肝癌（肝细胞性肝癌）TNM 分期 | | | |
|---|---|---|---|
| TNM 组合 | T（原发肿瘤） | N（区域淋巴结） | M（远处转移） |
| Ⅰ A | $T_{1a}$ | $N_0$ | $M_0$ |
| Ⅰ B | $T_{1b}$ | $N_0$ | $M_0$ |
| Ⅱ | $T_2$ | $N_0$ | $M_0$ |
| Ⅲ A | $T_3$ | $N_0$ | $M_0$ |
| Ⅲ B | $T_4$ | $N_0$ | $M_0$ |
| Ⅳ A | 任意 T | $N_0$ | $M_0$ |
| Ⅳ B | 任意 T | $N_1$ | $M_1$ |

**注**　TNM 分期中，肝癌只要有区域淋巴结转移和（或）远处转移，即为晚期。

表 15-12　Child-Pugh 分级

| 项目 | 异常程度得分 | | |
|---|---|---|---|
| | 1 | 2 | 3 |
| 血清胆红素（μmol/L） | ＜ 34.2 | 34.2 ～ 51.3 | ＞ 51.3 |
| 血浆清蛋白（g/L） | ＞ 35 | 28 ～ 35 | ＜ 28 |
| 凝血酶原延长时间（秒） | 1 ～ 3 | 4 ～ 6 | ＞ 6 |
| 凝血酶原比率（%） | ＞ 50 | 30 ～ 50 | ＜ 30 |
| 腹水 | 无 | 少量，易控制 | 中等量，难控制 |
| 肝性脑病 | 无 | 轻度 | 中度以上 |

**注**　总分 5 ～ 6 分者肝功能良好（A 级），7 ～ 9 分者中等（B 级），10 分以上肝功能差（C 级）。

### （十三）知识点 13：肝癌的治疗方案

肝癌的治疗方案：以手术治疗为主，介入治疗、生物治疗、中医中药治疗、放疗、化疗为辅。

原发性肝癌的手术指征：①局限于一个肝叶内，结节＜ 3 个；②单发的，微小或者小肝癌；③大或者巨大的，且向肝外生长的，受肿瘤破坏的肝组织＜ 30%（肝功能分级：Child 分级 A，B 级）。

（1）原发性肝细胞癌治疗（解剖性肝切除）。

1）早期原发性肝癌（微小肝癌：癌肿＜ 2cm；小肝癌：癌肿＜ 5cm）：依据癌肿生长位置不同手术可分为肝脏部分切除、左 / 右半肝切除、全肝切除 + 肝移植。

2）中、晚期肝癌（大肝癌＜ 10cm，巨大肝癌＞ 10cm）：TACE（肝动脉化疗栓塞），在癌肿缩小后，再行手术彻底治疗。

禁忌：大和巨大肝癌为什么不能只做 TACE：不宜只做介入的原因为防止胆管缺血坏死 + 肿瘤坏死广泛带来继续感染和坏死物质释放入血风险。

（2）继发性肝癌手术原则：部分肝（肿瘤及周围正常组织）切除。

手术指征：早期肝癌（≤5cm）依据肝功能分为，Child A、B 级肝脏解剖性区段切除或者半肝切除。Child C 级：全肝切除 + 肝移植。继发性肝癌来源多见于胃肠道，以结直肠癌肝转移为例：当肝转移数目＜5 个并局限在同个半肝时，宜采用手术治疗。当肝转移数目＞5 个时，宜采用射频消融技术进行处理。

（3）手术后若仍有残留，使用靶向治疗、免疫治疗或靶向加免疫的联合治疗。靶向药：索拉菲尼。免疫药物：PD-1 或 PD-L1。

### （十四）知识点 14：评估器官功能

对于肝脏而言，如无肝移植打算，进行手术时需保证 Child 评分 A 级或者 B 级（无黄疸）。

（1）肾功能严重损害者，在有效透析的疗法下，仍能进行手术。手术患者需停止阿司匹林 1 周，氯吡格雷 10 日。

（2）急性心肌梗死患者：6 个月内不能进行手术。

（3）心力衰竭患者：心力衰竭控制 4 周后再行手术。

（4）脑卒中患者：手术至少推迟半个月。

### （十五）知识点 15：控制围手术期血压、血糖

糖尿病患者手术：如口服一般降糖药，于手术当日晨停用；口服长效降糖药，如氯磺丙脲，患者需在术前 2～3 日停用；使用胰岛素的患者，手术当日停用；高血压患者，血压维持在 160/100mmHg 以下不予处理。

### （十六）知识点 16：微创手术、机器人手术

（1）微创手术：顾名思义就是微小创伤的手术，是指利用腹腔镜、胸腔镜等相关设备进行的手术。与传统开刀手术相比具有创伤小、疼痛轻、恢复快等优点。

（2）机器人手术：利用机器人做外科手术已日益普及，利用机器人做手术时，医师的双手不碰触患者。一旦切口位置被确定，装有照相机和其他外科工具的机械臂将实施切断、止血及缝合等动作，外科医师通常只需坐在手术室的控制台上，观测和指导机械臂工作就行了。与传统开刀手术及腹腔镜手术相比，机器人手术拥有以下特点：①手术操作更精确，与腹腔镜（二维视觉）相比，因三维视觉可放大 10～15 倍，使手术精确度大大增加，术后恢复快，愈合好；②曲线较腹腔镜短；③创伤更小使微创手术指征更广，减少术后疼痛，缩短住院时间，减少失血量，减少术中的组织创伤和炎性反应导致的术后粘连，增加美容效果，更快投入工作；④术中对机体损伤大大减小；⑤增加视野角度，减少手部颤动，机器人“内腕”较腹腔镜更为灵活，能以不同角度在靶器官周围操作，较人手小，能够在有限狭窄空间工作等。

### （十七）知识点 17：根治性手术的定义

根治性手术是指对原发病灶的广泛切除，适用于肿瘤局限于原发部位及区域淋巴结。连同其周围的淋巴结转移区域的整块组织切除，尽可能地达到根治的目的。适用于未发现有其他部位转移灶，患者全身情况能够耐受根治手术者。

### （十八）知识点 18：需要观察的生命指标

应密切观察患者的心、肺、肾、肝等主要脏器功能情况，注意血压、脉搏、呼吸、体温、心电图及血生化和尿的色、量、比重等的变化。

**（十九）知识点 19：针对术后引流需要观测的指标**

术后 24 小时注意引流液颜色，注意有无腹腔出血、胆漏等；心率明显增快者，排除发热等原因的同时，观察引流量的变化，防止引流不畅致腹腔出血漏诊。如引流量逐日减少，且无出血及胆汁，引流管可逐渐拔出，一般手术后 3 ～ 5 日内完全拔出。

**（二十）知识点 20：术后补液**

在禁食期间每日输给葡萄糖液和生理盐水，保持水和电解质及酸碱平衡。每日肌内注射或静脉滴注维生素 B、维生素 C 和维生素 K。对切除半肝以上或合并肝硬化者，除术后积极加强保肝治疗外，术后 2 周内应适量补充血浆和白蛋白，特别在术后 5 ～ 7 日，还应适当补给血浆或白蛋白、氨基酸等，必要时还可输给少量新鲜血。使用抗生素，以防感染。腹腔感染可能由于胆漏或引流不畅致局部肝断面处积液引起。

**（二十一）知识点 21：换药、拆线操作的基本步骤**

（1）换药拆线操作基本步骤：换药前操作者应洗手，戴好帽子和口罩。首先，用手揭开固定的胶布，然后移去外层敷料；在放置敷料时应注意敷料的放置方法。拆除患者敷料后，需要观察切口情况，观察时应注意以下内容：①切口有无合并感染，如脓性分泌物、红肿、坏死组织等；②有无新鲜肉芽组织生长，愈合情况是否良好；③切口内有无活动性出血等。选用碘伏棉球由内向外消毒切口，消毒范围为距离切口周围皮肤 3 ～ 5cm 的区域，一共消毒 2 遍。若切口有分泌物，可用生理盐水反复清洗。在消毒时，一把镊子仅用于传递换药碗中物品，另一把镊子专用于接触伤口。最后用无菌敷料覆盖并固定。贴胶布方向应与肢体或躯干长轴垂直，长短适宜。

（2）影响切口愈合的因素：①营养状态，如果是恶性肿瘤的患者，免疫力低下，贫血和低蛋白血症会导致切口愈合不良或者是延期愈合；②在切口之内有异物残留，多见于外伤的伤口，局部碾挫伤严重，异物残留会导致局部积液感染，会影响切口的愈合；③有基础疾病，如有糖尿病，血糖增高会增加感染发生的概率，也会影响切口的愈合；④缺血也会导致局部坏死，会导致切口愈合时间的延长。

**（二十二）知识点 22：术后并发症**

并发症有腹腔内出血、肝衰竭、胆漏和腹腔内感染、胸腔积液、切口感染和切口裂开等。

（1）腹腔内出血：术中或术后出血是肝切除术的最常见且严重的并发症，也是肝切除术死亡的主要原因之一。术中大出血往往由于不熟悉肝内解剖或在手术操作中损伤大血管造成。术后出血原因很多，常见的有术中止血不彻底；血管结扎线脱落；肝切面部分肝组织坏死，继发感染；引流不畅，创面积液感染；患者存在出血倾向，凝血功能障碍。最容易发生出血的部位有肝短静脉和右肾上腺静脉，切断的肝周围韧带处，肝裸区的后腹壁粗糙面和肝切面。术后大量出血时，应立即进行手术止血，妥善处理出血点，有困难时可用纱布填塞止血，同时加强抗休克、抗感染等治疗。术后少量出血，可在有效止血药使用的前提下密切观察，多能通过保守治疗止血。对肝脏手术的出血，应重视预防，如严格掌握手术指征和手术时机，手术操作准确，止血彻底，引流通畅等。

（2）肝衰竭：也是导致术后死亡的重要原因。肝切除术后的肝功能损害与肝脏病变、肝硬化程度、肝切除量、麻醉以及手术中出血量等因素密切相关。严格掌握手术指征，术前做好充分准备，合理掌握肝切除量，术前、术后积极的保肝治疗可起到预防作用。

术后出现肝功能不全甚为常见，多能经保肝、支持等治疗逐渐好转，一旦出现肝衰竭则预后极差。

（3）胆漏和腹腔内感染：常见为肝切面胆管漏扎或结扎线脱落，或肝脏局部组织坏死脱落所引起。多见为漏出胆汁积聚于膈下或肝下间隙，引起脉快、高热乃至呼吸窘迫等。少数可扩散至全腹，引起弥漫性胆汁性腹膜炎。预防要点是尽量减少手术引起局部肝组织缺血坏死的机会，保证断端胆管的结扎可靠，关腹前检查肝切面是否有胆汁漏，手术区域常规用双套管持续负压吸引并保持引流通畅。胆漏的治疗主要在于引流通畅，如双套管能有效引流，可在保持引流通畅的情况下辅以生长抑素、抗感染等治疗；如双套管不能有效引流，可在B超引导下经皮置管引流，必要时可在内镜下置鼻胆管引流，以降低胆道压力。经上述保守治疗一般能在3～7日内愈合。少数患者如肝内、外有较大胆管损伤，需择期手术修复。术后腹腔感染多因引流不畅、积液残留感染所致，术后一旦出现持续高热、顽固性呃逆、白细胞增多等，应做B超检查。B超引导下经皮置管引流，配合抗生素的应用等，可有效治疗腹腔内局限性感染。

（4）胸腔积液：原因为膈下积液引流不畅；膈顶部、后腹膜和肝裸区存在创面；肝功能不全导致低蛋白血症；肝周围的广泛分离导致淋巴管损伤，引起淋巴引流不畅等。胸腔积液量少时，可不必特殊处理，一般可自行吸收。如量多且伴有呼吸困难、胸痛、发热，可在B超引导下行胸腔穿刺抽液。

（5）切口感染和切口裂开：常见原因为合并胆道感染或合并胃肠道手术患者，肝功能、全身状况差，合并糖尿病，大量腹水或腹水经切口漏出者。严格的无菌操作，预防性应用抗生素，加强保肝、利尿及全身支持疗法等措施，可预防切口感染和切口裂开。如大范围切口裂开，应立即清创并做减张缝合，术后辅以白蛋白、血浆等支持治疗，可促进切口愈合。

**（二十三）知识点23：快速康复外科理念**

快速康复外科包括以下几方面重要内容。①术前患者教育。②更好的麻醉、止痛及外科技术以减少手术应激反应、疼痛及不适反应。③强化术后康复治疗，包括早期下床活动及早期肠内营养。它包括了一些比传统方法更有效的围手术处理的方法，通过这些方法，快速康复外科可以缩短住院时间，促进很快康复，减少术后心、肺血栓形成及感染并发症。为了能够成功实现手术患者的快速康复，良好、完善的组织实施是其成功的重要前提，快速康复外科必须是一个多学科协作的过程，不仅包括外科医师、麻醉师、康复治疗师、外科护士，也包括患者的积极参与。同样，快速康复外科也依赖于一些重要方法的综合及整合。目前快速康复外科在结直肠切除患者中开展得最为成功，但其理念可用于各类手术患者的治疗中。

**（二十四）知识点24：肝癌复发的预防和治疗**

肝癌切除术后的5年复发率在60%以上，这是影响肝癌肝切除术疗效的关键性问题。目前，对肝癌复发转移的机制有较多研究，但尚未形成有针对性的预防方法。目前的预防措施主要是术后综合治疗，可能起到抑制术后早期复发作用的包括术中精细操作以免医源性扩散，术中化疗，术后经导管动脉化疗栓塞（TACE），小剂量化疗结合免疫治疗等，但这些方法的确切价值尚待随机化、前瞻性的临床研究予以进一步证实。对肝癌个体而言，预测肝癌复发的危险性对术后抗复发治疗具有指导意义。目前的预测手段主要基于病理和影像学资料，如肿瘤包膜不完整、门静脉癌栓、肝内存在子灶或多发性肿瘤等，都是肝癌术后早期复发的高危因素。术后患者应每 3 个月定期复查 1 次，AFP 和 B 超是目前最有效、最经济的复查手段。肝癌患者术后应长期坚持保肝和药物抗癌治疗。对 AFP 阳性肝癌术后转阴后重新、持续性升高，应确立复发或转移的诊断。

目前认为对有手术条件的复发性肝癌，应首先积极选择再手术切除。

复发再手术的术式视个体情况而定，一般采用非规则性肝切除以保留更多的残留肝实质。因第一次手术造成的腹腔粘连，个别病例复发较早而肝脏手术区域尚存在水肿等，再次手术时更应注意操作的准确性，妥善止血，并避免粘连的其他脏器的损伤。近年来随着各种影像学技术和微创治疗的发展，对于微小孤立性复发灶，尤其是病灶在肝内的位置深在，伴有较严重肝硬化者，可行瘤内无水乙醇注射、RFA、微波等治疗，亦可取得良好的疗效，多发性复发病灶则首选 TACE。

### （二十五）知识点 25：肝癌的非手术治疗

肝癌非手术治疗包括介入治疗、生物治疗、中医中药治疗、放疗、化疗。

1. 介入治疗

（1）放射介入治疗：主要指经导管动脉化疗栓塞（TACE）。对于肿瘤巨大或多发、不能行手术切除者，肝脏代偿功能良好，无其他重要脏器的器质性病变，都为 TACE 的适应证。但对于已出现肝功能不全表现的患者，如肝细胞性黄疸，中、大量腹水，以及其他重要脏器有器质性病变者，TACE 则为禁忌。TACE 术后常见的不良反应是栓塞后综合征，主要表现为发热、疼痛、恶心和呕吐等。发热、疼痛的发生原因是肝动脉被栓塞后引起局部组织缺血、坏死，而恶心、呕吐主要与化疗药物有关。此外，还有穿刺部位出血、白细胞减少、一过性肝功能异常、肾功能损害以及排尿困难等其他常见不良反应。介入治疗术后的不良反应会持续 5 ～ 7 日，经对症治疗后大多数患者可以完全恢复。个别患者会发生胆管损伤并出现梗阻性黄疸，还可因栓塞剂反流至脾静脉引起脾梗死等。

（2）局部消融治疗：具有创伤小、疗效确切的特点。主要包括射频消融、微波消融、冷冻治疗高功率超声聚焦消融、无水乙醇注射治疗以及氯氮刀冷冻。局部消融治疗适用于单个肿瘤直径≤ 5cm；或肿瘤结节不超过 3 枚，最大肿瘤直径≤ 3cm；无血管、胆管和邻近器官侵犯以及远处转移；肝功能分级为 Child-Pugh A 或 B 级的肝癌患者，可获得根治性的治疗效果。对于不能手术切除的直径 3 ～ 7cm 的单发肿瘤或多发肿瘤，可联合 TACE。

2. 生物治疗

（1）分子靶向治疗：常见药物如下。索拉非尼是一种口服的多靶点、多激酶抑制剂，有抑制肿瘤血管生成及抑制肿瘤细胞增殖的双重抗肿瘤作用。索拉非尼为首个获得批准治疗晚期肝癌的分子靶向药物。仑伐替尼是一种新型口服激酶抑制剂，除抑制参与肿瘤增殖的其他促血管生成和致癌信号通路相关 RTK 外，还能够选择性地抑制 VEGF 受体和 FGF 受体的激酶活性。其他用于二线治疗的分子靶向药物包括瑞戈非尼、卡博替尼、雷莫芦单抗等。

（2）免疫治疗：免疫治疗不同于传统直接针对肿瘤的化疗、放疗以及靶向治疗，它是通过增强或者恢复患者自身的抗肿瘤免疫功能，发挥杀伤肿瘤作用的治疗方法。肝癌免疫治疗的适应人群主要为晚期肝癌的患者，即肿瘤合并血管侵犯、淋巴结转移和（或）肝外转移。临床应用中，如果存在类风湿性关节炎、系统性红斑狼疮等自身免疫性疾病、严重感染、肝移植术后、严重脏器功能衰竭、哺乳及妊娠期患者等不适合接受免疫治疗。肝癌免疫治疗药物有：① PD-1 抑制剂，包括进口的帕博丽珠单抗、纳武利尤单抗及国产的卡瑞利珠单抗、特瑞普利单抗、信迪利单抗、替雷利珠单抗等；② PD-L1 抑制剂，包括阿替利珠单抗、度伐利尤单抗等；③CTLA-4 抑制剂，包括替西木单抗、伊匹木单抗等；④ CAR-T 疗法在肝癌中尚处于临床试验阶段。

（3）细胞因子治疗：目前临床上比较常用的生物治疗方法是细胞因子如干扰素的应用，国内外大量研究表明，α 或 γ 干扰素治疗可延缓肝硬化向肝癌的发展，结合其他方法对肝癌术后复发具有一定的抑制作用。其他一些非特异性的免疫增强剂，如胸腺素细菌或植物的提取物等应用也十分广泛。

3. 中医中药治疗

在临床上一是单方或成药为主，二是以辨证施治为主，两者也可结合应用，但在临床上应用更多的是中医辨证施治。目前肝癌的中医中药治疗尚未研究出一套完整的规律，各人经验不同，疗效也不同。

4. 放疗

包括外放射和内放射治疗。

（1）外放射治疗：包括用三维适形放疗、调强放疗图像引导放疗或立体定向放疗。照射剂量的选择：立体定向放疗时，肝功能为 Child-Pugh A 级，一般推荐放疗剂量≥ 30 ～ 60Gy/3 ～ 6 次。对姑息性放疗的肝癌患者，肿瘤的放疗剂量基本上取决于全肝和（或）周围胃肠道的耐受量。正常组织耐受剂量：肝功能为 Child-Pugh A 级者，常规分割放疗时，全肝的耐受量为 28 ～ 30Gy；或非常规低分割放疗（每次分割剂量 4 ～ 8Gy）全肝的耐受量为 23Gy。肝功能为 Child-Pugh B 级者肝脏对射线的耐受量明显下降。

（2）内放射治疗：放射性粒子植入是局部治疗肝癌的一种有效方法，在肿瘤组织内或在受肿瘤侵犯的管腔（门静脉、下腔静脉或胆道）内植入放射性粒子后，通过持续低剂量辐射，最大程度地杀伤肿瘤细胞。

5. 化疗

主要用于全身情况和肝功能尚好的患者，一般宜选择弥漫型肝癌，而对合并有黄疸、腹水等明显肝功能损害或全身情况极度衰竭者，化疗有害无益，对巨块型肝癌化疗更难以奏效。

化疗适应证主要为：①合并有肝外转移的晚期患者；②虽为局部病变，但不适合手术治疗和 TACE 者，如肝脏弥漫性病变或肝血管变异；③合并门静脉主干或下腔静脉瘤栓者。多次 TACE 后肝血管阻塞和（或）TACE 治疗后复发的患者。

化疗禁忌证为：① ECOG PS 评分＞ 2 分，Child-Pugh 评分＞ 7 分；②白细胞计数＜ $3.0 \times 10^9$/L 或中性粒细胞计数＜ $1.5 \times 10^9$/L，血小板计数＜ $60 \times 10^9$/L，血红蛋白＜ 90g/L；③肝肾功能明显异常，氨基转移酶（AST 或 ALT）＞ 5 倍正常值上限和（或）胆红素＞ 2 倍正常值上限，血清白蛋白＜ 28g/L，肌酐（Cr）＞正常值上限，肌酐清除率＜ 50mL/min；④具有感染、发热、出血倾向、中至大量腹水和肝性脑病。

## 参考文献


[1] 刘玉村，朱正纲 . 外科学 普通外科分册 [M]. 北京：人民卫生出版社，2015.

[2] 吴孟超，吴在德 . 黄家驷外科学 [M]. 8 版 . 北京：人民卫生出版社，2020.


（周　晗　孙国贵　戈艳蕾）

# 第四部分　全科医学相关诊疗案例

## 案例 17　多器官——关节痛案例

**学习目标**

1. 知识目标　运用分类标准诊断类风湿关节炎。

2. 能力目标　辨别引起关节痛的常见疾病。

3. 职业素养目标　通过学习病例，学生在医患沟通、同理心、人文素养等方面得到提升。

### 一、案例信息

**案例名称：**临床实践综合——关节痛。

**主要诊断：**类风湿关节炎（RA）。

**适用对象：**本科生（院校教育），规培生（毕业后教育）。

**关键词：**类风湿关节炎。

**典型临床症状与体征 / 阳性体征：**关节对称性红、肿，局部压痛及活动痛，腕关节尺偏畸形，双手握力减弱，足部呈外翻畸形。

**诊断：**类风湿关节炎。

**治疗方法：**药物治疗。

### 二、病史资料

**患者姓名：**张某某。

**性别：**女。

**年龄：**60 岁。

**主诉：**关节疼痛 5 年，加重 1 周。

**现病史：**近 5 年来，多于天气变化或者受凉后出现双手关节疼痛，肿胀，晨僵，晨僵持续数十分钟，活动后好转【知识点 1：关节痛的典型特征】，间断口服甲泼尼龙片或“中药秘方”（具体不详），疼痛可缓解，但关节逐渐出现变形，活动受限，晨僵持续时间延长，大于 1 小时【知识点 2：患者病情曾有缓解的原因】。近 1 周来关节疼痛较前加重，伴双足关节疼痛，周身乏力。患者 1 周前就诊于当地医院，完善相关辅助检查提示：血红蛋白 85g/L，C 反应蛋白 36mg/L，红细胞沉降率 50mm/h，类风湿因子 470 U/mL，抗 CCP 抗体阳性，抗核抗体谱 阴性【知识点 3：免疫相关辅助检查的意义与异常值解读】。尿便常规、生化、甲状腺功能未见异常。胸部

X线摄片未见肺间质病变。双手、双腕关节X线片：骨质疏松，骨质破坏，关节半脱位。患者现为求进一步诊治，门诊以“类风湿关节炎”【知识点4：类风湿关节炎的诊断依据】收入我院。

患者自发病以来精神、睡眠可，食欲欠佳【知识点5：患者出现食欲缺乏的原因】，大、小便正常，1个月来体重下降3kg。

**既往史：**子宫切除术后7年。甲状腺结节病史2年。否认其他疾病病史及外伤史。否认药物、食物过敏史。

**个人史：**生于当地，久居当地。否认疫区、疫水接触史。否认毒物、放射性物质接触史。否认烟酒嗜好。

**婚育史：**适龄结婚，配偶及子女体健。

**家族史：**否认家族遗传病史及类似疾病史。

## 三、专科及辅助检查

### （一）专科检查

T 36.5℃，R 24次/分钟，P 84次/分钟，BP 118/64mmHg。心、肺、腹神经系统查体无阳性体征。双手近侧指间关节对称性红、肿，局部压痛及活动痛；腕关节尺偏畸形，双手握力减弱，足部呈外翻畸形，行走速度减慢【知识点6：类风湿关节炎的典型关节改变】。

### （二）辅助检查

（1）血常规：无明显异常（表17-1）。

表17-1　血常规检查结果

| 项目 | 结果 | 参考值 | 单位 |
|---|---|---|---|
| 白细胞（WBC） | 6.1 | 3.5～9.5 | $10^9$/L |
| 红细胞（RBC） | 4.98 | 3.8～5.1 | $10^{12}$/L |
| 血红蛋白（HGB） | 148 | 115～150 | g/L |
| 红细胞比容（HCT） | 0.436 | 0.350～0.450 | L/L |
| 红细胞平均体积（MCV） | 88.0 | 82～100 | fL |
| 红细胞平均血红蛋白量（MCH） | 29.6 | 27～34 | pg |
| 红细胞平均血红蛋白浓度（MCHC） | 338 | 316～354 | g/L |
| 红细胞体积分布宽度（RDW） | 12.7 | 10.0～15.0 | % |
| 血小板（PLT） | 182 | 125～350 | $10^9$/L |
| 平均血小板体积（MPV） | 10.2 | 6.8～13.5 | fL |
| 血小板压积（PCT） | 0.186 | 0.108～0.282 | % |
| 血小板体积分布宽度（PDW） | 19.3 | 10.0～18.0 | % |
| 淋巴细胞（LYM） | 2.13 | 1.1～3.2 | $10^9$/L |
| 淋巴细胞百分比（LYM%） | 35.1 | 20～50 | % |
| 单核细胞（MON） | 0.43 | 0.1～0.6 | $10^9$/L |
| 单核细胞百分比（MON%） | 7.1 | 3～10 | % |
| 中性粒细胞（NEU） | 3.29 | 1.8～6.3 | $10^9$/L |

续表

| 项目 | 结果 | 参考值 | 单位 |
|---|---|---|---|
| 中性粒细胞百分比（NEU%） | 54.3 | 40～75 | % |
| 嗜酸性粒细胞（EOS） | 0.21 | 0.02～0.52 | $10^9$/L |
| 嗜酸性粒细胞百分比（EOS%） | 3.4 | 0.4～8 | % |
| 嗜碱性粒细胞（BAS） | 0.01 | 0～0.06 | $10^9$/L |
| 嗜碱性粒细胞百分比（BAS%） | 0.1 | 0～1 | % |
| 异形淋巴细胞（ALY） | 0.08 | 0～0.20 | $10^9$/L |
| 异形淋巴细胞百分比（ALY%） | 1.2 | 0～2.0 | % |
| 巨大不成熟细胞（LIC） | 0.01 | 0～0.20 | $10^9$/L |
| 巨大不成熟细胞百分比（LIC%） | 0.2 | 0～2.0 | % |

（2）风湿系列：C 反应蛋白 112.0ng/L，类风湿因子 45.4U/mL（表 17–2）。

表 17–2　风湿系列检查结果

| 项目名称 | 结果 | 参考值 | 单位 |
|---|---|---|---|
| 抗链球菌溶血素 O | 25.0 | 0～116 | U/mL |
| 类风湿因子 | 45.4 | 0～20 | U/mL |
| C 反应蛋白 | 112.0 | 0～6 | mg/L |

（3）红细胞沉降率：107mm/h。

（4）抗环瓜氨酸肽抗体：613.43RU/mL。

（5）双手、腕部关节 X 线报告及典型图片（图 17–1）：关节周围软组织肿胀，小关节多发对称性梭形肿胀；关节面骨质侵蚀多见于边缘，是滑膜血管翳侵犯的结果；骨性关节面模糊、中断，软骨下骨质吸收、囊变，呈半透明影，是血管翳侵入骨内所致；关节间隙早期可因关节积液而增宽，关节软骨破坏后间隙变窄；关节邻近的骨骼发生骨质疏松，病变进展则延及全身骨骼。

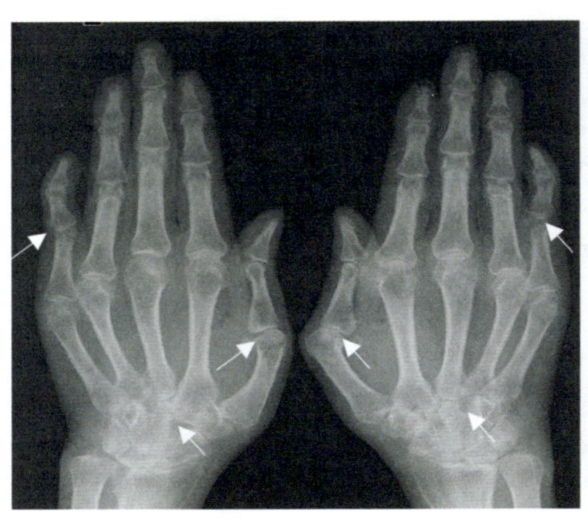

图 17–1　双手、腕部关节 X 线表现

## 四、诊断及鉴别诊断

### （一）诊断

1. 类风湿性关节炎

（1）症状（诊断重要线索）：①慢性起病；②对称性多关节受累；③晨僵；④关节痛与压痛；⑤关节变性。

（2）体征（诊断客观依据）：①皮肤类风湿结节；②关节周围肌肉萎缩；③关节半脱位；④天鹅颈、纽扣花样变形。

（3）辅助检查（诊断必要条件）：①血常规检查；②类风湿系列检查；③双手及腕关节 X 线检查。

2. 甲状腺结节

病史提供诊断明确。

### （二）鉴别诊断

1. 骨关节炎

中老年人多发。主要累及膝、脊柱等负重关节，活动时关节疼痛加重，可有关节肿胀和积液，休息后减轻。手骨关节炎多影响远端指间关节，尤其在远端指间关节出现赫伯登结节和近端指关节出现夏尔结节时有助于诊断。膝关节有摩擦感，RF、抗瓜氨酸化蛋白抗体（ACPA）均阴性。X 线示关节边缘呈唇样增生或骨疣形成，如出现关节间隙狭窄，多为非对称性。

2. 强直性脊柱炎

中年男性多见，主要侵犯骶髂及脊柱关节。周围关节受累，特别是以膝、踝、髋关节为首发症状者，需与类风湿关节炎相鉴别。强直性脊柱炎多见于青壮年男性，外周关节受累以非对称性的下肢大关节炎为主，极少累及手关节，X 线检查可见骶髂关节骨质破坏，关节融合等。可有家族史，90% 以上患者 HLA-B27 阳性，RF 阴性。

## 五、治疗

### （一）治疗方案

西药治疗主要是非甾体抗炎药（NSAID）、改善病情的抗风湿药物（DMARD）、糖皮质激素等。

（1）NSAID【知识点 7：常用的非甾体抗炎药】可抗炎、镇痛、抗风湿、解热、减轻关节肿胀，其不能改变类风湿关节炎病程和预防关节破坏。

（2）DMARD 是类风湿关节炎主要治疗药物【知识点 8：DMARD 的分类】，传统合成 DMARD（csDMARD）如甲氨蝶呤（MTX）、硫唑嘌呤环孢素、环磷酰胺（CTX）、来氟米特（LEF）、柳氮磺吡啶、羟氯喹等，生物制剂类 DMARD（bDMARD）包括肿瘤坏死因子 α（TNF-α）抑制剂、IL（白介素）-6 受体拮抗剂托珠单抗、IL-1 拮抗剂阿那白滞素、抗 CD20 单抗利妥昔单抗、选择性 T 细胞共刺激调节剂阿巴西普等，靶向合成 DMARD（tsDMARD）如托法替布、乌帕替尼、巴瑞替尼等，因其较 NSAID 发挥作用慢，需 1 ～ 6 个月，又称慢作用抗风湿药物，能有效控制骨破坏、残疾，改善 RA 疾病进程，延缓或控制病情进展，但无明显的止痛、抗炎作用，RA 者建议早期使用。

（3）糖皮质激素可抗炎、镇痛、消肿、免疫抑制，能迅速改善关节肿痛、全身症状，但其不能阻止 RA 病程进展与关节破坏，建议小剂量、短疗程使用，需同用 DMARD，一般用于不耐受 NSAID 的 RA 的“桥梁”治疗；伴有血管炎等关节外表现的重症 RA；伴局部糖皮质激素使用指征（如关节腔内注射）；其他治疗效果不佳的 RA；重症 RA 伴心、肺或神经系统等受累。关节病变可使用小剂量糖皮质激素如泼尼松。关节腔积液严重者可关节腔注射糖皮质激素【知识点 9：激素常见的不良反应】。

中、重度慢性疼痛可选用阿片类药物芬太尼透皮贴剂等缓解。

### （二）治疗过程

该患者选用来氟米特口服（首剂加倍）联合小剂量甲泼尼龙静脉注射方案。1 周后，患者关节肿痛症状较前明显好转，晨僵症状基本消失，能胜任日常活动。检查血常规及肝肾功能未出现明显异常；无消化道症状。嘱患者监测血压、血糖波动情况，同时口服 PPI 及钙剂，警惕激素不良反应，嘱患者 3 个月后复查骨密度。患者坚持至今，依从性良好。

该患者为老年女性，有多年的类风湿关节炎病史，否认糖尿病、冠心病、高血压等基础疾病，既往不规律使用激素及中药治疗，效果差，长期疾病活动及糖皮质激素的使用，导致其出现重度骨质疏松、骨折及胃肠道不良反应。此次入院疾病活动，同患者及其家属商议后，使用来氟米特及激素联合治疗，并密切监测，最终患者疾病得到有效控制【知识点 10：随访与监测指标】。

## 六、总结与思考

（1）关节痛为日常生活中不典型症状，早期类风湿关节炎如何诊断，容易被误诊为哪些疾病？

类风湿关节炎是因为身体的免疫发生了改变，体内出现了攻击关节组织的自身抗体，如类风湿因子和 CCP 抗体，进而发生的关节炎。

患者早期可能只是乏力、关节疼痛，或者早上起来觉得关节活动不开，如果不去医院就诊，可能就会出现关节肿胀、疼痛加重的情况，活动受到限制。如果积极治疗改善了这种疼痛，患者的活动能力往往可以恢复，但是如果还不进行治疗，晚期就会出现关节变形，一旦关节变形，患者的活动能力就很难恢复了。

RA 早期症状不典型，容易被误诊为强直性脊柱炎、银屑病关节炎、骨关节炎等疾病。

（2）关节痛有哪些常见疾病？其各自特点有哪些？

强直性脊柱炎：多见于青壮年男性，以非对称性的下肢大关节炎为主，极少累及手关节。骶髂关节炎具有典型的 X 线片改变。有家族史，90% 以上患者 HLA-B27 阳性。血清 RF 阴性。

银屑病关节炎：本病多发生于皮肤银屑病变后若干年，其中 30% ～ 50% 的患者表现为对称性多关节炎，与 RA 极为相似。其不同点为本病累及远端指间关节更明显，且表现为该关节的附着端炎和手指炎。同时可有骶髂关节炎和脊柱炎，血清 RF 阴性。

骨关节炎：本病多见于 50 岁以上者。关节痛不如类风湿关节炎明显，且以运动后痛、休息后缓解为特点。累及负重关节，如膝、髋为主，手指则以远端指间关节出现骨性增生和结节为特点。红细胞沉降率加快一般不明显。

系统性红斑狼疮：有部分患者因手指关节肿痛为首发症状而被误诊为类风湿关节炎。本病的关节病变较类风湿关节炎轻，且有关节外的系统性症状，如蝶形红斑、脱发、蛋白尿等。血清抗核抗体、抗双链 DNA 抗体多阳性，可出现补体 C3 降低。

其他：关节炎风湿热的关节炎，肠道感染后或结核感染后反应性关节炎，均有其原发病特点。如风湿热多见于青少年，其关节炎的特点为四肢大关节游走性肿痛，很少出现关节畸形；关节外症状包括有明确链球菌感染史，发热、心脏炎、皮下结节、环形红斑等；血清抗链球菌溶血素 O 滴度升高。

（3）类风湿关节炎治疗是以药物治疗为主的多学科综合治疗，多学科综合治疗（multi-disciplinary treatment，MDT）在类风湿性关节炎诊疗中具有重要的意义。

MDT 是由多学科资深专家以共同讨论的方式，为患者制订个性化诊疗方案的过程，尤其适用于风湿病等复杂疾病的诊疗。在 MDT 模式中，患者在治疗前可得到由免疫学、遗传学及相关学科专家等组成的专家团队的综合评估，以共同制订科学、合理、规范的治疗方案。

MDT 模式可最大限度地减少患者的误诊误治，缩短患者诊断和治疗等待时间，增加治疗方案的可选择性，制订最佳治疗手段，改善风湿病患者预后，同时避免了不停转诊、重复检查给患者家庭带来的负担，从而提高患者满意度。现在很多风湿病治愈率的提高与 MDT 的应用是分不开的。

临床诊疗案例证实，由于类风湿病情症状复杂，病情发展多变，患者体质差异，既往治疗及耐药性等不同，单一治疗很难起效。病情处于早期时，及时发现、诊断，并进行规范化治疗，是可以控制、阻断病情发展的。但是一旦任由其发展到中晚期，风湿、类风湿发展到中晚期不仅仅会侵蚀患者的关节部位，导致关节肿、厚、压痛、关节功能受限，最后变形，严重的骨质疏松之外，还会出现关节外的表现，如巩膜炎、结膜炎、肺间质纤维化、心包积液、胸膜肥厚、肺间质纤维化，以及心脏、心包、消化系统、肾脏等多器官、多系统受损。因此，对于风湿、类风湿这样复杂多变的疾病，它的诊治已不适宜靠一个医师或者一个学科完成，只有打破传统“一对一”模式，实行“多对一”诊疗模式（即 MDT 多学科专家联合会诊），即把各个相关领域的资深专家结合起来，针对一例患者，把各自最擅长的部分发挥出来，才能保障患者得到最适合的诊疗。

## 七、知识点库

### （一）知识点 1：关节痛的典型特征

（1）手指、脚趾等小关节疼痛为主（RA 好发关节：左侧或右侧近端指间关节，掌指关节，腕、肘、膝、距小腿及跖趾关节）。

（2）对称性关节疼痛。

（3）伴有晨僵，晨僵时间越长，诊断依据越强。

（4）全身多关节疼痛。

### （二）知识点 2：患者病情曾有缓解的原因

糖皮质激素能迅速缓解关节肿胀、疼痛，可用于中、高级别活动度初始治疗的类风湿关节炎。

### （三）知识点 3：免疫相关辅助检查的意义与异常值解读

（1）C 反应蛋白（CRP）：类风湿性关节炎处于急性期时，CRP 水平明显升高，且与组织损伤程度正相关，当机体病理状态恢复时其水平也随之下降。单纯检测对 RA 的诊断没有帮助，对诊断明确的风湿病病情评估有一定意义。

（2）类风湿因子（RF）：是临床上用来辅助诊断类风湿性关节炎的一个经典指标，用于区别其他类型的关节炎及可引起关节疼痛、关节炎和四肢僵硬等类似症状的疾病，但在其他疾病（干燥综合征、血液病等）中也会出现阳性，缺乏特异性。

（3）红细胞沉降率（ESR）：炎症的标志物，用于诊断特异性欠佳。

（4）抗链球菌溶血素 O（ASO）：临床上大多数的 ASO 升高，是链球菌感染后状态，对 RA 的辅助诊断有帮助。

（5）抗环瓜氨酸肽抗体是以合成的环化瓜氨酸多肽（CCP）为抗原的自身抗体，对 RA 诊断具有较高的敏感性和特异性，是 RA 早期诊断的一个高度特异指标。

### （四）知识点 4：类风湿关节炎的诊断依据

1. 关节表现

典型表现为关节炎，不同程度的疼痛、肿胀，可以伴活动受限，晨僵达 1 小时以上。以近端指间关节，掌指关节，腕、肘、肩、膝、踝和足趾关节受累最为多见，通常呈对称性。长病程患者可以发生关节畸形，如腕关节强直、肘关节伸直受限、掌指关节尺侧偏斜、手指的“天鹅颈”和“纽扣花”畸形等，严重者关节周围肌肉逐渐萎缩，导致功能进一步丧失，生活不能自理。

2. 关节外表现

RA 还可累及关节以外的内脏器官，表现为肺间质病变（最常见）、类风湿结节、皮肤溃疡及神经系统、心脏、眼部病变等，亦常继发干燥综合征（常见）、骨质疏松症（早期即出现）等，这些表现往往与 RA 控制不佳有关。

3. 辅助检查

临床上普遍使用且对 RA 诊断价值最高的自身抗体是类风湿因子（RF）和抗环瓜氨酸多肽（CCP）抗体。另外，抗角蛋白抗体（AKA）、抗核周因子（APF）、抗突变型瓜氨酸波形蛋白（MCV）抗体、抗氨甲酰化蛋白（CarP）抗体和抗葡萄糖 –6– 磷酸异构酶（GPI）抗体对诊断 RA 亦有一定价值。

4. 其他影像学检查

（1）X 线：检测患者关节骨破坏，随访中判定患者骨结构改变的进展情况。

（2）超声：判定 RA 活动性，发现 RA 关节 / 滑膜炎症等多种常见的病变。

（3）磁共振成像（MRI）：识别滑膜炎、骨侵蚀等典型病变，可以早期诊断，发现代表早期炎症的骨髓水肿。

### （五）知识点 5：患者出现食欲缺乏的原因

RA 患者多伴有关节外器官受累，包括消化道；同时因长时间口服非甾体抗炎药，可能出现胃黏膜病变。

### （六）知识点 6：类风湿关节炎的典型关节改变

典型表现为关节炎，不同程度的疼痛、肿胀，可以伴活动受限，晨僵长达 1 小时以上。以近端指间关节，掌指关节，腕、肘、肩、膝、踝和足趾关节受累最为多见，通常呈对称性。长病程患者可以发生关节畸形（图 17–2），如腕关节强直、肘关节伸直受限、掌指关节尺侧偏斜、手指的“天鹅颈”和“纽扣花”畸形等，严重者关节周围肌肉逐渐萎缩，导致功能进一步丧失，生活不能自理。

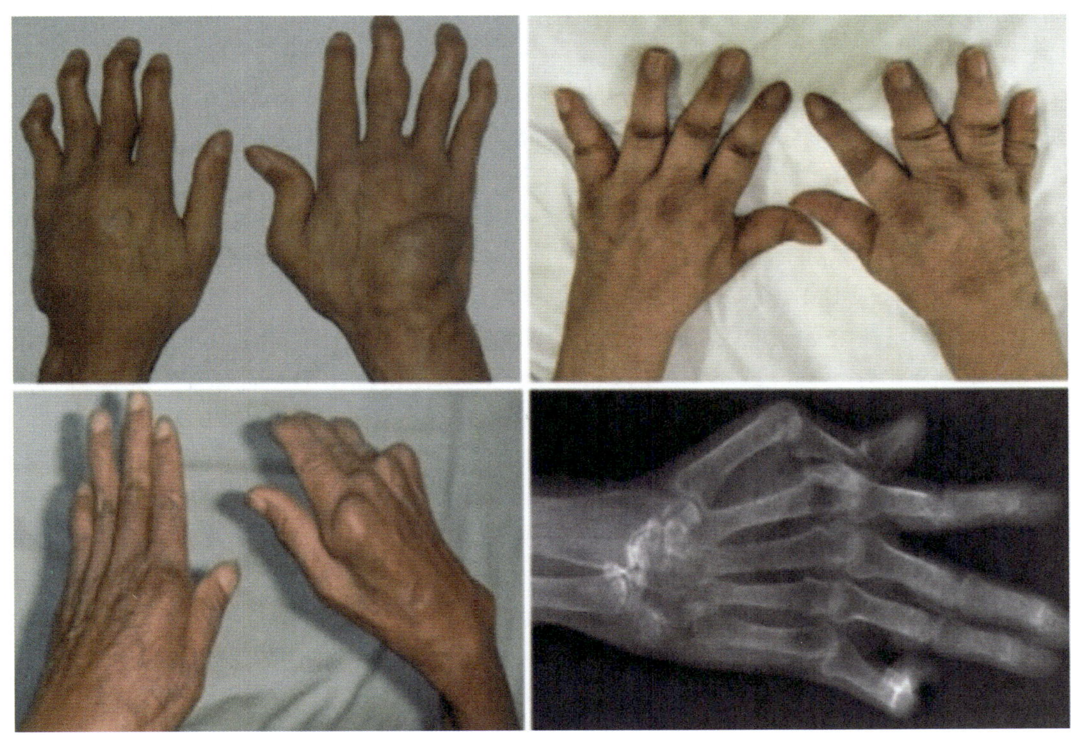

图 17–2　关节畸形

### （七）知识点 7：常用的非甾体抗炎药

NSAID 通过抑制环氧化酶（COX）活性而减少前列腺素的合成，有解热、抗炎、止痛、抗风湿、减轻关节肿胀的作用，可减轻 RA 症状，但不能改变病程和预防关节破坏，需与其他药物如 DMARD 联用。如对乙酰氨基酚、非选择性 NSAID（布洛芬、洛索洛芬、双氯芬酸、吲哚美辛、舒林酸、萘普生、氟比洛芬酯、酮咯酸等）、选择性 COX–2 抑制剂（塞来昔布、帕瑞昔布、依托考昔、艾瑞昔布、尼美舒利等），其中对乙酰氨基酚可解热、止痛，稍弱于其他 NSAID，但基本无抗炎、抗风湿作用。

胃肠道反应风险高者使用口服非选择性 NSAID，建议联合质子泵抑制剂、$H_2$ 受体拮抗剂或胃黏膜保护剂，或选用选择性 COX–2 抑制剂。

### （八）知识点 8：DMARD 的分类

1. 传统合成 DMARD

如甲氨蝶呤（MTX）、来氟米特（LEF）、柳氮磺吡啶、羟氯喹、环孢素、艾拉莫德、硫唑嘌呤、环磷酰胺（CTX）、青霉胺等。

《2018 中国类风湿关节炎诊疗指南》中指出，RA 患者一经确诊，应尽早开始使用传统合成 DMARD 治疗。推荐首选甲氨蝶呤单用；存在甲氨蝶呤禁忌时，考虑单用来氟米特或柳氮磺吡啶。

单一传统合成 DMARD 治疗未达标时，建议联合另一种或两种传统合成 DMARD 进行治疗；或一种传统合成 DMARD 联合一种生物制剂 DMARD 进行治疗；或一种传统合成 DMARD 联合一种靶向合成 DMARD 进行治疗。中、高疾病活动度的 RA 患者建议传统合成 DMARD 联合糖皮质激素治疗以快速控制症状，协助传统合成 DMARD 发挥作用。

2. 生物制剂 DMARD

包括肿瘤坏死因子 α（TNF-α）抑制剂，如依那西普、英利昔单抗、阿达木单抗、赛妥珠单抗、戈利木单抗、重组人Ⅱ型肿瘤坏死因子受体—抗体融合蛋白；IL-1 拮抗剂，如阿那白滞素；IL-6 受体拮抗剂，如托珠单抗；抗 CD20 单抗，如利妥昔单抗及阿巴西普等。

《2018 中国类风湿关节炎诊疗指南》中指出，单一传统合成 DMARD 治疗未达标时，建议一种传统合成 DMARD 联合一种生物制剂 DMARD 进行治疗。

《2015 年亚洲太平洋地区风湿病学学会联盟类风湿关节炎治疗建议》中指出，传统合成 DMARD 治疗不充分或不耐受时，可选用生物制剂 DMARD。若存在不良预后因素且处于疾病活动期，考虑尽早使用生物制剂 DMARD。

《欧洲抗风湿病联盟关于改善病情的抗风湿药物治疗类风湿关节炎的 15 项建议》（2010 年）中指出，首选传统 DMARD 治疗失败后，如存在预后不良因素，可考虑加用生物制剂 DMARD。

3. 靶向合成 DMARD

如 JAK 抑制剂托法替布。《2018 中国类风湿关节炎诊疗指南》中指出，传统合成 DMARD 反应不足的 RA 患者，可使用传统合成 DMARD 联合托法替布进行治疗。

### （九）知识点 9：激素常见的不良反应

不推荐单用或长期大剂量使用糖皮质激素。不良反应有胃十二指肠溃疡、消化道出血、水钠潴留、骨质疏松或骨坏死、高血压、糖尿病、失眠、激动、精神错乱、感染、向心性肥胖、高脂血症等。慎用于糖尿病、高血压控制不佳、有精神病倾向、重症肌无力、急性心力衰竭、合并感染、严重骨质疏松、有活动性消化道溃疡 / 出血或既往有复发性消化道溃疡 / 出血病史者。

关节腔反复注射糖皮质激素可加速骨丢失，建议同一关节不宜反复注射，注射间隔时间不应短于 4 个月，每年应用最多不超过 3 次。过多的关节腔穿刺除了并发感染外，还可发生类固醇晶体性关节炎。

### （十）知识点 10：随访与监测指标

糖达标治疗是 RA 治疗的核心策略，定期监测和随访是实现达标治疗的必要条件。对新诊断的 RA 患者可选择疾病缓解作为治疗目标，若无法达标，可选择低疾病活动度作为替代治疗目标。

对初始治疗及病情处于中、高疾病活动度的 RA 患者，应加强监测，建议随访频率为每月 1 次至每 3 个月 1 次；对治疗达标者，建议每 3 ～ 6 个月随访 1 次。治疗方案的制订与调整应由医师负责，疾病活动度评估、身体和心理状态评估可由护理人员进行。身体和心理状态的评估可选择 SF-36。其他随访项目亦应包括患者一般情况，如风险因素改变、实验室检查及并发症等，具体内容可参考健康档案。

## 参考文献

[1] 罗卓荆 . 骨关节疾病影像诊断 [M]. 济南：山东科学技术出版社，2022.
[2] 中华医学会风湿病学分会 . 中国类风湿关节炎诊疗指南（2018 年，北京）[J]. 中华内科杂志，2018，57（4）：242-251.

（梁芳倩　赵亚婷　戈艳蕾）

# 第五部分　麻醉学相关疾病诊疗案例

## 案例 18　循环系统——颈动脉内膜剥脱术麻醉案例

**学习目标**

1. 知识目标　从颈动脉狭窄的主诉、临床表现、诊断及手术治疗学习颈动脉狭窄患者行颈动脉内膜剥脱术麻醉管理的相关知识。

2. 能力目标　通过学习病例，学生在处理颈动脉狭窄患者麻醉过程中针对不同合并症的高龄患者制订相应的麻醉计划并且实施。

3. 职业素养目标　通过学习病例，学生在麻醉前评估、麻醉前准备、麻醉计划制订及实施，并发症的预防，以及医患沟通、同理心、人文素养等方面得到提升。

### 一、案例信息

**案例名称：**循环系统——颈动脉内膜剥脱术的麻醉管理。
**主要诊断：**颈动脉狭窄。
**适用对象：**本科生（院校教育），规培生（毕业后教育）。
**关键词：**颈动脉狭窄。
**典型临床症状与体征 / 阳性体征：**颈动脉斑块形成，视物模糊，高龄患者。
**诊断：**颈动脉狭窄。
**治疗方法：**颈动脉内膜剥脱术。

### 二、病史资料

**患者姓名：**卢某某。
**性别：**男。
**年龄：**83 岁。
**主诉：**视物模糊 2 月余。

**现病史：**患者于入院 2 个月前无明显诱因出现视物模糊，偶有左手麻木，无头晕、头痛，无视物旋转及复视，无恶心、呕吐，无大小便失禁，无肢体抽搐及意识障碍，就诊于当地医院，查彩超示：双侧颈动脉粥样斑块形成，右侧颈动脉膨大处狭窄 70% ～ 90%，未予治疗，今为求进一步诊治来我院就诊，门诊以“颈动脉狭窄”收入院。

**既往史：**既往高血压病史 10 余年，口服硝苯地平缓释片，血压最高 150/100mmHg，血压控制情况不详。否认糖尿病、冠心病、肾病、脑血管病等病史，否认肝炎、结核等传染病病史。否认外伤史。否认手术史。否认药物、食物过敏史。

**个人史：**生于当地，久居当地。否认疫区、疫水接触史。否认毒物、放射性物质接触史。否认烟酒嗜好。

**婚育史：**适龄结婚，配偶及子女体健。

**家族史：**否认家族遗传病史及类似疾病史。

## 三、专科及辅助检查

### （一）专科检查

左侧瞳孔直径 2.0mm，右侧瞳孔直径 2.0mm，对光反射灵敏。粗测视力、视野未见明显常。颈软，无抵抗。心、肺、腹未见明显异常。四肢肌张力正常，双侧巴宾斯基征阴性。

### （二）辅助检查

（1）血常规：未见明显异常（表 18-1）。

表 18-1　血常规检查结果

| 项目 | 结果 | 参考值 | 单位 |
|---|---|---|---|
| 白细胞（WBC） | 7.0 | 3.5 ～ 9.5 | $10^9$/L |
| 红细胞（RBC） | 4.68 | 4.3 ～ 5.8 | $10^{12}$/L |
| 血红蛋白（HGB） | 139 | 130 ～ 175 | g/L |
| 红细胞比容（HCT） | 0.411 | 0.400 ～ 0.500 | L/L |
| 红细胞平均体积（MCV） | 88.0 | 82 ～ 100 | fL |
| 红细胞平均血红蛋白量（MCH） | 29.6 | 27 ～ 34 | pg |
| 红细胞平均血红蛋白浓度（MCHC） | 337 | 316 ～ 354 | g/L |
| 红细胞体积分布宽度（RDW） | 12.7 | 10.0 ～ 15.0 | % |
| 血小板（PLT） | 242 | 125 ～ 350 | $10^9$/L |
| 平均血小板体积（MPV） | 6.8 | 6.8 ～ 13.5 | fL |
| 血小板压积（PCT） | 0.164 | 0.108 ～ 0.282 | % |
| 血小板体积分布宽度（PDW） | 9.8 | 10.0 ～ 18.0 | % |
| 淋巴细胞（LYM） | 1.75 | 1.1 ～ 3.2 | $10^9$/L |
| 淋巴细胞百分比（LYM%） | 25.1 | 20 ～ 50 | % |
| 单核细胞（MON） | 0.23 | 0.1 ～ 0.6 | $10^9$/L |
| 单核细胞百分比（MON%） | 3.3 | 3 ～ 10 | % |
| 中性粒细胞（NEU） | 4.79 | 1.8 ～ 6.3 | $10^9$/L |
| 中性粒细胞百分比（NEU%） | 68.9 | 40 ～ 75 | % |
| 嗜酸性粒细胞（EOS） | 0.16 | 0.02 ～ 0.52 | $10^9$/L |
| 嗜酸性粒细胞百分比（EOS%） | 2.3 | 0.4 ～ 8 | % |
| 嗜碱性粒细胞（BAS） | 0.03 | 0 ～ 0.06 | $10^9$/L |
| 嗜碱性粒细胞百分比（BAS%） | 0.4 | 0 ～ 1 | % |

续表

| 项目 | 结果 | 参考值 | 单位 |
|---|---|---|---|
| 异形淋巴细胞（ALY） | 0.05 | 0～0.20 | $10^9$/L |
| 异形淋巴细胞百分比（ALY%） | 0.7 | 0～2.0 | % |
| 巨大不成熟细胞（LIC） | 0.03 | 0～0.20 | $10^9$/L |
| 巨大不成熟细胞百分比（LIC%） | 0.4 | 0～2.0 | % |

（2）血生化全项：未见明显异常（表 18–2）。

**表 18–2　血生化全项检查结果**

| 项目 | 结果 | 参考值 | 单位 |
|---|---|---|---|
| 总蛋白 | 72.7 | 65～85 | g/L |
| 白蛋白（溴甲酚绿法） | 43.2 | 40～55 | g/L |
| 球蛋白 | 30.80 | 20～40 | g/L |
| 前白蛋白 | 360 | 200～430 | mg/L |
| 总胆红素 | 18.9 | 0～26 | μmol/L |
| 直接胆红素 | 5.4 | 0～8 | μmol/L |
| 间接胆红素 | 13.5 | 1.7～21.2 | μmol/L |
| 丙氨酸氨基转移酶 | 17 | 9～50 | U/L |
| γ 谷氨酰转肽酶 | 32 | 10～60 | U/L |
| 总胆汁酸 | 1.5 | 0～10.0 | μmol/L |
| 总胆固醇 | 3.34 | 2.7～5.2 | mmol/L |
| 高密度脂蛋白胆固醇 | 1.27 | 1.03～2.07 | mmol/L |
| 低密度脂蛋白胆固醇 | 1.68 | 2.07～3.37 | mmol/L |
| 三酰甘油 | 1.42 | 0.56～1.7 | mmol/L |
| 肌酸激酶 | 89 | 50～310 | U/L |
| 肌酸激酶同工酶 | 9 | 0～25 | U/L |
| 乳酸脱氢酶 | 167 | 120～250 | U/L |
| 羟丁酸脱氢酶 | 114 | 72～182 | U/L |
| 肌红蛋白 | 28 | 0～100 | μg/L |
| 高敏肌钙蛋白 I | 3.7 | 0～18 | ng/L |
| 尿素 | 4.88 | 3.6～9.5 | mmol/L |
| 肌酐（氧化酶法） | 70 | 57～111 | μmol/L |
| 二氧化碳 | 23.6 | 20～30 | mmol/L |
| 尿酸 | 373 | 200～420 | μmol/L |
| 钠 | 141 | 137～147 | mmol/L |
| 钾 | 4.07 | 3.5～5.3 | mmol/L |
| 氯 | 107 | 99～110 | mmol/L |

续表

| 项目 | 结果 | 参考值 | 单位 |
|---|---|---|---|
| 钙 | 2.34 | 2.11 ～ 2.52 | mmol/L |
| 磷 | 1.02 | 0.85 ～ 1.51 | mmol/L |
| 铁 | 18.3 | 10.6 ～ 36.7 | μmol/L |
| 镁 | 0.89 | 0.75 ～ 1.02 | mmol/L |
| 葡萄糖 | 5.53 | 3.91 ～ 6.14 | mmol/L |
| 同型半胱氨酸 | 13.3 | 0 ～ 15 | μmol/L |

（3）凝血分析：D- 二聚体 997ng/mL（表 18-3）。

表 18-3　凝血分析结果

| 项目 | 结果 | 参考值 | 单位 |
|---|---|---|---|
| 血浆凝血酶原时间 | 13.1 | 11 ～ 15.5 | 秒 |
| PT-INR | 0.99 | 0.76 ～ 1.2 | |
| PT% | 101 | 70 ～ 120 | % |
| 活化部分凝血活酶时间 | 33.9 | 28 ～ 43.5 | 秒 |
| 血浆纤维蛋白原 | 3.2 | 2 ～ 4 | g/L |
| 血浆凝血酶时间 | 17.7 | 14 ～ 21 | 秒 |
| D- 二聚体 | 997 | 0 ～ 500 | ng/mL |

（4）外院彩超检查：双侧颈动脉粥样斑块形成，侧颈动脉膨大处狭窄（狭窄率为 70% ～ 99%）。

（5）CTA：右侧颈总动脉分叉处混合性斑块，管腔中度狭窄（图 18-1）。

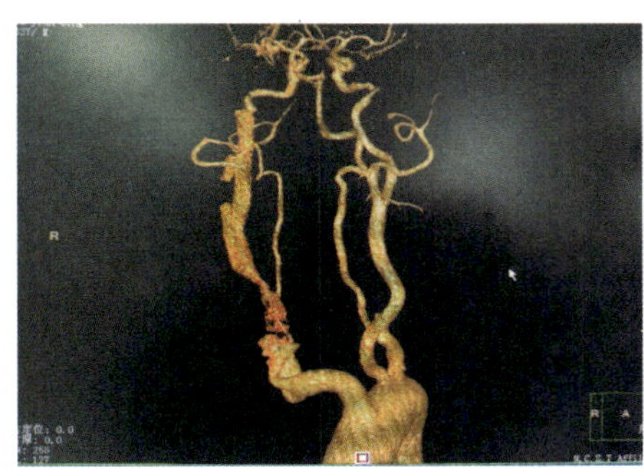
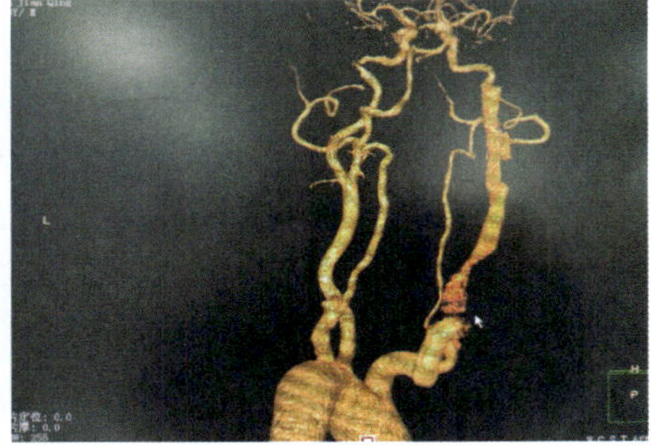

图 18-1　CTA

## 四、诊断及鉴别诊断

### （一）诊断

1. 右侧颈动脉重度狭窄【知识点 1：颈动脉狭窄的病因及发病机制】

（1）症状（诊断重要线索）：①视物模糊 2 月余；②偶有右手麻木。

（2）体征（诊断客观依据）：左侧瞳孔直径 2.0mm，右侧瞳孔直径 2.0mm，对光反射灵敏。粗测视力、视野未见明显异常。颈软，无抵抗。心、肺、腹未见明显异常。四肢肌张力正常，双侧巴宾斯基征阴性。

（3）辅助检查（诊断必要条件）：颈部血管彩超（2023-10-31）示双侧颈动脉粥样斑块形成，右侧颈动脉膨大处狭窄（狭窄率为 70% ～ 99%）【知识点 2：颈动脉狭窄的影像学检查】。

2. 高血压 2 级（很高危）

病史提供诊断明确【知识点 3：颈动脉狭窄发病相关危险因素】。

3. 缺血性脑血管病

病史提供诊断明确。

### （二）鉴别诊断

1. 自发性蛛网膜下腔出血

多见于中老年患者，起病急骤，突发剧烈头痛、畏光、恶心、呕吐等症状，可伴有项背部疼痛，以一过性意识障碍多见，严重者昏迷。头颅 CT 可见环池、侧裂、脑沟内弥散高密度影。

2. 脑梗死

发病年龄高，安静时发病较多，症状多在几小时或更长时间内逐渐加重；CT 检查早期多正常，24 ～ 48 小时后脑组织可见低密度灶。急性期头部 DWI 可见梗死区脑组织高信号。

## 五、治疗

（1）治疗方案：手术治疗【知识点 4：颈动脉狭窄的治疗方法】。

（2）麻醉前评估：评估患者是否能耐受麻醉及手术【知识点 5：评估与检查】。

（3）麻醉前准备【知识点 6：术前准备】。

（4）麻醉方式的选择【知识点 7：选择麻醉方法】。

（5）麻醉方案的实施：选择气管插管全身麻醉，具体过程如下。患者入室行右桡动脉穿刺置管，监测 BP 150/85mmHg，HR 82 次 / 分钟，$SpO_2$ 99%，同时行血气分析，备好可视喉镜及气管导管等通气设备；考虑老年患者体质虚弱，禁食、水时间较长，入室后给予胶体液 500mL 静脉滴注。麻醉诱导：咪达唑仑 2mg，舒芬太尼 30μg，顺式阿曲库胺 15mg，依托咪酯 8mg。根据需要进行滴定麻醉及应用血管活性药物保证血流动力学平稳。麻醉诱导后生命体征平稳，HR 81 次 / 分钟，BP 125/65mmHg，$SpO_2$ 99%。麻醉维持：以静吸复合麻醉维持，同时辅以 BIS 监测麻醉深度 + 术中保温毯 + 脑氧饱和度监测 + 血管活性药物维持循环 + 止吐药物【知识点 8：术中管理患者血压】。

（6）术后转归：术毕 5 分钟后患者苏醒，在继续应用血管活性药物前提下进行深麻醉下拔除气管导管，转送复苏室进一步观察 30 分钟后患者无恶心、呕吐，无疼痛，意识清醒，转送病房；患者术后 3 日，各项指标基本恢复正常，复查 CTA 提示右侧颈动脉斑块消失。无其他明显并发症【知识点 9：术后并发症的预防】。术后 5 日出院。

## 六、总结与思考

（1）颈动脉狭窄患者常伴有其他心脑血管疾病，如何对此类患者进行麻醉前评估至关重要。

（2）术中加强监测，预防并发症的出现。

（3）如何保证围手术期患者脑的灌注及减轻脑缺血再灌注损伤？

## 七、知识点库

### （一）知识点 1：颈动脉狭窄的病因及发病机制

颈动脉狭窄的主要病因是动脉粥样硬化，占 90% 以上，其他原因包括慢性炎症性动脉炎（Takayasu 动脉炎、巨细胞动脉炎、放射性动脉炎），纤维肌性发育不良，颈动脉迂曲等。动脉粥样硬化斑块累及颈动脉导致动脉狭窄甚至闭塞而引起脑缺血及卒中症状，是全身性动脉粥样硬化在颈动脉的表现，病变特点是主要累及颈动脉分叉及颈内动脉起始，可导致相应器官供血区的血运障碍。

颅外段颈动脉粥样硬化病变引起脑缺血症状主要通过下述机制。

（1）在颈动脉粥样硬化斑块进展过程中，表面可有胆固醇结晶或其他粥样物质碎屑不断脱落，碎屑本身可形成栓子流至远端颅内血管形成栓塞。

（2）碎屑脱落后，斑块内胶原等促血栓形成物质暴露，血栓形成后不断脱落导致远端血管反复栓塞。

（3）狭窄造成远端脑组织血流低灌注。

（4）动脉壁结构破坏致颈动脉夹层或内膜下血肿等，导致血管狭窄或闭塞。

### （二）知识点 2：颈动脉狭窄的影像学检查

1. 颈动脉狭窄程度的测量

多数研究者采用的评价颈动脉狭窄程度的方法为欧洲颈动脉外科试验法（RCST）和北美症状性颈动脉内膜切除试验法（NASCRT）。两者采用相同的狭窄分度方法，根据血管造影颈动脉内径缩小程度将颈内动脉的狭窄程度分为 4 级：①轻度狭窄，＜ 30%；②中度狭窄，30% ～ 69%；③重度狭窄，70% ～ 99%；④完全闭塞，闭塞前状态测量狭窄度＞ 99%。

NASCRT 法采用颈动脉膨大部以远正常处管腔内径为基础内径（A），RCST 法采用颈动脉膨大处模拟内径为基础内径（C），两者都采取颈内动脉最窄处宽度（B）为测量的基准（图 18–2）。NASCRT 法狭窄度＝（1 － B/A）×100%（如颈内动脉分叉后全程狭窄，则取对侧颈动脉作比较），RCST 法狭窄度＝（1 － B/C）×100%，RCST 的 80% ～ 99% 的狭窄大致和 NASCRT 的 70% ～ 99% 的狭窄相对应，推荐采用 NASCRT 法测量狭窄度。

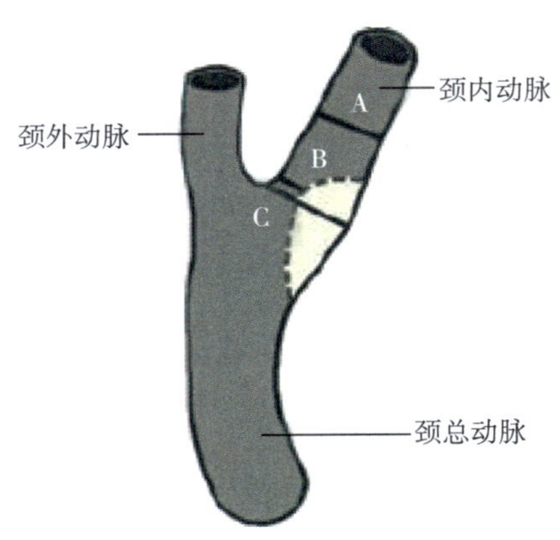

图 18–2　颈动脉示意图

2. 超声检查

通过超声可以测量颈动脉内—中膜厚度、斑块大小、收缩期峰值流速、病变部位与病变近心端的峰值流速比值、搏动指数等血流动力学参数，可以诊断动脉狭窄或闭塞的部位和程度，而且可以通过回声的高低、回声强弱的均匀程度来辅助判断斑块的稳定性。超声检查属无创性检查，成本低，敏感度高，便捷，可重复性好。

超声检查目前在临床上作为首选的筛查方法，可准确诊断胸腔外及颅外段颈动脉的病变部位及程度、术中及术后评估手术的疗效、血管通畅情况以及作为长期随访的检查方法。但是超声检查的局限性在于需要依赖仪器及操作者的水平才能提高准确性，而且不能够提供主动脉弓分型、大血管端起始钙化程度、血管迂曲程度、大脑动脉环情况。

对于狭窄程度＞50% 的颈动脉狭窄患者，由经过血管超声专业培训的同一医师进行复查评价狭窄的进展和对治疗性干预的反应是有益的，但不建议对低危险人群进行无症状颈动脉狭窄的筛查。

3. 磁共振成像（MRI）

磁共振成像血管造影（MRA）也是常用的无创性检查诊断方法，可显示颈动脉狭窄的解剖部位和狭窄程度，MRA 对动脉钙化的不敏感是其相对于超声和计算机断层血管造影（CTA）的明显优势。但 MRA 图像显示的狭窄程度常会比实际的狭窄重，不能将接近闭塞的狭窄和完全闭塞区分开来。

现在倾向于使用对比剂增强的 MRA，通过放大流动血液与周围组织之间的相对信号强度，从而对颈动脉作出更准确的评估。特殊序列的 MRI 可以检测斑块中的纤维帽是否薄弱、完整，斑块脂质核心情况以及斑块下出血，辅助判断斑块的稳定性。缺点是体内有铁磁性金属植入物时不适合行 MRI，而且扫描时间长，患者的不自主运动可引起伪影，老年或幼儿患者耐受性相对较差。

4. 计算机体层血管成像（CTA）

CTA 是术前常用的无创性诊断方式，随着机器性能的提高和软件的更新，在一定程度上可以替代数字减影血管造影（DSA）。借助计算机软件对颈动脉血管进行三维重建和成像，提供主动脉弓、病变的解剖和形态学信息，对斑块的稳定性判断可起到一定的帮助，亦可通过颅内脑动脉系统显像了解颅内血管和脑实质病变。缺点是成像的准确性与仪器的硬件、软件以及操作者等因素密切相关，如果动脉壁的钙化较重，则影响动脉的有效显影，对远端小动脉的显影有时不理想，需要结合阅读横断面原始图像以提高诊断准确性。另外，需要借助注射含碘的造影剂，肾功能不全的患者检查受一定限制。

5. 数字减影血管成像（DSA）

该检查目前仍然是诊断颈动脉狭窄的“金标准”。造影部位包括主动脉弓、颈动脉的颅外段和颅内段。在颈总动脉狭窄部位至少取正、侧两个方向进行造影。DSA 检查有助于观察主动脉弓的类型、颈动脉狭窄病变的性质（如狭窄部位、狭窄程度、斑块的整体形态、斑块有无溃疡）、对侧颈动脉、椎动脉和大脑动脉环的完整性等。

随着 CTA 和 MRA 成像技术的提高，DSA 较少单独用于诊断，通常可以通过无损伤检查提供初步诊断资料，必要时再行 DSA。如果患者行腔内治疗的可能性大，则首选无损伤诊断，血管造影明确病变部位及性质后，同期进行腔内治疗。设备的进步使 DSA 也能借助软件功能显示 3D 影像，有了 360° 动态观察血管病变的优势。但是 DSA 作为一种有创检查，有一定的并发症发生率，比如穿刺并发症、造影剂肾病等。

6. 经颅多普勒超声（TCD）

TCD 检查可以帮助评估颈动脉狭窄患者的颅内 Willis 环、颈外动脉、眼动脉等血管的交通情况，辅助治疗及手术方案制定，而且是颅内活动性栓塞的主要诊断方法，可用于监测颈动脉内膜切除术（CEA）时栓子脱落、大脑中动脉的血流速度，改进术者使用颈动脉转流管的技巧等情况，但该检查对操作者经验的依赖程度大，有一定的学习曲线。

### （三）知识点 3：颈动脉狭窄发病相关危险因素

1. 高血压

高血压是人群中风险最高的脑卒中危险因素，与血压正常者相比较，有高血压者患脑卒中的危险要高 4 倍，特别是收缩压比舒张压具有更强的负相关，但高血压的治疗，无论是收缩压还是舒张压的降低都会使危险性明显而快速地降低。

2. 吸烟

吸烟和颈动脉狭窄的发生明显相关，可增加卒中、心肌梗死和死亡的危险。颈动脉病变严重程度和吸烟量呈正相关，大量吸烟者脑卒中的危险度是少量吸烟者的 2 倍，其危险度在停止吸烟 2 年内明显减少，5 年后恢复到不吸烟时的水平。

3. 糖尿病

糖尿病不仅可以增加颈动脉狭窄和脑卒中的危险，而且增加继发于脑卒中的病死率，同时胰岛素抵抗患者颈动脉狭窄和脑卒中的危险增加，胰岛素抵抗和糖尿病的治疗能减少脑卒中的发生。

4. 高脂血症

虽然高脂血症可以增加冠心病、心肌梗死和其他心血管病的风险，但是和卒中的关系尚不确定，但有研究表明该危险因素的存在与颈动脉狭窄相关，而且经过他汀类药物治疗后脑卒中风险会减少，对血管壁厚度、腔内面积和内—中膜厚度的进展都有控制作用。

### （四）知识点 4：颈动脉狭窄的治疗方法

颈动脉狭窄治疗分为非手术治疗及手术治疗。

1. 非手术治疗

（1）降压药物治疗：从小剂量开始，优先选择长效制剂，联合应用及个体化。常用降压药物包括 β 受体阻滞剂、钙通道阻滞剂、血管紧张素转换酶抑制剂、血管紧张素受体阻滞剂、利尿剂 5 类，以及由上述药物组成的固定配比复方制剂。在不合并其他血管狭窄的情况下，CEA 和 CAS 术后建议控制血压在 140/90mmHg 以下。

（2）糖尿病药物治疗：糖尿病是动脉粥样硬化发生发展的重要危险因素，对于合并糖尿病的颈动脉狭窄患者，必须加强饮食管理。控制血糖目标值：非空腹血糖 11.1mmol/L 以下，治疗期间糖化血红蛋白应＜ 7%。

（3）降脂药物治疗：建议颈动脉狭窄患者使用他汀类药物降脂治疗。他汀类药物主要适用于血中总胆固醇及低密度脂蛋白胆固醇增高为主的患者。对于具有卒中高风险的颈动脉狭窄患者，建议控制低密度脂蛋白水平在 2.6mmol/L（100mg/dL）以下。当患者为高三酰甘油血症时，可考虑给予烟酸类或者贝特类降脂药。

（4）戒烟：吸烟是颈动脉粥样硬化的主要危险因素之一，可引起脑血管痉挛及颈动脉内膜损害，加重和促进病变的发生发展。戒烟是预防和治疗颈动脉狭窄的重要措施之一，对于吸烟者应严格要求并督促其戒烟，同时要避免被动吸烟。

（5）抗血小板和抗凝治疗：推荐使用的抗血小板药物包括阿司匹林、氯吡格雷等。低剂量阿司匹林（每日 75 ～ 150mg）可以获得与高剂量相同的疗效。CEA 术后如果没有出血等并发症，推荐至少使用阿司匹林。阿司匹林联合氯吡格雷可降低心血管事件的发生率，应警惕出血风险。使用传统抗凝药（如华法林）联合阿司匹林并不能减少心血管事件的发生，而且可能增加大出血风险。

（6）高同型半胱氨酸血症：高同型半胱氨酸血症增加了卒中的风险。血浆中同型半胱氨酸的浓度存在 25% 的差异（相当于 3 μmol/L），这与卒中风险中 19% 的差异有关。但是研究尚未证实通过 B 族维生素治疗使同型半胱氨酸降低后减少卒中等心血管疾病危险事件。

（7）代谢综合征：代谢综合征与颈动脉粥样硬化有关。随着代谢综合征组成的数量成比例地增加，其与颈动脉粥样硬化的关系也更紧密（$P < 0.001$），独立于其他血管疾病危险因素，腹部多脂症与卒中和 TIA 的风险有级数相关性。因此，增加体育锻炼改善肥胖、体重指数、血脂水平等对颈动脉狭窄患者是有益的。

2. 手术治疗

颈动脉狭窄的有创治疗包括 CEA 和颈动脉支架成形术（CAS），应根据患者的自身疾病情况结合循证医学证据选择合理的治疗方式，正确选择患者进行干预治疗与操作过程中良好的技巧是取得最好治疗效果的重要因素，两种手术不推荐应用于因卒中导致严重后遗症的患者。

### （五）知识点 5：评估与检查

颈动脉狭窄患者一般会合并心脑血管疾病，如高血压、冠心病等。重视对患者进行心脑血管及肺功能的评估。

心功能评估：结合患者冠心病病史，患者代谢当量（MET）≥ 4，结合手术术式，手术风险分级为中级。

肺功能评估：患者可床旁测定肺功能或者进行肺功能测定评估肺功能。

脑卒中评估：术后神经功能障碍容易发生于术前高血压控制不佳的患者或术后发生高血压或低血压的患者。除此之外，围手术期脑卒中的发生率在已诊断的脑卒中患者中最高，TIA 患者较低，无症状者最低。

如有必要，术前可进行冠脉 CTA 检查，明确心脏血管病变。

### （六）知识点 6：术前准备

（1）患者的准备：维持患者血压平稳，保证睡眠及营养；阿司匹林、降压药物及降脂药物应用至术晨。

（2）监测准备：除常规生命体征监测项目外，还应监测脑氧饱和度、BIS、有创动脉压、脑电图及 TCD。有条件的单位还可监测 TEE（经食管超声）。

（3）麻醉设备、麻醉药物、血管活性药物及抢救药物的准备。

### （七）知识点7：选择麻醉方法

1. 局部麻醉与区域阻滞麻醉

（1）优点：①局部麻醉及颈丛阻滞麻醉均可获得满意的麻醉效果；此类患者可在清醒状态下进行持续的神经学评估，这是监测脑灌注及脑功能的最敏感手段；②避免采用昂贵的脑功能监测项目，这样可保证医疗费用低；③麻醉方法简单易行。

（2）缺点：①患者易于产生恐惧心理或者不予合作；②颈动脉阻断时可发生惊厥或者意识丧失；③血中儿茶酚胺增高，容易产生心动过速等心律失常。

2. 全身麻醉

全身麻醉的优势在于可以较好地控制呼吸和循环等系统，吸入麻醉药可以增加脑血流，减少脑耗氧。近年的研究比较两者在CEA中的区别，显示不同麻醉方式对预后无明显统计学差异，对于无专门培训局部颈丛麻醉的医院，推荐常规采用全身麻醉方式。

### （八）知识点8：术中管理患者血压

如果单纯行颈动脉内膜剥脱术，手术期间血压应维持在患者术前血压水平。尽可能应用短效药物，如硝普钠、去氧肾上腺素、艾司洛尔等。颈动脉阻断期间，应控制在术前范围的较高水平，以便增加侧支循环血流，预防脑缺血。当患者对侧颈动脉阻塞或严重狭窄时，可实施诱导性高血压，即血压高于基础水平10%～20%。可通过减浅麻醉和使用血管活性药物来实现。选用血管活性药物时，应优先选择升高血压的同时避免加快心率、增加心肌耗氧量的药物，如去氧肾上腺素。此外，许多外科医师在阻断颈动脉血流前，预先置入转流管，这可以更加有效地预防阻断期间脑缺血。颈动脉窦部位的操作可刺激压力感受器，导致心动过缓和低血压。此时应及时停止手术操作，备阿托品。一些外科医师用1%利多卡因在颈动脉分叉处作浸润麻醉，可以预防上述反射，但可增加术中及术后低血压的发生率。当同时进行CEA和CABG期间，通常首先进行CEA手术，进行体外循环时，平均动脉压应维持在较高的水平。

### （九）知识点9：术后并发症的预防

1. 卒中与死亡

卒中与斑块脱落和阻断时缺血相关，有出血性卒中和缺血性卒中，一般要求围手术期严格的个体化血压管理，术中密切监测以降低血流动力学障碍的卒中，有条件的医院可进行术中TCD监测；术中轻柔操作，选择性应用转流管；根据具体情况可给予抗凝治疗；围手术期给予抗血小板药物等措施来减少栓塞风险。CEA后死亡发生率较低，大多数报道在1%左右，其中心肌梗死占一半。因此，术前、术后认真评价心脏和冠状动脉的功能非常重要，并应给予积极的内科处理。死亡的其他相关因素还包括急诊CEA、同侧卒中、对侧颈动脉闭塞、年龄大于70岁等。

2. 颅神经损伤

最常见舌下神经、迷走神经、副神经等损伤，多为暂时性，可能与手术牵拉水肿有关，一般在术后1～2周好转，个别患者可能延续到术后6个月，永久性损伤相对少见。皮神经损伤一般很难避免，术后患者出现下颌周围或耳后麻木，但不会造成其他影响，一般在术后6个月左右会有不同程度改善。

3. 过度灌注综合征

主要临床表现为严重的局限性头痛、局限性和（或）广泛性痉挛、手术侧半球脑出血。术中恢复颈动脉血流之后和术后可预防性地应用降压药物及脱水药物（如甘露醇等）减轻脑水肿。

4. 颈部血肿与喉头水肿

前者大多与局部止血不彻底、动脉缝合不严密有关，后者可能和麻醉插管等相关，需密切观察患者氧饱和度，强化缝合技术，仔细止血，尤其是预防大范围的静脉和淋巴结在分离中损伤，血肿和喉头水肿发生后应防止窒息。

5. 血栓形成和再狭窄

注意肝素抵抗情况，围手术期口服抗血小板聚集、抑制内膜增生等药物，相关的原因包括术中处理不当、术后药物治疗不充分、平滑肌和内膜过度增生等，对于 CEA 后再狭窄的患者，优先推荐 CAS 治疗，避免二次手术困难。

### 参考文献

[1] 王天龙 . 危重症患者麻醉管理进阶参考 [M]. 北京：北京大学医学出版社，2012.

[2] 陈忠，杨耀国 . 颈动脉狭窄诊治指南 [J]. 中国血管外科杂志（电子版），2017，9（3）：169-175.

（周春旺　赵亚婷　孙国贵）

# 案例 19　循环系统——感染性休克患者的麻醉管理案例

### 学习目标

1. 知识目标　从主动脉瓣关闭不全和大量胸腔积液的主诉、临床表现、诊断及左侧胸腔廓清术的手术治疗学习合并心脏病患者行左侧胸腔廓清术的麻醉管理相关知识。

2. 能力目标　通过学习病例，学生在处理包裹性大量胸腔积液患者麻醉过程中针对不同合并症的高龄患者制订相应的麻醉计划并且实施。

3. 职业素养目标　通过学习病例，学生在麻醉前评估、麻醉前准备、麻醉计划制订及实施，并发症的预防，以及医患沟通、同理心、人文素养等方面得到提升。

## 一、案例信息

**案例名称：**合并主动脉瓣关闭不全（AI）患者接受非心脏手术麻醉管理。

**主要诊断：**左侧包裹性大量胸腔积液，主动脉瓣关闭不全。

**适用对象：**本科生（院校教育），规培生（毕业后教育）。
**关键词：**主动脉瓣关闭不全，大量胸腔积液。
**典型临床症状与体征 / 阳性体征：**心肌缺血，高血压，高龄患者。
**诊断：**左侧包裹性大量胸腔积液，主动脉瓣关闭不全。
**治疗方法：**左侧胸腔廓清术。

## 二、病史资料

**患者姓名：**郭某某。
**性别：**男。
**年龄：**72 岁。
**主诉：**胸闷、气短 1 年余。

**现病史：**1 年前劳累后出现胸闷、气短症状，休息后逐渐缓解，近 1 年来上述症状较前逐渐加重，伴有程度较轻的胸痛，无放射痛及乏力、食欲缺乏，无咳嗽、咳痰及咯血。于当地医院检查发现“左侧大量胸腔积液，胸膜增厚”，左侧包裹性胸腔积液病因不明，包裹分隔，胸腔穿刺不能满意缓解，左肺明显受压，经抗炎治疗病灶缓解不明显。为求进一步诊治来我院就诊，门诊以“左侧包裹性大量胸腔积液，主动脉瓣关闭不全”收入院。

**既往史：**既往高血压病史 10 余年，口服硝苯地平缓释片，血压最高 150/100 mmHg，血压控制情况不详。否认糖尿病、冠心病、肾病、脑血管病等病史，否认肝炎、结核等传染病病史。否认外伤史。否认手术史。否认药物、食物过敏史。

**个人史：**生于当地，久居当地。否认疫区、疫水接触史。否认毒物、放射性物质接触史。否认烟酒嗜好。

**婚育史：**适龄结婚，配偶及子女体健。

**家族史：**否认家族遗传病史及类似疾病史。

## 三、专科及辅助检查

### （一）专科检查

左侧呼吸音异常，心脏杂音与第二心音同时出现，显高叹气样、递减型舒张，在前倾坐和深呼气时听及。颈软，无抵抗。四肢肌张力正常，双侧巴宾斯基征阴性。

### （二）辅助检查

（1）血常规：未见明显异常。
（2）生化全项：未见明显异常。
（3）实验室检查：肌钙蛋白：0.01ng/mL，BNP：152pg/mL，NT-proBNP：318pg/mL。
（4）心肌酶正常。
（5）心脏彩超示：主动脉瓣反流（重度）；左心室、左心房增大，左心室为著；左心室肥厚等（图 19-1）。

**检查部位**：心脏彩超

**超声描述**：

1. 左心室、左心房增大，左心室为著，余心腔内径正常范围
2. 室间隔与左心室后壁对称性增厚，余心室室壁厚度及运动正常
3. 主动脉瓣环左右径 24mm，前后径 24mm，余瓣膜形态及运动未见异常，CDFI：舒张期主动脉瓣下见大量反流信号，反流面积 $10.2cm^2$。PW 测：舒张期二尖瓣口血流速度 A 峰＞E 峰
4. 主动脉窦部及升主动脉增宽，肺动脉未见异常
5. 心包腔内可探及微量液性暗区，左心室侧壁房室沟积液深 6mm
6. 左侧胸腔可见大量液性暗区

**超声提示**：

主动脉瓣反流（重度）
左心室、左心房增大，左心室为著
左心室肥厚
主动脉窦部及升主动脉增宽
左心室功能减低
心包积液（微量）
左侧胸腔积液（大量）

图 19-1　心脏彩超检查

## 四、诊断及鉴别诊断

### （一）诊断

左侧包裹性大量胸腔积液，主动脉瓣关闭不全【知识点 1：主动脉瓣关闭不全的病理生理】。

（1）症状（诊断重要线索）：①胸闷；②气短。

（2）体征（诊断客观依据）：左侧呼吸音异常，心脏杂音为与第二心音同时出现的高调叹气样、递减型舒张期杂音，在前倾坐和深呼气时闻及。

（3）辅助检查（诊断必要条件）。

1）心脏彩超示：主动脉瓣反流（重度）；左心室、左心房增大，左心室为著；左心室肥厚【知识点 2：主动脉瓣关闭不全患者的脉压特点】。

2）肺功能及血气分析【知识点 3：肺功能相关知识，体位和单肺通气对血流动力学的影响】。

第 1 秒用力呼气量（$FEV_1$）：2.1L；一秒率：82%。

肺活量及残气量均下降，提示限制性通气功能障碍。$PaO_2$ 78mmHg，$PaCO_2$ 31mmHg。

3）心电图：左心室肥大，电轴左偏，左前分支传导阻滞。

（4）高血压 2 级（很高危）：病史提供诊断明确。

### （二）鉴别诊断

（1）与肺动脉瓣关闭不全相鉴别，主动脉瓣关闭不全的杂音主要位于主动脉瓣区，肺动脉瓣关闭不全的杂音主要位于肺动脉瓣区，可通过听诊进行鉴别。

（2）与冠状动脉静脉瘘相鉴别，主动脉瓣关闭不全可在主动脉瓣的第一听诊区与第二听诊区听到舒张期的杂音，冠状动脉静脉瘘的杂音一般位于心脏左侧，杂音相对柔和，只有一个听诊区。

（3）与主动脉窦瘤破裂相鉴别，主动脉瓣关闭不全是一个舒张期的杂音，而主动脉窦瘤破裂是一个全收缩期的杂音。

## 五、治疗原则

（1）治疗方案：手术治疗【知识点 4：主动脉瓣关闭不全的治疗方法】。

（2）麻醉前评估：评估患者是否能耐受麻醉及手术【知识点 5：评估】。

（3）麻醉前准备【知识点 6：麻醉前准备】。

（4）麻醉方式的选择【知识点 7：选择麻醉方法】。

（5）麻醉方案的实施：选择气管插管全身麻醉，具体过程如下。患者入室行右桡动脉穿刺置管，监测 BP 155/55mmHg，HR 88 次 / 分钟，$SpO_2$ 99%，同时行血气分析，备好可视喉镜及气管导管等通气设备；考虑老年患者体质虚弱，禁食水时间较长，入室后给予胶体液 500mL 静脉滴注。麻醉诱导：咪达唑仑 2mg，舒芬太尼 30μg，顺式阿曲库胺 15mg，依托咪酯 8mg。根据需要进行滴定麻醉及应用血管活性药物保证血流动力学平稳。麻醉诱导后生命体征平稳，HR 89 次 / 分钟，BP 165/61mmHg，$SpO_2$ 99%。麻醉维持：以静吸复合麻醉维持，同时辅以 BIS 监测麻醉深度 + 术中保温毯 + 脑氧饱和度监测 + 血管活性药物维持循环 + 止吐药物【知识点 8：麻醉管理要点】。

（6）术后转归：术毕 10 分钟后患者苏醒，在继续应用血管活性药物前提下进行深麻醉下拔除气管导管，转送复苏室进一步观察 30 分钟后患者无恶心、呕吐，无疼痛，意识清醒，转送病房；患者术后 3 日，胸闷、气短症状好转。无明显其他并发症。术后 8 日出院。

## 六、总结与思考

（1）主动脉瓣关闭不全（AI）因病程分为急性和慢性。

（2）急性 AI 因病程短，左室代偿功能缺失，常引起较重症状（左室容积和压力急剧升高，导致肺充血、水肿），多为急症，常需紧急治疗和干预。

（3）慢性 AI 左室代偿性重构，可较长时间无症状，一旦出现症状，提示左室功能不全，需要尽早干预治疗。

（4）慢性 AI 患者行 NCS 需要综合考虑患者自身风险、手术类型及紧急程度，多学科会诊决策手术的风险 / 收益比。

## 七、知识点库

### （一）知识点 1：主动脉瓣关闭不全的病理生理（图 19–2）

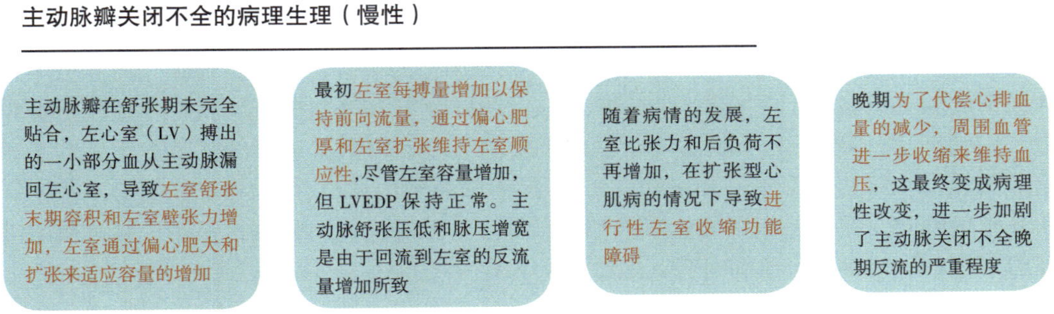

主动脉瓣关闭不全的病理生理（慢性）

主动脉瓣在舒张期未完全贴合，左心室（LV）搏出的一小部分血从主动脉漏回左心室，导致左室舒张末期容积和左室壁张力增加，左室通过偏心肥大和扩张来适应容量的增加

最初左室每搏量增加以保持前向流量，通过偏心肥厚和左室扩张维持左室顺应性，尽管左室容量增加，但 LVEDP 保持正常。主动脉舒张压低和脉压增宽是由于回流到左室的反流量增加所致

随着病情的发展，左室比张力和后负荷不再增加，在扩张型心肌病的情况下导致进行性左室收缩功能障碍

晚期为了代偿心排血量的减少，周围血管进一步收缩来维持血压，这最终变成病理性改变，进一步加剧了主动脉关闭不全晚期反流的严重程度

图 19–2　主动脉瓣关闭不全的病理生理

### （二）知识点 2：主动脉瓣关闭不全患者的脉压特点

（1）急性 AI 时由于左心室没有足够代偿，左心室舒张末压力会明显升高，有效搏出量减少，脉压不一定变大。

（2）慢性 AI 时左心室射出的血液有一部分在舒张期从主动脉反流回左心室，左心室舒张末容量增加，容量过负荷引起左心室扩张。每搏量增加使主动脉收缩压升高，而瓣膜反流使主动脉舒张压降低，导致脉压变大。

（3）当重度主动脉瓣关闭不全伴左心衰竭时，由于收缩压下降，左心室舒张末压力显著增高，可使动脉舒张压升高，脉压可以接近正常，故必须结合临床进行分析。

### （三）知识点 3：肺功能知识点，体位和单肺通气对血流动力学的影响

1. 肺功能知识点

（1）正常人 3 秒内可将肺活量全部呼出，第 1、第 2、第 3 秒所呼出气量各占 FVC 的百分率正常分别为 83%、96%、99%。$FEV_1$ 正常值：男性约（3 179 ± 117）mL、女性约（2 314 ± 48）mL，$FEV_1$/FVC% 正常为＞ 83%。

（2）$FEV_1$/FVC 称为一秒率，通常可以表现是否存在通气功能障碍。如果一秒率＜ 70%，特别是在支气管扩张剂后一秒率＜ 70% 是不可逆气流受限的标志，也是诊断慢性阻塞性肺疾病的标准。

（3）$FEV_1$ 和 FVC 以及一秒率可以综合判定是存在限制性通气功能障碍还是阻塞性通气功能障碍。如果 $FEV_1$ 和 FVC 下降，而比值又正常，说明出现限制性通气功能障碍，如果 $FEV_1$/FVC ＜ 70%，说明出现阻塞性通气功能障碍。

2. 侧卧位及单肺通气对血流动力学的主要影响

（1）体位：无论是左侧卧位还是右侧卧位行开胸手术，较平卧位时心脏收缩和舒张的阻力均增加。患者表现为血压升高、心率加快，但每搏量下降。右侧卧位较左侧卧位对患者血流动力学的影响更小，因为左侧卧位时，心脏位于下方，心脏射血阻力较右侧卧位时增加更为明显。对于血流动力学管理要求较高的冠心病、瓣膜病、肺高压、心功能不全等，需要注意侧卧位开胸手术产生的影响。

（2）单肺通气：为胸外科手术提供了良好的手术条件，但不可避免地会出现低氧血症、二氧化碳蓄积等，间接对血流动力学产生影响，尤其对于合并冠心病及心功能较差者，增加了循环的不稳定因素。

（3）呼气末正压（PEEP）通气：单肺通气期间的高气道压，对循环也会产生不利影响，尤其对于合并右心衰竭的患者，会增加右心室后负荷。此外，不恰当的 PEEP 通气也会诱发或加重心功能不全。

（4）为了最大程度地减少单肺通气对呼吸和循环的影响，建议机械通气时积极采用肺保护性通气策略：低潮气量（4 ～ 6mL/kg，呼吸频率 12 ～ 16 次 / 分钟）；通气侧使用 PEEP 及肺复张策略。其中低潮气量是最重要的手段，再根据患者的呼吸力学去动态调整潮气量和 PEEP 值（5 ～ $10cmH_2O$），确保单肺通气时的气道压＜ $30cmH_2O$，术中间断复张患侧肺。在确保满意的血氧饱和度条件下，双肺通气时使用低—中度吸入氧浓度（$FiO_2$，30% ～ 50%），单肺时吸入氧浓度为 80% ～ 100%。

### （四）知识点 4：主动脉瓣关闭不全的治疗方法

1. 慢性主动脉瓣关闭不全药物治疗

（1）A 期患者，无须干预治疗，需定期随访。

（2）慢性重度主动脉瓣反流（AR）患者存在手术禁忌时，血管紧张素转换酶抑制剂（ACEI）或二氢吡啶类药物可改善症状。

（3）中度或重度主动脉瓣反流的无症状患者（B 和 C 期），ACEI 或二氢吡啶在延迟手术方面的价值尚未确定，不建议使用。

（4）对于接受手术但仍患有心力衰竭或高血压的患者，ACEI、血管紧张素受体阻滞剂（ARBs）和 β 受体阻滞剂是有用的。

（5）对于马方综合征患者，β 受体阻滞剂仍是治疗和降低剪切应力和主动脉生长速率的主要药物，手术前后应考虑使用。

（6）虽然 ARB 与 β 受体阻滞剂相比并没有被证明具有更好的效果，但在对 β 受体阻滞剂不耐受的患者中，其可作为一种替代品。

2. 慢性主动脉瓣关闭不全可以手术治疗

主动脉瓣置换术。

### （五）知识点 5：评估

（1）患者重度主动脉瓣关闭不全，左心室射血分数降低，具备心脏手术指征，术前存在胸闷、气短症状，可能与胸腔积液引发有关，也可能与心功能不全有关。

（2）多学科会诊意见：患者左侧包裹性大量胸腔积液病因不明，合并感染，包裹分隔，胸穿不能满意缓解，左肺明显受压，影响呼吸，优先考虑胸腔廓清，解决肺脏疾病，改善肺功能后再考虑心脏手术。

（3）患者 LVEF 降低，并且术中需要单侧肺通气，麻醉及围手术期风险极大。

（4）患者左肺受压、呼吸急促，肺功能检查提示有限制性通气功能障碍，轻度低氧血症。手术操作：若胸腔粘连严重，可能切除左侧肺叶，或者清除胸腔积液后出现复张性肺水肿，均加重原有肺功能损害，术后脱机困难，并进一步累及心功能造成循环恶化。胸腔积液原因不明，压迫左肺严重，分离粘连时可导致肺出血，双肺隔离效果差时可波及健侧肺，进而严重影响通气及氧合，出现严重低氧血症，并波及循环。

（5）心功能不全，侧开胸单肺通气导致通气血流比异常、低氧血症，对循环产生严重影响。左侧胸腔手术时，术中机械性刺激会影响心脏的排血功能。

（6）术前存在左前分支传导阻滞，手术牵拉或机械性刺激会导致严重心律失常，严重者可出现迷走张力增高，导致心率减慢甚至心脏停搏。

（7）重度 AI 对容量要求较高，术中大出血导致低血容量，使前向血流更少，影响脏器灌注；容量过负荷又加重已有的心功能不全，严重时导致急性左心衰竭及全心衰竭。

（8）患者有心外科手术指征，术中出现不可遏制的循环衰竭时，需要紧急体外循环下进行抢救性手术。

（9）可能出现急性左心衰竭、右心衰竭，严重低氧血症，术后肺部感染、肺不张、肺水肿，抢救性心外科手术相关并发症。

### （六）知识点 6：麻醉前准备（图 19–3）

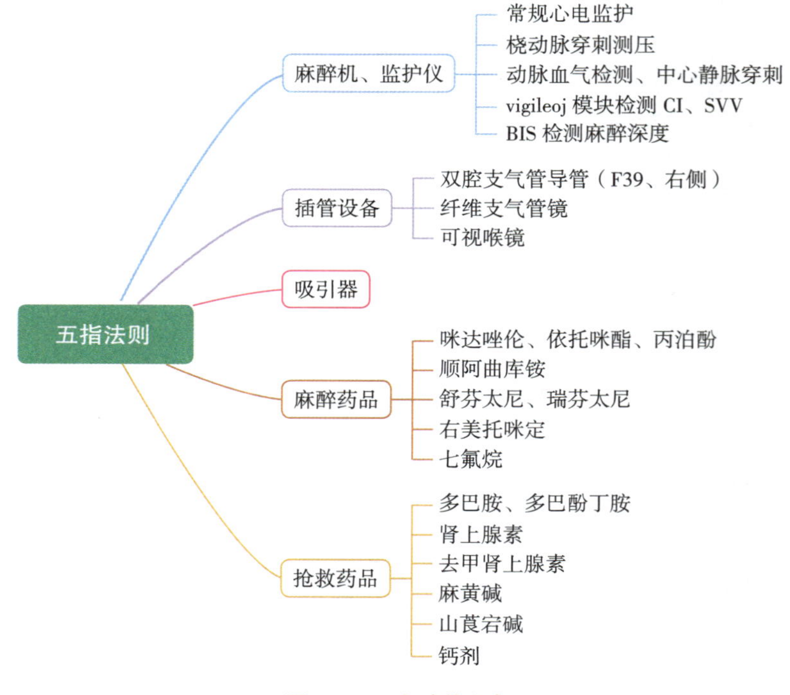


图 19–3　麻醉前准备

### （七）知识点 7：选择麻醉方法

合并主动脉瓣关闭不全患者手术麻醉选择：根据手术方式和患者心功能状态选择麻醉方式。

全身麻醉：全身麻醉的优势在于可以较好地控制呼吸和循环等系统，吸入麻醉药可以增加脑血流，减少脑耗氧，推荐常规采用全身麻醉方式。

### （八）知识点 8：麻醉管理要点

主动脉关闭不全患者围手术期管理的原则：维持足量的前负荷，避免增加后负荷，维持心肌收缩力及稍快的心率，维护左心室功能，减少反流。

（1）维持心肌收缩力：AI 患者由于左心室明显扩张，离心性肥厚，心肌收缩力降低，再加麻醉药物对心肌的抑制作用，围手术期往往需要正性肌力药支持。药物选择包括多巴胺、多巴酚丁胺、肾上腺素等。

（2）维持窦性心律及较快心率：较快的心率可降低舒张期充盈时间，降低反流，增加前向血流，增加舒张压，利于心内膜下心肌供血。理想的心率为 90 次 / 分钟左右，若 AI 反流较轻，以患者术前心率值作为参考。多选择山莨菪碱、阿托品适当提升心率，尤其注意麻醉及术中刺激导致的迷走反射。

（3）保证足够的血容量：AI 患者由于前向血流减少，容量不足或使用降低前负荷的舒张血管药物，均有降低心排血量的风险。术中根据出血量、体位及 CVP 的变化，必要时的超声监测，及时补足血容量。但同时注意容量过负荷会增加心肌耗氧量，诱发心肌缺血及心功能不全。

（4）除基本监测外，对全身情况较差和病情较重患者选用有创血压、中心静脉压监测，必要时可考虑 Swan-Ganz 漂浮导管及 TEE，以指导围术期治疗。对于术前心功能较差者，可局部麻醉下行中心静脉置管，并在诱导前开始输注正性肌力药物维护心功能。术中维持内环境稳定，合并心律失常注意补钾、补镁。

（5）多学科配合：若有心外科手术指征，围手术期需要做好积极应对。

（6）维持适当的外周血管阻力：后负荷降低同样能改善前向血流，但低血压时同时出现舒张压降低影响冠脉供血，因此术中管理参考术前血压值，处理低血压时要缓和，避免骤升骤降。常选择去甲肾上腺素、麻黄碱，注意一般不选择去氧肾上腺素和甲氧明。

（7）血流动力学目标和药物治疗。①重度 AI 患者血流动力学管理的重点是减少反流量，最大限度地提高有效前向血流和 CO。为此，保持相对较快的 HR，减少舒张时间，继而减少反流量。同样，后负荷减少可降低主动脉—心室压力梯度，减少反流。②继发于主动脉根部疾病（动脉瘤扩张）的 AI 患者中，急性动脉瘤破裂的风险则要求控制心室射血速度和主动脉壁应力（通过使用 β 受体阻滞剂和避免交感神经张力急剧增加）。

（8）监测。①血流动力学监测决策应根据不同临床情况量身定制。小手术通常不需要侵入性监测。②严重或有症状的 AI 患者在麻醉诱导前进行有创动脉血压监测。在大手术中预计血管内容量变化或失血时应考虑放置中心静脉导管，有助于液体复苏和使血管扩张。③严重 AI 和失代偿性充血性心力衰竭患者，考虑放置 PAC 监测 CO 和 SVR，以指导血流动力学和液体管理。严重 AI 时舒张早期压力升高导致二尖瓣过早关闭，肺动脉毛细血管楔压可能高估前负荷。TEE 可用于检测早期心肌抑制。

（9）麻醉药物选择。①异丙酚或硫喷妥钠等药物可以安全地诱导全身麻醉。氯胺酮慎用，因其可增加后负荷，阻碍前向血流。②非去极化肌肉松弛剂都被认为是安全的，泮库溴铵提供了潜在的 HR 增加的额外好处。如果使用琥珀胆碱，则应使用抗胆碱能药物治疗心动过缓。③置入喉镜、插管和其他刺激期间应特别小心，以尽量减少后负荷的增加。④麻醉维持可接受挥发性药物、神经肌肉阻滞剂和阿片类药物，前提是心肌抑制作用小。疾病晚期，左室功能障碍可能需要增强心肌收缩力的药物，如多巴酚丁胺。

（10）术后。①需要特别关注术中积极液体复苏的严重或有症状的 AI 患者，随着麻醉作用减弱和后负荷的增加，这些患者术后可能更容易发生肺水肿。②术后应立即转入重症监护病房，保证严密的血流动力学监测和调整。

（11）血流动力学目标。① AI 患者的血流动力学目标是维持较高的心率、适当的前负荷和收缩力，以及减少后负荷，必须避免心动过缓。②心率保持在 80 ～ 100 次 / 分钟，备用麻黄碱、格隆溴铵或低剂量肾上腺素。③保持收缩力以确保足够的心排血量。首选低剂量肾上腺素、米立农、多巴酚丁胺。④保持适当前负荷，以避免容量过载和心排血量减少，备用硝酸甘油。减轻后负荷，以促进前向流，增加心排血量。⑤确保足够的麻醉深度和镇痛，必要时使用血管扩张剂（即钙通道阻滞剂、硝普钠）治疗高血压。⑥对于无症状的慢性 AI 患者，建议治疗高血压（收缩压＞ 140mmHg）。⑦有症状的严重 AI 和左心室（LV）收缩功能不全且不能手术的患者，应开始接受指南指导的药物治疗（GDMT），包括 ACE 抑制剂和血管紧张素Ⅱ受体阻滞剂（ARB）。⑧ β 受体阻滞剂在 AI 中通常需避免使用，因为它们可降低心率和负性肌力，会使 AI 恶化。主动脉内球囊泵在 AI 中禁用，因为它们会增加反流的严重程度。⑨由于反流导致左室和再循环容量增加，左室辅助装置在 AI 的效用也很有限。

## 参考文献

[1] 王天龙 . 危重症患者麻醉管理进阶参考 [M]. 北京：北京大学医学出版社，2012.

（彭晓静　戈艳蕾　赵亚婷）

# 第六部分 病理学相关诊疗案例

## 案例 20 泌尿系统——前列腺癌的病理诊断案例

**学习目标**

1. 知识目标 从前列腺腺癌的取材、病理形态学、免疫表型及规范化报告书写全过程学习前列腺腺癌的病理诊断相关知识。

2. 能力目标 通过学习病例，学生在诊断前列腺腺癌病例的过程中能对前列腺腺癌病理提出相应的诊断和鉴别诊断。

3. 职业素养目标 通过学习病例，学生在医患沟通、同理心、人文素养等方面得到提升。

### 一、案例信息

**案例名称：**泌尿及男性生殖系统——前列腺癌。
**主要诊断：**前列腺腺癌。
**适用对象：**本科生（院校教育），规培生（毕业后教育）。
**关键词：**前列腺腺癌。
**典型临床症状与体征 / 阳性体征：**进行性排尿困难。
**诊断：**前列腺腺癌。
**治疗方法：**前列腺癌根治性切除术 + 盆腔淋巴结清扫术。

### 二、病史资料

**患者姓名：**王某某。
**性别：**男。
**年龄：**77 岁。
**主诉：**进行性排尿困难 2 年余。

**现病史：**患者于 2 年前无明显诱因出现排尿费力、尿线细，无尿频、尿急、尿痛及肉眼血尿，无发热，患者未行治疗。1 年前体检前列腺彩超示：前列腺稍大。男性肿瘤系列提示：游离前列腺特异性抗原 3.63ng/mL，总前列腺特异性抗原 35.8ng/mL。

**既往史：**否认糖尿病、冠心病、肾病、脑血管病等病史，否认肝炎、结核等传染病病史。否认外伤史。否认手术史。否认药物、食物过敏史。

**个人史：**生于当地，久居当地。否认疫区、疫水接触史。否认毒物、放射性物质接触史。嗜烟，约 60 年，每日平均 10 支。嗜酒，约 50 年，每日平均 100mL。

**婚育史：**适龄结婚，配偶及子女体健。

**家族史：**否认家族遗传病史及类似疾病史。

## 三、专科及辅助检查

### （一）专科检查

T 36.0℃，P 80 次 / 分钟，R 18 次 / 分钟，BP 166/85mmHg。双肾区无隆起，无叩痛，双侧输尿管走形区无压痛，耻骨上膀胱区无明显隆起及压痛。阴茎正常成人型，双侧阴囊及内容物未触及异常，尿道外口无红肿、狭窄及脓性分泌物。

### （二）辅助检查

肿瘤标志物：TPSA：28.290ng/mL；FPSA：2.180ng/mL；FPSA/TPSA：0.077。

前列腺 MRI：①前列腺两侧外周带—右侧移行带（基底部—中间部—尖部）异常信号，考虑前列腺癌（$T_3$）；②前列腺增生，前列腺炎；③考虑两侧精囊炎；④盆腔及两侧腹股沟多发淋巴结；⑤左侧髂骨内异常信号，建议 ECT 进一步检查。

## 四、诊断及鉴别诊断

### （一）诊断

（1）大体形态：前列腺及双层精囊腺标本 1 个，前列腺大小 5.0cm × 4.5cm × 3.0cm，左侧精囊腺大小 2.5cm × 1.5cm × 0.7cm，右侧精囊腺大小 2.5cm × 1.0cm × 0.5cm，左侧输精管残端长 3.0cm，直径 0.5cm，右侧输精管残端长 3.0cm，直径 0.5cm，前列腺切面灰白、灰黄、实性、质韧，局灶暗红【知识点 1：前列腺癌根治标本的取材及大体观察】。镜下形态：前列腺腺体异型增生，细胞核大深染，可见核仁，腺体基底细胞缺失【知识点 2：前列腺癌的组织学形态特点】，腺体排列成管状、筛状、条索状及实性巢状【知识点 3：前列腺癌的 Gleason 分级系统与 WHO/ISUP 分级分组】。

（2）免疫组化：PSA（+）、NKX3.1（+）、P504S（+）、P63（−）、CK34βE12（−）【知识点 4：前列腺癌的免疫组化】。

（3）辅助检查（诊断必要条件）：①前列腺 MRI；②男性肿瘤标志物检查。

### （二）鉴别诊断

1. 良性前列腺小腺体增生

如不典型腺瘤样增生、硬化性腺病、基底细胞增生、透明细胞筛状增生、部分萎缩等。这些良性病变中基底细胞均存在，但可能明显减少，甚至部分腺体基底细胞完全消失。对比有基底细胞的腺体与基底细胞完全消失的腺体形态，如两者细胞形态一致，则考虑为良性病变。

2. 其他良性病变及组织结构

如肾源性腺瘤，射精管、尿道球腺、中肾管残留，精阜黏膜腺体增生等。前列腺腺癌表达前列腺特异性标志物，如 PSA、PSAP、NKX3.1 等，结合病变的分布区域等可加以鉴别。

3. 尿路上皮癌

高级别前列腺腺癌有时与尿路上皮癌在 HE 染色中难以鉴别，前列腺腺癌表达前列腺特异性标志物，如 PSA、PSAP、NKX3.1 等，而尿路上皮癌则表达高分子角蛋白

CK34βE12、CK20、CK7、血栓调节素及Uroplakin。

## 五、治疗

（1）治疗方案：手术治疗。

（2）手术方式：腹腔镜下前列腺癌根治性切除术+盆腔淋巴结清扫术。

（3）术后予以Ⅰ级护理，禁食水，心电监测，血氧饱和度监测，氧气吸入，气压治疗预防双下肢静脉血栓，复方氨基酸注射液、葡萄糖补液、营养支持治疗，磷霉素钠4g静脉滴注抗炎治疗，据术后病理结果诊断为前列腺腺癌（$T_3N_1M_0$），予以阿比特龙1 000mg口服1次/日联合醋酸泼尼松片5mg口服1次/日及戈舍瑞林缓释植入剂10.8 mg皮下注射1次/4周去势治疗前列腺癌，监测血常规，肝、肾功能，血睾酮，血PSA，行骨扫描，随诊。

（4）术后随访及辅助治疗：术后病理检查结果见图20-1【知识点5：前列腺癌的规范化病理报告】。

**大体所见：**

前列腺：切除前列腺及双侧精囊腺标本一个，前列腺大小为5.0cm×4.5cm×3.0cm，左侧精囊腺大小为2.5cm×1.5cm×0.7cm，右侧精囊腺大小为2.5cm×1.0cm×0.5cm，左侧输精管断端长3.0cm，直径0.5cm，右侧输精管断端长3.0cm，直径0.5cm。前列腺切面灰白灰黄实性、质韧，局灶暗红。

双侧盆腔淋巴结：淡黄软组织一堆，总体积5.0cm×3.5cm×1.0cm。

**光镜所见（附图）：**

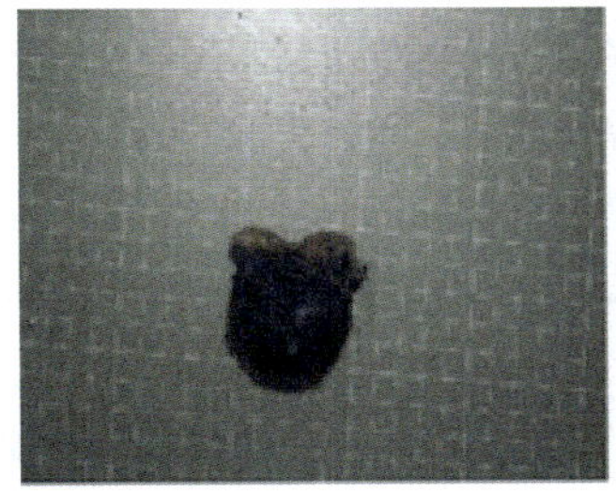
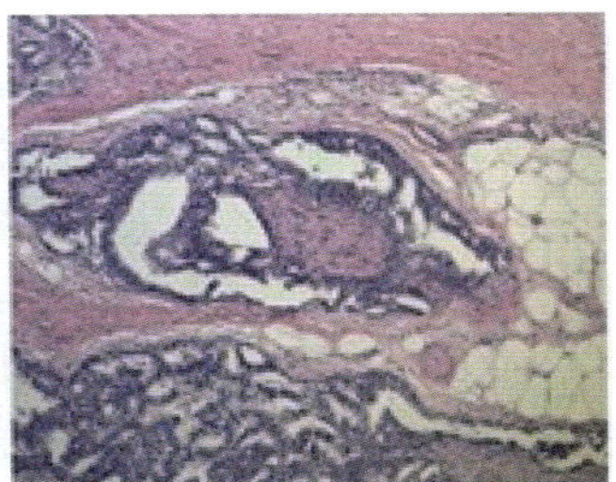
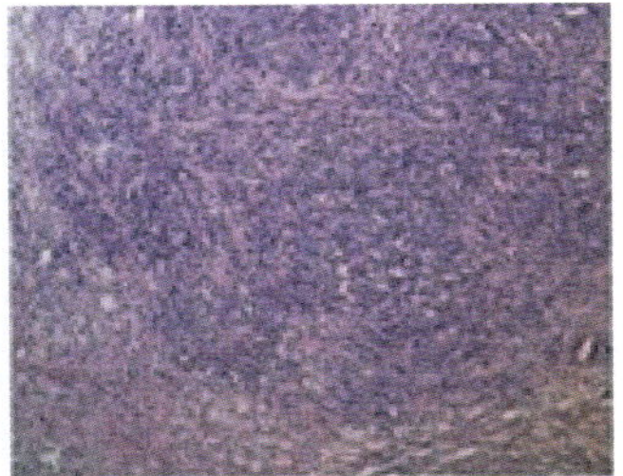

前列腺腺体异型增生，细胞核大深染，可见核仁，腺体排列呈管状、筛状、条索状及实性巢状。

**病理诊断：**

前列腺腺癌，Gleason评分4+5=9分，分级分组5。癌组织占比约80%，可见神经侵犯，肿瘤侵及前列腺周脂肪组织及右侧精囊腺，左侧尖部切缘可见癌，基底切缘、环周切缘、双侧输精管断端及左侧精囊腺未见癌，（双侧盆腔淋巴结）见转移癌3/6。

图20-1 术后病理检查结果

## 六、总结与思考

前列腺癌是临床常见的男性生殖系统恶性肿瘤，临床常见病理标本包括前列腺穿刺标本、前列腺经尿道电切标本及前列腺癌根治性切除标本，针对不同类型的标本取材时有不同的方法及注意事项，不同标本类型的病理规范化报告内容亦不同。前列腺肿瘤的组织学分类主要为腺泡腺癌、导管腺癌、尿路上皮癌、鳞状细胞癌、神经内分泌肿瘤及前列腺间质肿瘤、间叶源性肿瘤、淋巴造血系统肿瘤及其他杂类肿瘤，其中以腺泡腺癌最为常见，掌握前列腺腺泡腺癌的流行病学特点、临床特点、实验室检查、组织学形态诊断及鉴别诊断、免疫表型是临床病理学学习中的必需要求。

（1）前列腺癌穿刺标本的病理报告包括哪些内容?

1）注明标本类型为前列腺穿刺活检标本。

2）根据送检记录注明具体穿刺部位，对不同穿刺部位标本的前列腺癌应分别描述组织学类型、Gleason 评分、WHO/ISUP 分级分组。如果患者已行内分泌治疗，应对治疗反应进行评估，并根据治疗反应决定是否进行 Gleason 评分和 WHO/ISUP 分级分组（有明显治疗反应的不进行 Gleason 评分和 WHO/ISUP 分级分组，无或仅有轻微治疗反应的给予参考的 Gleason 评分和 WHO/ISUP 分级分组）。

3）对系统性穿刺活检，不同的穿刺活检部位（无论穿刺组织条数）需要给予单独的 Gleason 评分，而不需对每个穿刺组织条都进行 Gleason 评分，也不需强制性地对所有的穿刺活检组织再进行总体的 Gleason 评分。对于磁共振成像检查高度可疑为癌（PIRADS4–5 分）的靶向穿刺活检标本，如镜下证实为前列腺癌，需要对磁共振成像检查可疑的每个病灶部位的前列腺癌给予总的 Gleason 评分。

4）报告受累阳性组织穿刺条占穿刺条数的比例，并对肿瘤进行定量，定量可选以下任一方式：肿瘤组织占该针前列腺穿刺组织的比例（%）或者肿瘤组织长度 / 该针前列腺穿刺组织的长度（_____/_____mm）。对同一穿刺组织中的不连续癌灶进行定量评估时，应将其中的良性前列腺组织也包括在癌灶范围内进行测量和评估。

5）报告是否存在导管内癌（IDC–P）。IDC–P 定义为恶性肿瘤细胞填充前列腺导管或腺泡伴有：①实性或密集的筛状结构（凿除状规则的空腔不超过腺腔面积的 50%），或②疏松的筛状结构伴有明显的核异型性（肿瘤细胞核面积至少超过邻近的良性腺体细胞核面积的 6 倍）或非局灶性的粉刺样坏死。IDC–P 常与高级别、高分期和较大体积的前列腺癌有关，无论其单独存在还是与浸润性前列腺癌伴发存在，通常提示患者预后可能较差。IDC–P 的诊断通常需要结合组织学特征以及行基底细胞染色（如 p63、CK34β12、CK5/6 等）予以证实，其主要鉴别诊断为浸润性筛状腺癌。穿刺活检标本中如果仅发现孤立性的、无浸润性癌伴随的 IDC–P，不需要进行 Gleason 分级，但需要在报告中备注其提示的临床病理意义并建议立即重新活检，对于组织学类似于“筛状型高级别前列腺上皮内瘤变（HGPIN）”，但结构和细胞异型性均不足以诊断为 IDC–P 的病变，推荐诊断为“非典型导管内增生（atypical intraductal proliferation，AIP）”。穿刺活检标本中与浸润性癌伴随的 IDC–P 需要整合入前列腺癌线性范围、比例评估以及 Gleason 评分中，其中筛状型 IDC–P 分级为 Gleason 4 级，实体型或伴有粉刺性坏死的 IDC–P 分级为 Gleason 5 级。同时在病理报告中也需要指出存在 IDC–P 并备注其可能预示的高度侵袭性生物学行为的临床意义。

6）报告是否存在前列腺周围脂肪浸润（前列腺外扩散）并注明具体部位，报告有无精囊腺浸润、脉管内癌栓（淋巴管及血管，在组织学识别困难时可辅助 D2–40 以及 CD31 的免疫组织化学染色予以识别）及神经周侵犯等。

7）其他病理改变：对于 MRI 检查高度可疑为癌（PIRADS 4 ～ 5 分）的靶向穿刺活检标本，如镜下观察未发现癌，需要报告特殊的良性组织学特征，以便于临床、影像学和病理互相结合并分析原因。

8）辅助检查结果：免疫组织化学染色及其他检查。

备注：根据需要。

（2）前列腺癌经尿道电切标本取材时有何注意事项？若取材标本中仅有个别组织为癌时，下一步的处理是什么？

记录送检前列腺组织的总体积，在条件允许的情况下对送检的组织进行称重。根据标本量取材：如果送检组织≤ 12g，需全部包埋标本；对于＞ 12g 的送检组织，应至少取材 12g 的标本（6 ～ 8 个蜡块），并在制片过程中确保蜡块切全。在取材时尤其需要对组织碎片较硬或切面呈灰黄或橘黄色的组织碎片取材，若无上述大体改变，则以随机取材为原则。如后续镜检可疑或确诊为前列腺癌，尤其当癌组织占所包埋组织的比例＜ 5% 时，则其余剩下的送检组织需全部包埋，以便进一步估算癌组织占所有送检前列腺组织的比例。

（3）前列腺癌内分泌治疗后组织有何改变？如何评估治疗反应？

1）前列腺癌对内分泌治疗反应的形态学特征：肿瘤性腺体减少，挤压塌陷或萎缩的小腺体或单个细胞，癌细胞胞质透亮或空泡形成，核固缩、核仁不明显，间质纤维性增生伴慢性炎症及泡沫样组织细胞聚集。

2）前列腺癌内分泌治疗反应分级（表 20–1）：分级为 0 级和 1 级提示治疗不敏感，诊断为前列腺癌伴局灶或无治疗反应，可给予参考的 Gleason 评分和预后分级分组；分级为 2 级和 3 级提示治疗敏感，诊断为前列腺癌伴内分泌治疗反应，但不进行 Gleason 评分和预后分级分组；分级 4 级提示病理学完全缓解。

表 20–1　前列腺癌内分泌治疗的治疗反应评估分级（根据山东大学齐鲁医院韩博教授团队研究成果）

| 分级 | 肿瘤反应 |
|---|---|
| 0 | 瘤床肿瘤细胞无减少或减少＜ 10% |
| 1 | 瘤床肿瘤细胞减少 10% ～ 30% |
| 2 | 瘤床肿瘤细胞减少 31% ～ 90% |
| 3 | 瘤床肿瘤细胞减少＞ 90% |
| 4 | 瘤床无肿瘤细胞存活或残留 |

## 七、知识点库

### （一）知识点 1：前列腺癌根治标本的取材及大体观察

根治性前列腺切除标本（同样适用于大切片标本取材）见图 20–2。

（1）测量前列腺的三维大小（从膀胱颈到前列腺尖端，左侧至右侧，前面至后面）。2016 版共识建议在去除精囊腺和输精管之后需要对整个前列腺进行称重，以方便评估前列腺癌的容积并预测肿瘤术后前列腺特异性抗原（PSA）生化复发，但新近的临床病理研究发现，对于局限于器官内的前列腺癌，肿瘤容积并无助于预测术后的生化复发。因此，2021 版共识并不强制性要求对整个前列腺进行称重，在有条件的单位可开展。

（2）参照精囊腺定位前列腺，对标本的外表面用墨汁进行涂墨，推荐至少使用 2 种颜色以区分前列腺左、右叶，如果仅用 1 种颜色，取材时必须注明具体部位。

（3）3.7% 中性甲醛液充分固定，固定液体积应至少为送检前列腺体积的 20 倍，固定时间至少为 24 小时。

（4）分别对前列腺尖部及膀胱颈切缘进行矢状切面取材：将前列腺尖部及膀胱颈在4～5mm处垂直于尿道切下来，然后沿与尿道平行的方向间隔2～3mm依次切开。将所取的前列腺尖端和膀胱颈切缘组织全部取材，并分别标记为左尖端切缘和右尖端切缘，左膀胱颈切缘、右膀胱颈切缘放入包埋盒内。

（5）将剩余的前列腺每间隔3～4mm切片，全部取材，记录大体可识别的所有前列腺癌的大小和范围。每一个切面沿前列腺尿道部做十字切开，将其一分为4个组织块，全部取材并标注（如左侧+前部、左侧+后部、右侧+前部、右侧+后部等）放入包埋盒内。在无肉眼可见的肿块的情况下，Iremashvili等在2013年提出了一种次全前列腺取材的方法，除了前列腺尖端和膀胱颈切缘之外，对平行切开的前列腺均取材后半部和一个中间切面的全部，以及肉眼可见肿瘤的切面全部（图20-2）。该方法与整个前列腺包埋相比，对于低危和中危型前列腺癌，遗漏约5%的阳性切缘和7%的前列腺外扩散，但对于高危型前列腺癌来说，该方法可遗漏约14%的阳性切缘。因此，2021版共识推荐将整个前列腺进行全部取材，而对于术前穿刺为低危或中危型前列腺癌，可考虑采用Iremashvili等提出的取材方案，尤其是在人员短缺和工作负荷量较大的单位。采用该取材方案时，需要在取材描述中予以说明。

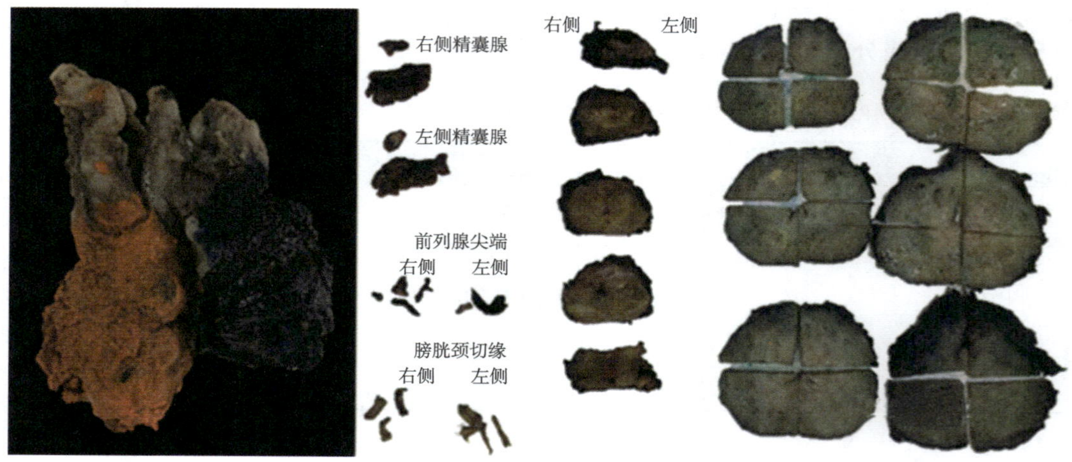


图20-2　前列腺取材

（6）精囊腺并不需要全部取材，但应取材毗邻前列腺的精囊组织（精囊腺基底部连带部分前列腺组织），分别标注为左精囊腺+前列腺基底部和右精囊腺+前列腺基底部放入包埋盒内。对输精管切缘无须进行强制性的取材。

（7）对所有送检的淋巴结进行计数、测量大小并全部取材。

（8）其他组织：根据情况。

### （二）知识点2：前列腺癌的组织学形态特点

前列腺癌细胞可排列成腺泡状、筛状、乳头状或实性，腺体之间可发生融合。胞质可淡染或呈泡沫状，可轻度嗜碱、嗜酸或呈空泡状，也可呈颗粒状（图20-3）。

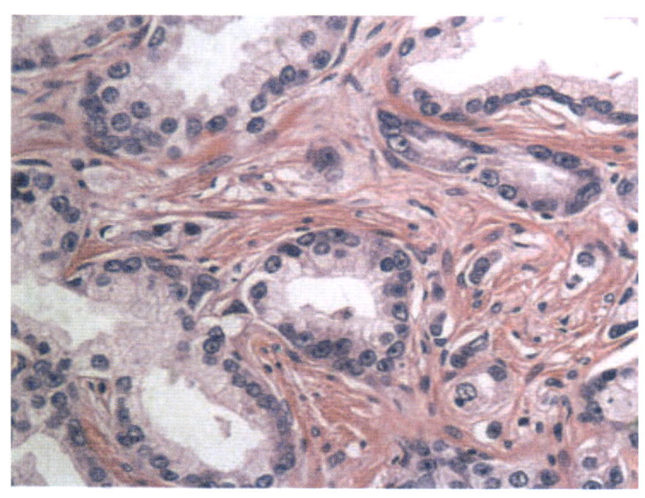

图 20-3　前列腺癌的组织学形态

腺泡腺癌基本的诊断标准包括浸润性生长、腺体结构异常、缺乏基底细胞和核非典型性。①浸润性生长包括浸润间质、平滑肌、神经周围、血管或淋巴管。②腺体结构异常是指腺体形态及大小不规则，腔内缘缺乏正常的乳头状结构，缺乏基底细胞，腺腔中可出现类晶体、酸性黏液或胶原小结。③核非典型性是指细胞核增大且不规则，核质比增高，染色质增粗、靠近核膜，有一个或多个明显的大核仁。部分细胞核深染、结构模糊呈煤球状。应该注意的是，在同一种前列腺癌切片中，可以为没有细胞核的非典型性或没有大核仁，此时要结合腺体结构和生长方式等综合分析。

### （三）知识点 3：前列腺癌的 Gleason 分级系统与 WHO/ISUP 分级分组

前列腺癌的 Gleason 分级系统与 WHO/ISUP 分级分组见表 20-2。

表 20-2　WHO 前列腺癌的分级分组

| 分级分组 | 组织学构型 |
| --- | --- |
| 1 级（Gleason 评分：≤ 6） | 完全由单个的、相互分离的、腺腔结构完整的腺体构成 |
| 2 级（Gleason 评分：3+4=7） | 以腺腔结构完整的腺体为主，伴少部分融合的 / 筛状 / 腺腔结构不完整的腺体 |
| 3 级（Gleason 评分：4+3=7） | 以融合的 / 筛状 / 腺腔结构不完整的腺体为主，伴有少部分腺腔结构完整的腺体 |
| 4 级（Gleason 评分：8，包括 Gleason4+4，Gleason3+5 以及 Gleason5+3） | 完全由融合的 / 筛状 / 腺腔结构不完整的腺体构成；或者以腺腔结构完整的腺体构成为主，伴有少部分无腺体结构的成分；或者以无腺体结构的成分构成为主，伴有少部分腺腔结构完整的腺体 |
| 5 级（Gleason 评分：9 和 10，包括 Gleason 4+5，Gleason5+4 以及 Gleason5+5） | 无腺体结构形成 / 坏死伴或不伴融合的 / 筛状 / 腺腔结构不完整的腺体 |

Gleason 分级：是目前国内外应用最广泛的前列腺癌分级系统，能较好地预测患者的预后。根据腺体分化程度划分为 5 级，包括主要和次要两种生长方式，主要生长方式

是指占优势的生长方式，次要生长方式是指不是主要成分，但占 5% 以上。Gleason 评分以两种评分相加，以此作为判断预后的标准。

1 级：少见。边界清楚，由圆形癌性腺泡组成。腺泡形态均一，轮廓及腔面圆整，间距均匀，部分腺腔内可见类晶体或少量酸性黏液。癌细胞细胞膜清楚，胞质透亮或淡染，核及核仁中等大小。穿刺活检中一般不诊断为 1 级。

2 级：缺乏明确边界，腺泡间距不等，其他与 1 级相似。

3 级：最常见。肿瘤边缘不规则，腺泡可大可小，可呈乳头状或筛状。腺泡大小不一，常相差 2 倍以上。腺泡间距常大于一个腺泡，彼此不融合（图 20–4）。

4 级：腺泡融合，癌巢边缘不整齐，癌细胞为嗜碱性或胞质透亮的大细胞（图 20–5）。

5 级：癌组织呈片状或实性细胞团，杂乱分布，边缘不整齐。形态学可像乳腺粉刺癌一样中心有坏死灶，也可为弥漫性小细胞或间变型癌，只有少量分散的腺腔。印戒细胞癌也包括在内（图 20–6）。

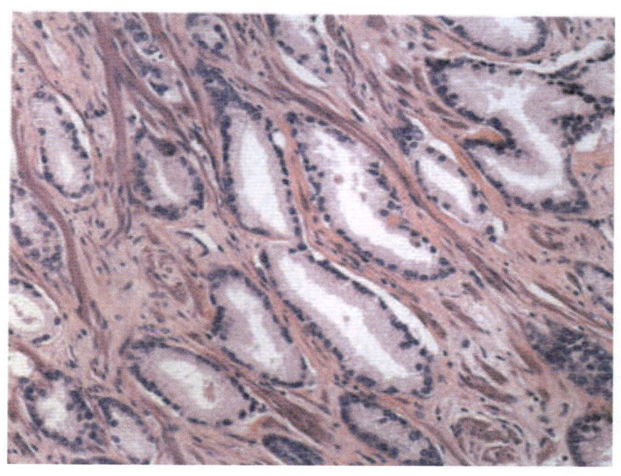

图 20–4　前列腺癌 3 级

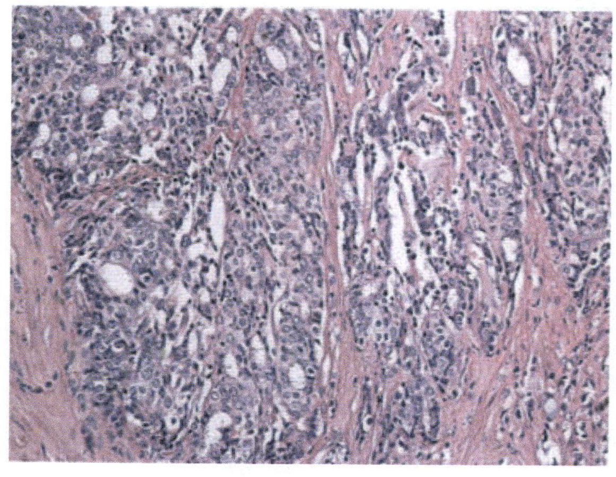

图 20–5　前列腺癌 4 级

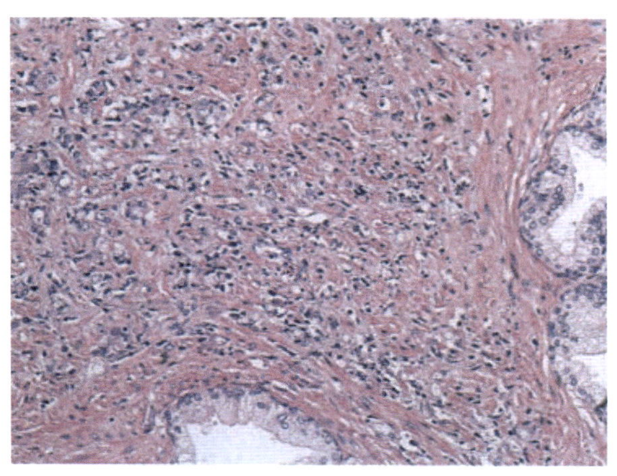

图 20-6　前列腺癌 5 级

### （四）知识点 4：前列腺癌的免疫组化

前列腺癌组织表达 P504S 和 PSA，不表达基底细胞标志 34βE12 和 P63。

### （五）知识点 5：前列腺癌的规范化病理报告（表 20-3）

表 20-3　前列腺根治切除标本病理诊断格式化报告推荐模版

| 前列腺根治切除标本 |
|---|
| 组织学类型： |
| 腺癌（腺泡性______，变异性______） |
| 其他类型：特殊说明______ |
| 组织学分级： |
| Gleason 评分：主要组织学类型 + 次要组织学类型 + 第三种组织学类型（如果存在且级别较高） |
| WHO/ISUP 分级分组：1 ～ 5 组 |
| Gleason 4 级的比例（若有，其比例）：______% |
| 是否存在筛状型 Gleason 4 级的组织学类型：是______，否______ |
| 腺叶内肿瘤累及的范围：______ |
| 肿瘤面积占整个前列腺面积的比例______% |
| 肿瘤的最大线性范围：______mm |
| 有无前列腺外扩散：有______，无______，无法评估______；若有需要注明：局灶性或非局灶性 |
| 有无精囊腺浸润：有______，无______，无法评估______ |
| 有无膀胱颈浸润：有______，无______，无法评估______ |
| 有无导管内癌：有______，无______，若有需要备注说明其临床病理意义：导管内癌常与高级别、高分期和较大体积的前列腺癌有关，无论其单独存在还是与浸润性前列腺癌伴发存在，通常提示患者预后可能较差 |
| 切缘：阴性______，阳性______，无法评估______；如果切缘阳性的话，需注明部位，以及伴随前列腺外扩散还是腺叶内切除，测量阳性切缘的线性范围（＜ 3mm，≥ 3mm），阳性切缘处组织学最高 Gleason 分级：3 级______，4 级______，5 级______ |
| 有无淋巴管血管内癌栓：有______，无______，无法评估______ |
| 淋巴结转移：阳性淋巴结数 / 总淋巴结数______，最大转移灶的最大线性直径：______mm |
| pTNM 分期：参照第 8 版 AJCC 分期 |

### 参考文献


[1] 陈杰，步宏．临床病理学 [M]. 2 版．北京：人民卫生出版社，2021.

[2] 刘彤华．刘彤华诊断病理学 [M]. 4 版．北京：人民卫生出版社，2018.

[3] 周晓军，余英豪．临床病理诊断与鉴别诊断：泌尿及男性生殖系统疾病 [M]. 北京：人民卫生出版社，2020.


（刘　芳　孙国贵　赵亚婷）

# 第七部分　检验医学相关诊疗案例

## 案例 21　微生物学——侵袭性真菌感染案例

### 学习目标

1. 知识目标　①掌握侵袭性真菌感染的病原学诊断（标本采集和检验流程、直接检查、分离培养、鉴定、药敏试验和其他非培养检测技术）。②熟悉真菌的分类与命名，毛癣菌属、小孢子菌属的分类、临床意义、生物学特性和微生物学检测，假丝酵母菌和隐球菌的临床意义，曲霉的分类、临床意义、生物学特性和微生物学检测，卡氏肺孢菌的临床意义、生物学特性和微生物学检测。③了解表皮癣菌属、其他浅部真菌，假丝酵母菌和隐球菌的分类，卡氏肺孢菌的分类，组织胞质菌、毛霉目真菌等。

2. 能力目标　①通过侵袭性真菌感染真实案例，引导学生思考并寻找答案，从被动学习变为主动学习，提升分析问题、解决问题的能力。②通过纵向联系生理学、病理学等基础知识，横向联系消化性溃疡的病因、发病机制与治疗，提高学生整合、分析问题的能力，培养学生检索信息的能力，促进学生提升自主学习的能力。③提升学生实验室诊断要点与临床诊断思考能力，在理论讲解的同时穿插案例，通过讨论了解临床疾病诊治思路。

3. 职业素养目标　通过学习病例，引发学生对专业知识的关注度，使其产生知识共鸣，让学生在理论知识学习的基础上，加深对所学疾病的理解，提高学生的专业素养。

### 一、案例信息

**案例名称：**呼吸系统——侵袭性肺真菌病。
**主要诊断：**侵袭性肺真菌病。
**适用对象：**本科生（院校教育），规培生（毕业后教育）。
**关键词：**侵袭性肺真菌病。
**典型临床症状与体征 / 阳性体征：**咳嗽，发热。
**诊断：**侵袭性肺真菌病。
**治疗方法：**抗真菌等药物治疗。

### 二、病史资料

**患者姓名：**杨某某。

**性别：**男。

**年龄：**67 岁。

**主诉：**咳嗽、咽痛 17 日，伴发热 11 日。

**现病史：**患者 17 日前无明显诱因出现咳嗽、咳痰，痰液呈黄色，量少，伴咽痛不适，伴鼻塞、流涕不适，于当地诊所输液治疗（具体药物及剂量不详），5 日未见好转，出现发热，体温最高达 39℃，伴发冷、寒战，自行口服布洛芬胶囊后体温可降至正常，此后反复出现发热。于外院治疗时给予输注哌拉西林钠他唑巴坦、盐酸莫西沙星（具体药物剂量及用药天数不详），查肺 CT 示左肺下叶可见散在斑片状影。于 5 日后复查肺 CT（阅片）：两肺多发斑片状影，较前明显加重。后就诊我院急诊，急诊以“肺炎”收住院。

**既往史：**双侧股骨头坏死行股骨头置换术 13 年；高血压病史 8 年；陈旧性脑梗死病史 7 年，焦虑症 2 年，8 个月前曾行结肠癌手术。否认肝炎、结核等传染病病史。否认外伤史。否认药物、食物过敏史。

**个人史：**生于当地，久居当地。否认疫区、疫水接触史。否认毒物、放射性物质接触史。否认烟酒嗜好。

**婚育史：**适龄结婚，配偶及子女体健。

**家族史：**否认家族遗传病史及类似疾病史。

## 三、专科及辅助检查

### （一）专科检查

T 36.8℃，P 72 次 / 分钟，R 20 次 / 分钟，BP 144/68mmHg，意识清，口唇无疱疹，咽部充血，呼吸尚平稳，双肺呼吸音粗，两肺闻及湿啰音，心率 72 次 / 分钟，律齐，未闻及病理性杂音。腹平软，中腹部可见一长约 3cm 瘢痕，全腹无压痛，肝、脾未触及，双下肢无水肿，四肢肌张力正常，对侧巴宾斯基征阴性。

### （二）辅助检查

（1）血常规：白细胞 $10.9\times10^9$/L，中性粒细胞 $9.86\times10^9$/L，白介素 -6 10.435pg/mL，C 反应蛋白 28.5mg/L，白蛋白 32.9g/L。

（2）血清 G 试验及 GM 试验示阳性（表 21-1）。

表 21-1　血清 GM 试验结果

| 项目 | 结果 | 参考值 | 单位 |
|---|---|---|---|
| GM 试验 | 1.92 | 0 ～ 0.5 | |
| 真菌（1，3）-β-D 葡聚糖检测 | 669.862 | 0 ～ 70 阴性 | pg/mL |
| | | 70 ～ 95 灰区 | |
| | | ＞ 95 阳性 | |

（3）胸部 CT 示双侧肺炎伴空洞形成，见图 21-1。

（4）痰涂片示镜下可见鹿角状分枝菌丝及核碎裂白细胞【知识点 1：直接显微镜检查的常用染色方法】，见图 21-2。

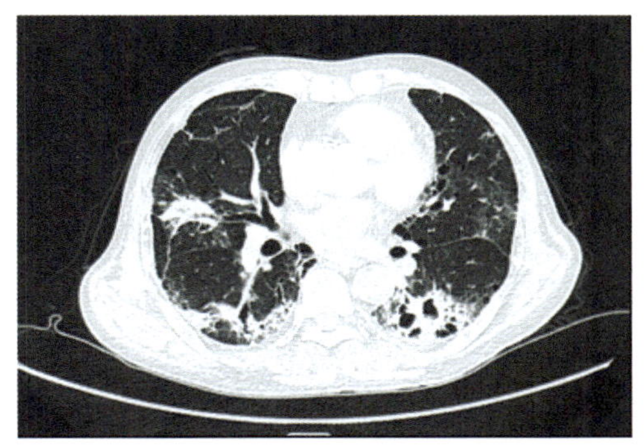

图 21-1　胸部 CT 影像学改变

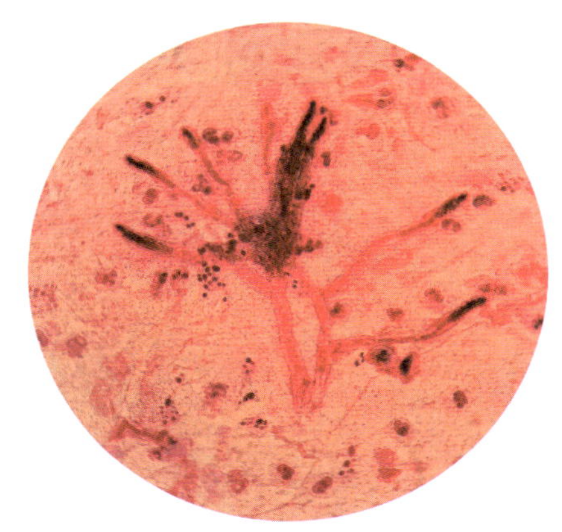

图 21-2　痰涂片镜下形态学

（5）痰培养示烟曲霉复合体生长【知识点 2：痰标本接收的注意事项】，见图 21-3 ～图 21-5。

| 抗生素结果： | 该报告测试方法 | MICMIC（μg/mL） | |
|---|---|---|---|
| 抗生素名称 | 结果 | 折点 | 敏感度 |
| 两性霉素 B | 1 | ECV=2 | WT |
| 5- 氟胞嘧啶 | ＞64 | IR | IR |
| 氟康唑 | ＞256 | IR | IR |
| 阿尼芬净 | ＞16 | | |
| 泊沙康唑 | 0.25 | | |
| 伊曲康唑 | 1 | ECV=1 | WT |
| 卡泊芬净 | 8 | ECV=0.5 | NWT |
| 伏立康唑 | 0.06 | ＞=2＜=0.5 | S |
| 米卡芬净 | ＞32 | | |

注：真菌培养，SDD- 剂量依赖性敏感；IR- 固有耐药（天然耐药）；NWT- 非野生型（即 MIC＞ECV，该菌株有获得性或突变耐药）；WT- 野生型（即 MIC ≤ ECV，该菌株无获得性和或突变耐药）。
检查结果：烟曲霉复合体，2+

图 21-3　烟曲霉菌药敏报告单

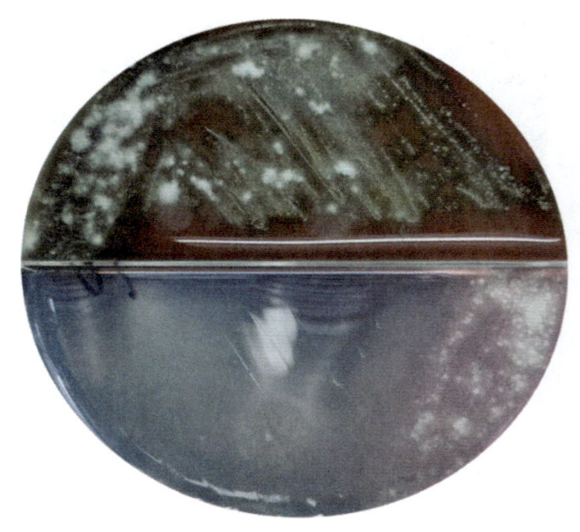

图 21-4　经血 / 中国兰平板培养 24 小时烟曲霉菌生长情况

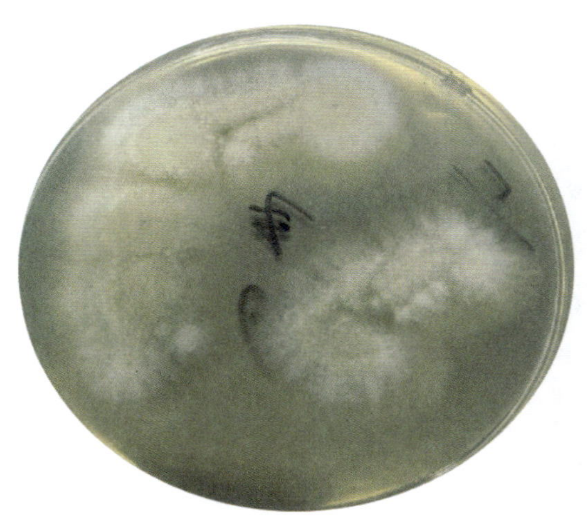

图 21-5　沙保罗培养基点种 48 小时烟曲霉菌菌落

## 四、诊断及鉴别诊断

### （一）诊断

侵袭性肺曲霉菌病诊断如下。

（1）症状：① 咳嗽；②发热。

（2）体征：①咽部充血；②双肺呼吸音粗，两肺闻及湿啰音。

（3）辅助检查：①血常规检查；②血清 G 试验及 GM 试验；③胸部 CT 检查；④痰涂片及痰培养。

### （二）鉴别诊断

1. 细菌性肺炎

细菌性肺炎是最常见的肺炎，也是最常见的感染性疾病之一，它主要包括肺炎链球菌、金黄色葡萄球菌、肺炎克雷伯菌、流感嗜血杆菌、铜绿假单胞菌等肺炎，对儿童及老年人的健康威胁极大。常见症状为咳嗽、咳痰，或原有呼吸道症状加重，并出现脓性痰或血痰，伴或不伴胸痛。根据典型症状与体征，结合胸部X线检查，较易作出初步诊断。年老体弱、继发于其他疾病，或呈灶性肺炎改变者，临床表现常不典型，需认真加以鉴别。

2. 肺癌

肺癌多发生在40岁以上的人群，以鳞癌为主，常有长期吸烟史。肺癌的症状包括呼吸困难或胸闷、胸痛逐渐加重，伴有刺激性咳嗽、痰中带血，进行性消瘦等，肺癌的临床表现比较复杂，症状和体征的有无、轻重以及出现的早晚，取决于肿瘤发生部位、病理类型、有无转移及有无并发症，以及患者的反应程度和耐受性的差异。肺癌早期症状常较轻微，甚至可无任何不适。中央型肺癌症状出现早且重，周围型肺癌症状出现晚且较轻，甚至无症状，常在体检时被发现。肺癌的症状大致分为局部症状、全身症状、肺外症状、浸润和转移症状。根据病因、临床表现、实验室检查、影像学检查即可作出诊断。

3. 肺结核

肺结核表现为全身中毒症状，如午后低热、盗汗、疲乏无力、体重减轻、失眠、心悸，女性患者可有月经失调或闭经等。结合胸部X线片可见病变多在肺尖或锁骨上下，密度不匀，消散缓慢，且可形成空洞或肺内播散；痰抗酸染色阳性，培养可见结核分枝杆菌，一般抗菌药物治疗无效，即可鉴别。

## 五、治疗

经验性抗真菌治疗推荐选择两性霉素B及其脂质体、伊曲康唑、伏立康唑或卡泊芬净。

侵袭性肺曲霉菌病患者的首选初始治疗推荐静脉或口服伏立康唑，病情严重者推荐使用静脉制剂（6mg/kg，每12小时1次，第1日，之后4mg/kg，每12小时1次，至好转后口服伏立康唑200mg，每12小时1次或伊曲康唑400～600mg/d），部分患者可将两性霉素B脂质体作为初始治疗的替代（两性霉素B脂质体每日35mg/kg，好转后口服伏立康唑200mg，每12小时1次或伊曲康唑400～600mg/d）。如初始治疗无效，需在明确诊断的情况下进行补救治疗，可选择卡泊芬净（70mg第1日，之后50mg/d）或米卡芬净（100～150mg/d）、脂质体两性霉素B、泊沙康唑、伊曲康唑。抗真菌疗程通常为6～12周，应根据治疗反应决定，停止抗真菌治疗的前提是影像学吸收、曲霉清除及免疫功能恢复。

入院后给予本例患者伏立康唑抗真菌、氨溴索化痰及对症支持治疗后2周，患者咳嗽及咳痰好转，无发热，复查胸部CT示双肺炎症较前好转，遂出院，出院后继续伏立康唑治疗8周，再次复查胸部CT示肺部炎症吸收，患者治疗效果佳，预后可。

## 六、总结与思考

在实验室检查中除了血清学相关项目的检查，显微镜形态学检查是微生物检验的重要手段之一。因此，在平常工作中不仅要重视细菌形态学的检查，还要注重平时显微镜下细菌不同形态的积累和学习。

（1）血液普通细菌培养 + 鉴定 + 药敏和痰液普通细菌培养 + 鉴定 + 药敏。

（2）侵袭性肺真菌病的诊断标准见表 21-2。

表 21-2　侵袭性肺真菌病的分级诊断标准

| 诊断级别 | 危险因素 | 临床特征 | 微生物学 | 组织病理学 |
|---|---|---|---|---|
| 拟诊 | + | + | － | － |
| 临床诊断 | + | + | + | － |
| 确诊 | + | + | + | + |

## 七、知识点库

### （一）知识点 1：直接显微镜检查的常用染色方法

直接显微镜检查是一种快速、性价比高的方法。采集痰、支气管肺泡灌洗液（BALF）、肺组织等标本，通过显微镜观察标本中是否存在真菌孢子及菌丝，同时根据孢子及菌丝的特点对菌种的种属进行初步判定。直接镜检结果也能指导实验室选择最适合真菌体外生长的培养条件。目前最常用的染色方法包括氢氧化钾（KOH）湿片、革兰染色、六胺银染色、钙荧光白染色等。KOH 湿片法通过对标本中的蛋白质成分进行消化，留下完整且更加明显的真菌细胞壁，从而将标本内的真菌与其他成分进行区分。六胺银染色通过将银离子沉积在胞壁上，把真菌染成黑色轮廓，背景呈淡绿色，较革兰染色更易识别且形态更加清晰，但操作相对比较复杂。钙荧光白染色通过荧光染料非特异性地与真菌细胞壁中的壳多糖结合，在荧光显微镜下真菌菌体呈浅蓝或绿色，具有较高的敏感性。荧光抗体染色则可针对不同真菌种属进行特异性染色，对标本进行消化、富集以后再进行相应的染色，可提高直接显微镜检查的灵敏度。对于有条件的实验室建议开展钙荧光白染色或者荧光抗体的染色方法，从而提高检测的灵敏度。另外需要注意的是，处理患者标本时应采取全面的防护措施，在生物安全柜内进行标本的操作。

### （二）知识点 2：痰标本接收的注意事项

痰培养标本接收时应注意核对和检查标本容器是否有渗漏，标本类型与检验项目是否匹配，标本容器是否有误，标本是否无菌，以及标本是否为当日新鲜标本。

## 参考文献

[1] 邵世和 . 临床微生物检验学 [M]. 北京：科学技术出版社，2020.

（董爱英　戈艳蕾　赵亚婷）

# 案例 22　微生物学——弯曲菌感染检验案例

**学习目标**

1. 知识目标　掌握弯曲菌属细菌的形态学特点、培养特性、临床意义与微生物学检测。

2. 能力目标　①提高细菌形态学辨认能力，能识别、辨认弯曲菌等具有特殊形态学特征的细菌。②提升对弯曲菌等微需氧菌感染的诊断能力，熟练掌握弯曲菌等微需氧菌的临床意义，及时判断感染源，指明诊断方向。

3. 职业素养目标　通过学习病例，加强学生对微生物学专业知识的学习兴趣，提高微生物学专业的诊疗水平，以利于专业素养的形成。

## 一、案例信息

**案例名称：** 消化系统——空肠弯曲菌感染。
**主要诊断：** 空肠弯曲菌感染。
**适用对象：** 本科生（院校教育），规培生（毕业后教育）。
**关键词：** 空肠弯曲菌。
**典型临床症状与体征 / 阳性体征：** 发热。
**诊断：** 空肠弯曲菌感染。
**治疗方法：** 抗感染等药物治疗。

## 二、病史资料

**患者姓名：** 李某某。
**性别：** 男。
**年龄：** 64 岁。
**主诉：** 饮水呛咳，言语不利，走路不稳 1 周，加重伴发热 2 日。

**现病史：** 患者于 1 周前无明显诱因出现饮水呛咳，伴言语不利，走路不稳，于当地诊所静脉滴注活血化瘀药物治疗 5 日，上述症状有所好转，2 日前无明显诱因出现上述症状加重，伴发热，体温最高达 39.5℃，无咳嗽、咳痰，伴腹痛，无腹泻，为求进一步诊治遂入院。

**既往史：** 高血压病史 12 年，血压最高达 180/110mmHg，目前规律口服苯磺酸氨氯地平片（5mg，每日 1 次）；脑梗死病史 5 年，未遗留明显后遗症，目前未口服药物治疗。否认肝炎、结核等传染病病史。否认外伤史。否认药物、食物过敏史。

**个人史：** 生于当地，久居当地。否认疫区、疫水接触史。否认毒物、放射性物质接触史。否认烟酒嗜好。

**婚育史：**适龄结婚，配偶及子女体健。

**家族史：**否认家族遗传病史及类似疾病史。

## 三、专科及辅助检查

### （一）专科检查

T 36.3℃，BP 153/94mmHg。意识清，咽部稍充血，两侧扁桃体不大，言语略有不利，眼动充分，双侧瞳孔正大等圆，对光反射灵敏，左侧鼻唇沟浅，伸舌左偏，左侧软腭上抬无力，悬雍垂右偏，左侧咽反射减弱，张口下颌无偏斜，左侧上肢肌力 5- 级，余肢体肌力 5 级，双侧腱反射（++），双侧巴宾斯基征（-），脑膜刺激征（-），双侧面部及肢体感觉对称，共济运动检查无明显异常。双肺呼吸音清，未闻及干湿啰音，腹软，下腹部压痛，双下肢无水肿。

### （二）辅助检查

（1）血常规：白细胞 13×$10^9$/L，淋巴细胞 0.74×$10^9$/L，淋巴细胞百分比 10.4%，中性粒细胞百分比 84.5%。

（2）C 反应蛋白：30.80mg/L。

（3）红细胞沉降率：24mm/h。

（4）凝血指标无异常，总胆固醇 5.32mmol/L，低密度脂蛋白胆固醇 3.61mmol/L。

（5）血培养：空肠弯曲菌空肠亚种生长【知识点 1：阳性血培养瓶中病原菌培养方法、条件和注意事项】见图 22-1，药敏结果见图 22-2。

（6）颈部血管彩超：①双侧颈动脉内中膜不均匀增厚伴多发斑块形成；②右侧椎动脉血流阻力指数增高。

（7）头 TCD：左侧大脑中动脉、左侧颈内动脉终末段血流速度明显增快，考虑血管狭窄；椎—基底动脉血流速度增快；基底动脉血流速度明显增快。

（8）颅脑 CT：脑干及双侧大脑半球多发腔隙性脑梗死，脑白质疏松，脑萎缩。

（9）胸部 CT：右肺上叶结节样高密度影，考虑炎性病变；主动脉壁及冠状动脉壁钙化；两侧胸膜粘连。

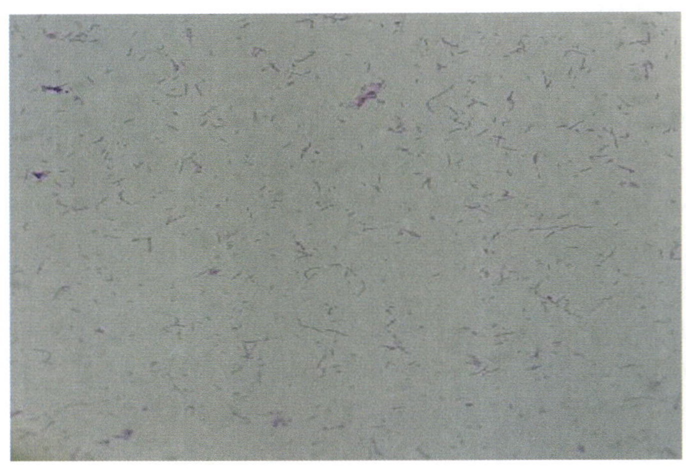

图 22-1　空肠弯曲菌空肠亚种生长

| 抗生素结果 | 该报告使用的测试方法 | MIC（μg/mL） | |
|---|---|---|---|
| 抗生素名称 | 结果 | 折点 | 敏感度 |
| 头孢呋辛钠 | ≤ 4 | ≥ 32，≤ 8 | 敏感 |
| 左氧氟沙星 | ≥ 8 | ≥ 2，≤ 0.5 | 耐药 |
| 头孢哌酮 / 舒巴坦 | ≤ 2 | ≥ 64，≤ 16 | 敏感 |
| 头孢他啶 | ≤ 2 | ≥ 16，≤ 4 | 敏感 |
| 阿米卡星 | ≤ 4 | ≥ 64，≤ 16 | 敏感 |
| 厄他培南 | ≤ 0.5 | ≥ 2，≤ 0.5 | 敏感 |
| 头孢西丁 | ≤ 4 | ≥ 32，≤ 8 | 敏感 |
| 哌拉西林 / 他唑巴坦 | ≤ =8/2 | ≥ 128/4，≤ 16/4 | 敏感 |
| 头孢呋辛酯 | ≤ 4 | ≥ 32，≤ 8 | 敏感 |
| 头孢曲松 | ≤ 0.5 | ≥ 4，≤ 1 | 敏感 |
| 替加环素 | ≤ 0.5 | ≥ 8，≤ 2 | 敏感 |
| 阿莫西林 / 克拉维酸 | ≤ 4/2 | ≥ 32/16，≤ 8/4 | 敏感 |
| 头孢吡肟 | ≤ 1 | ≥ 16，≤ 2 | 敏感 |
| 复方新诺明 | ≤ 40 | ≥ 80，≤ 40 | 敏感 |
| 亚胺培南 | ≤ 0.5 | ≥ 4，≤ 1 | 敏感 |
| 注：厌氧瓶，报阳时间 1.77 日<br>检测结果：空肠弯曲菌空肠亚种 | | | |

图 22-2　空肠弯曲菌空肠亚种药敏报告单

## 四、诊断及鉴别诊断

### （一）诊断

空肠弯曲菌感染诊断如下。

症状：①发热。

体征：①咽部稍充血；②下腹部压痛。

辅助检查：①血常规检查；②血培养【知识点 2：弯曲菌的鉴定方法】。

### （二）鉴别诊断

1. 细菌性痢疾

典型的细菌性痢疾有高热、腹痛、腹泻、泻脓血便，腹痛在下腹或左下腹，左下腹明显压痛，且有肠索伴明显里急后重。粪检有较多脓细胞、巨噬细胞，严重者常脱水。这都有利于与本病相鉴别。

2. 伤寒杆菌感染

仅从临床有时很难鉴别，怀疑时应依靠病原学和血清学来确诊。

## 五、治疗

空肠弯曲菌治疗包括一般治疗及药物治疗。

### （一）一般治疗

（1）急性期卧床休息，防止体力不支出现摔倒等现象。

（2）维持水和电解质平衡，防止患者出现脱水的临床表现。

（3）进行降温、止痛等对症支持治疗。

### （二）药物治疗

空肠弯曲菌的肠道感染大多能自愈，因此轻症患者无须抗生素治疗，对于中、重症患者尽早应用抗菌药物治疗，常首选红霉素口服，也可选用多西环素、四环素、喹诺酮类、氯霉素、磷霉素、氨基糖苷类抗生素等。

根据血培养药敏结果，给予本例患者阿米卡星治疗后，患者发热缓解，复查血培养无细菌生长，病情好转。

## 六、总结与思考

本文报道的病例，患者是老年男性，有脑梗死基础病，免疫力低下，不除外使用阿司匹林等药物或者长期便秘等因素造成胃肠道黏膜屏障破坏，致使空肠弯曲菌入血引起菌血症。

空肠弯曲菌是微需氧细菌，本次血培养中厌氧瓶检出了该菌，需氧瓶并未报阳，建议临床工作人员在行血培养检查时，同时申请需氧和厌氧培养，避免遗漏厌氧菌的检出，另外对于一些兼性厌氧菌，例如肠杆菌科细菌，在厌氧瓶中报阳时间早于需氧瓶，血培养同时采用需氧瓶和厌氧瓶，有利于临床更早得到血培养一级报告，提高菌血症患者生存率。

空肠弯曲菌菌体较一般细菌小，形态也不似经常见到的杆菌和球菌，初次遇到时容易忽略，误认为是涂片上的沉渣而导致患者错过最佳治疗时机。因此对于一些不常看到的细菌，微生物工作者可及时拍照记录以加深印象，提升形态学鉴定能力。

血培养标本接收时应注意核对和检查血培养瓶是否有渗漏，标本类型与申请单是否匹配，标本数量是否与申请单一致，以及采血量是否适宜。

## 七、知识点库

### （一）知识点 1：阳性血培养瓶中病原菌培养方法、条件和注意事项

将接种后的平板置于 37℃培养箱培养，若只有厌氧瓶报阳，应考虑厌氧培养。结合样本来源，对于深部组织抽吸物，后穹隆穿刺术等，增加厌氧培养。

### （二）知识点 2：弯曲菌的鉴定方法

形态学鉴定是细菌鉴定的传统方法，许多细菌难以鉴定到种水平；若采用 VITEK Ⅱ COMPACT 全自动细菌鉴定仪，应使用 ANC 鉴定卡；质谱方法可将弯曲菌鉴定到种水平。

## 参考文献

［1］邵世和．临床微生物检验学 [M]. 北京：科学技术出版社，2020.

（董爱英　戈艳蕾　赵亚婷）

# 案例 23 血液系统——血栓性血小板减少性紫癜案例

## 学习目标

1. 知识目标 从血栓性血小板减少性紫癜的主诉、临床表现、诊断及治疗全过程学习血栓性血小板减少性紫癜疾病的相关知识。

2. 能力目标 通过学习病例，学生在学习红细胞形态与功能的基础上，初步掌握诊断分析思路，将临床问题和基础理论相结合，进行疾病发生过程中的病理分析。学生在接诊血栓性血小板减少性紫癜病例的过程中能对血栓性血小板减少性紫癜患者提出相应的诊断、鉴别诊断和治疗方案。

3. 职业素养目标 建立“基础医学—临床医学—检验医学”的认知体系，通过学习病例，激发学生砥砺创新科学研究，立德树人，提高学生社会责任感，使学生在医患沟通、同理心、人文素养等方面得到提升。

## 一、案例信息

**案例名称：**血液系统——血栓性血小板减少性紫癜（TTP）。

**主要诊断：**紫癜性疾病，血栓性血小板减少性紫癜。

**适用对象：**本科生（院校教育），规培生（毕业后教育）。

**关键词：**血栓性血小板减少性紫癜。

**典型临床症状与体征 / 阳性体征：**皮肤黏膜和视网膜出血，神经精神症状，微血管病性溶血，肾脏表现有蛋白尿、血尿和不同程度的肾功能损害，发热。

**诊断：**紫癜性疾病，血栓性血小板减少性紫癜。

**治疗方法：**血浆置换和输注新鲜冰冻血浆。

## 二、病史资料

**患者姓名：**杨某某。

**性别：**女。

**年龄：**18 岁。

**主诉：**小便色黄伴巩膜黄染、乏力、腰痛，无发热、意识障碍。

**现病史：**因小便色黄伴巩膜黄染【知识点 1：黄疸原因及胆红素代谢机制】、乏力、腰痛，发热、意识障碍，查血常规：白细胞 $5.1\times10^9$/L、血红蛋白 119g/L、红细胞平均体积 95.0fL、血小板 $6\times10^9$/L【知识点 2：血红蛋白及血小板减少的原因】。网织红细胞 4.72%。生化：TBIL 50.4 μmol/L、DBIL 14.1 μmol/L、IBIL 36.3 μmol/L、LDH 712U/L、HBDH 560U/L【知识点 3：患者乳酸脱氢酶升高的原因】。凝血：INR 1.11。骨髓穿刺：增生明显活跃，红系比例增高，巨核细胞产板不良，外周血及骨髓均可见红细胞碎片【知识点 4：外周血及骨髓检出红细胞碎片的原因】。

**既往史：**否认糖尿病、冠心病、肾病、脑血管病等病史，否认肝炎、结核等传染病病史。否认外伤史。否认手术史。否认药物、食物过敏史。

**个人史：**生于当地，久居当地。否认疫区、疫水接触史。否认毒物、放射性物质接触史。否认烟酒嗜好。

**婚育史：**未婚。

**家族史：**否认家族遗传病史及类似疾病史。

## 三、专科及辅助检查

### （一）专科检查

T 36.5℃，P 92 次 / 分钟，R 19 次 / 分钟，BP 131/87 mmHg。巩膜黄染，锁骨上未触及肿大的淋巴结【知识点 5：巩膜黄染的临床意义】。腹部平坦，未触及明显肿块，未见胃肠型及蠕动波【知识点 6：胃肠型及蠕动波的临床意义】，未见腹壁静脉曲张，腹软，剑突下轻度压痛，无反跳痛及肌紧张，右肋缘下可触及无痛增大胆囊，墨菲征（–）【知识点 7：墨菲征的定义和临床意义】，肝、脾肋下未触及，肝区、肾区无叩痛，腹部叩诊鼓音，移动性浊音（–）【知识点 8：移动性浊音的定义】，肠鸣音 2 ～ 5 次 / 分钟。

### （二）辅助检查

（1）血常规及网织红细胞计数：血小板 $6 \times 10^9$/L，红细胞 $3.57 \times 10^{12}$/L，血红蛋白 119g/L（表 23–1）。网织红细胞计数 0.181。

表 23–1　血常规检查结果

| 项目 | 结果 | 参考值 | 单位 |
|---|---|---|---|
| 白细胞（WBC） | 5.1 | 3.5 ～ 9.5 | $10^9$/L |
| 红细胞（RBC） | 3.57 | 4.3 ～ 5.8 | $10^{12}$/L |
| 血红蛋白（HGB） | 119 | 130 ～ 175 | g/L |
| 红细胞比容（HCT） | 0.340 | 0.400 ～ 0.500 | L/L |
| 红细胞平均体积（MCV） | 95.0 | 82 ～ 100 | fL |
| 红细胞平均血红蛋白量（MCH） | 33.4 | 27 ～ 34 | pg |
| 红细胞平均血红蛋白浓度（MCHC） | 351 | 316 ～ 354 | g/L |
| 红细胞体积分布宽度（RDW） | 13.3 | 10.0 ～ 15.0 | % |
| 血小板（PLT） | 6 | 125 ～ 350 | $10^9$/L |
| 平均血小板体积（MPV） | 11.0 | 6.8 ～ 13.5 | fL |
| 血小板压积（PCT） | 0.006 | 0.108 ～ 0.282 | % |
| 血小板体积分布宽度（PDW） | 34.5 | 10.0 ～ 18.0 | % |
| 淋巴细胞（LYM） | 0.66 | 1.1 ～ 3.2 | $10^9$/L |
| 淋巴细胞百分比（LYM%） | 12.9 | 20 ～ 50 | % |
| 单核细胞（MON） | 0.13 | 0.1 ～ 0.6 | $10^9$/L |
| 单核细胞百分比（MON%） | 2.6 | 3 ～ 10 | % |

续表

| 项目 | 结果 | 参考值 | 单位 |
|---|---|---|---|
| 中性粒细胞（NEU） | 4.25 | 1.8 ～ 6.3 | $10^9$/L |
| 中性粒细胞百分比（NEU%） | 83.5 | 40 ～ 75 | % |
| 嗜酸性粒细胞（EOS） | 0.04 | 0.02 ～ 0.52 | $10^9$/L |
| 嗜酸性粒细胞百分比（EOS%） | 0.8 | 0.4 ～ 8 | % |
| 嗜碱性粒细胞（BAS） | 0.01 | 0 ～ 0.06 | $10^9$/L |
| 嗜碱性粒细胞百分比（BAS%） | 0.2 | 0 ～ 1 | % |
| 异形淋巴细胞（ALY） | 0.03 | 0 ～ 0.20 | $10^9$/L |
| 异形淋巴细胞百分比（ALY%） | 0.5 | 0 ～ 2.0 | % |
| 巨大不成熟细胞（LIC） | 0.05 | 0 ～ 0.20 | $10^9$/L |
| 巨大不成熟细胞百分比（LIC%） | 1.1 | 0 ～ 2.0 | % |

（2）血生化全项：白蛋白 37.6g/L，白蛋白 / 球蛋白 1.16，总胆红素 50.4 μmol/L，直接胆红素 14.1 μmol/L，间接胆红素 36.3 μmol/L，乳酸脱氢酶 712U/L，羟丁酸脱氢酶 560U/L（原始血生化报告单），见表 23–2。

表 23–2 血生化全项检查结果

| 项目 | 结果 | 参考值 | 单位 |
|---|---|---|---|
| 总蛋白 | 70.0 | 65 ～ 85 | g/L |
| 白蛋白（溴甲酚绿法） | 37.6 | 40 ～ 55 | g/L |
| 球蛋白 | 32.4 | 20 ～ 40 | g/L |
| 白蛋白 / 球蛋白 | 1.16 | 1.2 ～ 2.4 | |
| 前白蛋白 | 225.0 | 200 ～ 430 | mg/L |
| 总胆红素 | 50.4 | 0 ～ 26 | μmol/L |
| 直接胆红素 | 14.1 | 0 ～ 8 | μmol/L |
| 间接胆红素 | 36.3 | 1.7 ～ 21.2 | μmol/L |
| 丙氨酸氨基转移酶 | 22 | 9 ～ 50 | U/L |
| 天冬氨酸氨基转移酶 | 31 | 15 ～ 40 | U/L |
| 碱性磷酸酶 | 47 | 45 ～ 125 | U/L |
| γ 谷氨酰转肽酶 | 40 | 10 ～ 60 | U/L |
| 胆碱酯酶 | 8377 | 5 100 ～ 11 700 | U/L |
| 腺苷脱氨酶 | 14.2 | 4 ～ 24 | U/L |
| 总胆汁酸 | 7.9 | 0 ～ 10.0 | μmol/L |
| 总胆固醇 | 3.12 | 2.7 ～ 5.2 | mmol/L |
| 三酰甘油 | 0.80 | 0.56 ～ 1.7 | mmol/L |

续表

| 项目 | 结果 | 参考值 | 单位 |
|---|---|---|---|
| 高密度脂蛋白胆固醇 | 0.93 | 1.03 ～ 2.07 | mmol/L |
| 低密度脂蛋白胆固醇 | 1.94 | 2.07 ～ 3.37 | mmol/L |
| 载脂蛋白 A1 | 0.97 | 1.05 ～ 2.05 | g/L |
| 载脂蛋白 B | 0.68 | 0.55 ～ 1.3 | g/L |
| 肌酸激酶 | 212 | 50 ～ 310 | U/L |
| 肌酸激酶同工酶 | 17 | 0 ～ 25 | U/L |
| 乳酸脱氢酶 | 712 | 120 ～ 250 | U/L |
| 羟丁酸脱氢酶 | 560 | 72 ～ 182 | U/L |
| 肌红蛋白 | 45 | 0 ～ 100 | μg/L |
| 高敏肌钙蛋白 I | 13.7 | 0 ～ 18 | ng/L |
| 尿素 | 5.93 | 3.6 ～ 9.5 | mmol/L |
| 肌酐（氧化酶法） | 82 | 57 ～ 111 | μmol/L |
| 二氧化碳 | 21.0 | 20 ～ 30 | mmol/L |
| 尿酸 | 296 | 200 ～ 420 | μmol/L |
| 钠 | 139.0 | 137 ～ 147 | mmol/L |
| 钾 | 3.44 | 3.5 ～ 5.3 | mmol/L |
| 氯 | 108.0 | 99 ～ 110 | mmol/L |
| 钙 | 2.10 | 2.11 ～ 2.52 | mmol/L |
| 磷 | 0.62 | 0.85 ～ 1.51 | mmol/L |
| 铁 | 37.0 | 10.6 ～ 36.7 | μmol/L |
| 镁 | 0.87 | 0.75 ～ 1.02 | mmol/L |
| 葡萄糖 | 6.12 | 3.91 ～ 6.14 | mmol/L |
| 人Ⅲ型前胶原肽 | 4.49 | 0 ～ 15 | ng/mL |

（3）凝血分析：血浆纤维蛋白原 4.04g/L，D- 二聚体 2 454ng/mL（表 23-3）。

**表 23-3　凝血分析结果**

| 项目 | 结果 | 参考值 | 单位 |
|---|---|---|---|
| 血浆凝血酶原时间 | 12.7 | 11 ～ 15.5 | 秒 |
| PT-INR | 0.94 | 0.76 ～ 1.2 | |
| PT% | 113 | 70 ～ 120 | % |
| 活化部分凝血活酶时间 | 37.3 | 28 ～ 43.5 | 秒 |
| 血浆纤维蛋白原 | 4.04 | 2 ～ 4 | g/L |
| 血浆凝血酶时间 | 18.4 | 14 ～ 21 | 秒 |
| D- 二聚体 | 2454 | 0 ～ 500 | ng/mL |

（4）血涂片检查结果：外周血可见红细胞碎片（图 23–1）。

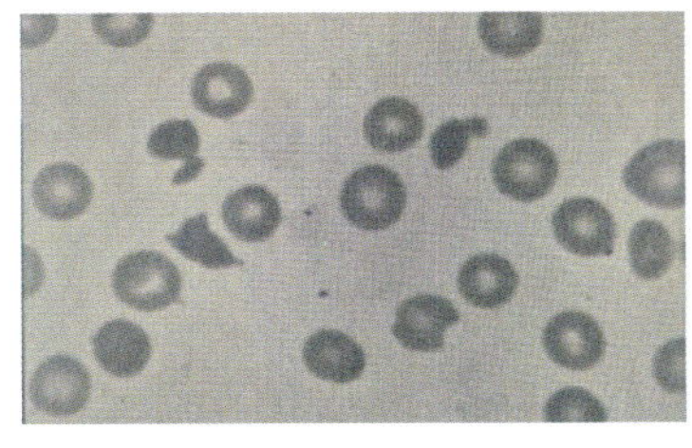
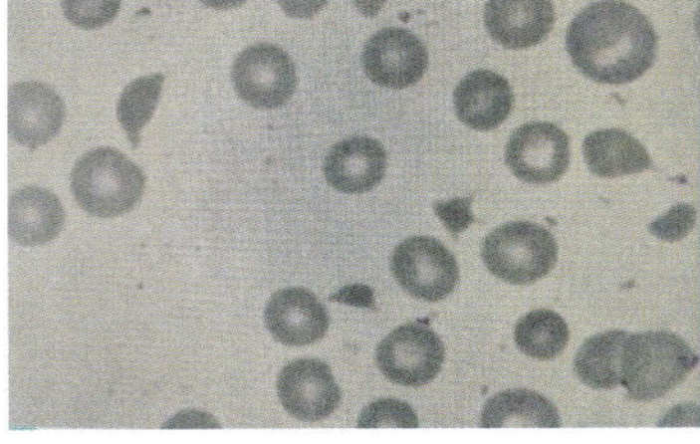
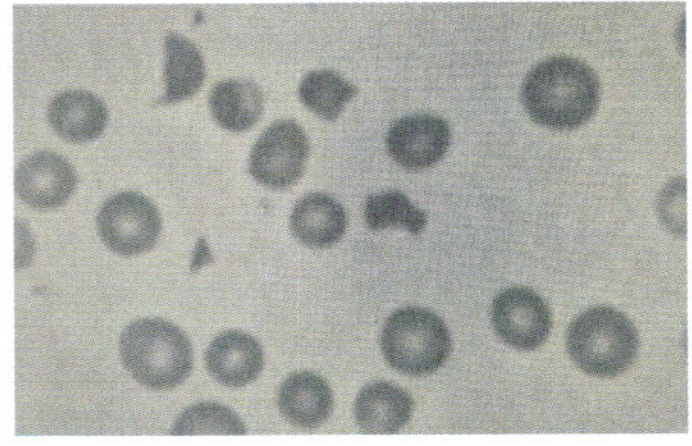

图 23–1　血涂片

（5）骨髓涂片检查结果：增生明显活跃，红系比例增高，巨核产板不良（图 23–2）。

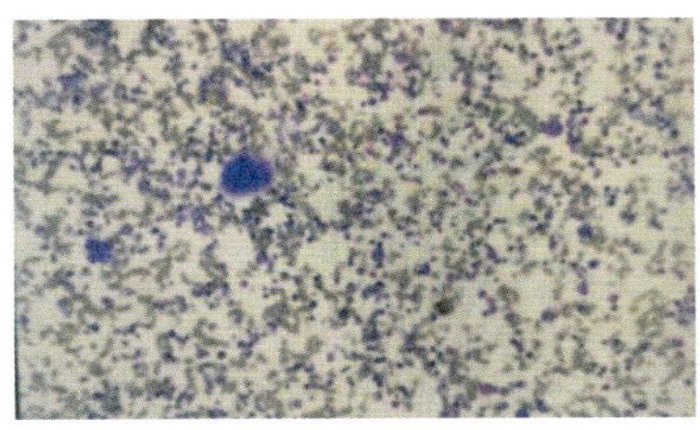
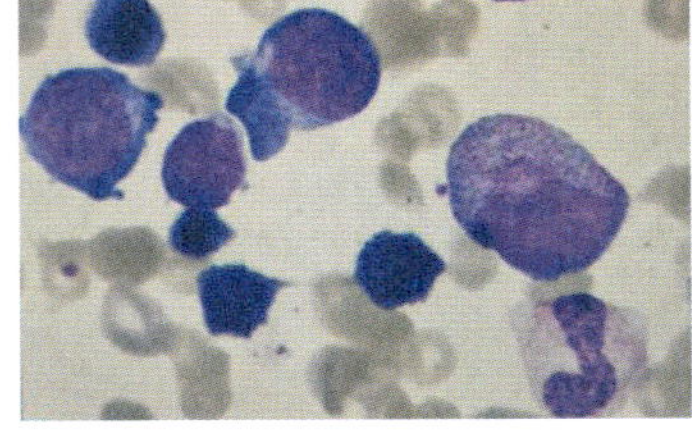
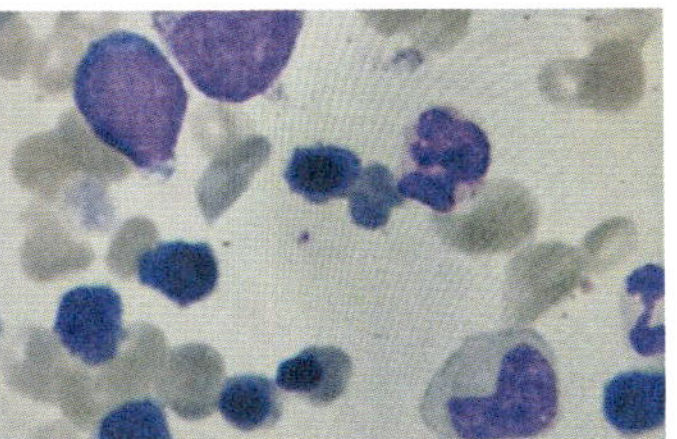

图 23–2　骨髓涂片

（6）其他：ADAMITS13 活性检测，ADAMTS13 活性＜ 5%。

（7）骨髓活检：骨髓增生大致正常（70% ～ 80%），粒红巨三系细胞增生伴红系比例增高，未见原始细胞及异常淋巴细胞明显增多。

（8）免疫分型：各群细胞表型未见明显异常。染色体：46，XY［20］。

（9）血液肿瘤基因：突变基因 SH2B3，突变位置 Exon8，突变频率 48.1%，突变基因 CREBBP，突变位置 Exon7，突变频率 49%，突变基因 SETBP1，突变位置 Exon4，突变频率 52.3%。

ANA（IIF 法）阳性（+），双链 DNA 阳性（+），补体 C3 0.69g/L，C 反应蛋白 9.21mg /L，外检狼疮抗凝物试验阳性。

PNH 阴性。溶血：直接抗人球蛋白实验 $IgG_1$ 阳性，酸溶血试验阴性。

（10）尿常规：隐血 3+、蛋白 3+。

（11）传染病三项筛查阴性；血型 A 型，Rh 阳性。

（12）颅脑 CT 未见异常。

## 四、诊断及鉴别诊断

### （一）诊断

1. 血栓性血小板减少性紫癜（图 23–3）【知识点 9：血栓性血小板减少性紫癜的病因与分类】

（1）症状（诊断重要线索）：①微血管病性溶血；②血小板减少性紫癜；③神经系统异常；④不同程度的肾脏损害；⑤发热。

（2）体征（诊断客观依据）：①皮肤黏膜和视网膜出血；②头痛、意识紊乱、淡漠、失语、惊厥、视力障碍、谵妄和偏瘫；③皮肤、巩膜黄染，尿色加深；④蛋白尿、血尿和不同程度的肾功能损害；⑤发热【知识点 10：血栓性血小板减少性紫癜的发病机制】。

（3）辅助检查（诊断必要条件）【知识点 11：血栓性血小板减少性紫癜的实验室检查特点】：①血常规检查；②血生化检查；③出凝血检查，血管性血友病因子裂解酶活性分析。

2. 系统性红斑狼疮

ANA（IIF 法）阳性（+），双链 DNA 阳性（+），补体 C3 0.69g/L，C 反应蛋白 9.21mg /L，外检狼疮抗凝物试验：阳性。

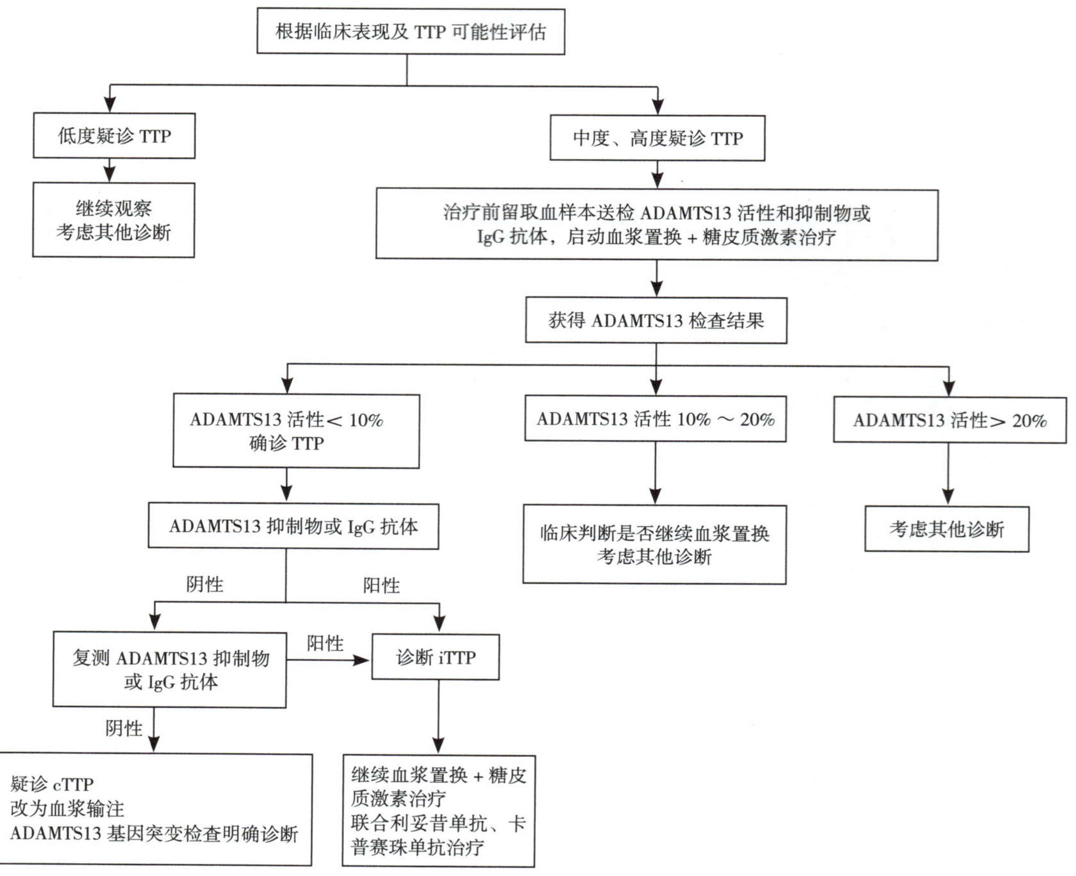


图 23-3　血栓性血小板减少性紫癜的诊断流程

## （二）鉴别诊断

1. 溶血尿毒症综合征（HUS）

多发生于儿童和青少年，发病机制与产志贺毒素的大肠埃希菌或补体旁路途径的蛋白异常有关。除存在血小板减少和微血管性溶血外，还存在急性肾衰竭，该三者为 HUS 典型“三联征”，少有发热与严重神经精神症状。肾功能损害突出，其 ADAMTS13 活性正常。

2. 弥散性血管内凝血（DIC）

两者均存在微血管内溶血、血小板减少，但典型 TTP 多具有可逆性神经系统改变，而 DIC 患者多没有，DIC 凝血检查中 PT、APTT 多数延长，D- 二聚体显著升高，而 TTP 无或轻度异常。

3. HELLP 综合征

以微血管性溶血性贫血、肝酶升高和血小板减少为特点，可有肾衰竭，是妊高症严重并发症，一般发生在＞20孕周及产后的妇女，ADAMTS13 活性正常。

4. Evans 综合征

ITP 合并溶血性贫血，没有微血管性溶血性贫血，外周血涂片没有破碎红细胞，一般无肾损害。ADAMTS13 活性正常。

## 五、治疗

本病多急性发病，如治疗不及时，病死率高。临床上在中度或高度怀疑本病时应尽快开始相关治疗。iTTP 首选血浆置换治疗，并酌情联合使用糖皮质激素等。cTTP 以替代治疗为主，分为按需治疗和预防治疗方法。对高度疑似和确诊病例输注血小板应谨慎，血浆置换后出现危及生命的严重出血时才考虑使用【知识点 12：血栓性血小板减少性紫癜的治疗原则】。

### （一）治疗方案

血浆置换和输注新鲜冷冻血浆置换液：应选用新鲜血浆或新鲜冷冻血浆（FFP）。

### （二）其他疗法

糖皮质激素、大剂量静脉免疫球蛋白、长春新碱、环孢素、环磷酰胺、抗 CD20 单抗等对获得性 TTP 可能有效。

对高度疑似和确诊病例，输注血小板应十分谨慎，仅在出现危及生命的严重出血时才考虑使用【知识点 13：对高度疑似和确诊病例，能否输注血小板】。

### （三）疾病治疗过程

通过多学科协作积极配合，最终通过综合诊断该患者为血栓性血小板减少性紫癜，并得到了血液科的快速响应，很快患者被送往血液科诊治，当日下午进行了血浆置换术。通过给予血浆置换 3 次，患者 PLT 上升明显，升至 $215\times10^9$/L。由于及时诊断与有效治疗，目前患者已康复出院并密切关注，定期复诊。

### （四）预后转归

iTTP 患者在初次发作取得临床缓解后存在复发风险，感染、手术、妊娠等均为诱发因素，而血浆 ADAMTS13 活性＜10%、ADAMTS13 抑制物或 IgG 抗体持续阳性是临床复发的高危因素。所有缓解期的 iTTP 患者除常规检查血常规外，均应定期复查 ADAMTS13 活性及其抑制物或 IgG 抗体，至少在第 1 年前 6 个月内每月 1 次，后 6 个月内每 3 个月 1 次，第 2 年每 6 个月 1 次。随着免疫抑制治疗的早期使用，iTTP 复发率有明显减少趋势。cTTP 患者在首次发作后常会持续较长时间的病情波动，需要进行预防性治疗；新生儿期发病的 cTTP 患者常病情严重，器官远期损伤可能性大，需尽早开展预防治疗。

## 六、总结与思考

### （一）血栓性血小板减少性紫癜的定义

血栓性血小板减少性紫癜为一种少见、严重的血栓性微血管病，其主要临床特征包括微血管病性溶血性贫血（MAHA）、血小板减少、神经精神症状、发热和肾脏受累等。

### （二）血栓性血小板减少性紫癜的发病因素

TTP 的发病机制主要涉及血管性血友病因子（vWF）裂解酶（ADAMTS13）活性缺乏，也与血管内皮细胞 vWF 异常释放、补体异常活化、血小板异常活化等相关。血浆中 ADAMTS13 活性缺乏导致内皮细胞异常释放的超大分子 vWF（UL-vWF）不能及时降解，UL-vWF 可自发结合血小板，导致微血管内血栓形成、微血管病性溶血，进而引起相应器官缺血、缺氧及功能障碍，引起临床综合征。

### （三）血栓性血小板减少性紫癜类型

根据 ADAMTS13 缺乏机制不同，TTP 分为遗传性 TTP（cTTP，又称为 Upshaw-Schulman 综合征）和免疫性 TTP（iTTP）。cTTP 系 ADAMTS13 基因突变导致血浆 ADAMTS13 活性缺乏，常在感染、炎症或妊娠等促发因素下发病。cTTP 呈常染色体隐性遗传，基因突变表现为纯合子型或双重杂合子型。iTTP 系因患者体内产生抗 ADAMTS13 自身抗体，抑制 ADAMTS13 活性（中和抗体）或与 ADAMTS13 结合形成抗原抗体复合物而加速 ADAMTS13 在体内清除。iTTP 多无明确原因（即原发性），也可能继发于感染、药物、肿瘤、自身免疫性疾病、造血干细胞移植等。iTTP 是最常见的临床类型，约占 TTP 总例数的 95%；cTTP 较为少见，仅占总例数的 5%，但在儿童和孕期患者中 cTTP 却占到 25% ～ 50%。

### （四）血栓性血小板减少性紫癜的临床表现

TTP 典型临床表现如下。

（1）出血：以皮肤、黏膜为主，严重者可有内脏或颅内出血。

（2）MAHA：多为轻、中度贫血，可伴黄疸。

（3）神经精神症状：表现为意识紊乱、头痛、失语、惊厥、视力障碍、谵妄、偏瘫以及局灶性感觉或运动障碍等，缺乏典型表现，以发作性、多变性为特点。

（4）肾脏损害：可出现蛋白尿、血尿、管型尿，血尿素氮及肌酐轻度升高。

（5）发热（> 37.5℃）。

（6）胸痛、腹痛、乏力、关节痛、肌肉痛等其他器官损伤的临床表现。

临床上完全符合 TTP 典型临床表现的患者相对少见，以 MAHA、血小板减少和神经精神症状为主的“三联征”为多见。由于部分 TTP 患者神经精神症状不显著，建议发现 MAHA 和血小板减少时，高度警惕 TTP 可能，及时进行相关实验室检查和全面临床评估。

### （五）血栓性血小板减少性紫癜的临床诊断

（1）具备 TTP 临床表现：常有 MAHA 和血小板减少，并非所有患者均具备“三联征”或“五联征”，临床上需仔细分析病情、寻找病因。

（2）典型的血细胞变化和血生化改变：贫血、血小板计数显著降低，尤其是外周血涂片中红细胞碎片> 1%；血清游离血红蛋白增高，血清乳酸脱氢酶明显升高。

（3）血浆 ADAMTS13 活性显著降低（< 10%）：iTTP 者常检出 ADAMTS13 抑制物或 IgG 抗体。

（4）排除溶血尿毒综合征（HUS）、弥散性血管内凝血（DIC）、HELLP 综合征、Evans 综合征、子痫、灾难性抗磷脂抗体综合征等疾病。

临床表现典型的患者诊断不难，但多数患者临床表现存在明显个体差异，部分患者临床表现不具特征性，需结合多方面资料综合判断。

### （六）血栓性血小板减少性紫癜的治疗原则

本病多急性发病，如不能及时治疗病死率高。临床上在中度或高度怀疑本病时即应尽快开始相关治疗。iTTP 首选血浆置换治疗，并酌情联合使用糖皮质激素等。cTTP 以替代治疗为主，分为按需治疗和预防治疗方法。对高度疑似和确诊病例输注血小板应十分谨慎，血浆置换后如出现危及生命的严重出血时才考虑使用。

## 七、知识点库

### （一）知识点 1：黄疸原因及胆红素代谢机制

黄疸是指血清中胆红素浓度升高，致使巩膜、皮肤、黏膜以及其他组织和体液发生黄染的症状和体征。在临床上，可引起黄疸的原因很多，包括胆红素生成过多、肝细胞对胆红素的代谢障碍、胆红素在胆道系统排泄障碍等。

黄疸有多种分类方法：根据病因可分为溶血性黄疸、肝细胞性黄疸、胆汁淤积性黄疸和先天性非溶血性黄疸；根据解剖部位可分为肝前性、肝性和肝后性黄疸；根据胆红素的性质可分为以非结合胆红素增高为主和以结合胆红素增高为主的黄疸。

正常的胆红素代谢：大部分的胆红素都来自衰老红细胞。衰老的红细胞被破坏后，血红蛋白经过代谢形成胆红素，这样的胆红素又被称为非结合胆红素。非结合胆红素通过血液循环运往肝脏，在肝脏中被代谢合成结合胆红素。结合胆红素为水溶性，可以通过肾脏从尿液中排出，也可以通过肠道排出。

### （二）知识点 2：血红蛋白及血小板减少的原因

1. 红细胞、血红蛋白减少

（1）急性、慢性红细胞丢失过多：由各种原因的出血导致。慢性失血如消化道溃疡、痔疮等，急性失血如外伤大出血等，红细胞和血红蛋白会随失血降低。

（2）生成障碍：红细胞由骨髓生成，再生障碍性贫血、骨髓病性贫血，以及慢性病导致骨髓功能下降的慢性病贫血等，是由于骨髓造血功能障碍导致的红细胞减少。

铁是血红蛋白生成的原料，缺铁性贫血、铁粒幼细胞性贫血、铅中毒贫血等，是由于缺乏铁或者无法吸收铁导致的血红蛋白减少。

（3）红细胞破坏过多：即溶血。红细胞本身的细胞膜、酶活性、基因或蛋白构造有缺陷，如遗传性球形红细胞增多症、海洋性贫血、阵发性睡眠性血红蛋白尿、异常血红蛋白病等，导致红细胞被破坏。

红细胞本身正常，但血清中存在红细胞抗体导致的免疫性溶血性贫血、脾功能亢进以及手术、化学性、生物性的外部因素导致的红细胞被破坏。

2. 血小板减少

（1）血小板生成不足：疾病导致的血小板生成障碍，如再生障碍性贫血、急性白血病、感染等疾病使血小板生成不足。

某些毒物或药物导致的血小板生成障碍，如苯、二甲苯、环磷酰胺等有害物质的作用，导致骨髓内巨核细胞的增殖或生长成熟发生障碍，引起血小板生成不足和数量减少。

（2）血小板破坏增多：疾病导致的血小板破坏增多，如原发性血小板减少性紫癜、弥漫性血管内凝血、巨大血小板综合征、系统性红斑狼疮等疾病引起血小板破坏增多。

某些药物导致的血小板破坏增多，如磺胺、氯霉素、氨基比林等作用时，通过人体免疫机制，体内产生抗血小板抗体，致使血小板破坏过多和数量减少。

**（三）知识点 3：患者乳酸脱氢酶升高的原因**

（1）LDH 活性增高可作为诊断心肌梗死的一个有用指标。心肌梗死发生后 12 ～ 48 小时，LDH 活性开始升高，2 ～ 4 日达到高峰，8 ～ 9 日恢复正常。因此，它作为急性心肌梗死后期的辅助诊断指标。

（2）肝炎、肺梗死、恶性肿瘤、白血病、肌营养不良、胰腺炎和肺栓塞等疾病也可使 LDH 活性升高。

（3）标本溶血、剧烈运动、妊娠、肿瘤转移所致胸腔积液、腹水中 LDH 活性往往也升高。

（4）白血病、贫血、骨骼肌损伤、进行性肌萎缩、肺梗死等 LDH 活性也升高。

**（四）知识点 4：外周血及骨髓检出红细胞碎片的原因**

外周血破碎红细胞碎片增多见于以下疾病。

1. 弥散性血管内凝血

弥散性血管内凝血是感染、恶性肿瘤、病理产科、手术或创伤等病因引起凝血机制被激活、广泛微血栓形成，导致脏器和组织损伤的一种临床综合征。

2. 血栓性血小板减少性紫癜

血栓性血小板减少性紫癜是一种罕见的血栓性微血管病，由于 vWF 蛋白裂解酶 ADAMT13 基因缺陷导致超大 vWF 多聚体形成，触发病理性血小板聚集，引起微血管血小板血栓形成和继发消耗性血小板减少，其凝血功能正常。红细胞通过微血管时损伤，裂红细胞增多，其 MAHA 症状明显，患者有贫血、网织红细胞比例升高、LDH 明显升高。

3. 溶血尿毒症综合征

好发于 4 岁以下儿童，有明确感染出血性大肠埃希菌 O157：H7 的病史，由于出血性大肠埃希菌产生的志贺毒素广泛损伤血管内皮系统，导致微血管病，继发血管内血栓形成，引起 MAHA，外周血涂片裂红细胞增多。

4. 血管炎相关疾病

自身免疫性疾病（如 SLE、硬皮病危象、抗磷脂综合征危象、韦格钠肉芽肿）或特殊感染性疾病（如落基山斑疹热、炭疽等）均可引起小血管炎，小血管壁发生纤维素样坏死，继而局部形成微血栓，从而引起 MAHA，外周血涂片见裂红细胞增多。

5. 累及肾小球微血管的肾脏疾病

包括急性 / 急进性肾小球肾炎、肾皮质坏死和移植肾排斥反应，肾脏局部微血管病变导致微动脉的管腔狭窄、血栓形成等均可导致经过肾脏微循环的红细胞被机械破坏，发生 MAHA，但程度一般不严重，仅可在外周血涂片中见到裂红细胞增多。

6. 其他

可引起裂红细胞增多的疾病，还包括一些产科疾病，如子痫、先兆子痫、HELLP 综合征（MAHA、血小板减少、肝酶升高）、行军性血红蛋白尿症以及巨大血管瘤或血管内皮瘤。

### （五）知识点 5：巩膜黄染的临床意义

引发巩膜黄染的原因，以疾病原因更为多见，常是溶血性、肝脏、胆道相关疾病引起。除此之外，还有非疾病原因：近期食用含有大量黄色素成分的食物或药物也可能会引起巩膜黄染，如含有丰富胡萝卜素的胡萝卜、柑橘等蔬菜、水果，阿的平、呋喃类药物等。

生理性黄疸：如新生儿出生后 2 ～ 3 日，会出现巩膜黄染、皮肤黄染（黄疸）的情况，一般 2 周左右会自行逐渐消退。

### （六）知识点 6：胃肠型及蠕动波的临床意义

（1）胃型或肠型：指胃肠道发生梗阻时，梗阻近端的胃或肠断扩张而隆起，可呈现胃肠的轮廓。

（2）蠕动波：出现胃型的部位同时伴有该部位的蠕动加强，称为蠕动波。

（3）临床意义：幽门梗阻、机械性肠梗阻、小肠梗阻。

### （七）知识点 7：墨菲征的定义和临床意义

医师以手掌平放于患者右肋下部，以拇指腹勾压于右肋下胆囊点处，然后嘱患者缓慢深吸气。在吸气过程中，发炎的胆囊下移时碰到用力按压的拇指，即可引起疼痛，此为胆囊触痛，如因剧烈疼痛而致吸气终止（不敢继续吸气）为墨菲征阳性。

### （八）知识点 8：移动性浊音的定义

腹部查体时，因体位不同而出现浊音区变动的现象，称为移动性浊音，是发现有无胸腔积液的重要检查方法。腹水 1 0C0mL 以上。

### （九）知识点 9：血栓性血小板减少性紫癜的病因与分类

根据病因可分为遗传性 TTP 和获得性 TTP。

（1）遗传性 TTP：是由 ADAMTS13 基因突变或缺失，导致酶活性降低或缺乏所致，常在感染、应激或妊娠等诱发因素作用下发病。

（2）获得性 TTP：根据诱发因素是否明确，又分为原发性（特发性）TTP 和继发性 TTP。原发性 TTP 患者存在抗 ADAMTS13 自身抗体，或存在抗 CD36 自身抗体，刺激内皮细胞释放过多 UL-vWF。继发性 TTP 可继发于感染、药物、自身免疫性疾病、肿瘤、骨髓移植和妊娠等多种疾病。

### （十）知识点 10：血栓性血小板减少性紫癜的发病机制

TTP 的发生至少要有两个必需条件：①广泛的微血管内皮细胞损伤；②血管性血友病因子裂解酶（ADAMTS13）缺乏或活性降低。血管内皮损伤可在短期内释放大量 vWF 大分子多聚体（UL-vWF）。ADAMTS13 活性降低或缺乏，可使这种超大分子量的 vWF 不被降解。聚集的 UL-vWF 促进血小板黏附与聚集，在微血管内形成血小板血栓，血小板消耗性减少，继发出血，微血管管腔狭窄，红细胞破坏，受累组织器官损伤或功能障碍，从而导致 TTP 的发生。

### （十一）知识点 11：血栓性血小板减少性紫癜的实验室检查特点

（1）血常规检查：可见不同程度贫血，网织红细胞增多，破碎红细胞 $> 2\%$；半数以上患者血小板计数在 $20 \times 10^9/L$ 以下。

（2）血生化检查：血清间接胆红素升高，血清结合珠蛋白下降，乳酸脱氢酶升高，血尿素氮及肌酐不同程度升高。

（3）出凝血检查：出血时间延长，APTT、PT 及纤维蛋白原检测多正常。vWF 多聚体分析可见 UL-vWF。

（4）血管性血友病因子裂解酶活性分析：遗传性 TTP 患者 ADAMTS13 活性低于 5%，部分获得性 TTP 患者的 ADAMTS13 活性显著降低且抑制物阳性。

### （十二）知识点 12：血栓性血小板减少性紫癜的治疗原则

本病多急性发病，如不能及时治疗，病死率高。临床上在中度或高度怀疑本病时即应尽快开始相关治疗。iTTP 首选血浆置换治疗，并酌情联合使用糖皮质激素等。cTTP 以替代治疗为主，分为按需治疗和预防治疗方法。对高度疑似和确诊病例输注血小板应十分谨慎，血浆置换后如出现危及生命的严重出血时才考虑使用。

### （十三）知识点 13：对高度疑似和确诊病例，能否输注血小板

原则上在高度疑似 TTP 且尚未进行血浆置换的患者不宜进行血小板输注，因其可能增加微血栓形成和器官损伤。但在血浆置换后，如出现危及生命的重要器官出血时可考虑进行血小板输注。

## 参考文献

[1] 张之南，沈悌 . 血液病诊断及疗效标准 [M]. 4 版 . 北京：科学出版社，2018.

[2] 王吉耀，葛均波，邹和建 . 实用内科学 [M]. 16 版 . 北京：人民卫生出版社，2022.

[3] 王振义，李家增，阮长耿 . 血栓与止血基础理论与临床 [M]. 3 版 . 上海：上海科学技术出版社，2004.

[4] SWERDLOW S H, CAMPO E, HARRIS N L, et al. WHO classification of tumours of haematopoietic and lymphoid tissues[M]. Ly- on(France): IARC Press, 2017.

（赵俊暕　孙国贵　赵亚婷）

# 第八部分　儿科学相关诊疗案例

## 案例 24　呼吸系统——肺炎案例

**学习目标**

1. 知识目标　从肺炎主诉、临床表现、诊断及治疗全过程学习肺炎的相关知识。

2. 能力目标　通过学习病例，学生在接诊肺炎病例的过程中能对肺炎患儿提出相应的诊断、鉴别诊断和治疗方案。

3. 职业素养目标　通过学习病例，学生在医患沟通、同理心、人文素养等方面得到提升。

### 一、案例信息

**案例名称：**呼吸系统——肺炎。
**主要诊断：**双侧肺炎。
**适用对象：**本科生（院校教育），规培生（毕业后教育）。
**关键词：**肺炎。
**典型临床症状与体征 / 阳性体征：**发热，咳嗽，肺部听诊闻及痰鸣音。
**诊断：**双侧肺炎。
**治疗方法：**抗感染、支气管镜及支气管肺泡灌洗。

### 二、病史资料

**患者姓名：**刘某某。
**性别：**女。
**年龄：**9 岁 10 个月。
**主诉：**发热伴咳嗽 2 日。

**现病史：**患儿 2 日前受凉后出现发热，体温最高 38.6℃，热型不规则，无寒战及抽搐【知识点 1：发热的鉴别诊断】，咳嗽，为阵发性单声咳，非犬吠样咳嗽，无鸡鸣样尾音，咳嗽有痰，咳不出【知识点 2：咳嗽的鉴别诊断】。无喘息，无呼吸困难，无呕吐及腹泻，无乏力。患儿就诊我院当日完善血常规检查【知识点 3：血常规检查的意义与异常值解读】提示：白细胞（WBC）$9.0 \times 10^9$/L、C 反应蛋白（CRP）19.7mg/L，进行胸部正、侧位 X 线检查提示：两下肺纹理稍多，左下肺野可见斑片状密度增高影，侧位与心影重叠。检查提示：结合侧位，考虑左肺上叶感染【知识点 4：支原体肺炎肺部 X 线异常改变特点】。现为求进一步诊治，门诊以“肺炎”收入我院。患者自发病以来精神、睡眠可，食欲欠佳【知识点 5：患儿出现食欲缺乏的原因】。

**既往史：**否认肝炎、结核等传染病病史。否认外伤史。否认手术史。否认药物、食物过敏史。

**出生史：**第 1 胎，第 1 产，胎龄 38 周，出生时体重 3 800g。

**分娩方式：**顺产。出生后无窒息。

**母孕期情况：**健康。

**喂养史：**母乳喂养，6 月龄开始添加辅食，12 月龄开始普食。

**发育史：**发育正常。

**预防接种史：**卡介苗、乙肝、脊灰糖丸、百白破、麻疹、流脑、乙脑。

**家族史：**否认家族遗传病史及类似疾病史。

## 三、专科及辅助检查

### （一）专科检查

T 37.0℃，P 120 次 / 分钟，R 24 次 / 分钟，BP 130/85mmHg。精神可，浅表淋巴结未触及肿大，口唇无发绀，咽部充血，双侧扁桃体Ⅱ°，双肺呼吸音粗，可闻及痰鸣音。心音有力，律齐，未闻及病理性杂音。腹软，无压痛及反跳痛，无包块，肝、脾肋下未触及，肠鸣音正常存在。神经系统查体未见异常。

### （二）辅助检查

（1）血常规：白细胞 $14 \times 10^9$/L，中性粒细胞百分比 79%。

（2）胸部正、侧位片：左肺上叶可见云雾状低密度影，考虑炎性病变（图 24–1）。

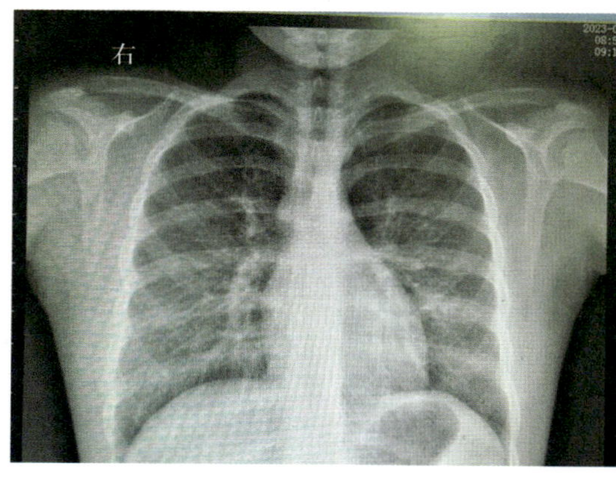


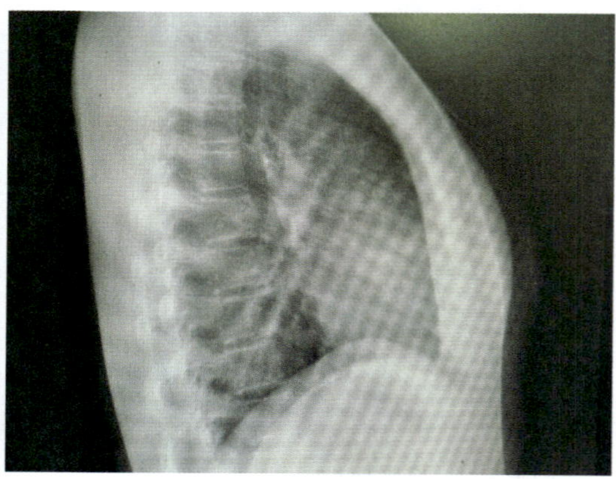

图 24–1　胸部 X 线正、侧位片

（3）胸部 CT：两肺上叶炎性病变，左主支气管局部变窄（图 24–2）。

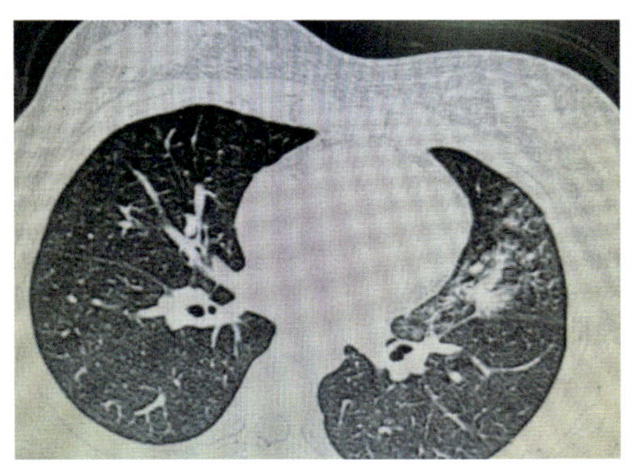
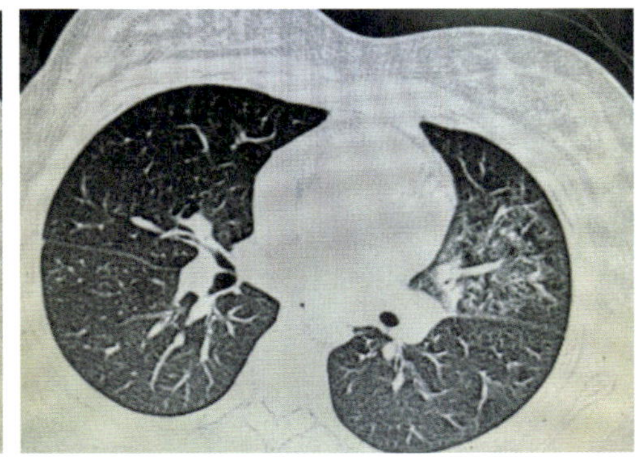

图 24-2　胸部 CT 表现

## 四、诊断及鉴别诊断

### （一）诊断

双侧肺炎如下。

（1）症状：①发热；②咳嗽。

（2）体征：咽部充血，双侧扁桃体Ⅱ度肿大，双肺呼吸音粗，可闻及痰鸣音。

（3）辅助检查：①血常规检查；②胸部 X 线正、侧位片；③胸部 CT 检查。

### （二）鉴别诊断

1. 肺结核

患儿多有长期低热、盗汗、咳血等中毒症状，该患儿无上述症状，无结核接触史及家族史，已接种卡介苗，卡疤阳性，故不支持。

2. 支气管异物

患儿应有异物吸入史及剧烈呛咳，该患儿无上述症状及病史，胸部正位片亦未发现异物，故暂不考虑。

## 五、治疗

### （一）治疗方案

抗感染、抗炎、清热祛痰、支气管镜及支气管肺泡灌洗治疗【知识点 6：肺炎的治疗方案】。

### （二）诊治经过

入院后给予儿科Ⅰ级护理，普食，检查尿便常规、病毒抗体系列、抗链球菌溶血素O、咽拭子培养、肝肾功能、心肌酶、免疫球蛋白以了解患儿机体状态。给予头孢唑肟钠 1.0g 静脉滴注，每日 2 次；痰热清 10mL 静脉滴注，每日 1 次。

入院第 2 日，胸部 CT 结果回报：①两肺上叶炎性病变，建议治疗后复查；②左主支气管局部变窄，请结合临床。患儿胸部 CT 提示两肺感染较重，故给予甲泼尼龙静脉滴注并逐渐减停【知识点 7：糖皮质激素的应用指征】。

入院第 8 日复查胸部 CT：①右肺上叶及左肺下叶炎性病变较前进展，左肺上叶炎性病变较前吸收，余两肺上叶炎性病变较前未见明显改变；②左主支气管局部变窄较前未见明显改变。

请呼吸科会诊，会诊后医生建议：①继续抗炎治疗；②支气管镜及支气管肺泡灌洗【知识点8：支气管镜及肺泡灌洗的适应证】。

入院第11日，静脉麻醉+局部麻醉下行支气管镜检查及左肺上叶前段行肺泡灌洗，支气管镜下可见左主支气管稍狭窄，未见异物及痰栓。左主支气管狭窄，考虑与先天发育有关。内镜诊断：支气管黏膜炎。

复查肺炎支原体抗体阳性，考虑支原体感染，给予阿奇霉素干混悬剂500mg口服每日1次联合抗感染治疗。

入院第13日，再次复查胸部CT回报：①右肺上叶及左肺炎性病变较前吸收；②左主支气管局部变窄较前未见明显改变。经治疗，患儿无发热，咳嗽逐渐减轻，临床治愈出院，共住院治疗14日。

## 六、总结与思考

（1）肺炎是呼吸系统中起较为常见的感染性疾病，且仍是全国5岁以下儿童第一位的死亡原因。因此需积极采取措施，降低呼吸道感染的发病率和病死率。

（2）肺炎类型。

1）病理分类：大叶性肺炎、支气管肺炎、间质性肺炎。

2）病因分类：病毒性肺炎、细菌性肺炎、支原体肺炎、衣原体肺炎、原虫性肺炎、真菌性肺炎、非感染病因引起的肺炎。

3）病程分类：急性肺炎、迁延性肺炎、慢性肺炎。

4）病情分类：轻症（除呼吸系统外，其他系统表现不明显，无全身中毒症状）、重症（除呼吸系统表现外还存在其他系统表现，全身中毒症状明显，甚至危及生命）。

5）临床表现典型与否分类：典型性肺炎、非典型性肺炎。

6）肺炎发生的地点分类：社区获得性肺炎、医院获得性肺炎。

（3）重症肺炎的尽早识别以及诊断。

重症肺炎由于严重的缺氧及毒血症，除有呼吸衰竭外，可发生心血管、神经和消化等系统严重功能障碍。

肺炎合并心力衰竭：呼吸频率突然＞60次/分钟，心率＞180次/分钟，极度烦躁不安，发绀，奔马律，颈静脉怒张，少尿或无尿。

缺氧中毒性脑病：烦躁、嗜睡，球结膜水肿，昏睡、昏迷、惊厥，呼吸心搏解离，脑膜刺激征。

## 七、知识点库

### （一）知识点1：发热的鉴别诊断

（1）根据病因：感染性发热、非感染性发热。

（2）根据机制：致热源性发热、非致热源性发热。

（3）热型：稽留热、弛张热、波浪热、回归热、双峰热。

### （二）知识点2：咳嗽的鉴别诊断

（1）根据病因：呼吸道感染，呼吸道受压及物理性阻塞，吸入刺激性气体，变态反应和自身免疫性疾病，其他如膈疝、白血病所致的肺浸润。

（2）根据病史：起病方式及病程，咳嗽的性质，咳嗽的节律，咳嗽的音调、时间，咳嗽的伴随症状。

**（三）知识点 3：血常规检查的意义与异常值解读**

（1）白细胞检查：细菌性肺炎白细胞计数升高，中性粒细胞增多。病毒性肺炎的白细胞计数大多正常或偏低，时有淋巴细胞增多或出现异形淋巴细胞。

（2）C 反应蛋白：细菌感染时 CRP 值多上升，非细菌感染时则上升不明显。

**（四）知识点 4：支原体肺炎肺部 X 线异常改变特点**

（1）支气管肺炎。

（2）间质性肺炎。

（3）均匀一致的片状阴影，似大叶性肺炎改变。

（4）肺门阴影增浓。

上述表现可相互转化，一处消散，另一处又出现新的病变，即所谓的游走性浸润。体征轻而 X 线改变明显是支原体肺炎的又一特点。

**（五）知识点 5：患儿出现食欲缺乏的原因**

低氧血症和病原体毒素可使胃肠黏膜糜烂、出血，上皮细胞坏死脱落，导致黏膜屏障功能破坏，使患儿胃肠功能紊乱，出现腹泻、呕吐，甚至发生缺氧中毒性肠麻痹。

**（六）知识点 6：肺炎的治疗方案**

（1）一般治疗及护理。

（2）抗感染治疗。

（3）对症支持治疗。

（4）糖皮质激素治疗。

（5）生物制剂。

**（七）知识点 7：糖皮质激素的应用指征**

糖皮质激素的药理作用及作用机制：①对代谢的影响；②抗毒作用；③抗炎作用；④免疫抑制与抗过敏作用；⑤抗休克作用；⑥其他。

糖皮质激素的临床应用：①严重感染或炎症；②自身免疫性疾病、器官抑制排斥反应和过敏性疾病；③抗休克治疗；④血液病；⑤局部应用；⑥替代疗法。

**（八）知识点 8：支气管镜及肺泡灌洗的适应证**

怀疑有黏液栓堵塞和塑形性支气管炎的重症患儿应尽早进行，以减少并发症和后遗症的发生。

## 参考文献

[1] 王卫平 . 儿科学 [M]. 9 版 . 北京：人民卫生出版社，2018.
[2] 廖清奎 . 儿科症状鉴别诊断学 [M]. 9 版 . 北京：人民卫生出版社，2022.
[3] 中华人民共和国国家卫生健康委员会 . 儿童肺炎支原体肺炎诊疗指南（2023 年版）[J]. 中国合理用药探索，2023，20（3）：16–24.

（才丽娜　戈艳蕾　孙国贵）

# 第九部分　妇产科学相关诊疗案例

## 案例25　生殖系统——子宫内膜癌治疗案例

### 学习目标

1. 知识目标　从子宫内膜癌的主诉、临床表现、诊断及治疗全过程学习子宫内膜癌疾病的相关知识。

2. 能力目标　通过学习病例，学生在接诊子宫内膜癌病例的过程中能对子宫内膜癌患者提出相应的诊断、鉴别诊断和治疗方案。

3. 职业素养目标　通过学习病例，学生在医患沟通、同理心、人文素养等方面得到提升。

### 一、案例信息

**案例名称：**子宫肿瘤——子宫内膜癌。
**主要诊断：**子宫内膜癌。
**适用对象：**本科生（院校教育），规培生（毕业后教育）。
**关键词：**子宫内膜癌。
**典型临床症状与体征/阳性体征：**绝经后阴道异常出血，阴道排液，腹痛。
**诊断：**子宫内膜癌。
**治疗方法：**手术治疗为主，术后辅助放化疗。

### 二、病史资料

患者姓名：邓某某。
性别：女。
年龄：66岁。
主诉：绝经后阴道排液1年，出血1月余。

现病史：患者3年前自然绝经，绝经后无出血或分泌物增多不适，平素未规律查体。1年前劳累后出现阴道排液，呈米汤样，无臭味，无腰酸、腹痛、腹胀及阴道出血等不适。自行局部热敷、休息后无缓解，未进一步治疗。1月前出现阴道少量出血，色鲜红，少于月经量，伴下腹隐痛，二便无改变，无同房后出血。就诊我院，给予盆腔超声检查，提示宫腔内占位性病变，血流信号丰富。近3个月体重减轻5kg【知识点1：阴道排液的鉴别诊断】，阴道分泌物增多，当时未予特殊处理；自行热敷及休息后排液症状无缓解，不伴有恶臭味，未接受药物治疗【知识点2：阴道排液的机制】。绝经后腺体萎缩，分泌物减少，但发生肿瘤性病变时，腺体增生，细胞核异型，腺体分泌增加，宫腔积聚，当宫腔压力达到一定数值时，液体自宫颈管流出，出现阴道排液症状；患者以月经紊乱为主要表现，有经量增多，经期延长，以及不规则出血，妇科检查无特殊，但该患者绝经多年，既往无月经紊乱病史，近1年以阴道排液为主要症状，后期出血改变【知识点3：超声检查】宫腔内占位性病变，大小约1.56cm×0.50cm，呈弥漫状，CDFI显示血流信号丰富，患者于外院未行特殊治疗，现为求进一步诊治，门诊以“宫腔占位性质待查”收入我院。患者自发病以来精神、睡眠可，食欲欠佳，1个月来体重下降5kg。

既往史：既往高血压病史5余年，口服波依定1片，每日1次，最高150/90mmHg，平时控制在130/80mmHg。发现血糖升高2个月，口服二甲双胍1片，每日2次，平时空腹血糖控制在5.1～7.0mmol/L。否认冠心病、肾病、脑血管病等病史，否认肝炎、结核等传染病病史。否认外伤史。否认手术史。否认药物、食物过敏史。

个人史：生于当地，久居当地。否认疫区、疫水接触史。否认毒物、放射性物质接触史。否认烟酒嗜好。

婚育史：适龄结婚，配偶及子女体健。

家族史：否认家族遗传病史及类似疾病史。

## 三、专科及辅助检查

### （一）专科检查

T 36.4℃，P 78次/分钟，R 20次/分钟，BP 150/90mmHg。全身皮肤及巩膜无黄染，锁骨上未触及肿大淋巴结【知识点4：锁骨上淋巴结肿大的临床意义】。腹部平坦，未触及明显肿块，未见胃肠型及蠕动波，未见腹壁静脉曲张，腹软，剑突下可触及轻度压痛，无反跳痛及肌紧张，肝、脾肋下未触及，肝区、肾区无叩痛，腹部叩诊鼓音，移动性浊音（–）【知识点5：移动性浊音的定义】，肠鸣音2～5次/分钟。

### （二）辅助检查

（1）血常规：未见异常。

（2）血生化全项：未见异常。

（3）凝血分析：未见异常。

（4）血肿瘤标志物：见表25–1。

表25–1　血肿瘤标志物检查结果

| 项目 | 结果 | 参考值 | 单位 |
| --- | --- | --- | --- |
| 癌胚抗原 | 1.560 | 0～3.4 | ng/mL |
| 甲胎蛋白 | 3.840 | 0～7 | ng/mL |
| 糖基类抗原153 | 6.720 | 0～25 | U/mL |
| 糖基类抗原125 | 5.600 | 0～35 | U/mL |
| 糖基类抗原199 | 8.730 | 0～39 | U/mL |
| 糖基类抗原724 | 1.570 | 0～6.9 | U/mL |

续表

| 项目 | 结果 | 参考值 | 单位 |
|---|---|---|---|
| 人绒毛膜促性腺激素 | 1.320 | 0 ～ 3 | mU/mL |
| 神经元特异性烯醇化酶 | 8.760 | 0 ～ 15.2 | μg/L |

（5）其他：传染病三项筛查阴性；血型 A 型，Rh 阳性。

（6）腹、盆腔部增强 CT：子宫增大、变形，宫腔内可见占位性病变，呈明显强化（图 25–1）。

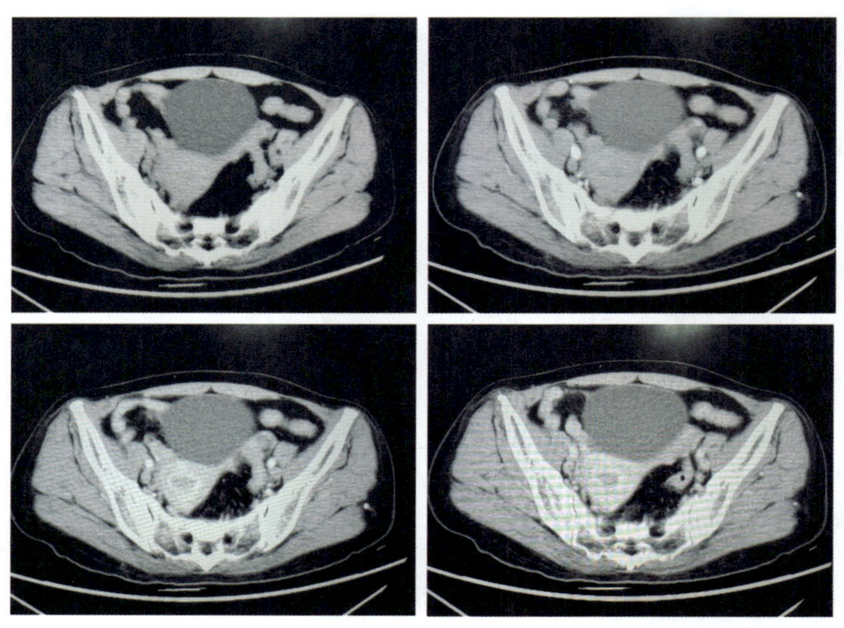

图 25–1　盆腔 CT 表现

子宫 MRI：病变范围 1.5cm × 0.5cm，基底层连续，未见明显肌层浸润，盆腔淋巴结无肿大（图 25–2）。

检查所见：

膀胱充盈不佳，轮廓尚光整，膀胱内未见明显充缺；子宫体积饱满，子宫内膜—宫颈可见不规则肿物，呈 $T_1$WI 稍低 $T_2$WI 稍高信号，DWI 呈高信号，ADC 呈低信号，肌层外缘尚光整，子宫颈管旁可见约 9mm 类圆形 $T_2$WI 高信号；双侧附件区未见明显异常信号影；直肠未见异常信号，周围脂肪间隙存在；盆腔内可见少量液体信号影；盆腔内可见多发结节，大者位于右侧髂血管旁，短径约 1.0cm；所示骨盆骨质结构未见异常。

检查提示：

1. 子宫内膜—宫颈占位，请结合病检。
2. 宫颈部异常信号，考虑纳囊。
3. 盆腔少量积液。

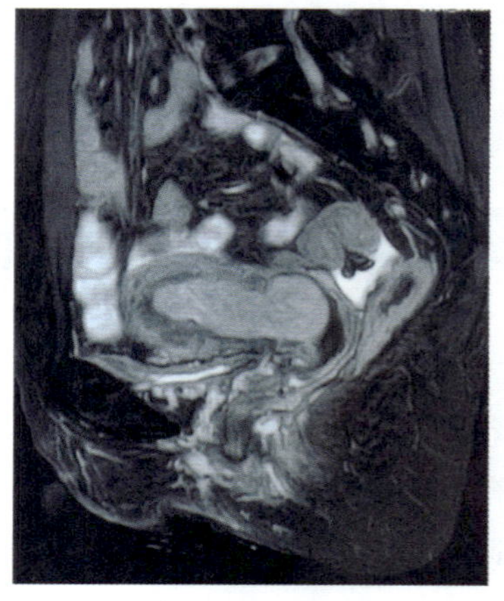

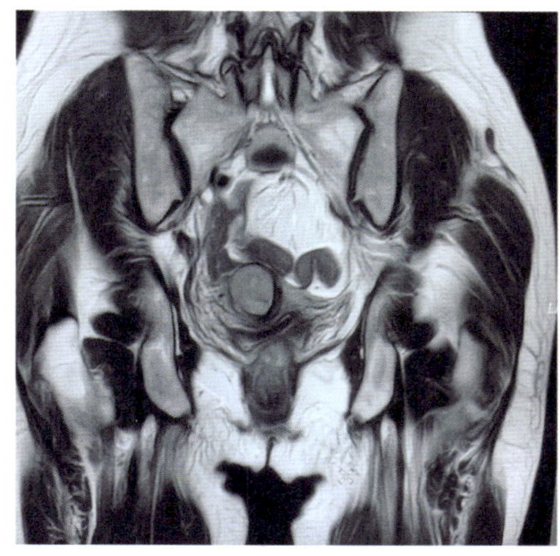
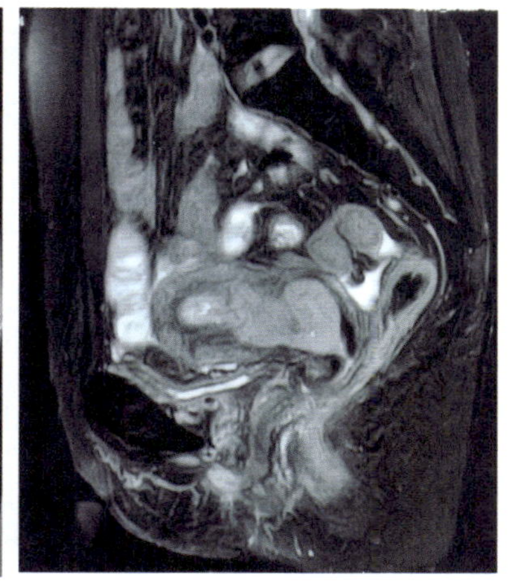

图 25-2　子宫 MRI 检查结果

诊断性刮宫是目前获取宫腔组织最常用的方法，简单易行，能比较全面地取得宫腔组织，手术时要注意对宫腔进行全面搔刮。

宫腔镜：宫腔镜可直接观察宫腔和宫颈管，在直视下取材活检，对局灶性子宫内膜癌的诊断更准确，特别适用于多次诊断性刮宫阴性者（图 25-3）。

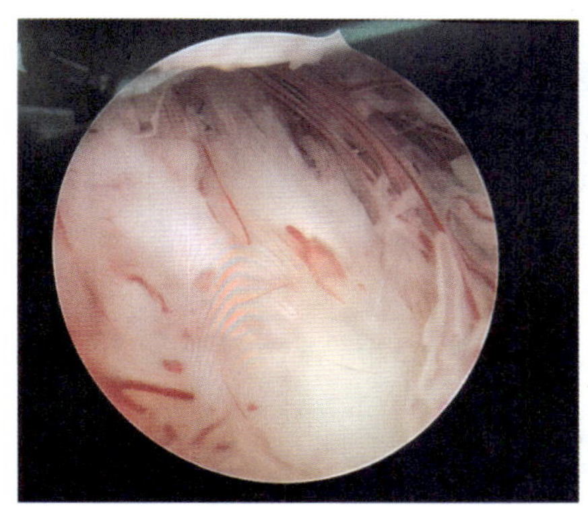
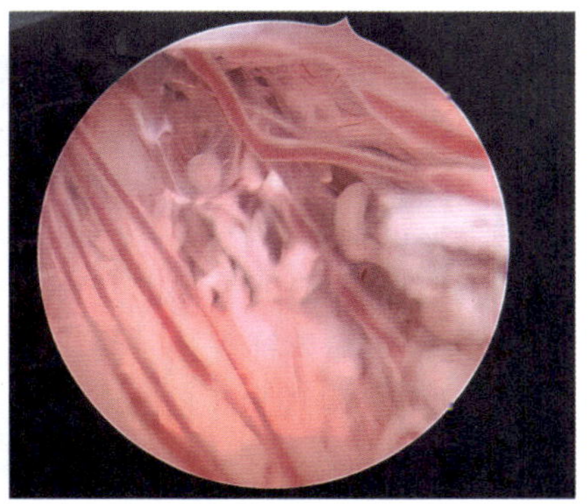

图 25-3　宫腔镜下改变

## 四、诊断及鉴别诊断

### （一）诊断

1. 子宫内膜癌

（1）症状（诊断重要线索）：①绝经后阴道异常排液 1 年以上；②热敷及抗炎治疗后无缓解；③血糖升高。

（2）体征（诊断客观依据）：①妇科查体：外阴（-），阴道畅，见少许陈旧性血液，阴道壁未见病变及出血点；②宫颈无萎缩，宫颈口可见少许暗红色血迹；③子宫前位，增大如妊娠 2 个月，质稍软，活动可，无压痛；④双附件区未触及明显异常。

（3）辅助检查（诊断必要条件）：①盆腔超声；②腹、盆部强化 CT；③血生化检查；④肿瘤标志物、盆腔磁共振成像、子宫内膜病理组织【知识点 6：还有哪些检查可以进一步明确诊断】。

2. 高血压

病史提供诊断明确。

3. 糖尿病

病史提供诊断明确。

### （二）鉴别诊断

1. 萎缩性阴道炎

表现为绝经后出血或血性白带，查体子宫常有压痛。合并宫腔积脓时阴道超声表现为宫腔积液。

2. 内生型宫颈癌

可表现为阴道异常流血或排液。内生型子宫颈癌的病灶位于宫颈管内，部分患者可出现宫颈管增粗、变硬和呈桶状。宫颈外口外观无异常。可行宫颈管搔刮术或影像学检查鉴别诊断。

3. 输卵管癌

可表现为间歇性阴道排液、阴道流血、下腹痛，可有附件包块。诊断性刮宫和影像学检查可协助诊断。

## 五、治疗

（1）治疗方案：手术治疗【知识点 7：子宫内膜癌的治疗方案】。

（2）术前准备：评估患者肿瘤是否发生远处转移。

（3）确定肿瘤分期【知识点 8：子宫内膜癌的分期】。

（4）器官功能的评价（心、肺、肝及脑血管功能是否耐受手术）；控制血压、血糖，备血 1 000 ～ 2 000mL。

（5）手术方式：全面分期手术。

（6）术后处理：生命体征观察，引流管观察，术后补液，伤口换药、拆线，防治术后并发症，快速康复外科理念（ERAS）。

（7）术后随访及辅助治疗（图 24–6）【知识点 9：术后随访】。

## 六、总结与思考

（1）子宫内膜癌的预后和治疗方案的选择与其病理类型、分级密切相关，根据预后的差异将不同的组织学类型分为Ⅰ型和Ⅱ型，但最新指南提出了内膜的分子分型，最新的分子分型有哪些，相应的预后又是怎样的？

（2）子宫内膜癌的病理有几种类型？其各自特点有哪些？

（3）子宫内膜癌治疗是以手术治疗为主的多学科综合治疗，MDT 在子宫内膜癌诊疗中的意义。

（4）子宫内膜癌手术切除范围，大网膜切除的意义。

## 七、知识点库

### （一）知识点 1：阴道排液的鉴别诊断

绝经后阴道排液可能是老年性阴道炎、宫颈癌、输卵管癌以及子宫内膜癌的早期典型症状。

### （二）知识点 2：阴道排液的机制

异常增生的子宫内膜腺体，分泌大量浆液性或血性分泌物所致。

### （三）知识点 3：超声检查

早期病灶细小，仅表现为内膜少许增厚，回声均匀。无法与内膜增生过长鉴别。当病变累及肌层时，局部内膜与肌层界线不清，局部肌层呈低而不均匀回声，与周围正常肌层无明显界线。

### （四）知识点 4：锁骨上淋巴结肿大的临床意义

如果锁骨上淋巴结触及肿大，提示存在淋巴结转移可能。

### （五）知识点 5：移动性浊音的定义

如果移动性浊音阳性，提示分期较晚，合并有腹水。

### （六）知识点 6：还有哪些检查可以进一步明确诊断

宫腔镜检查是一种简单、安全、微创的操作，在子宫内膜癌检测中具有高度灵敏性和特异性。与传统的诊断性刮宫相比，在宫腔镜直视下精准取材并行病理学检查在癌症的诊断中更为精确。子宫内膜癌在宫腔镜下具有特有的形态学特征，包括异型血管、表面不规则、坏死和多种肿瘤样生长形态（乳头状、息肉状和结节状），然而宫腔镜检查具有腹腔肿瘤播散的可能。病理类型：子宫内膜样癌，浆液性癌，透明细胞癌，未分化癌和去分化癌，混合性癌，癌肉瘤，其他子宫内膜癌（中肾管样腺癌、鳞状细胞癌）；分子分型：POLE 超突变型，dMMR 型，NSMP 型，P53 突变型。

### （七）知识点 7：子宫内膜癌的治疗方案

以手术治疗为主，辅以放疗、化疗和激素等综合治疗。

### （八）知识点 8：子宫内膜癌的分期

Ⅰ期：肿瘤局限于子宫和卵巢；Ⅱ期：肿瘤侵犯宫颈间质，但无子宫体外扩散或广泛脉管浸润；Ⅲ期：任何组织类型的肿瘤局部或区域性扩散；Ⅳ期：肿瘤侵犯膀胱和（或）直肠和（或）远处转移。

### （九）知识点 9：术后随访

完成治疗后，前 2 ～ 3 年每 3 ～ 6 个月复查 1 次，3 年后 6 ～ 12 个月复查 1 次。复查内容：关于有可能复发的症状、生活方式、肥胖、运动、戒烟、营养咨询、性健康以及阴道润滑剂使用的健康宣教。CA-125 如果之前有升高，随访期间需要复查；CT、MRI、PET-CT 等影像学检查。

## 参考文献

[1] 杨慧霞，狄文，朱兰 . 妇产科学 [M]. 2 版 . 北京：人民卫生出版社，2021.

[2] 中国抗癌协会妇科肿瘤专业委员会 . 子宫内膜癌诊断与治疗指南 [J]. 中国癌症杂志，2021，31（6）：505-512.

（郭艳娟　赵亚婷　孙国贵）

# 第十部分　眼科学相关诊疗案例

## 案例 26　眼——视网膜中央静脉阻塞案例

**学习目标**

1. 知识目标　从视网膜中央静脉阻塞患者的主诉、临床表现、诊断及治疗全过程学习视网膜中央静脉阻塞的相关知识。

2. 能力目标　通过学习病例，学生在接诊视网膜中央静脉阻塞病例的过程中能对视网膜中央静脉阻塞患者提出相应的诊断、鉴别诊断和治疗方案。

3. 职业素养目标　通过学习病例，学生在医患沟通、同理心、人文素养等方面得到提升。

### 一、案例信息

**案例名称：** 视网膜疾病——视网膜中央静脉阻塞（CRVO）。

**主要诊断：** 视网膜中央静脉阻塞，黄斑囊样水肿。

**适用对象：** 本科生（院校教育），规培生（毕业后教育）。

**关键词：** 视网膜中央静脉阻塞，黄斑囊样水肿。

**典型临床症状与体征 / 阳性体征：** 视力下降，视物变形，各象限视网膜静脉迂曲扩张，沿静脉分布可见火焰状、片状、线状出血，视网膜水肿，累及黄斑区、形成黄斑囊样水肿。

**诊断：** 视网膜中央静脉阻塞，黄斑囊样水肿。

**治疗方法：** 抗血管内皮生长因子（VEGF）治疗。

### 二、病史资料

**患者姓名：** 张某某。

**性别：** 女。

**年龄：** 44 岁。

**主诉：** 右眼突发无痛性视力下降 7 日。

**现病史：** 患者 7 日前无明显诱因出现右眼视力下降，为突发性，伴视物变形【知识点 1：患者伴有视物变形的原因】，无眼红、眼痛、畏光、流泪，无头痛、头晕、恶心、呕吐，无发热、寒战，无恶心、呕吐等不适。未曾诊治，现为求进一步诊治，门诊以“右眼视网膜中央静脉阻塞右眼黄斑囊样水肿”收入我院。患者自发病以来精神、睡眠可，饮食正常，大、小便正常，体重无变化。

**既往史：**既往否认高血压、糖尿病，冠心病、肾病、脑血管病等病史，否认肝炎、结核等传染病病史。否认外伤史。否认手术史。否认药物、食物过敏史。

**个人史：**生于当地，久居当地。否认疫区、疫水接触史。否认毒物、放射性物质接触史。否认烟酒嗜好。

**婚育史：**适龄结婚，配偶及子女体健。

**家族史：**否认家族遗传病史及类似疾病史。

## 三、专科及辅助检查

### （一）专科检查

最佳矫正视力：右眼 0.2，左眼 1.0。双眼睑无红肿，结膜无充血，角膜透明，前房深度良好，房水清，虹膜纹理正常，瞳孔圆形，直径约 3mm，直接及间接对光反射灵敏，晶体透明。眼底：右眼视神经盘界清、色红润，各象限视网膜静脉迂曲扩张，沿静脉分布可见火焰状、片状、线状出血，为浅层出血【知识点 2：视网膜出血依据其出血部位不同有哪些表现】，视网膜水肿【知识点 3：视网膜水肿分为哪两种，原因分别是什么】，累及黄斑区，中央凹反光消失。左眼视神经盘边界清、色红润，血管走行大致正常，网膜平伏，未见明显出血及渗出，黄斑中央凹反光可见。

### （二）辅助检查

（1）眼底照相（图 26-1）：右眼视神经盘界清、色红润，各象限视网膜静脉迂曲扩张，沿静脉分布可见火焰状、片状、线状出血。

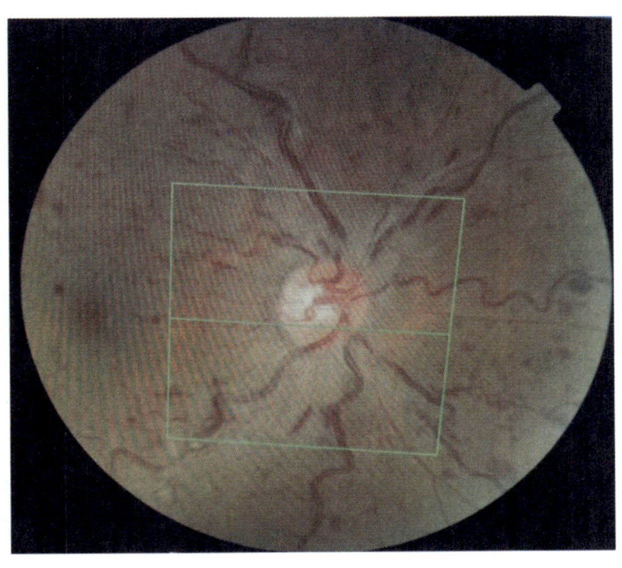

图 26-1　眼底照相

（2）黄斑 OCT（图 26-2）：黄斑中央凹神经上皮层间可见囊腔样低反射信号，提示黄斑囊样水肿【知识点 4：发生黄斑囊样水肿的原因】。

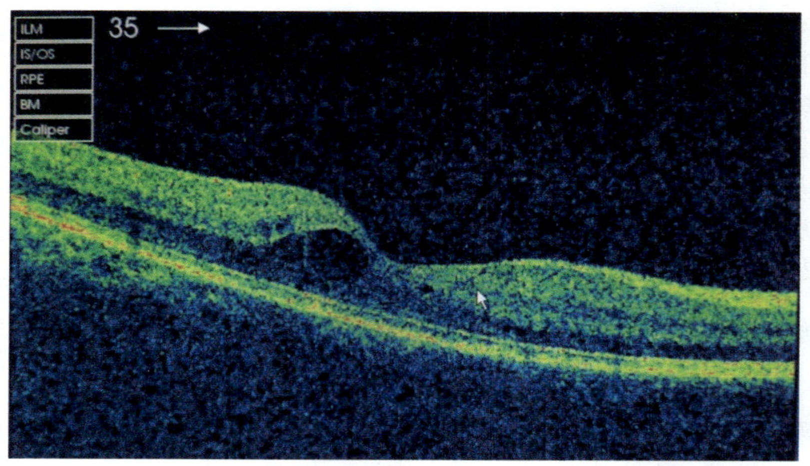


图 26-2 黄斑 OCT

（3）眼 B 超（图 26-3）：右眼玻璃体内可探及点片状中等强度回声光斑，动度后运动（+），提示右眼玻璃体轻度浑浊。

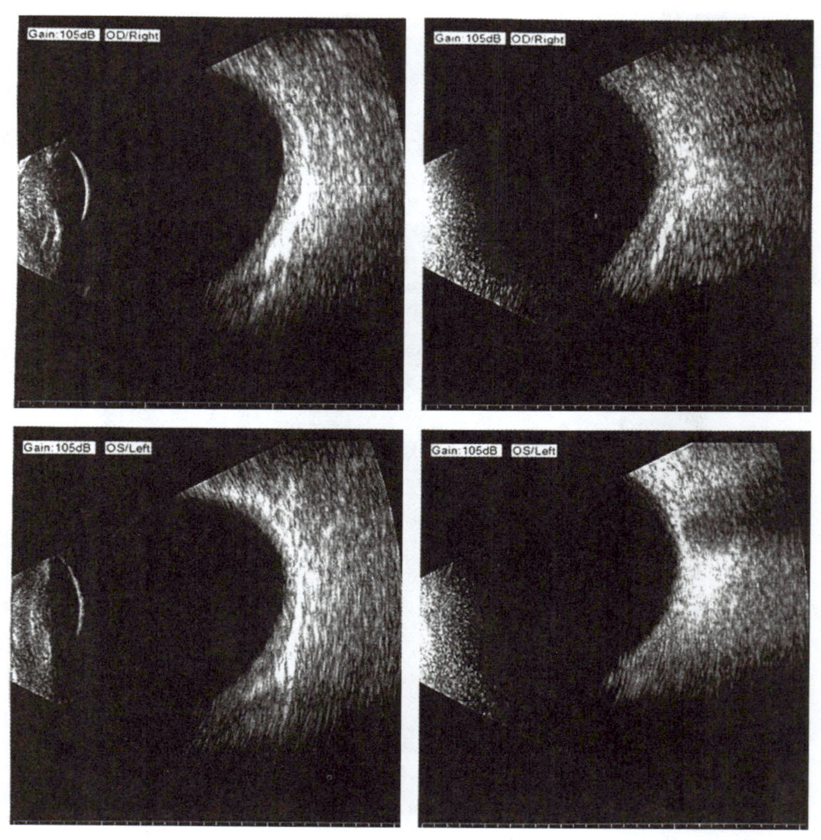


图 26-3 眼 B 超检查

（4）视野（图 26-4）：大致正常视野【知识点 5：CRVO 可以有什么样的视野改变】。

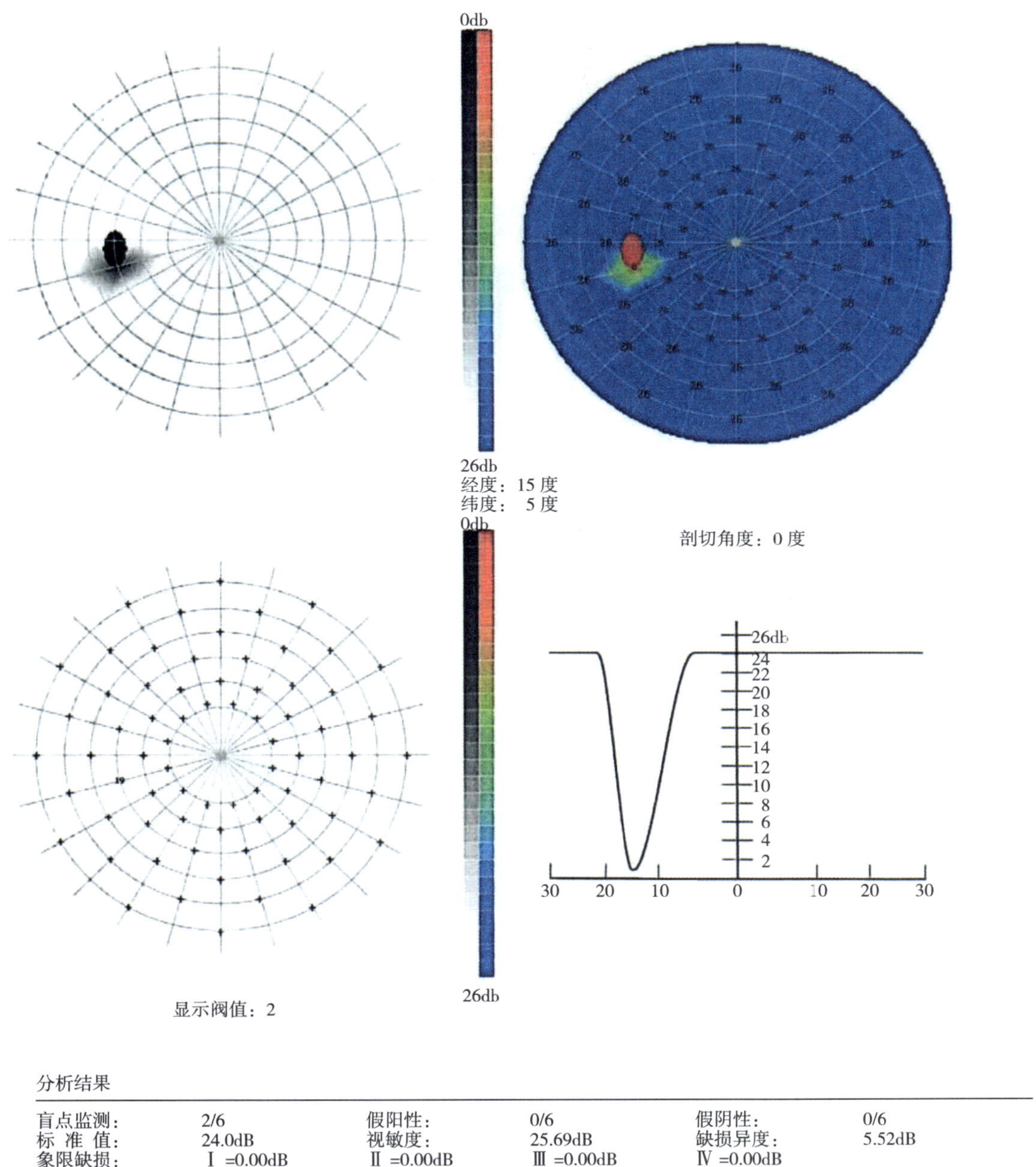


分析结果

| 盲点监测： | 2/6 | 假阳性： | 0/6 | 假阴性： | 0/6 |
|---|---|---|---|---|---|
| 标 准 值： | 24.0dB | 视敏度： | 25.69dB | 缺损异度： | 5.52dB |
| 象限缺损： | Ⅰ =0.00dB | Ⅱ =0.00dB | Ⅲ =0.00dB | Ⅳ =0.00dB | |

图 26-4

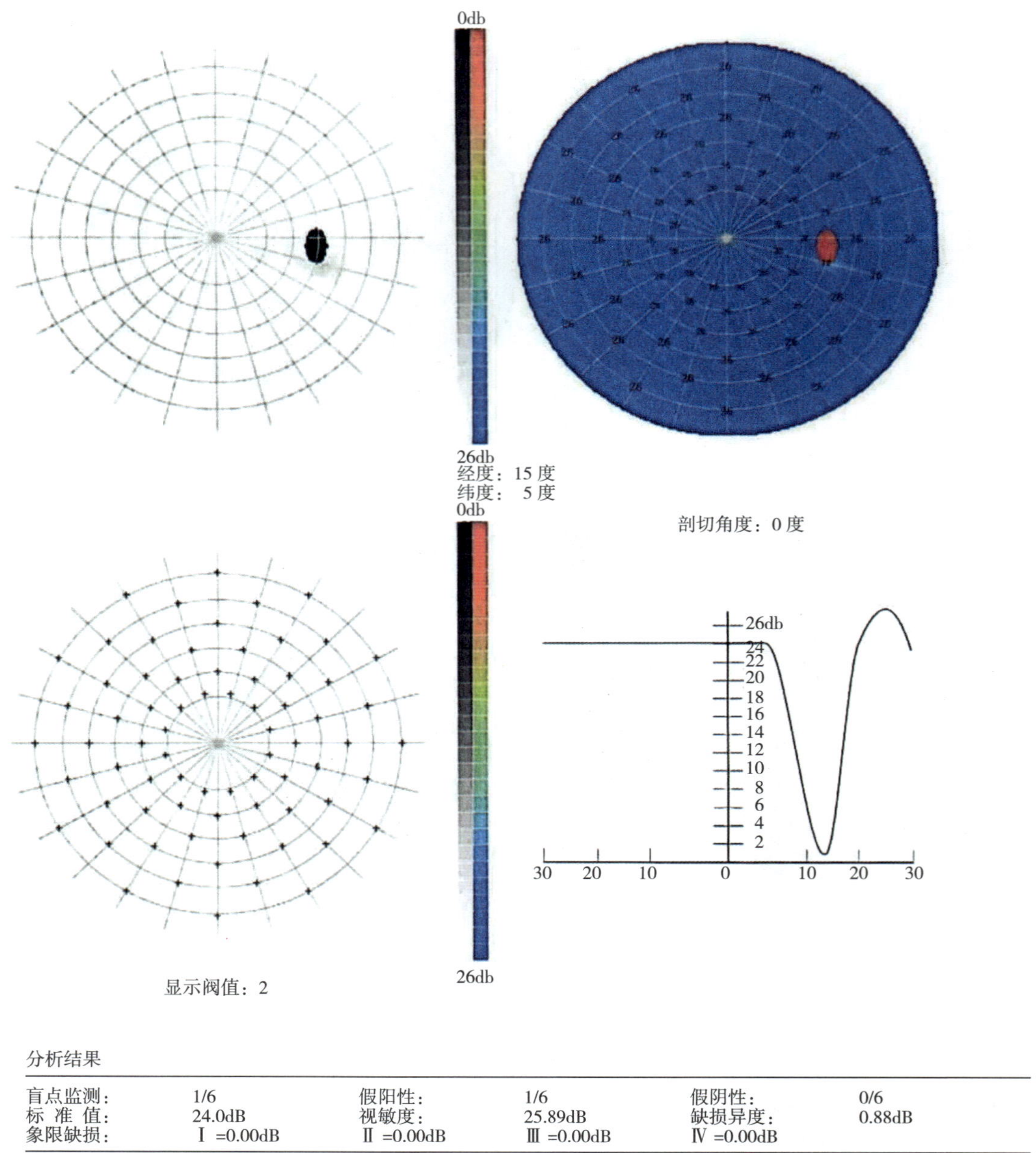


| 盲点监测： | 1/6 | 假阳性： | 1/6 | 假阴性： | 0/6 |
|---|---|---|---|---|---|
| 标 准 值： | 24.0dB | 视敏度： | 25.89dB | 缺损异度： | 0.88dB |
| 象限缺损： | Ⅰ =0.00dB | Ⅱ =0.00dB | Ⅲ =0.00dB | Ⅳ =0.00dB | |

图 26-4 视野

（5）眼底血管荧光造影检查（图 26-5）：臂—视网膜循环时间（A-RCT）14 秒，静脉早期可见右眼视神经盘边界尚清，各象限静脉迂曲扩张，沿静脉分布可见大量线状、片状荧光遮蔽，造影晚期静脉管壁着染、渗漏，视神经盘可见高荧光渗漏，拱环区荧光积存。左眼未见明显异常荧光。提示：右眼视网膜中央静脉阻塞（非缺血型）【知识点 6：通过眼底血管荧光造影检查如何区别缺血型与非缺血型】，右眼黄斑水肿。

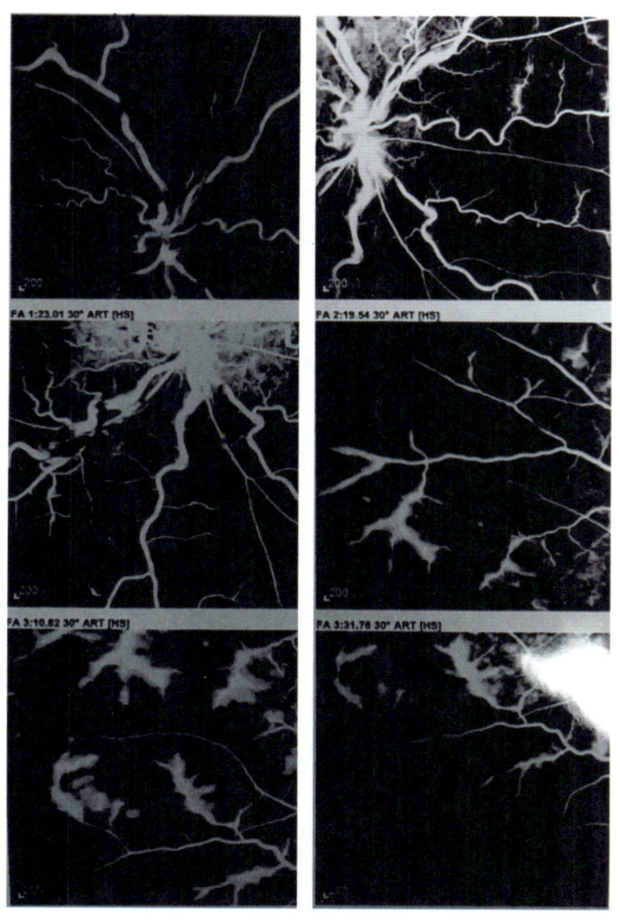


图 26-5　眼底血管荧光造影

（6）血常规：未见异常（表 26-1）。

表 26-1　血常规检查结果

| 项目 | 结果 | 参考值 | 单位 |
|---|---|---|---|
| 白细胞（WBC） | 5.8 | 3.5 ～ 9.5 | $10^9$/L |
| 红细胞（RBC） | 4.48 | 4.3 ～ 5.8 | $10^{12}$/L |
| 血红蛋白（HGB） | 142 | 130 ～ 175 | g/L |
| 红细胞比容（HCT） | 0.413 | 0.400 ～ 0.500 | L/L |
| 红细胞平均体积（MCV） | 92.0 | 82 ～ 100 | fL |
| 红细胞平均血红蛋白量（MCH） | 31.7 | 27 ～ 34 | pg |
| 红细胞平均血红蛋白浓度（MCHC） | 344 | 316 ～ 354 | g/L |
| 红细胞体积分布宽度（RDW） | 13.6 | 10.0 ～ 15.0 | % |
| 血小板（PLT） | 300 | 125 ～ 350 | $10^9$/L |
| 平均血小板体积（MPV） | 8.4 | 6.8 ～ 13.5 | fL |
| 血小板压积（PCT） | 0.253 | 0.108 ～ 0.282 | % |

续表

| 项目 | 结果 | 参考值 | 单位 |
|---|---|---|---|
| 血小板体积分布宽度（PDW） | 14.0 | 10.0 ～ 18.0 | % |
| 淋巴细胞（LYM） | 1.76 | 1.1 ～ 3.2 | $10^9$/L |
| 淋巴细胞百分比（LYM%） | 30.6 | 20 ～ 50 | % |
| 单核细胞（MON） | 0.39 | 0.1 ～ 0.6 | $10^9$/L |
| 单核细胞百分比（MON%） | 6.8 | 3 ～ 10 | % |
| 中性粒细胞（NEU） | 3.51 | 1.8 ～ 6.3 | $10^9$/L |
| 中性粒细胞百分比（NEU%） | 60.8 | 40 ～ 75 | % |
| 嗜酸性粒细胞（EOS） | 0.1 | 0.02 ～ 0.52 | $10^9$/L |
| 嗜酸性粒细胞百分比（EOS%） | 1.8 | 0.4 ～ 8 | % |
| 嗜碱性粒细胞（BAS） | 0 | 0 ～ 0.06 | $10^9$/L |
| 嗜碱性粒细胞百分比（BAS%） | 0 | 0 ～ 1 | % |
| 异形淋巴细胞（ALY） | 0.07 | 0 ～ 2 | $10^9$/L |
| 异形淋巴细胞百分比（ALY%） | 1.2 | 0 ～ 2 | % |
| 巨大不成熟细胞（LIC） | 0.02 | 0 ～ 0.2 | $10^9$/L |
| 巨大不成熟细胞百分比（LIC） | 0.4 | 0 ～ 2 | % |

（7）血生化全项：总胆固醇 6.08mmol/L，低密度脂蛋白胆固醇 4.02mmol/L，γ 谷氨酰转肽酶 131U/L（表 26–2）。

**表 26–2　血生化全项检查结果**

| 项目 | 结果 | 参考值 | 单位 |
|---|---|---|---|
| 总蛋白 | 78.5 | 65 ～ 85 | g/L |
| 白蛋白（溴甲酚绿法） | 46.6 | 40 ～ 55 | g/L |
| 球蛋白 | 31.9 | 20 ～ 40 | g/L |
| A/G | 1.46 | 1.2 ～ 2.4 | |
| 前白蛋白 | 294 | 180 ～ 350 | mg/L |
| 总胆红素 | 11.8 | 0 ～ 21 | μmol/L |
| 直接胆红素 | 3.8 | 0 ～ 8 | μmol/L |
| 间接胆红素 | 8.0 | 1.7 ～ 21.2 | μmol/L |
| 丙氨酸氨基转移酶 | 36 | 9 ～ 50 | U/L |
| 天冬氨酸氨基转移酶 | 24 | 15 ～ 40 | U/L |
| 碱性磷酸酶 | 82 | 35 ～ 125 | U/L |
| γ 谷氨酰转肽酶 | 131 | 7 ～ 45 | U/L |
| 胆碱酯酶 | 8 361 | 4 000 ～ 12 600 | U/L |
| 腺苷脱氨酶 | 5.6 | 4 ～ 24 | U/L |
| 总胆汁酸 | 2.8 | 0 ～ 10 | μmol/L |
| 总胆固醇 | 6.08 | 2.7 ～ 5.2 | mmol/L |

续表

| 项目 | 结果 | 参考值 | 单位 |
|---|---|---|---|
| 三酰甘油 | 1.30 | 0.56 ～ 1.7 | mmol/L |
| 高密度脂蛋白胆固醇 | 1.59 | 1.03 ～ 2.07 | mmol/L |
| 低密度脂蛋白胆固醇 | 4.02 | 2.07 ～ 3.37 | mmol/L |
| 载脂蛋白 A1 | 1.85 | 1.2 ～ 1.76 | g/L |
| 载脂蛋白 B | 1.35 | 0.63 ～ 1.14 | g/L |
| 尿素 | 3.63 | 3.6 ～ 9.5 | mmol/L |
| 肌酐（氧化酶法） | 49 | 57 ～ 97 | μmol/L |
| 二氧化碳 | 20.2 | 20 ～ 30 | mmol/L |
| 尿酸 | 299 | 140 ～ 340 | μmol/L |
| 钠 | 141.4 | 137 ～ 147 | mmol/L |
| 钾 | 4.02 | 3.5 ～ 5.3 | mmol/L |
| 氯 | 104.6 | 99 ～ 110 | mmol/L |
| 钙 | 2.34 | 2.11 ～ 2.52 | mmol/L |
| 磷 | 1.32 | 0.85 ～ 1.51 | mmol/L |
| 铁 | 13.3 | 10.6 ～ 36.7 | μmol/L |
| 镁 | 0.9 | 0.75 ～ 1.02 | mmol/L |
| 葡萄糖 | 5.62 | 3.91 ～ 6.14 | mmol/L |
| 同型半胱氨酸 | 9.8 | 0 ～ 15 | μmol/L |

（8）凝血分析：未见异常（表 26–3）。

表 26–3　凝血分析结果

| 项目 | 结果 | 参考值 | 单位 |
|---|---|---|---|
| 血浆凝血酶原时间 | 12.5 | 11 ～ 15.5 | 秒 |
| PT–INR | 0.93 | 0.76 ～ 1.2 | |
| PT% | 115 | 70 ～ 120 | % |
| 活化部分凝血活酶时间 | 37.2 | 28 ～ 43.5 | 秒 |
| 血浆纤维蛋白原 | 3.16 | 2 ～ 4 | g/L |
| 血浆凝血酶时间 | 16.8 | 14 ～ 21 | 秒 |
| D– 二聚体 | 238.6 | 0 ～ 500 | ng/mL |

（9）乙肝两对半及丙型肝炎病毒检测：乙型肝炎病毒表面抗体、乙型肝炎病毒核心抗体阳性（表 26–4）。

表 26–4　乙肝两对半及丙型肝炎病毒检测结果

| 项目 | 结果 | 参考值 | 单位 |
|---|---|---|---|
| 乙型肝炎病毒表面抗原 | 0 | 0 ～ 0.08 | U/mL |
| 乙型肝炎病毒表面抗体 | 847.66 | 0 ～ 10 | mU/mL |

续表

| 项目 | 结果 | 参考值 | 单位 |
| --- | --- | --- | --- |
| 乙型肝炎病毒e抗原 | 0.31 | 0～1 | COI |
| 乙型肝炎病毒e抗体 | 1.32 | ＞1 | COI |
| 乙型肝炎病毒核心抗体 | 0.01 | ＞1 | COI |
| 丙型肝炎病毒抗体 | 0.11 | 0～1 | COI |
| 丙型肝炎病毒核心抗原（ELISA） | 阴性 | 阴性 | |

（10）梅毒抗体及人免疫缺陷病毒抗体测定：均为阴性（表26-5）。

表26-5 梅毒抗体及人免疫缺陷病毒抗体测定结果

| 项目 | 结果 | 参考值 |
| --- | --- | --- |
| 梅毒螺旋体抗体（ELISA） | 阴性 | 阴性 |
| 人免疫缺陷病毒（1+2抗体）（ELISA） | 阴性 | 阴性 |

（11）颈部血管彩超：双侧颈动脉、椎动脉及颈内静脉未见明显异常。

## 四、诊断及鉴别诊断

### （一）诊断

1. 视网膜中央静脉阻塞（非缺血型）【知识点7：缺血型与非缺血型CRVO的特点】

（1）症状（诊断重要线索）：无痛性视力下降。

（2）体征（诊断客观依据）：眼底检查可见右眼视神经盘界清、色红润，各象限视网膜静脉迂曲扩张，沿静脉分布可见火焰状、片状、线状出血。

（3）辅助检查（诊断必要条件）：①眼底照相；②眼底血管荧光造影【知识点8：还有哪些检查可以进一步明确诊断】。

2. 黄斑囊样水肿

① OCT检查；②眼底血管荧光造影。

3. 高胆固醇血症

血生化检测提示总胆固醇6.08mmol/L【知识点9：CRVO的病因有哪些】。

### （二）鉴别诊断

1. 眼缺血综合征

眼缺血综合征是由于颈动脉的严重阻塞引起的眼缺血，没有视神经盘水肿，视网膜出血表现为更深的点状和墨迹状的出血，出血较少且多分布在中周部。前房闪辉、虹膜红变和较好的视力都提示眼缺血综合征。

2. 糖尿病视网膜病变

较少出现明显的视神经盘水肿，静脉迂曲扩张较不明显，一般不会有明显的浅层火焰状出血。硬性渗出在糖尿病视网膜病中很常见，但在CRVO却少见。视网膜荧光造影检查（FFA）可见大量微血管瘤，而CRVO有明显静脉充盈延迟。

3. 高血压性视网膜病变

常见于血压持续很高、有心肾功能损害的患者，眼底病变表现为视网膜动脉明显狭窄，视网膜出血斑，多为浅层出血，棉絮斑、硬性渗出及视网膜水肿，在高血压急进型或病情突然加重时，可出现视神经盘水肿；进行 FFA 检查有助于鉴别诊断。

## 五、治疗

（1）抗 VEGF 治疗：此患者具体治疗为玻璃体腔注射抗 VEGF 药物治疗黄斑水肿，采用 3+PRN 方案，即前 3 个月连续注射，每个月注射 1 次，后每个月复查眼底、OCT，若黄斑水肿复发，需巩固注射抗 VEGF 药物治疗【知识点 10：CRVO 有哪些治疗方案】。

（2）手术方式：玻璃体腔药物注射术【知识点 11：术后并发症有哪些】。

（3）术后随访及治疗：原始术后随访眼底检查结果见图 26-6）【知识点 12：术后随访如何安排？患者复发或无灌注区形成，治疗方案有哪些？患者预后如何】。

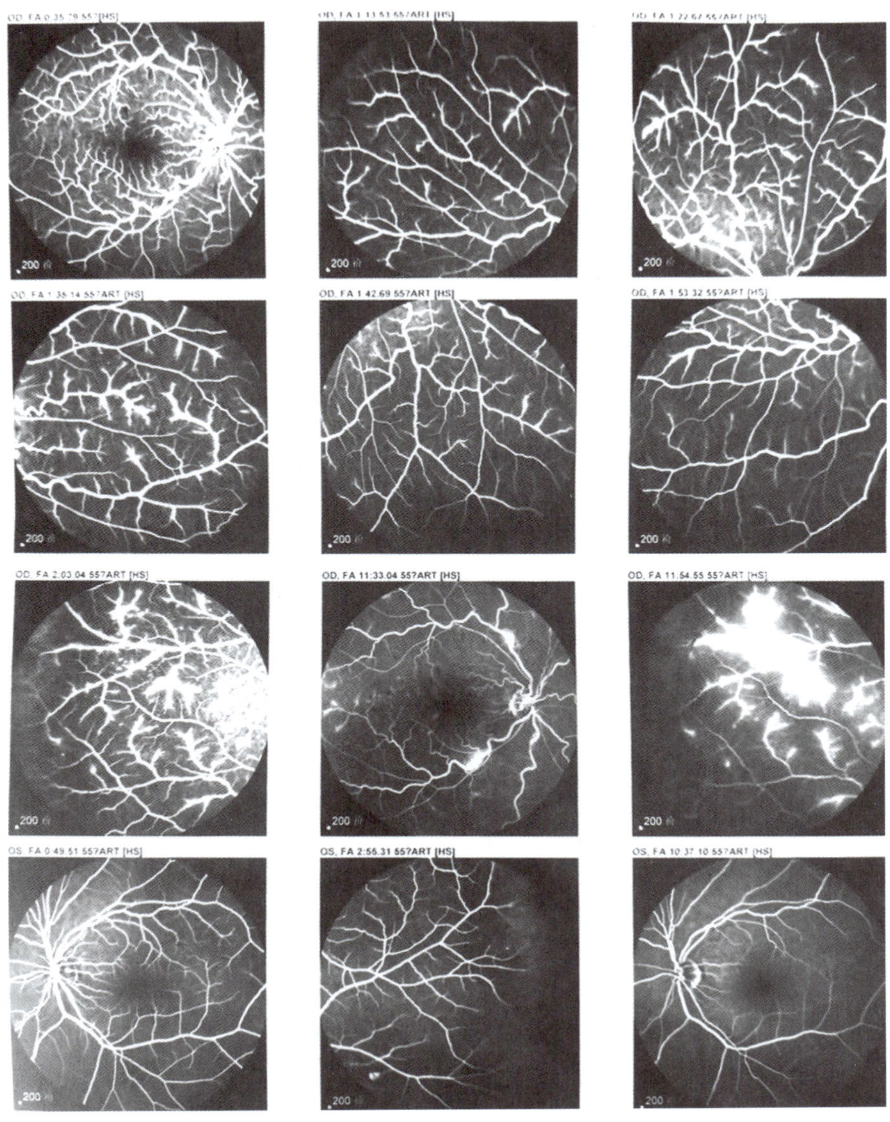

图 26-6　术后眼底检查

## 六、总结与思考

（1）通过所学知识分析缺血型 CRVO 与非缺血型 CRVO 的临床表现和预后有何不同？根据临床表现及预后可分为非缺血型和缺血型 CRVO。非缺血型 CRVO 表现为视力轻、中度下降，眼底视网膜出血和水肿较轻，无相对性传入性瞳孔障碍，FFA 检查一般无或小片无灌注区，视野周边正常，中心有或无相对暗点，ERG 检查 b 波振幅正常，b/a 值正常或轻度降低，且无新生血管形成，但非缺血型有发展为缺血型可能；缺血型表现为视力明显下降，多低于 0.1，眼底表现为视网膜大量融合性出血、视神经盘和视网膜重度水肿，可见棉绒斑，相对性传入性瞳孔障碍，FFA 检查见大面积无灌注区，视野周边异常，常有中心暗点，ERG 检查 b 波振幅降低，b/a 值降低，有新生血管形成；缺血型 CRVO 多伴有 CME，发病 3 ～ 4 个月内易发生虹膜新生血管和新生血管性青光眼，预后不良。

（2）OCTA 是一种用于眼部血管成像的新技术，无须造影剂，能清晰、直观地显示视网膜各层血管形态，目前 OCTA 是否可完全取代 FFA 检查？OCTA 作为一种新兴的血管成像技术，可以对多种眼部疾病的微血管进行观察，并定量分析眼底血管血流参数，但这种成像方式存在一定的局限性：① OCTA 扫描范围较小，主要扫描黄斑区和视神经盘区，黄斑区的扫描有多种模式如 3mm × 3mm、6mm × 6mm、8mm × 8mm，蒙太奇 6mm × 6mm、8mm × 8mm 等，但都不能显示周边血流情况，扫描范围与数据准确性之间呈负相关；②对被检者的配合度和屈光间质情况要求高，固视差、眼球震颤会产生运动伪影，导致分割误差，屈光间质浑浊影响成像的质量和效率；③ OCTA 不能观察血管渗漏和着染情况，无法判断病变的活动性，目前在临床上还无法完全取代 FFA。

## 七、知识点库

### （一）知识点 1：患者伴有视物变形的原因

视网膜中央静脉阻塞时血—视网膜内屏障破坏导致血管内血浆渗漏到神经上皮质，严重者液体积聚于黄斑区，并发黄斑囊样水肿，可致视网膜上视锥细胞间隔加大、变宽，视物时物体的形态和大小有很大变化，表现为视物变形。

### （二）知识点 2：视网膜出血依据其出血部位不同有哪些表现

视网膜出血依据其出血部位不同而表现各异。①深层出血：来自视网膜深层毛细血管，出血位于外丛状层与内核层之间，呈暗红色的小圆点状。多见于静脉性损害，如糖尿病视网膜病变等。②浅层出血：来自视网膜浅层毛细血管出血，位于神经纤维层。血液沿神经纤维走向排列，多呈线状、条状及火焰状，色较鲜红。多见于动脉性损害，如高血压性视网膜病变等。③视网膜前出血：出血聚集于视网膜内界膜与玻璃体后界膜之间，多位于眼底后极部，受重力作用，血细胞下沉，多呈现为半月形或半球形，上方可见一水平液面。④玻璃体积血：来自视网膜新生血管的出血，或视网膜前出血突破内界膜与玻璃体后界膜进入玻璃体。少量积血引起玻璃体片状或团块状浑浊，大量积血可完全遮蔽眼底。⑤视网膜下出血：来自脉络膜新生血管或脉络膜毛细血管。出血位于 RPE 下时，呈黑灰或黑红色边界清晰的隆起灶，易被误诊为脉络膜肿瘤。

### （三）知识点 3：视网膜水肿分为哪两种，原因分别是什么

视网膜水肿分为细胞内水肿和细胞外水肿，细胞内水肿并非视网膜屏障破坏所致，

主要由视网膜动脉阻塞造成的视网膜急性缺血缺氧引起，视网膜内层细胞水肿、肿胀，呈白色雾状浑浊；细胞外水肿为血—视网膜内屏障破坏导致血管内血浆渗漏到神经上皮质内，眼底荧光血管造影可见视网膜毛细血管荧光素渗漏。视网膜灰白水肿，黄斑区常比较明显。

### （四）知识点 4：发生黄斑囊样水肿的原因

视网膜中央静脉阻塞时血—视网膜内屏障破坏导致血管内血浆渗漏到神经上皮质，严重者液体积聚于中央凹周围辐射状排列的 Henle 纤维间，形成多数积液小囊，称为黄斑囊样水肿。

### （五）知识点 5：CRVO 可以有什么样的视野改变

可表现为周边视野片状缺损，中心或旁中心暗点。

### （六）知识点 6：通过眼底血管荧光造影检查如何区别缺血型与非缺血型

缺血型 CRVO 由中央静脉阻塞研究组（Central Vein Occlusion Study，CVOS）定义为在视网膜荧光造影上使用标准 55° 技术存在超过 10 个视网膜视神经盘直径非灌注的区域。

### （七）知识点 7：缺血型与非缺血型 CRVO 的特点

缺血型与非缺血型 CRVO 的鉴别要点见表 26-6。

表 26-6　缺血型与非缺血型 CRVO 的鉴别要点

| 鉴别要点 | 非缺血型 CRVO | 缺血型 CRVO |
|---|---|---|
| 视力 | 轻、中度下降 | 明显下降，多低于 0.1 |
| 眼底 | 视网膜出血和水肿较轻 | 视网膜大量融合性出血，视神经盘和视网膜重度水肿，棉绒斑 |
| 瞳孔对光反射 | 无相对性传入性瞳孔障碍 | 相对性传入性瞳孔障碍 |
| FFA | 无或少量无灌注区 | 大面积无灌注区 |
| 视野 | 周边正常，中心有或无相对暗点 | 周边异常，常有中心暗点 |
| ERG | b 波振幅正常，b/a 值正常或轻度降低 | b 波振幅降低，b/a 值降低 |
| 新生血管形成 | 无 | 有 |

### （八）知识点 8：还有哪些检查可以进一步明确诊断

光学相干断层扫描血管成像（OCTA）：是一种用于眼部血管成像的新技术，无须造影剂，能清晰直观地显示视网膜各层血管形态。有学者发现 OCTA 能够显示急性和慢性 RVO 患者的几乎所有临床病理改变，包括 NP 区、视网膜水肿、视网膜萎缩、毛细血管扩张、侧支循环形成等，并且与临床和 FFA 结果相吻合。OCTA 能够无创、重复观察 RVO 眼治疗前后各层视网膜微血管异常、FAZ 面积及轮廓变化，对上述特征进行定性、定量分析，可作为有价值的影像学工具对 RVO 患者进行治疗前后的评估及随访。

### （九）知识点 9：CRVO 的病因有哪些

视神经经筛板区明显狭窄，神经纤维拥挤，对 CRV 产生压力。此外，筛板处 CRA 和 CRV 位置最靠近，因而阻塞多在筛板或紧邻其后部位的视网膜中央静脉（central retinal vein，CRV）内，大多为血栓形成。促使血栓形成的因素如下。①血管壁的改变：

高血压和 CRA 硬化对 CRV 的压迫为最常见危险因素，多见于 50 岁以上患者。其次为 CRV 炎症，管壁水肿、内膜受损、内皮细胞增殖等使管腔变窄，血流受阻。血管炎症主要见于 45 岁以下患者。②血液流变学改变：一些全身性疾病，特别是糖尿病，可以引起血液黏度增高、血小板数量增多和凝集性增高、血栓素 B 含量增高等。③血流动力学改变：心脏功能不全、颈动脉狭窄或阻塞、大动脉炎等均可使视网膜灌注压过低或静脉回流受阻。此外，眼局部因素如高眼压、视神经盘玻璃疣等的压迫可使 CRV 内血液回流受阻。CRVO 病因复杂，常为多因素共同致病。

### （十）知识点 10：CRVO 有哪些治疗方案

目前尚无有效治疗药物，不宜用止血剂、抗凝剂及血管扩张剂。应查找全身病因，治疗系统性疾病。眼局部重点在预防和治疗并发症，对于黄斑水肿，存在血管炎时，可口服糖皮质激素。玻璃体内注射曲安奈德或地塞米松缓释剂治疗黄斑水肿疗效明显，但有发生激素性白内障和青光眼的风险，部分患者易复发。近年来，临床上应用玻璃体内注射抗 VEGF 药物治疗黄斑水肿研究取得巨大进展，疗效确切，水肿迅速消退，视力改善，但易复发。两者联合应用，可降低复发率。对于 CRVO 患者，应定期应用广角造影检查周边视网膜情况，若有无灌注区形成，可行周边视网膜光凝。对于缺血型 CRVO，应立即行全视网膜光凝，防治眼新生血管性并发症。

### （十一）知识点 11：术后并发症有哪些

出血、白内障、高眼压、眼内炎、视网膜脱离、脉络膜脱离等。

### （十二）知识点 12：术后随访如何安排？患者复发或无灌注区形成，治疗方案有哪些？患者预后如何

术后前 3 个月应每月复查眼底、OCT，并视恢复情况，给予巩固抗 VEGF 治疗，若病情平稳，可 3 个月后复查眼底、OCT，并复查眼底血管荧光检查。此患者复查眼底血管荧光造影检查提示视网膜周边大片无灌注区形成，故给予局部视网膜激光光凝治疗，黄斑水肿反复复发，多次抗 VEGF 治疗，也可以考虑玻璃体内注射曲安奈德或地塞米松缓释剂治疗黄斑水肿，但有发生激素性白内障和青光眼的风险。患者黄斑水肿反复复发，视网膜并发无灌注区，可致视功能发生不可逆损害，预后不佳。

## 参考文献

[1] 赵堪兴，杨培增 . 眼科学 [M]. 9 版 . 北京：人民卫生出版社，2018.
[2] 魏文斌，陈积中 . 眼底病鉴别诊断学 [M]. 北京：人民卫生出版社，2012.
[3] 张承芬 . 眼底病学 [M]. 2 版 . 北京：人民卫生出版社，2010.

（杨馥宇　孙国贵　戈艳蕾）

# 第十一部分　耳鼻咽喉相关诊疗案例

## 案例 27　鼻——鼻出血的处理案例

**学习目标**

1. 知识目标　学习鼻出血的诊断及鉴别诊断，以及不同治疗方案的制订。

2. 能力目标　通过学习病例，学生在接诊鼻出血病例的过程中能对鼻出血患者作出诊断和鉴别诊断，提出适当的治疗方案。

3. 职业素养目标　通过学习病例，学生在医患沟通、同理心、人文素养等方面得到提升。

### 一、案例信息

**案例名称：** 鼻腔——左侧鼻出血。

**主要诊断：** 左侧鼻出血。

**适用对象：** 本科生（院校教育），规培生（毕业后教育）。

**关键词：** 鼻出血。

**典型临床症状与体征 / 阳性体征：** 左侧鼻腔出血，嗅裂区活动性出血。

**诊断：** 左侧鼻出血。

**治疗方法：** 左侧鼻腔前后鼻孔填塞 + 经皮超声选择性双侧颈外动脉造影 + 双侧面动脉及双侧上颌动脉栓塞止血术。

### 二、病史资料

**患者姓名：** 许某某。

**性别：** 男。

**年龄：** 60 岁。

**主诉：** 左侧鼻腔反复出血 2 日。

**现病史：** 患者自述于 2 日前（2023-11-07）早晨 6：00 左右无明显诱因出现左侧鼻腔出血，出血量较大，自行压迫后出血未停止，无头痛、头晕，无心悸、胸闷【知识点 1：鼻出血与头痛、头晕的关系】。“120”急诊来我院后出血停止，于我科行纤维喉镜及纤维鼻咽镜检查未见明显出血点，进行血常规及凝血系列检查未见异常【知识点 2：血液检查的意义】，未给予特殊处理。昨日（2023-11-08）13：00 左右左侧鼻腔再次出血，出血量较大，“120”急诊来我院，血压偏低，我科会诊后为防止再次左侧鼻出血，给予鼻腔填塞【知识点 3：鼻腔填塞的注意事项】。今日（2023-11-09）16：40 左侧鼻腔再次出血，出血量大，到我院急诊后出血量明显减少，急请我科会诊后鼻腔及咽喉部未见明显出血点，咽喉部可见少许血液残留，请呼吸科和消化科会诊明确出血部位。于当日 19：30 左侧鼻腔再次出血，我科会诊检查后患者呕出大量咖啡色血性液体及胃内容物，急请消化科会诊，明确消化道出血情况，血压维持在 90 ～ 100/50 ～ 60mmHg，给予补液治疗【知识点 4：补液原则】。于我科门诊行纤维鼻咽镜检查：左侧嗅裂区可见活动性出血（图 27-1），给予前后鼻孔填塞后出血停止，患者为求进一步治疗，门诊以“鼻出血”收入院，继续治疗。

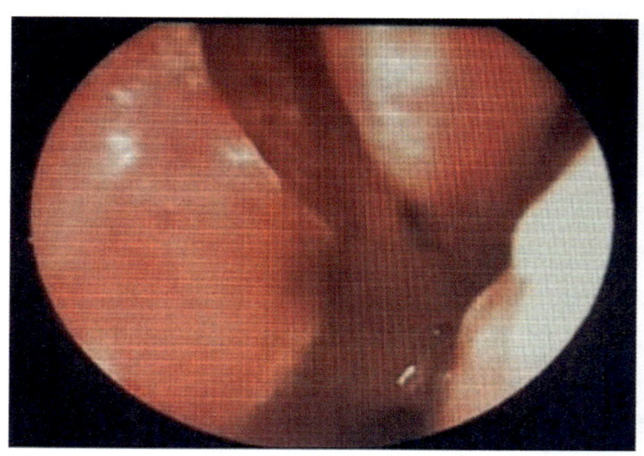

图 27-1　嗅裂区活动性出血

**既往史：** 患高血压 25 年，血压最高达 220 ～ 250/110 ～ 120mmHg，平素应用苯磺酸左氨氯地平片 2.5mg，口服每日 1 次，未规律监测血压。患有脑出血病史 25 余年，于唐山市人民医院行开颅手术（具体术式及方式不详），术后遗留左侧肢体偏瘫。既往因“贫血”输注约 5U 红细胞。对青霉素类药物过敏，否认外伤史，否认糖尿病病史，否认肝炎、疟疾、结核等传染病病史，预防接种史不详，系统回顾无特殊。

**个人史：** 生于当地，久居当地。否认疫区、疫水接触史。否认毒物、放射性物质接触史。嗜烟：有，约 40 年，平均每日为 20 支。嗜酒：有，约 40 年，平均每日为 100mL。

**婚育史：** 28 岁结婚，配偶及子女体健，育有 1 子。

**家族史：** 否认家族遗传病史及类似疾病史。

## 三、专科及辅助检查

### （一）专科检查

外鼻无畸形，无压痛，右侧鼻腔黏膜红润，左侧鼻腔前后鼻孔纱条填塞，固定良好，无脱出，无活动性出血，右侧鼻道未见新生物及分泌物【知识点 5：鼻出血的鼻部检查注意事项，前后鼻孔填塞操作】。

### （二）辅助检查

（1）血常规：检查结果见表 27-1 ～表 27-4。

表 27-1　入院时血常规检查结果

| 项目 | 结果 | 参考值 | 单位 |
| --- | --- | --- | --- |
| 白细胞（WBC） | 9.1 | 3.5 ～ 9.5 | $10^9$/L |
| 红细胞（RBC） | 2.65 | 4.3 ～ 5.8 | $10^{12}$/L |
| 血红蛋白（HGB） | 88 | 130 ～ 175 | g/L |
| 红细胞比容（HCT） | 0.273 | 0.400 ～ 0.500 | L/L |
| 红细胞平均体积（MCV） | 103.0 | 82 ～ 100 | fL |
| 红细胞平均血红蛋白量（MCH） | 33.3 | 27 ～ 34 | pg |
| 红细胞平均血红蛋白浓度（MCHC） | 323 | 316 ～ 354 | g/L |
| 红细胞体积分布宽度（RDW） | 12.0 | 10.0 ～ 15.0 | % |
| 血小板（PLT） | 225 | 125 ～ 350 | $10^9$/L |
| 平均血小板体积（MPV） | 7.9 | 6.8 ～ 13.5 | fL |
| 血小板压积（PCT） | 0.179 | 0.108 ～ 0.282 | % |
| 血小板体积分布宽度（PDW） | 13.8 | 10.0 ～ 18.0 | % |
| 淋巴细胞（LYM） | 1.21 | 1.1 ～ 3.2 | $10^9$/L |
| 淋巴细胞百分比（LYM%） | 13.3 | 20 ～ 50 | % |
| 单核细胞（MON） | 0.30 | 0.1 ～ 0.6 | $10^9$/L |
| 单核细胞百分比（MON%） | 3.3 | 3 ～ 10 | % |
| 中性粒细胞（NEU） | 7.49 | 1.8 ～ 6.3 | $10^9$/L |
| 中性粒细胞百分比（NEU%） | 82.1 | 40 ～ 75 | % |
| 嗜酸性粒细胞（EOS） | 0.08 | 0.02 ～ 0.52 | $10^9$/L |
| 嗜酸性粒细胞百分比（EOS%） | 0.9 | 0.4 ～ 8 | % |
| 嗜碱性粒细胞（BAS） | 0.04 | 0 ～ 0.06 | $10^9$/L |
| 嗜碱性粒细胞百分比（BAS%） | 0.4 | 0 ～ 1 | % |
| 异形淋巴细胞（ALY） | 0.03 | 0 ～ 0.20 | $10^9$/L |
| 异形淋巴细胞百分比（ALY%） | 0.3 | 0 ～ 2.0 | % |
| 巨大不成熟细胞（LIC） | 0.08 | 0 ～ 0.20 | $10^9$/L |
| 巨大不成熟细胞百分比（LIC%） | 0.9 | 0 ～ 2.0 | % |

表 27-2　入院第 2 日上午血常规检查结果

| 项目 | 结果 | 参考值 | 单位 |
| --- | --- | --- | --- |
| 白细胞（WBC） | 10.7 | 3.5 ～ 9.5 | $10^9$/L |
| 红细胞（RBC） | 2.20 | 4.3 ～ 5.8 | $10^{12}$/L |
| 血红蛋白（HGB） | 77 | 130 ～ 175 | g/L |

续表

| 项目 | 结果 | 参考值 | 单位 |
|---|---|---|---|
| 红细胞比容（HCT） | 0.234 | 0.400 ～ 0.500 | L/L |
| 红细胞平均体积（MCV） | 106.0 | 82 ～ 100 | fL |
| 红细胞平均血红蛋白量（MCH） | 35.0 | 27 ～ 34 | pg |
| 红细胞平均血红蛋白浓度（MCHC） | 329 | 316 ～ 354 | g/L |
| 红细胞体积分布宽度（RDW） | 12.1 | 10.0 ～ 15.0 | % |
| 血小板（PLT） | 181 | 125 ～ 350 | $10^9$/L |
| 平均血小板体积（MPV） | 7.4 | 6.8 ～ 13.5 | fL |
| 血小板压积（PCT） | 0.134 | 0.108 ～ 0.282 | % |
| 血小板体积分布宽度（PDW） | 12.3 | 10.0 ～ 18.0 | % |
| 淋巴细胞（LYM） | 1.83 | 1.1 ～ 3.2 | $10^9$/L |
| 淋巴细胞百分比（LYM%） | 17.2 | 20 ～ 50 | % |
| 单核细胞（MON） | 0.49 | 0.1 ～ 0.6 | $10^9$/L |
| 单核细胞百分比（MON%） | 4.6 | 3 ～ 10 | % |
| 中性粒细胞（NEU） | 8.21 | 1.8 ～ 6.3 | $10^9$/L |
| 中性粒细胞百分比（NEU%） | 77.0 | 40 ～ 75 | % |
| 嗜酸性粒细胞（EOS） | 0.11 | 0.02 ～ 0.52 | $10^9$/L |
| 嗜酸性粒细胞百分比（EOS%） | 1.0 | 0.4 ～ 8 | % |
| 嗜碱性粒细胞（BAS） | 0.02 | 0 ～ 0.06 | $10^9$/L |
| 嗜碱性粒细胞百分比（BAS%） | 0.2 | 0 ～ 1 | % |
| 异形淋巴细胞（ALY） | 0.08 | 0 ～ 0.20 | $10^9$/L |
| 异形淋巴细胞百分比（ALY%） | 0.8 | 0 ～ 2.0 | % |
| 巨大不成熟细胞（LIC） | 0.05 | 0 ～ 0.20 | $10^9$/L |
| 巨大不成熟细胞百分比（LIC%） | 0.5 | 0 ～ 2.0 | % |

表 27-3　入院第 2 日下午血常规检查结果

| 项目 | 结果 | 参考值 | 单位 |
|---|---|---|---|
| 白细胞（WBC） | 8.5 | 3.5 ～ 9.5 | $10^9$/L |
| 红细胞（RBC） | 2.12 | 4.3 ～ 5.8 | $10^{12}$/L |
| 血红蛋白（HGB） | 74 | 130 ～ 175 | g/L |
| 红细胞比容（HCT） | 0.222 | 0.400 ～ 0.500 | L/L |
| 红细胞平均体积（MCV） | 104.0 | 82 ～ 100 | fL |
| 红细胞平均血红蛋白量（MCH） | 34.7 | 27 ～ 34 | pg |
| 红细胞平均血红蛋白浓度（MCHC） | 332 | 316 ～ 354 | g/L |

续表

| 项目 | 结果 | 参考值 | 单位 |
|---|---|---|---|
| 红细胞体积分布宽度（RDW） | 12.3 | 10.0 ～ 15.0 | % |
| 血小板（PLT） | 195 | 125 ～ 350 | $10^9$/L |
| 平均血小板体积（MPV） | 7.7 | 6.8 ～ 13.5 | fL |
| 血小板压积（PCT） | 0.150 | 0.108 ～ 0.282 | % |
| 血小板体积分布宽度（PDW） | 12.8 | 10.0 ～ 18.0 | % |
| 淋巴细胞（LYM） | 1.47 | 1.1 ～ 3.2 | $10^9$/L |
| 淋巴细胞百分比（LYM%） | 17.2 | 20 ～ 50 | % |
| 单核细胞（MON） | 0.57 | 0.1 ～ 0.6 | $10^9$/L |
| 单核细胞百分比（MON%） | 6.7 | 3 ～ 10 | % |
| 中性粒细胞（NEU） | 6.39 | 1.8 ～ 6.3 | $10^9$/L |
| 中性粒细胞百分比（NEU%） | 74.8 | 40 ～ 75 | % |
| 嗜酸性粒细胞（EOS） | 0.09 | 0.02 ～ 0.52 | $10^9$/L |
| 嗜酸性粒细胞百分比（EOS%） | 1.0 | 0.4 ～ 8 | % |
| 嗜碱性粒细胞（BAS） | 0.03 | 0 ～ 0.06 | $10^9$/L |
| 嗜碱性粒细胞百分比（BAS%） | 0.3 | 0 ～ 1 | % |
| 异形淋巴细胞（ALY） | 0.05 | 0 ～ 0.20 | $10^9$/L |
| 异形淋巴细胞百分比（ALY%） | 0.6 | 0 ～ 2.0 | % |
| 巨大不成熟细胞（LIC） | 0.07 | 0 ～ 0.20 | $10^9$/L |
| 巨大不成熟细胞百分比（LIC%） | 0.8 | 0 ～ 2.0 | % |

表 27-4　出院时血常规检查结果

| 项目 | 结果 | 参考值 | 单位 |
|---|---|---|---|
| 白细胞（WBC） | 6.2 | 3.5 ～ 9.5 | $10^9$/L |
| 红细胞（RBC） | 2.89 | 4.3 ～ 5.8 | $10^{12}$/L |
| 血红蛋白（HGB） | 100 | 130 ～ 175 | g/L |
| 红细胞比容（HCT） | 0.292 | 0.400 ～ 0.500 | L/L |
| 红细胞平均体积（MCV） | 101.0 | 82 ～ 100 | fL |
| 红细胞平均血红蛋白量（MCH） | 34.7 | 27 ～ 34 | pg |
| 红细胞平均血红蛋白浓度（MCHC） | 344 | 316 ～ 354 | g/L |
| 红细胞体积分布宽度（RDW） | 13.2 | 10.0 ～ 15.0 | % |
| 血小板（PLT） | 219 | 125 ～ 350 | $10^9$/L |
| 平均血小板体积（MPV） | 7.2 | 6.8 ～ 13.5 | fL |
| 血小板压积（PCT） | 0.157 | 0.108 ～ 0.282 | % |

续表

| 项目 | 结果 | 参考值 | 单位 |
|---|---|---|---|
| 血小板体积分布宽度（PDW） | 11.5 | 10.0 ～ 18.0 | % |
| 淋巴细胞（LYM） | 1.40 | 1.1 ～ 3.2 | $10^9$/L |
| 淋巴细胞百分比（LYM%） | 22.8 | 20 ～ 50 | % |
| 单核细胞（MON） | 0.41 | 0.1 ～ 0.6 | $10^9$/L |
| 单核细胞百分比（MON%） | 6.6 | 3 ～ 10 | % |
| 中性粒细胞（NEU） | 4.01 | 1.8 ～ 6.3 | $10^9$/L |
| 中性粒细胞百分比（NEU%） | 65.1 | 40 ～ 75 | % |
| 嗜酸性粒细胞（EOS） | 0.31 | 0.02 ～ 0.52 | $10^9$/L |
| 嗜酸性粒细胞百分比（EOS%） | 5.0 | 0.4 ～ 8 | % |
| 嗜碱性粒细胞（BAS） | 0.03 | 0 ～ 0.06 | $10^9$/L |
| 嗜碱性粒细胞百分比（BAS%） | 0.5 | 0 ～ 1 | % |
| 异形淋巴细胞（ALY） | 0.08 | 0 ～ 0.20 | $10^9$/L |
| 异形淋巴细胞百分比（ALY%） | 1.4 | 0 ～ 2.0 | % |
| 巨大不成熟细胞（LIC） | 0.07 | 0 ～ 0.20 | $10^9$/L |
| 巨大不成熟细胞百分比（LIC%） | 1.0 | 0 ～ 2.0 | % |

（2）血生化全项：白蛋白 29.2g/L，三酰甘油 4.41mmol/L，肌红蛋白 163 μg/L，高敏肌钙蛋白 I 55.1ng/L，尿素 18.97mmol/L，见表 27–5。

表 27–5　血生化全项检查结果

| 项目 | 结果 | 参考值 | 单位 |
|---|---|---|---|
| 总蛋白 | 42.9 | 65 ～ 85 | g/L |
| 白蛋白（溴甲酚绿法） | 29.2 | 40 ～ 55 | g/L |
| 球蛋白 | 13.70 | 20 ～ 40 | g/L |
| 白蛋白 / 球蛋白 | 2.13 | 1.2 ～ 2.4 | |
| 前白蛋白 | 207.0 | 200 ～ 430 | mg/L |
| 总胆红素 | 11.4 | 0 ～ 26 | μmol/L |
| 直接胆红素 | 4.2 | 0 ～ 8 | μmol/L |
| 间接胆红素 | 7.2 | 1.7 ～ 21.2 | μmol/L |
| 丙氨酸氨基转移酶 | 12 | 9 ～ 50 | U/L |
| 天冬氨酸氨基转移酶 | 15 | 15 ～ 40 | U/L |
| 碱性磷酸酶 | 63 | 45 ～ 120 | U/L |
| γ 谷氨酰转肽酶 | 22 | 10 ～ 60 | U/L |
| 胆碱酯酶 | 4157 | 5100 ～ 11700 | U/L |

续表

| 项目 | 结果 | 参考值 | 单位 |
|---|---|---|---|
| 腺苷脱氨酶 | 5.0 | 4 ～ 24 | U/L |
| 总胆汁酸 | 9.8 | 0 ～ 10.0 | μmol/L |
| 总胆固醇 | 2.84 | 2.7 ～ 5.2 | mmol/L |
| 三酰甘油 | 4.41 | 0.56 ～ 1.7 | mmol/L |
| 高密度脂蛋白胆固醇 | 0.48 | 1.03 ～ 2.07 | mmol/L |
| 低密度脂蛋白胆固醇 | 1.73 | 2.07 ～ 3.37 | mmol/L |
| 载脂蛋白 A1 | 0.81 | 1.05 ～ 2.05 | g/L |
| 载脂蛋白 B | 0.60 | 0.55 ～ 1.3 | g/L |
| 肌酸激酶 | 86 | 50 ～ 310 | U/L |
| 肌酸激酶同工酶 | 9 | 0 ～ 25 | U/L |
| 乳酸脱氢酶 | 175 | 120 ～ 250 | U/L |
| 羟丁酸脱氢酶 | 125 | 72 ～ 182 | U/L |
| 肌红蛋白 | 163 | 0 ～ 100 | ug/L |
| 高敏肌钙蛋白 I | 55.1 | 0 ～ 18 | ng/L |
| 尿素 | 18.97 | 3.6 ～ 9.5 | mmol/L |
| 肌酐（氧化酶法） | 83 | 57 ～ 111 | μmol/L |
| 二氧化碳 | 20.5 | 20 ～ 30 | mmol/L |
| 尿酸 | 380 | 200 ～ 420 | μmol/L |
| 钠 | 137.5 | 137 ～ 147 | mmol/L |
| 钾 | 4.18 | 3.5 ～ 5.3 | mmol/L |
| 氯 | 106.1 | 99 ～ 110 | mmol/L |
| 钙 | 1.81 | 2.11 ～ 2.52 | mmol/L |
| 磷 | 0.71 | 0.85 ～ 1.51 | mmol/L |
| 铁 | 22.9 | 10.6 ～ 36.7 | μmol/L |
| 镁 | 0.79 | 0.75 ～ 1.02 | mmol/L |
| 葡萄糖 | 6.47 | 3.91 ～ 6.14 | mmol/L |

（3）凝血分析：未见异常，见表 27–6。

**表 27–6　凝血分析结果**

| 项目 | 结果 | 参考值 | 单位 |
|---|---|---|---|
| 血浆凝血酶原时间 | 14.3 | 11 ～ 15.5 | 秒 |
| PT–INR | 1.12 | 0.76 ～ 1.2 | |
| PT% | 82 | 70 ～ 120 | % |

续表

| 项目 | 结果 | 参考值 | 单位 |
|---|---|---|---|
| 活化部分凝血活酶时间 | 33.5 | 28 ～ 43.5 | 秒 |
| 血浆纤维蛋白原 | 2.28 | 2 ～ 4 | g/L |
| 血浆凝血酶时间 | 16.3 | 14 ～ 21 | 秒 |
| D- 二聚体 | 98 | 0 ～ 500 | ng/mL |

（4）其他：传染病三项筛查阴性；血型 O 型，Rh 阳性。

## 四、诊断及鉴别诊断

### （一）诊断

左侧鼻出血诊断如下。

（1）症状（诊断重要线索）：①左侧鼻出血，出血量大；②于 2023-11-09 的 19：30 左侧鼻腔再次出血，可见咽后壁有活动性新鲜血迹，我科检查时患者呕出大量咖啡色血性液体及胃内容物，该患者既往无肝病及胃病病史。

（2）体征（诊断客观依据）：①咽后壁可见活动性新鲜血迹；②纤维鼻咽镜检查，左侧嗅裂区可见活动性出血。

（3）辅助检查（诊断必要条件）：①纤维鼻咽镜检查；②血常规检查；③凝血系列检查。

### （二）鉴别诊断

1. 鼻咽纤维血管瘤

多见于青年男性，反复鼻出血，检查可见鼻咽部肿物，表面光滑，鼻窦 CT 及纤维鼻咽镜检查可进一步鉴别诊断。该患者虽为老年男性，但有反复鼻出血病史，目前不能除外鼻咽纤维血管瘤可能。待病情平稳后，需进一步行鼻窦 CT 及纤维鼻咽镜检查以进一步鉴别诊断。

2. 鼻腔、鼻窦恶性肿瘤

常为渐进性鼻塞，伴涕血现象及面部麻木肿胀，检查见表面不光滑，可伴骨质破坏，病理可明确诊断。

## 五、治疗

### （一）治疗过程

该患者反复大量出血，考虑鼻腔后部出血多来源于动脉，出血量较大，且难以控制，患者情绪紧张和恐惧，故给予安慰，使之镇静。先行前后鼻孔填塞止血，收入院观察治疗，急行术前各项化验检查，入院后血常规检查显示血红蛋白为 88g/L，入院第 2 日复查血常规，血红蛋白为 77g/L，下午口咽后壁有鲜血呕出，急诊行胃镜检查除外消化道出血，再次复查血常规，血红蛋白为 74g/L，给予输血治疗，急诊行经皮超声选择性双侧颈外动脉造影 + 双侧面动脉及双侧上颌动脉栓塞止血术，手术顺利，术后转入重症医学科抗炎、输血、补液治疗，待患者病情稳定后转入我科病房给予撤出鼻腔填塞纱条，继续观察病情变化，监测血红蛋白变化。出院时复查血常规，血红蛋白为 100g/L，病情恢复良好，鼻腔无出血，精神状态良好，办理出院。

### （二）治疗原则

全身治疗：鼻出血严重者应住院观察，注意失血量，同时寻找病因并进行病因治疗。鼻腔填塞可致血氧分压降低和二氧化碳分压升高，对老年患者应注意心肺功能。

（1）贫血和休克者应纠正贫血和抗休克治疗，补充血容量。

（2）镇静剂：对反复出血者常有益。

（3）止血药物。

（4）维生素：维生素 C、维生素 $K_4$。

（5）病因治疗。

治疗方案：前后鼻孔填塞，经皮超声选择性双侧颈外动脉造影 + 双侧面动脉及双侧上颌动脉栓塞止血术【知识点 6：治疗鼻出血的方法】。

术前准备：①评估患者是否能耐受手术及器官功能的评价，签署手术知情同意书，告知患者术中及术后可能发生的风险及并发症（心、肺、肝及脑血管功能是否耐受手术）【知识点 7：评估与检查】；②控制血压、血糖【知识点 8：控制围手术期血压、血糖】；③患者血红蛋白 77g/L，备血 1 000 ～ 2 000mL。

手术方式：经皮超声选择性双侧颈外动脉造影 + 双侧面动脉及双侧上颌动脉栓塞止血术。

术后处理：生命体征观察【知识点 9：需要观察指标】；术后补液及输血治疗；术后并发症的防治【知识点 10：术后并发症】；快速康复外科理念（ERAS）【知识点 11：快速康复外科理念】。

术后随访及辅助治疗：见原始术后病理检查报告单（图 26–6）【知识点 12：患者复发高危因素】。

## 六、总结与思考

### （一）鼻出血的治疗方案

1. 烧灼法

烧灼法适用于反复小量出血且明确出血点者。目的为破坏出血处毛细血管网，使血管封闭或凝固而止血。传统的烧灼法是应用化学药物或电灼。部位位于鼻中隔者无论采取何种方法烧灼，都应避免同时烧灼鼻中隔两侧对称部和烧灼时间过长，以免引起鼻中隔穿孔。

2. 填塞法

填塞法适用于出血较剧、渗血面较大或出血部位不明者。常用方法有 4 种。

（1）前鼻孔可吸收性材料填塞：较适用于鼻黏膜弥漫性、出血量较小的鼻出血。此方法的优点是填塞物可被组织部分吸收，因此避免了抽取填塞物时造成鼻黏膜损伤而再次出血。

（2）前鼻孔纱条填塞：较常用，适用于出血较剧且出血部位不明确，或外伤致鼻黏膜较大撕裂的出血以及其他止血方法无效者。材料：凡士林油纱条、抗生素油膏纱条、碘仿纱条。

（3）后鼻孔填塞法：前鼻孔纱条填塞未能奏效者，可采用此法。

（4）鼻腔或鼻咽部气囊或水囊压迫：此方法可代替后鼻孔填塞。近年，国内已有生产与鼻腔解剖相适应的鼻腔和后鼻孔止血气囊和水囊，此方法简单、方便，患者痛苦小。

3. 血管栓塞法

血管栓塞法对顽固性鼻出血者可采用此法。是将导管经股动脉插管，通过导管将微导管送至病变部位，应用数字减影血管造影（DSA）和超选择栓塞（SSE）技术，找到责任血管并栓塞之。

此患者出血量较大，反复出血，难以控制，故采取血管栓塞法。

### （二）鼻部供应血管

鼻腔动脉主要来自颈内动脉系统的分支眼动脉和颈外动脉系统分支上颌动脉。眼动脉分为筛前动脉及筛后动脉，上颌动脉分为蝶腭动脉、眶下动脉、腭大动脉。

利特尔动脉丛及吴氏鼻—鼻咽静脉丛在临床上成为“易出血区”。

### （三）预防鼻出血

控制血压，控制血液系统疾病，避免鼻腔干燥，勿用力擤鼻，避免挖鼻等不良习惯。

## 七、知识点库

### （一）知识点 1：鼻出血与头痛、头晕的关系

高血压、血管硬化和充血性心力衰竭等也可引起鼻出血。多因动脉压升高致鼻出血。出血前常有预兆，如头晕、头痛、鼻内血液冲击感等。常为单侧性、动脉性出血，来势凶猛，多位于鼻腔后部（下鼻道、嗅裂内多见），为搏动性出血。

### （二）知识点 2：血液检查的意义

凝血机制异常的疾病和结缔组织疾病等，因凝血机制异常可致鼻出血；大量应用抗凝药物者亦常出现鼻出血。血小板量或质异常的疾病，如血小板减少性紫癜、白血病，由于出血是因血液成分改变所致，鼻出血多为双侧性、持续性渗血，并可反复发生，常伴身体其他部位的出血。

### （三）知识点 3：鼻腔填塞的注意事项

明确出血部位，填塞过程中避免对患者鼻腔黏膜造成二次损伤，凡士林油纱条填塞时间一般为 24 ～ 48 小时，如必须延长填塞时间，需辅以抗生素预防感染，一般不宜超过 5 日，否则有可能引起局部压迫性坏死和感染。 抗生素油膏纱条和碘仿纱条填塞则可适当增加留置时间。

### （四）知识点 4：补液原则

一般情况下，临床补液的原则具体如下。

（1）先快后慢：在补液治疗的初期速度要快，应快速补充机体体液的丧失，在中、后期补液速度减慢，持续缓慢地补充机体体液的丧失。

（2）先盐后糖：即补液最初应先应用含氯化钠类的注射液，后使用葡萄糖注射液。

（3）先晶体后胶体：先补充晶体溶液，如生理盐水、氯化钠注射液、林格液等，后补充胶体溶液，如人血白蛋白注射液、血浆等。

在补液过程中需要定期监测患者的生命体征和液体平衡，包括血压、心率、尿量、血氧饱和度等指标。如出现不适症状，应及时调整补液方案。

### （五）知识点 5：鼻出血的鼻部检查注意事项，前后鼻孔填塞操作

（1）前鼻镜检查可以发现鼻腔前部的出血，如鼻中隔前下方的易出血区有无扩张的血管、黏膜是否糜烂、鼻中隔有无穿孔等。

（2）鼻内镜检查对寻找鼻腔，尤其是鼻腔后部嗅裂等部位的出血具有独特的优势。内镜检查前需对鼻腔黏膜进行充分的收缩与表面麻醉，检查时可根据鼻出血易发生的部位，逐一检查鼻中隔前下部、下鼻道后部（尤其要注意位于下鼻道外侧壁与鼻咽部交接处的吴氏鼻—鼻咽静脉丛）、鼻中隔后下部、后鼻孔缘、嗅裂等部位。

（3）前鼻孔填塞。①将一段双叠 8 ～ 10cm 的凡士林纱条，用枪状镊夹住纱条折叠处，放入鼻腔后上方，再将折叠部分上下分开，使一段平贴于鼻腔上部，另一段贴于鼻腔底部，使其在鼻腔成为一袋状。纱条两端露出前鼻孔，然后在此袋内填塞纱条。②将折叠的纱条自上而下，或自下而上依次放入鼻腔。③鼻腔局部填塞：多在鼻内镜下进行。

（4）后鼻孔填塞。①鼻腔及口咽部行表面麻醉。②将导尿管由前鼻孔沿鼻腔底部插入鼻腔达鼻咽部，用弯止血钳将导尿管从口腔拉出。③导尿管尾端留于前鼻孔外，再将填塞物上的双线系于导尿管头端。④为减少患者的痛苦，可用弯止血钳将填塞物在明视下送到咽后壁，推入鼻咽部。⑤导尿管的鼻端向外，将线拉紧，使纱球嵌入后鼻孔。⑥后鼻孔填塞后，给予前鼻孔填塞。⑦最后在前鼻孔处用一纱布卷，将双线系于其上以作固定，口腔端的线头可剪短留在口咽部，便于以后取出填塞物时作牵拉用。

### （六）知识点 6：治疗鼻出血的方法

1. 烧灼法

烧灼法适用于反复小量出血且明确出血点者。目的为破坏出血处毛细血管网，使血管封闭或凝固而止血。传统的烧灼法是应用化学药物或电灼。部位位于鼻中隔者无论采取何种方法烧灼，都应避免同时烧灼鼻中隔两侧对称部和烧灼时间过长，以免引起鼻中隔穿孔。

2. 填塞法

填塞法适用于出血较剧、渗血面较大或出血部位不明者。常用方法有 4 种。

（1）前鼻孔可吸收性材料填塞：较适用于鼻黏膜弥漫性、出血量较小的鼻出血。此方法的优点是填塞物可被组织部分吸收，因此避免了抽取填塞物时造成鼻黏膜损伤而再次出血。

（2）前鼻孔纱条填塞：较常用，适用于出血较剧且出血部位不明确，或外伤致鼻黏膜较大撕裂的出血以及其他止血方法无效者。材料：凡士林油纱条、抗生素油膏纱条、碘仿纱条。

（3）后鼻孔填塞法：前鼻孔纱条填塞未能奏效者，可采用此法（图 27-2）。

（4）鼻腔或鼻咽部气囊或水囊压迫：此方法可代替后鼻孔填塞。近年，国内已有生产与鼻腔解剖相适应的鼻腔和后鼻孔止血气囊和水囊，此方法简单、方便，患者痛苦小。

3. 血管栓塞法

血管栓塞法对顽固性鼻出血者可采用此法。是将导管经股动脉插管，通过导管将微导管送至病变部位，应用数字减影血管造影（DSA）和超选择栓塞（SSE）技术，找到责任血管并栓塞之。

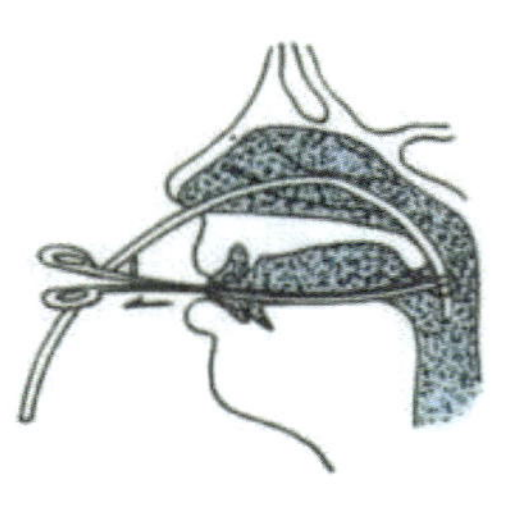

（1）将导尿管头端拉出口外

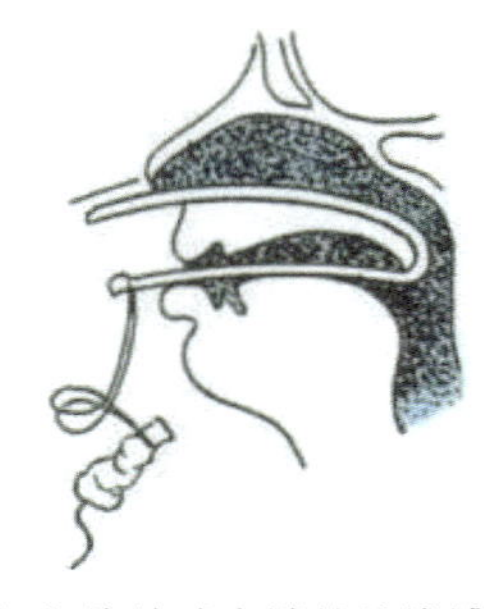

（2）将纱球尖端的丝线缚于导尿管头端，回抽导尿管

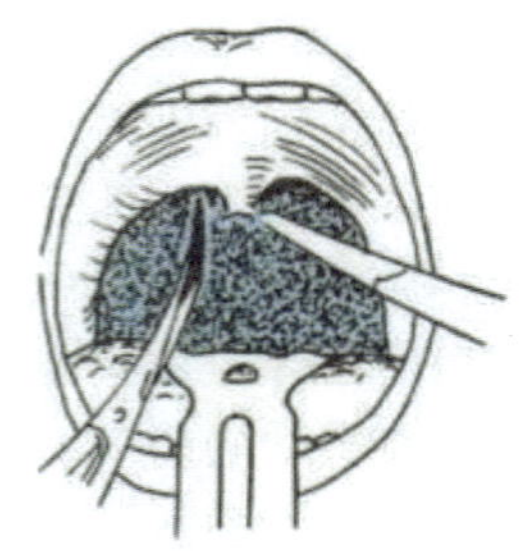

（3）借器械之助，将纱球向上推入鼻咽部

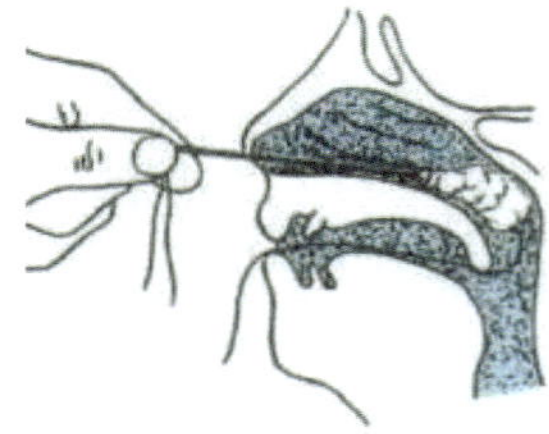

（4）将线拉紧，使纱球嵌入后鼻孔

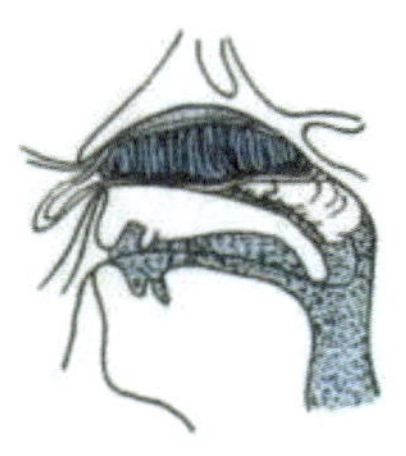

（5）再做鼻腔填塞

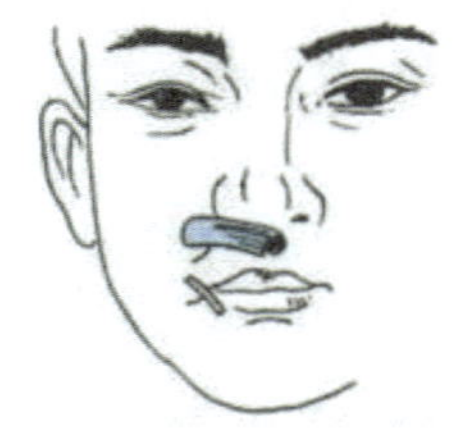

（6）纱球尖端上的系线固定于前鼻孔处，底部单线固定于口角

图 27-2　后鼻孔填塞法

### （七）知识点 7：评估与检查

常规术前检查包括血常规、尿常规、大便常规、肝功能、肾功能、血凝四项、血糖、血脂、电解质，感染性疾病免疫六项包括甲肝、乙肝两对半、丙肝、梅毒、艾滋病等检查。常规术前检查是为了评估患者的一般情况以及保证手术能够顺利进行。

年龄较大的患者要在术前评估手术耐受程度，要进行心电图检查、心脏彩超等看是否有高血压、冠心病、糖尿病等病史。患者血红蛋白、血细胞、血小板的水平、肝肾功能检查是为了了解患者脏器的状态，凝血功能检查可以了解患者凝血和出血功能是否正常。根据实际情况有些患者还需要增加检查项目，进一步完善腹部 CT、腹部核磁、胸部 CT 等检查，如果有异常的检查结果，要及时进行复查并及时评估。

### （八）知识点 8：控制围手术期血压、血糖

一般来说，围手术期血压控制标准是：收缩压控制在 90 ～ 140mmHg，舒张压控制在 60 ～ 90mmHg。另外，既往有高血压病史的患者，术前都应给予适当地降压处理，降压目标为降至正常或理想水平，降压处理均需在专业医师的指导下进行。

避免低血糖和严重的高血糖，推荐围手术期血糖水平控制在 7.8 ～ 10.0mmol/L。血糖＞ 10.0mmol/L 应开始胰岛素治疗。正常进食的患者控制餐前血糖≤ 7.8mmol/L，餐后血糖≤ 10.0mmol/L。

### （九）知识点 9：需要观察指标

（1）生命体征监测：每 30 ～ 60 分钟测量、记录 1 次血压、脉搏、呼吸频率，直至基本情况平稳。如病情不能稳定，应送至重症监护室，持续进行心电监测，随时观察心率、血压、血氧分压、呼吸频率等生理指标变化。如有气管插管，应及时吸痰。

（2）体液监测：对较大的手术，术后应详细记录液体入量、失血量、尿量、各种引流液量，以评估体液平衡情况并指导补液。病情危重者，应观察每小时尿量。

（3）微循环监测：通过监测微循环可推测机体器官血液供应和氧供，及时有效地调整治疗方案，利于术后恢复。微循环状态的判断主要通过观察体温、尿量、口周及肢端末梢，如甲床的色泽、充盈时间等进行判断。

**（十）知识点 10：术后并发症**

（1）疼痛：手术过程中可能会对血管和周围组织造成刺激，导致疼痛。疼痛通常是暂时的，可以通过药物缓解。

（2）出血：血管栓塞术可能会导致血管破裂或其他血管损伤，从而导致出血。会在手术后立即出现，需要及时处理。

（3）感染：手术过程中可能会导致细菌感染，从而引起发热、红肿等症状。需要使用抗生素治疗。

（4）栓塞后综合征：血管栓塞术后，由于血管阻塞，可能会导致局部组织缺血、坏死，从而引起栓塞后综合征。

（5）血栓形成：术后由于血管内血流减少，可能会导致血栓形成。可能会导致血管再次阻塞。

**（十一）知识点 11：快速康复外科理念**

快速康复外科是指采用一系列有循证医学证据的围手术期优化措施，以减少手术患者的生理和心理创伤应激，从而达到加速患者术后康复的目的。

主要包括以下几个方面。

（1）术前准备：患者在术前应该进行充分的健康教育和心理支持，以减少焦虑和恐惧。同时，患者应该进行适当的营养支持和体能训练，以提高身体的适应能力。

（2）术中管理：手术过程中应该采用微创技术，减少手术创伤和出血。同时，应该注意保持患者的体温和液体平衡，以避免低体温和脱水。

（3）术后管理：术后应该采用多模式镇痛，以减少疼痛和不适感。同时，应该鼓励患者早期进食和下床活动，以促进胃肠功能恢复和预防并发症。

（4）团队合作：快速康复外科需要多学科团队的合作，包括外科医师、麻醉师、护士、营养师等。团队成员应该密切配合，共同制订和执行围手术期的优化措施。

**（十二）知识点 12：患者复发高危因素**

该患者预后良好，但仍有复发或右侧鼻腔出血的可能。复发的高危因素可能包括以下几个方面。

（1）鼻部疾病：如鼻炎、鼻窦炎、鼻息肉等可能导致鼻黏膜充血、肿胀，增加鼻出血的风险。

（2）外伤：如碰撞、打击等可能导致鼻部血管破裂，引起鼻出血。

（3）药物因素：如抗凝药、抗血小板药等可能增加出血的风险。

（4）高血压：可能导致鼻部血管压力增加，导致鼻出血。

（5）气候干燥：可能导致鼻黏膜干燥、破裂，引起出血。

（6）不良生活习惯：如挖鼻孔、过度擤鼻涕等不良生活习惯可能导致鼻黏膜损伤，增加鼻出血的风险。

如果有鼻出血的病史，应该注意避免上述高危因素，保持鼻部清洁和湿润，避免鼻部外伤和过度擤鼻涕等不良生活习惯。同时，应该定期就医，接受医师的检查和治疗，以减少鼻出血复发的风险。

### 参考文献

［1］孙虹，张罗．耳鼻咽喉头颈部外科学[M]. 北京：人民卫生出版社，2018.
［2］黄选兆，汪吉宝，孔维佳．实用耳鼻咽喉头颈外科学[M]. 北京：人民卫生出版社，2007.

（王　娜　孙国贵　赵亚婷）

# 案例 28　鼻——鼻内镜下鼻中隔成形术案例

### 学习目标

1. 知识目标　从鼻中隔偏曲的主诉、临床表现、诊断及治疗全过程学习鼻中隔偏曲疾病的相关知识。

2. 能力目标　通过学习病例，学生在接诊鼻中隔偏曲病例的过程中能对患者提出相应的诊断、鉴别诊断和治疗方案。

3. 职业素养目标　通过学习病例，学生在医患沟通、同理心、人文素养等方面得到提升。

## 一、案例信息

**案例名称：**鼻中隔偏曲。
**主要诊断：**鼻中隔偏曲。
**适用对象：**本科生（院校教育），规培生（毕业后教育）。
**关键词：**鼻中隔偏曲。
**典型临床症状与体征 / 阳性体征：**双侧鼻塞，嗅觉减退。
**诊断：**鼻中隔偏曲，慢性肥厚性鼻炎。
**治疗方法：**鼻内镜下鼻中隔成形术，鼻内镜下双侧下鼻甲部分切除术。

## 二、病史资料

**患者姓名：**张某某。
**性别：**男。
**年龄：**31 岁。
**主诉：**双侧鼻塞伴嗅觉减退 3 年。

**现病史：**患者3年前无明显诱因出现双侧鼻塞【知识点1：鼻塞的鉴别诊断】，伴嗅觉减退【知识点2：嗅觉减退的鉴别诊断】，无鼻痒及阵发性喷嚏，无流脓涕及涕中带血【知识点3：引起鼻出血的常见病因】，偶有头晕及头痛【知识点4：鼻源性头痛的原因】，偶有睡眠憋醒，无发热。患者间断应用"鼻用激素喷剂"喷鼻治疗，症状无改善。现为求进一步诊治，门诊以"鼻中隔偏曲"收入我院。患者自发病以来精神、睡眠好，饮食佳，大、小便正常，体重无明显变化。

**既往史：**否认高血压病史，否认糖尿病、冠心病、肾病、脑血管病等病史，否认肝炎、结核等传染病病史。否认外伤史。否认手术史。否认药物、食物过敏史。

**个人史：**生于当地，久居当地。否认疫区、疫水接触史。否认毒物、放射性物质接触史。否认烟酒嗜好。

**婚育史：**27岁结婚，配偶体健，育有1子，体健。

**家族史：**否认家族遗传病史及类似疾病史。

## 三、专科及辅助检查

### （一）专科检查

T 36.6℃，P 62次/分钟，R18次/分钟，BP 120/70mmHg。鼻腔黏膜呈暗红色，双侧下鼻甲肥大，双侧下鼻道未见脓性分泌物，鼻中隔向左侧呈"C"形偏曲【知识点5：鼻中隔偏曲的类型】，左侧总鼻道狭窄明显，鼻腔通气欠佳。

### （二）辅助检查

（1）血常规：白细胞 $12.3 \times 10^9/L$，淋巴细胞 $4.25 \times 10^9/L$，单核细胞 $0.79 \times 10^9/L$，中性粒细胞 $7.06 \times 10^9/L$（表28-1）。

表28-1 血常规检查结果

| 项目 | 结果 | 参考值 | 单位 |
|---|---|---|---|
| 白细胞（WBC） | 12.3 | 3.5～9.5 | $10^9/L$ |
| 红细胞（RBC） | 5.28 | 4.3～5.8 | $10^{12}/L$ |
| 血红蛋白（HGB） | 169 | 130～175 | g/L |
| 红细胞比容（HCT） | 0.486 | 0.400～0.500 | L/L |
| 红细胞平均体积（MCV） | 92.1 | 82～100 | fL |
| 红细胞平均血红蛋白量（MCH） | 32 | 27～34 | pg |
| 红细胞平均血红蛋白浓度（MCHC） | 347 | 316～354 | g/L |
| 红细胞体积分布宽度（RDW） | 11.1 | 10.0～15.0 | % |
| 血小板（PLT） | 301 | 125～350 | $10^9/L$ |
| 平均血小板体积（MPV） | 7.3 | 6.8～13.5 | fL |
| 血小板压积（PCT） | 0.219 | 0.108～0.282 | % |
| 血小板体积分布宽度（PDW） | 12.5 | 10.0～18.0 | % |
| 淋巴细胞（LYM） | 4.25 | 1.1～3.2 | $10^9/L$ |
| 淋巴细胞百分比（LYM%） | 34.5 | 20～50 | % |

续表

| 项目 | 结果 | 参考值 | 单位 |
|---|---|---|---|
| 单核细胞（MON） | 0.79 | 0.1 ～ 0.6 | $10^9$/L |
| 单核细胞百分比（MON%） | 6.4 | 3 ～ 10 | % |
| 中性粒细胞（NEU） | 7.06 | 1.8 ～ 6.3 | $10^9$/L |
| 中性粒细胞百分比（NEU%） | 57.3 | 40 ～ 75 | % |
| 嗜酸性粒细胞（EOS） | 0.21 | 0.02 ～ 0.52 | $10^9$/L |
| 嗜酸性粒细胞百分比（EOS%） | 1.7 | 0.4 ～ 8 | % |

（2）血生化全项：未见异常（表 28–2）。

表 28–2　生化全项检查结果

| 项目 | 结果 | 参考值 | 单位 |
|---|---|---|---|
| 总蛋白 | 71.6 | 65 ～ 85 | g/L |
| 白蛋白（溴甲酚绿法） | 48.8 | 40 ～ 55 | g/L |
| 球蛋白 | 22.8 | 20 ～ 40 | g/L |
| 白蛋白 / 球蛋白 | 2.14 | 1.2 ～ 2.4 | |
| 总胆红素 | 9.6 | 0 ～ 26 | μmol/L |
| 直接胆红素 | 2.8 | 0 ～ 8 | μmol/L |
| 间接胆红素 | 6.8 | 1.7 ～ 21.2 | μmol/L |
| 丙氨酸氨基转移酶 | 32 | 9 ～ 50 | U/L |
| 天冬氨酸氨基转移酶 | 22 | 15 ～ 40 | U/L |
| 肌酸激酶 | 67 | 50 ～ 310 | U/L |
| 肌酸激酶同工酶 | 7 | 0 ～ 25 | U/L |
| 碱性磷酸酶 | 62 | 45 ～ 120 | U/L |
| γ 谷氨酰转肽酶 | 20 | 10 ～ 60 | U/L |
| 胆碱酯酶 | 9691 | 5100 ～ 11700 | U/L |
| 腺苷脱氨酶 | 5.6 | 4 ～ 24 | U/L |
| 总胆固醇 | 5.14 | 2.7 ～ 5.2 | mmol/L |
| 高密度脂蛋白胆固醇 | 1.62 | 1.03 ～ 2.07 | mmol/L |
| 低密度脂蛋白胆固醇 | 1.58 | 2.07 ～ 3.37 | mmol/L |
| 载脂蛋白 A1 | 1.70 | 1.2 ～ 1.76 | g/L |
| 载脂蛋白 B | 0.96 | 0.63 ～ 1.14 | g/L |
| 尿素 | 4.88 | 3.1 ～ 8 | mmol/L |
| 肌酐（氧化酶法） | 73 | 57 ～ 97 | μmol/L |
| 二氧化碳 | 22.8 | 20 ～ 30 | mmol/L |

续表

| 项目 | 结果 | 参考值 | 单位 |
|---|---|---|---|
| 钠 | 141 | 137 ～ 147 | mmol/L |
| 钾 | 4.07 | 3.5 ～ 5.3 | mmol/L |
| 氯 | 103 | 99 ～ 110 | mmol/L |
| 钙 | 2.4 | 2.11 ～ 2.52 | mmol/L |
| 铁 | 22.1 | 10.6 ～ 36.7 | μmol/L |
| 葡萄糖 | 5.13 | 3.91 ～ 6.14 | mmol/L |

（3）凝血分析：未见异常（表 28–3）。

表 28–3　凝血分析结果

| 项目 | 结果 | 参考值 | 单位 |
|---|---|---|---|
| 血浆凝血酶原时间 | 12.8 | 11 ～ 15.5 | 秒 |
| PT–INR | 0.97 | 0.76 ～ 1.2 | |
| PT% | 106 | 70 ～ 120 | % |
| 活化部分凝血活酶时间 | 32.8 | 28 ～ 43.5 | 秒 |
| 血浆纤维蛋白原 | 3.01 | 2 ～ 4 | g/L |
| 血浆凝血酶时间 | 18.0 | 14 ～ 21 | 秒 |
| D– 二聚体 | 33 | 0 ～ 500 | ng/mL |

（4）鼻内镜检查【知识点 6：鼻内镜检查的适应证】：见图 28–1。

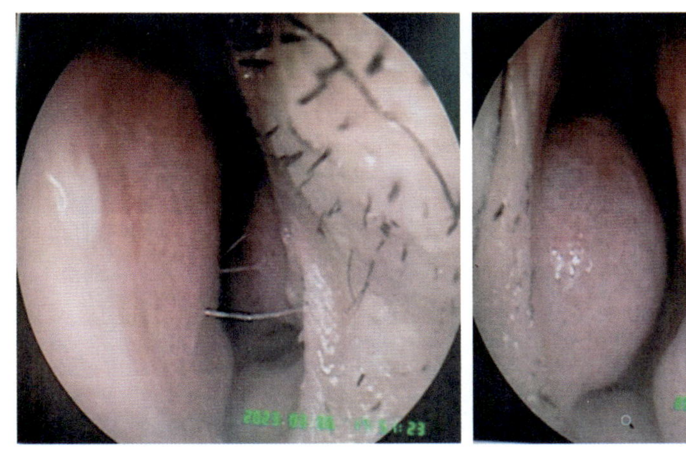

图 28–1　鼻内镜检查结果

（5）鼻腔 CT 检查：①两侧上颌窦、筛窦黏膜肥厚；②两侧下鼻甲肥大；③鼻中隔左偏（图 28–2）。

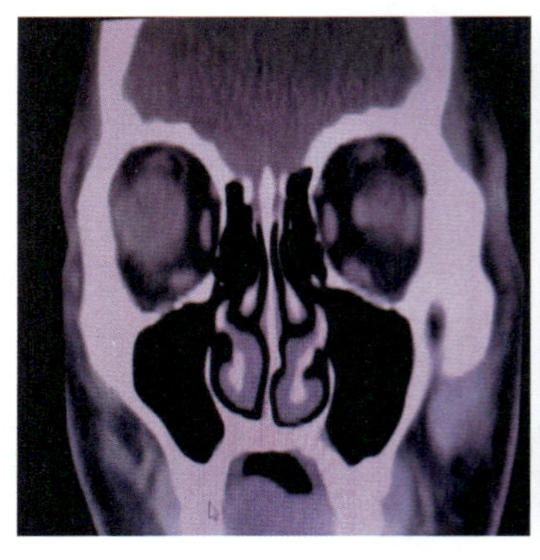 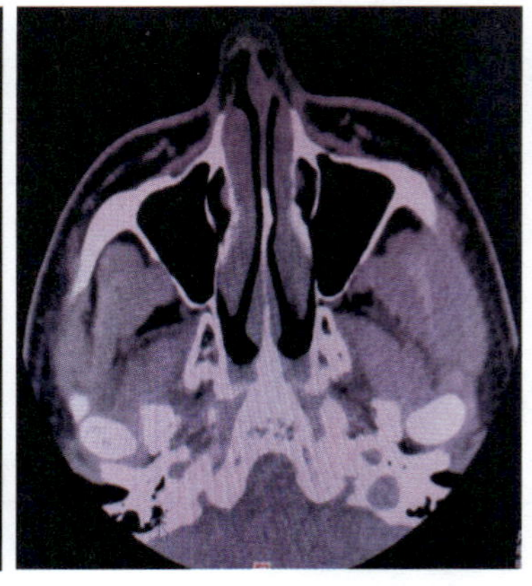

图 28-2 鼻腔 CT 检查结果

## 四、诊断及鉴别诊断

### （一）诊断

（1）鼻中隔偏曲。

（2）慢性肥厚性鼻炎。

1）症状（诊断重要线索）：双侧鼻塞伴嗅觉减退 3 年。

2）体征（诊断客观依据）：鼻腔黏膜呈暗红色，双侧下鼻甲肥大，双侧下鼻道未见脓性分泌物，鼻中隔向左侧呈“C”形偏曲，左侧总鼻道狭窄明显，鼻腔通气欠佳。

3）辅助检查（诊断客观依据）：鼻腔 CT 检查示，鼻中隔左偏，两侧下鼻甲肥大。

### （二）鉴别诊断

1. 鼻中隔黏膜肥厚

鼻中隔表面黏膜凹凸不平，用探针触诊时，质软并有明显凹陷。

2. 鼻中隔血肿

多有鼻部外伤史及手术史，可见鼻中隔一侧或两侧半圆形隆起，表面光滑，黏膜颜色正常，触之柔软，大多位于软骨部，穿刺时可有血液吸出。

3. 鼻中隔脓肿

可有寒战、发热及全身不适，鼻梁和鼻尖疼痛，触痛明显，可见鼻中隔两侧对称性膨隆，黏膜呈暗红色，触痛明显，抽吸有脓。

## 五、治疗

（1）治疗方案：手术治疗【知识点 7：手术方式与手术指征】。

（2）术前准备：评估患者是否合并鼻腔、鼻窦及鼻咽部其他引起鼻塞的疾病【知识点 8：术前评估与检查】。

（3）手术方式：鼻内镜鼻中隔成形术，鼻内镜下双侧下鼻甲部分切除术。

患者取仰卧位，全身麻醉插管成功后，常规消毒，铺巾。鼻内镜下检查见双侧下鼻甲肥大，以右侧为显，鼻中隔向左侧偏曲。1% 丁卡因肾上腺素盐水棉片充分收缩双侧鼻腔黏膜后，用小圆刀于左侧鼻阈部纵向“L”形切开皮肤至鼻中隔软骨，仔细分离鼻中隔黏软骨膜，剥离子分离左侧鼻中隔黏骨膜至筛骨垂直板及犁骨偏曲处后方，剥离子离断鼻中隔软骨与筛骨垂直板交界处，软骨刀从后向前切开上颌骨鼻嵴上方的鼻中隔软骨，分离右侧黏软骨膜及黏骨膜至左侧相同范围，咬骨钳将偏曲的筛骨垂直板、犁骨片去除，凿除偏曲的上颌骨鼻嵴，生理盐水冲洗术腔，清理碎骨片，复位双侧黏软骨膜及黏骨膜，见中隔基本居中，4 号丝线间断缝合左鼻内切口 3 针。以下鼻甲剪从前至后切除双侧下鼻甲中下 1/3 的肥厚组织，留取标本送检，双极电凝止血，见双侧鼻腔通畅，可止血纱布分别贴附于双侧下鼻甲及鼻中隔的手术创面，最后以凡士林纱条填塞双侧鼻腔压迫止血，术毕【知识点 9：鼻中隔成形术的手术要点】。

（4）术后处理：术后 1 个月内每周复查鼻腔黏膜恢复情况，给予鼻腔换药，清除鼻腔内的分泌物及痂皮。

（5）预后：患者术后恢复较好，鼻中隔手术切口愈合良好，鼻中隔基本居中，双侧下鼻甲手术部位黏膜上皮化，双侧鼻腔通畅，双侧鼻腔通气好。

## 六、总结与思考

### （一）总结

1. 保持呼吸道通畅

鼻中隔术后，患者可能会有鼻塞感，需要保持鼻腔清洁，可以用生理盐水清洗鼻腔，避免吸入刺激性气体和灰尘。此外，睡觉时可以使用垫高枕头的方法，以帮助呼吸道畅通。

2. 注意饮食

鼻中隔术后，患者需要注意饮食，避免食用辛辣刺激性的食物，如辣椒、花椒等，以免引起鼻腔充血和不适感。同时，应多吃易消化、富含维生素和蛋白质的食物，有利于伤口的愈合和身体的康复。

3. 避免碰撞

在鼻中隔术后的恢复期间，患者应避免剧烈活动，尤其是避免碰撞到鼻部。要避免剧烈运动、跳跃、剧烈摇头等动作，以免对鼻部造成二次伤害。

除上述注意事项外，还需要注意切勿自行拆线，避免用手触摸伤口，遵守医师的用药和复诊指示，保持良好的休息，以加速伤口愈合和恢复。若出现异常症状或问题，及时咨询医师。

### （二）思考

1. 引起鼻中隔偏曲的常见病因

病因是组成鼻中隔的诸骨发育不均衡，形成不同的张力曲线，导致诸骨间连接异常所致。儿童时期腺样体肥大、硬腭高拱亦可限制鼻中隔发育引起鼻中隔偏曲；鼻外伤可致鼻中隔骨折、错位，导致鼻中隔偏曲；鼻腔占位性病变时，病变逐渐增大，压迫鼻中隔，亦可致鼻中隔偏曲。

2. 鼻中隔偏曲的主要症状

（1）鼻塞：可为单侧或双侧鼻塞，若为交替性鼻塞，可表现为偏曲侧较重。严重者表现为偏曲侧持续性鼻塞。鼻塞的程度、性质与偏曲的类型以及下鼻甲是否有代偿性肥大相关。

（2）鼻出血：常发生在偏曲之凸面、骨棘或骨嵴的顶尖部。此处黏膜薄，受气流和尘埃刺激易发生黏膜糜烂而出血。

（3）头痛：当偏曲的凸出部压迫同侧鼻甲时，可引起同侧反射性头痛。

（4）邻近器官症状：偏曲所致的鼻腔阻塞会导致鼻窦引流障碍，可继发鼻窦炎，因偏曲致鼻腔通气不畅而长期张口呼吸，易诱发上呼吸道感染。

3. 鼻中隔偏曲的手术适应证

鼻中隔偏曲影响呼吸，鼻塞严重者；高位鼻中隔偏曲，影响鼻窦引流或引起反射性头痛者；鼻中隔骨棘导致鼻出血者；鼻中隔呈“C”位偏曲，一侧下鼻甲代偿性肥大，严重影响咽鼓管功能者；鼻中隔偏向一侧，而另一侧下鼻甲有萎缩趋向者，或代偿性肥大者；矫正鼻中隔偏曲，作为某些鼻腔鼻窦手术的前置手术。

## 七、知识点库

### （一）知识点 1：鼻塞的鉴别诊断

成人鼻塞的常见原因有各种鼻炎、鼻窦炎、变应性鼻炎、肿瘤、鼻中隔偏曲等。急性鼻炎时，鼻塞期较短，并伴有发热等全身症状。单纯性鼻炎的鼻塞为间歇性、交替性，时轻时重，侧卧时下侧鼻塞较重。肥厚性鼻炎多为持续性鼻塞，不受体位影响。

鼻窦炎引起的鼻塞多为一侧性，伴脓涕。如并发鼻息肉，鼻塞更重，可为进行性或持续性。鼻及鼻窦变应性疾病的鼻塞为阵发性，发作时有鼻痒、打喷嚏、流清涕等症状，与急性鼻炎相似，但无发热等全身症状。

鼻、鼻窦和鼻咽部肿瘤所致鼻塞呈进行性，鼻塞随肿瘤生长而逐渐加重。良性肿瘤进展缓慢，恶性肿瘤进展较快，多伴有鼻出血及头痛等症状。凡鼻塞者无论轻重，若伴有鼻出血，甚至仅少许血迹或血染鼻涕，应警惕恶性肿瘤的可能，须详细检查以明确诊断。

### （二）知识点 2：嗅觉减退的鉴别诊断

嗅觉障碍按原因可分为下列两种类型。

（1）呼吸性嗅觉减退和失嗅：又称机械性或阻塞性嗅觉减退或缺失，为鼻部各种疾患使呼吸气流受阻，嗅素不能到达嗅黏膜区而致嗅觉减退和缺失，而其嗅黏膜、嗅神经及嗅中枢均无病变，故临床上以嗅觉减退较为多见，且去除病因后，一般多能恢复正常嗅觉。若阻塞时间过长，因神经末梢的变性，虽去除其阻塞因素，也难以复原。常见的疾病有前、后鼻孔闭锁，急性鼻炎、慢性鼻炎、变态反应性鼻炎、急性鼻窦炎、慢性鼻窦炎、鼻部特异性感染（结核、梅毒、硬结病等）、鼻息肉、鼻中隔疾病（偏曲、血肿、脓肿）、鼻外伤后致鼻腔狭窄或闭锁及鼻腔、鼻窦良性及恶性肿瘤。

（2）感觉性嗅觉减退和失嗅：系因嗅黏膜和嗅神经末梢病变所引起的嗅觉障碍，良好的嗅觉需要湿润健康的嗅黏膜和正常的嗅神经末梢，否则就不能感受嗅素的刺激。引起嗅黏膜和嗅神经末梢病变的原因包括先天性嗅黏膜、嗅神经发育不全或先天性缺损、鼻炎和鼻窦炎、萎缩性鼻炎（臭鼻症）、变应性鼻炎、病毒感染、化学损伤（腐蚀伤、表面麻醉剂、甲醛及吸烟等）、中毒性嗅神经炎、鼻顶部外伤、肿瘤及老年性退变等。

### （三）知识点 3：引起鼻出血的常见病因

导致鼻腔出血的原因分为局部因素和全身因素，局部因素包括创伤、手术、鼻腔鼻窦的炎症、鼻中隔病变、鼻部肿瘤、解剖变异及血管畸形；全身因素包括凝血功能障碍（血液系统疾病、肝肾功能障碍、非甾体抗炎药的使用、酗酒）、心血管疾病、急性传染病、内分泌疾病、遗传性毛细血管扩张症。儿童鼻出血多见于鼻腔干燥、变态反应、鼻腔异物、血液系统疾病、肾脏系统疾病及偏食。

### （四）知识点 4：鼻源性头痛的原因

鼻源性头痛指鼻腔、鼻窦解剖或病理异常引起的头痛。鼻腔、鼻窦的感觉神经来自三叉神经的第 1 支（眼神经）和第 2 支（上颌神经）。鼻部病变可直接刺激鼻黏膜三叉神经末梢引起头痛，并可沿其分支反射到头部相应神经分布的其他部位。常见的原因包括急、慢性鼻窦炎，解剖异常，气压创伤性鼻窦炎，鼻中隔偏曲，鼻窦囊肿和鼻腔鼻窦肿瘤等。

鼻源性头痛特点：一般都有鼻部病变，如鼻塞、脓涕等，多在窦内脓性物排出后缓解；鼻急性炎症时加重；多为深部钝痛、隐痛，白天较重，休息后减轻，活动后加重；鼻腔黏膜收缩或使用表面麻醉剂后，头痛可以减轻或暂时缓解，当咳嗽、低头弯腰、用力时，头部静脉压增高，头痛又会加重；头痛有一定部位和时间。此外，鼻黏膜对刺激所致的疼痛不同部位敏感度不同。最敏感的部位在上颌窦自然孔和额隐窝处的黏膜，其次为鼻甲和鼻顶，再次为鼻中隔和鼻窦黏膜。

### （五）知识点 5：鼻中隔偏曲的类型（图 28–3）

鼻中隔偏曲常见类型有 C 形偏曲、S 形偏曲、鼻中隔嵴突、鼻中隔棘突。

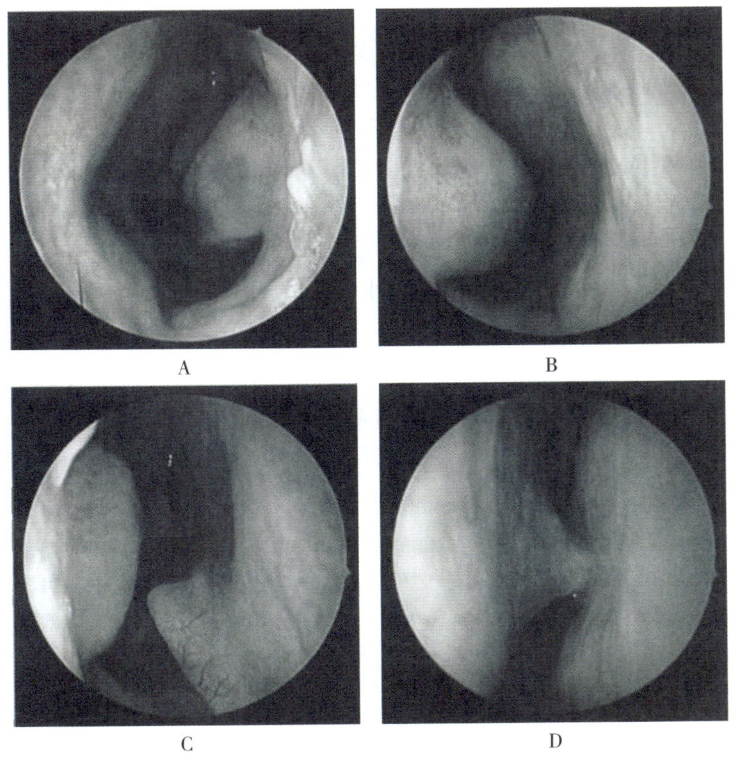


图 28–3　鼻中隔偏曲（鼻内镜下观）

注　A. 鼻中隔 C 形偏曲；B. 鼻中隔 S 形偏曲；C. 鼻中隔嵴突；D. 鼻中隔棘突。

### （六）知识点 6：鼻内镜检查的适应证

（1）鼻内出血：普通窥鼻器检查不能明确出血部位时。

（2）鼻涕带血：尤其回吸鼻涕带血。

（3）鼻内分泌物来源不明。

（4）鼻阻塞原因不明。

（5）鼻咽部占位性病变的定位。

（6）鼻腔内占位性病变的定位。

（7）鼻腔、鼻咽部新生物取活检。

（8）鼻源性头痛或其他不明原因的头痛。

（9）颈部肿块病因检查。

（10）脑脊液鼻漏定位。

### （七）知识点 7：手术方式与手术指征

鼻中隔偏曲的手术方式有鼻中隔黏膜下切除术，鼻中隔黏膜下矫正术，鼻中隔成形术，包括三线减张、二线减张。

手术的适应证包括鼻中隔偏曲引起持续性鼻塞，鼻中隔偏曲妨碍鼻窦通气及引流，嵴突或距状突压迫鼻甲引起反射性头痛，鼻中隔偏曲引起反复鼻出血，中隔偏曲伴有歪鼻，经鼻手术的鼻中隔前置处理。

### （八）知识点 8：术前评估与检查

鼻中隔偏曲患者术前需评估是否合并鼻腔、鼻窦及鼻咽部其他引起鼻塞的疾病，完善鼻内镜及鼻腔 CT 的检查，排除其他局部疾病，还需排查患者是否因高血压病等全身疾病引起的鼻塞症状，避免引发术后严重的并发症。

### （九）知识点 9：鼻中隔成形术的手术要点

（1）切口：于鼻前庭黏膜交界处行“L”形切口，且向鼻底外侧延伸（不是向后），切开黏膜、黏软骨膜，进入黏骨膜下。

（2）剥离及显露三线位置：内镜直视下黏膜软骨下剥离，向上、向后直至筛骨垂直板及犁骨上后部，向下、向后至鼻中隔软骨下端与上颌骨腭突和犁骨连接处；在切口前或后 1 ～ 2mm 处切开软骨进入对侧黏软骨膜下，剥离方法和范围同切口侧。暴露 3 个张力形成核心区域：鼻中隔软骨尾端，鼻中隔软骨与筛骨垂直板结合处，鼻中隔软骨下端与上颌骨腭突或腭骨鼻嵴结合处。分离骨软骨结合处。

（3）三线减张：第一张力区，鼻中隔软骨尾侧端的垂直软骨条，约 2mm；第二张力区，鼻中隔软骨与筛骨垂直板结合处部分筛骨垂直板前缘的垂直骨条；第三张力区，咬除偏曲的犁骨、上颌骨腭突和腭骨鼻嵴以及基底部的水平软骨条。形成中隔软骨顶端连接，分离左、右两面，游离前、后、下三边。

（4）特殊处理。

1）软骨偏曲明显：可在凹面对软骨沿凹陷的长轴方向划痕数刀，可以起到松解软骨张力并拉直软骨的作用。

2）重度高位偏曲的筛骨垂直板：可用咬骨钳夹持，使其骨折（类似青枝骨折效果）而不切除。

3）骨性偏曲异常增厚：一方面，可以用剪刀顺着偏曲的方向剪短骨质，切断偏曲的应力关系；另一方面，也可用动力系统磨薄肥厚的偏曲骨质，再进行骨质移位至中线位置。

### 参考文献


[1] 孙虹，张罗. 耳鼻咽喉头颈外科学 [M]. 9 版. 北京：人民卫生出版社，2018.

[2] 黄选兆，汪吉宝，孔维佳. 实用耳鼻咽喉头颈外科 [M]. 北京：人民卫生出版社，2007.


（路　鹏　孙国贵　赵亚婷）

# 第十二部分　急诊医学相关诊疗案例

## 案例 29　内分泌系统——酮症酸中毒案例

**学习目标**

1. 知识目标　从糖尿病酮症酸中毒的主诉、临床表现、诊断及治疗全过程学习糖尿病酮症酸中毒疾病的相关知识。

2. 能力目标　通过学习病例，学生在接诊糖尿病酮症酸中毒病例的过程中能对糖尿病酮症酸中毒患者提出相应的诊断、鉴别诊断和治疗方案。

3. 职业素养目标　通过学习病例，学生在医患沟通、同理心、人文素养等方面得到提升。

### 一、案例信息

**案例名称：**内分泌系统——糖尿病酮症酸中毒（DKA）。

**主要诊断：**糖尿病酮症酸中毒，2 型糖尿病。

**适用对象：**本科生（院校教育），规培生（毕业后教育）。

**关键词：**糖尿病酮症酸中毒，2 型糖尿病。

**典型临床症状与体征 / 阳性体征：**食欲缺乏，恶心、呕吐，口干，多尿，失水，呼气中有烂苹果味，嗜睡。

**诊断：**糖尿病酮症酸中毒，2 型糖尿病。

**治疗方法：**尽快补液，降低血糖，纠正电解质及酸碱平衡失调，同时积极寻找和消除诱因，防治并发症。

### 二、病史资料

**患者姓名：**张某某。

**性别：**男。

**年龄：**60 岁。

**主诉：**发热伴头晕 2 日，恶心、呕吐 1 日。

**现病史：**入院 2 日前患者受凉后出现发热【知识点 1：糖尿病酮症酸中毒的诱因】，体温最高达 38℃，伴头晕，无视物不清，自行退热处理后未予重视；1 日前患者出现恶心、呕吐数次【知识点 2：糖尿病酮症酸中毒的临床表现】，呈非喷射状，呕吐物为胃内容物，不能正常进食，未予特殊治疗，因症状持续不缓解，“120”送入我院急诊，给予生命体征监测、吸氧等处理，测末梢血糖为 Hi，急查血气分析提示，pH 7.01【知识点 3：酸中毒产生的原因及病理生理机制】，$PCO_2$ 9mmHg，$PO_2$ 80mmHg【知识点 4：酸中毒时氧解离曲线的变化】，Lac 1.9mmol/L，$HCO_3^-$ 3.0mmol/L，$K^+$ 4.8mmol/L，$Na^+$ 110mmol/L【知识点 5：糖尿病酮症酸中毒时电解质紊乱的原因】。为求进一步诊治，以“酮症酸中毒”收入急诊重症监护病房。

**既往史：**高血压 10 余年，血压最高达 190/100mmHg，平素用药不详，未规律监测血压；2 型糖尿病 8 年，平素口服二甲双胍 1 粒，每日 3 次，未规律监测血糖。否认药物及食物过敏史。否认肝炎、结核、伤寒等传染性疾病史。否认手术、外伤、输血史。预防接种史不详。

**个人史：**生于当地，久居当地。否认疫区、疫水接触史。否认毒物、放射性物质接触史。否认烟酒嗜好。

**婚育史：**适龄结婚，配偶及子女体健。

**家族史：**否认家族遗传病史及类似疾病史。

## 三、专科及辅助检查

### （一）专科检查

T 36.5℃，P 118 次 / 分钟，R 22 次 / 分钟，BP 125/80 mmHg。意识呈嗜睡状态，口唇干燥【知识点 6：糖尿病酮症酸中毒时机体失水的原因】，呼唤睁眼。双眼瞳孔正大、等圆，对光反应灵敏。双肺呼吸音粗，未闻及明显干、湿啰音。心率 118 次 / 分钟，律齐，各瓣膜区未闻及病理性杂音。腹软，无压痛、反跳痛及肌紧张。双下肢无水肿，双侧足背动脉可。四肢肌力 5 级，肌张力及腱反射正常，双侧巴宾斯基征阴性。

### （二）辅助检查

（1）血气分析：呈失代偿性酸中毒（表 29–1）。

表 29–1　血气分析结果

| 项目 | 结果 | 参考值 | 单位 |
|---|---|---|---|
| pH | 7.21 | 7.35 ～ 7.45 | |
| 二氧化碳分压 | 14 | 35 ～ 48 | mmHg |
| 氧分压 | 185 | 83 ～ 108 | mmHg |
| 血氧饱和度 | 99 | 95 ～ 98 | % |
| 红细胞比容 | 56 | 35 ～ 51 | % |
| 总血红蛋白 | 174 | 117 ～ 174 | g/L |
| 钾 | 4.0 | 3.4 ～ 4.5 | mmol/L |
| 钠 | 120 | 136 ～ 145 | mmol/L |
| 钙 | 0.97 | 1.15 ～ 1.35 | mmol/L |
| $Ca^{2+}$（7.4） | 0.90 | 0.1 ～ 5 | mmol/L |
| 葡萄糖 | 27.8 | 3.3 ～ 5.3 | mmol/L |
| 乳酸 | 1.7 | 0.5 ～ 2.2 | mmol/L |
| pH（T） | 7.21 | | |

续表

| 项目 | 结果 | 参考值 | 单位 |
|---|---|---|---|
| 二氧化碳分压（T） | 14 | | |
| 氧分压（T） | 184 | | |
| $TCO_2$ | 6.0 | 22～29 | mmol/L |
| $HCO_3^-$ | 5.6 | 18～23 | mmol/L |
| $HCO_3$std | 10.0 | 18～23 | mmol/L |
| BE（B） | −19.2 | −2～3 | mmol/L |
| BEecf | −22.3 | −3～3 | mmol/L |
| A−aDO2 | 84 | | |

（2）血常规：见表 29−2。

表 29−2　血常规检查结果

| 项目 | 结果 | 参考值 | 单位 |
|---|---|---|---|
| 白细胞（WBC） | 8.3 | 3.5～9.5 | $10^9$/L |
| 红细胞（RBC） | 5.48 | 4.3～5.8 | $10^{12}$/L |
| 血红蛋白（HGB） | 177 | 130～175 | g/L |
| 红细胞比容（HCT） | 0.509 | 0.400～0.500 | L/L |
| 红细胞平均体积（MCV） | 93.0 | 82～100 | fL |
| 红细胞平均血红蛋白量（MCH） | 32.3 | 27～34 | pg |
| 红细胞平均血红蛋白浓度（MCHC） | 348 | 316～354 | g/L |
| 红细胞体积分布宽度（RDW） | 12.3 | 10.0～15.0 | % |
| 血小板（PLT） | 269 | 125～350 | $10^9$/L |
| 平均血小板体积（MPV） | 7.3 | 6.8～13.5 | fL |
| 血小板压积（PCT） | 0.196 | 0.108～0.282 | % |
| 血小板体积分布宽度（PDW） | 11.5 | 10.0～18.0 | % |
| 淋巴细胞（LYM） | 0.62 | 1.1～3.2 | $10^9$/L |
| 淋巴细胞百分比（LYM%） | 7.4 | 20～50 | % |
| 单核细胞（MON） | 1.64 | 0.1～0.6 | $10^9$/L |
| 单核细胞百分比（MON%） | 19.7 | 3～10 | % |
| 中性粒细胞（NEU） | 5.85 | 1.8～6.3 | $10^9$/L |
| 中性粒细胞百分比（NEU%） | 70.2 | 40～75 | % |
| 嗜酸性粒细胞（EOS） | 0.08 | 0.02～0.52 | $10^9$/L |
| 嗜酸性粒细胞百分比（EOS%） | 0.9 | 0.4～8 | % |
| 嗜碱性粒细胞（BAS） | 0.15 | 0～0.06 | $10^9$/L |
| 嗜碱性粒细胞百分比（BAS%） | 1.8 | 0～1 | % |

续表

| 项目 | 结果 | 参考值 | 单位 |
|---|---|---|---|
| 异形淋巴细胞（ALY） | 0.06 | 0 ～ 0.20 | $10^9$/L |
| 异形淋巴细胞百分比（ALY%） | 0.7 | 0 ～ 2.0 | % |
| 巨大不成熟细胞（LIC） | 0.23 | 0 ～ 0.20 | $10^9$/L |
| 巨大不成熟细胞百分比（LIC%） | 2.8 | 0 ～ 2.0 | % |

（3）尿常规：尿酮体 3+，尿糖 4+（表 29-3）。

表 29-3　尿常规检查结果

| 项目 | 结果 | 参考值 | 单位 |
|---|---|---|---|
| 尿胆原 | +− | 阴性或弱阳性 | μmol/L |
| 胆红素 | − | − | μmol/L |
| 酮体 | 3+ | − | μmol/L |
| 隐血 | 1+ | − | cells/ μL |
| 尿蛋白 | − | − | g/L |
| 葡萄糖 | 4+ | − | μmol/L |
| 白细胞 | − | − | cells/ μL |
| 亚硝酸盐 | − | − | |
| 比重 | 1.021 | 1.003 ～ 1.030 | $10^9$/L |
| 酸碱度 | 5.0 | 4.5 ～ 8.0 | fL |
| 维生素 C | − | − | μmol/L |
| 红细胞 | 0.88 | 0 ～ 5 | pg/ μL |
| 白细胞 | 9.90 | 0 ～ 9 | pg/ μL |
| 鳞状上皮细胞 | 0.00 | 0 ～ 5 | pg/ μL |
| 非鳞状上皮细胞 | 0.00 | 0 ～ 2 | pg/ μL |
| 酵母菌 | 0.00 | 0 ～ 3 | pg/ μL |
| 细菌 | 246.40 | 0 ～ 75 | pg/ μL |
| 粘液丝 | 88.90 | 0 ～ 264 | pg/ μL |
| 总结晶 | 1.80 | 0 ～ 6 | pg/ μL |
| 磷酸盐结晶 | 0.00 | 0 ～ 6 | pg/ μL |
| 尿酸盐结晶 | 0.00 | 0 ～ 6 | pg/ μL |
| 未定型结晶 | 0.90 | 0 ～ 6 | pg/ μL |
| 一水草酸钙结晶 | 0.90 | 0 ～ 6 | pg/ μL |
| 二水草酸钙结晶 | 0.00 | 0 ～ 6 | pg/ μL |
| 透明管型 | 0.00 | 0 ～ 2 | pg/ μL |
| 病理管型 | 0.00 | 0 ～ 0 | pg/ μL |

（4）血生化全项：混合性高脂血症，血肌酐略升高（表 29–4）。

表 29–4 血生化全项检查结果

| 项目 | 结果 | 参考值 | 单位 |
| --- | --- | --- | --- |
| 总蛋白 | 66.6 | 65 ～ 85 | g/L |
| 白蛋白（溴甲酚绿法） | 40.4 | 40 ～ 55 | g/L |
| 球蛋白 | 26.20 | 20 ～ 40 | g/L |
| 白蛋白 / 球蛋白 | 1.54 | 1.2 ～ 2.4 | |
| 前白蛋白 | 99.0 | 200 ～ 430 | mg/L |
| 人Ⅲ型前胶原肽 | 2.85 | 0 ～ 15 | ng/ml |
| 总胆红素 | 11.2 | 0 ～ 26 | μmol/L |
| 直接胆红素 | 4.2 | 0 ～ 8 | μmol/L |
| 间接胆红素 | 7.0 | 1.7 ～ 21.2 | μmol/L |
| 丙氨酸氨基转移酶 | 16 | 9 ～ 50 | U/L |
| 天冬氨酸氨基转移酶 | 17 | 15 ～ 40 | U/L |
| 碱性磷酸酶 | 71 | 45 ～ 120 | U/L |
| γ 谷氨酰转肽酶 | 24 | 10 ～ 60 | U/L |
| 胆碱酯酶 | 7 240 | 5 100 ～ 11 700 | U/L |
| 腺苷脱氨酶 | 23.3 | 4 ～ 24 | U/L |
| 总胆汁酸 | 0.6 | 0 ～ 10.0 | μmol/L |
| 总胆固醇 | 8.76 | 2.7 ～ 5.2 | mmol/L |
| 高密度脂蛋白胆固醇 | 1.43 | 1.03 ～ 2.07 | mmol/L |
| 低密度脂蛋白胆固醇 | 5.87 | 2.07 ～ 3.37 | mmol/L |
| 载脂蛋白 A1 | 1.23 | 1.05 ～ 2.05 | g/L |
| 载脂蛋白 B | 2.03 | 0.55 ～ 1.3 | g/L |
| 尿素 | 28.48 | 3.6 ～ 9.5 | mmol/L |
| 肌酐（氧化酶法） | 134 | 57 ～ 111 | μmol/L |
| 二氧化碳 | 5.8 | 20 ～ 30 | mmol/L |
| 尿酸 | 1 155 | 200 ～ 420 | μmol/L |
| 钠 | 120.7 | 137 ～ 147 | mmol/L |
| 钾 | 3.82 | 3.5 ～ 5.3 | mmol/L |
| 氯 | 79.4 | 99 ～ 110 | mmol/L |
| 钙 | 1.93 | 2.11 ～ 2.52 | mmol/L |
| 磷 | 1.35 | 0.85 ～ 1.51 | mmol/L |
| 铁 | 14.6 | 10.6 ～ 36.7 | μmol/L |
| 镁 | 1.01 | 0.75 ～ 1.02 | mmol/L |
| 同型半胱氨酸 | 14.0 | 0 ～ 15 | μmol/L |

（5）凝血分析：见表 29-5。

表 29-5　凝血分析结果

| 项目 | 结果 | 参考值 | 单位 |
| --- | --- | --- | --- |
| 血浆凝血酶原时间 | 11.9 | 11 ～ 15.5 | 秒 |
| PT-INR | 0.88 | 0.76 ～ 1.2 | |
| PT% | 128 | 70 ～ 120 | % |
| 活化部分凝血活酶时间 | 30.0 | 28 ～ 43.5 | 秒 |
| 血浆纤维蛋白原 | 4.26 | 2 ～ 4 | g/L |
| 血浆凝血酶时间 | 18.3 | 14 ～ 21 | 秒 |
| D- 二聚体 | 1212 | 0 ～ 500 | ng/mL |

（6）糖化血红蛋白：占 14.9%，指标升高，提示患者近 2 ～ 3 个月血糖控制差。

（7）床旁胸部 X 线片：见（表 29-6 和图 29-1）。

表 29-6　胸部 X 线片报告

| 检查项目 | 影像学表现 | 影像学诊断 |
| --- | --- | --- |
| 胸部正位（卧位）床旁 DR | 胸廓对称，气管略向右移动，纵隔居中，右上纵隔细管影，其内端位于右侧第 7 后肋端水平。两肺门影稍乱，两肺纹理增多，可见斑片影。主动脉迂曲，主动脉结突出，心影大小正常，两膈面光整，右侧肋膈角变钝，左侧肋膈角锐利 | 1. 两肺少许渗出性病变，建议治疗后复查<br>2. 右侧胸膜粘连 |

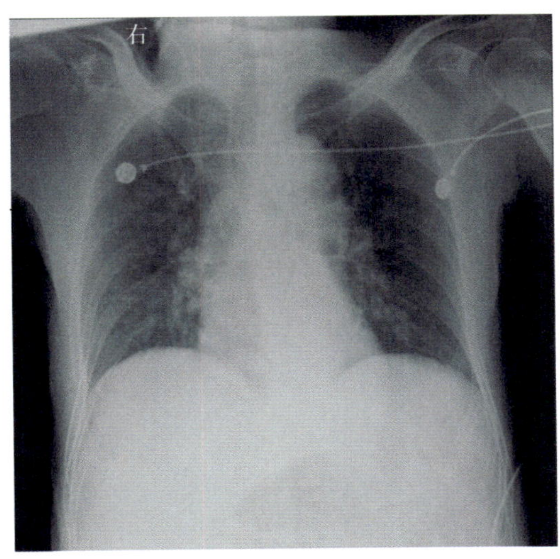


图 29-1　胸部 X 线片影像

（8）床旁心脏彩超：见表 29-7。

表 29-7　心脏彩超报告

| 检查项目 | 影像学表现 | 影像学诊断 |
|---|---|---|
| 床旁心脏彩超 | 1. 各心腔内径正常<br>2. 各室壁厚度及运动未见明显异常，LVEF：55%<br>3. 各瓣膜形态正常，开放良好，CDEF：未见明显异常血流信号<br>4. PW：舒张期二尖瓣口血流频谱 E 峰＜ A 峰；TDI：二尖瓣环室壁运动频谱 E’峰＜ A‘峰<br>5. 主动脉、肺动脉内径未见异常 | 左室舒张功能减低 |

（9）双下肢动静脉彩超：见表 29-8。

表 29-8　双侧下肢动静脉彩超报告

| 检查项目 | 影像学表现 | 影像学诊断 |
|---|---|---|
| 双侧下肢动静脉彩超 | 双侧下肢动脉（包括股总、股深、股浅、腘、胫前、胫后、足背动脉）内膜不平整，内中膜未见明显增厚，管腔内可见多个斑块沿管壁散在分布，CDFI 显示斑块处可见血流充盈缺损<br>双侧下肢静脉（包括股总、股深、股浅、腘、胫前、胫后、肌间、大隐及小隐静脉）管腔内未见异常回声，探头加压后管腔能被完全压瘪，CDFI 显示血液回流通畅，充盈满意 | 双侧下肢动脉多发斑块形成；双侧下肢静脉未见明显血栓形成 |

## 四、诊断及鉴别诊断

### （一）诊断

1. 糖尿病酮症酸中毒

（1）症状（诊断重要线索）：①恶心、呕吐；②呕吐为非喷射状；③血糖测不出。

（2）体征（诊断客观依据）：①意识呈嗜睡状态；②口唇干燥。

（3）辅助检查（诊断必要条件）：①血、尿常规检查；②空腹血糖检查；③血生化检查；④血气分析。

2. 低钠血症

急诊查血气分析结果。

3. 高血压

病史提供诊断明确。

4. 糖尿病

病史提供诊断明确。

### （二）鉴别诊断

1. 饥饿性酮症

有进食少的病史，虽有酮症酸中毒，但无糖尿病史，血糖不高，尿糖（–）。热量摄入不足，体内脂肪大量分解造成。

2. 糖尿病高渗性昏迷

多见于老年糖尿病患者病情未经妥善控制而大量失水者。特征：血糖＞33.3mmol/L；血浆渗透压＞350mOsm/L，或有效渗透压＞320mOsm/L；血钠＞145mmol/L；血酮正常或偏高，尿酮（－）或弱阳性；$CO_2CP$ 正常或偏低；血 pH7.35 左右或正常。体征方面多有神经系统征象，有时伴有脑卒中和冠心病，有时和 DKA 并存，需鉴别。

3. 糖尿病乳酸性酸中毒

常见于糖尿病患者并发各种休克、严重感染、严重缺氧、肝肾衰竭时。特征：血乳酸＞5mmol/L；血 pH＜7.35；碳酸氢盐降低；乳酸 / 丙酮酸之比明显增高≥30。

4. 酒精性酮症酸中毒

大量饮酒而糖类摄入过少，出现胃炎或胰腺炎而发生难治性呕吐时。血糖不高，尿糖阴性。

## 五、治疗

补液，恢复细胞内、外液容量；补充胰岛素；补钾；纠正酸中毒；消除诱因，治疗并发症。

### （一）治疗方案

入院后给予患者急诊重症监护特级护理，高流量吸氧，予以心电、血压、血氧监测，每小时测末梢血糖 1 次；完善血尿便常规、生化检测、凝血系列、血型、传染病系列、胸部 X 线片、心脏彩超、双下肢血管彩超等相关辅助检查。先后给予如下治疗。

1. 补液

患者入院后建立颈内静脉中心静脉通路，行补液治疗。

（1）补液量：①按体重的 10% 估计 DKA 时的失水量；②根据已知的 DKA 前的体重减去目前的体重估计失水量；③按血浆渗透压计算失水量。公式：

$$失水量（L）=\frac{血浆渗透压-300（正常血浆渗透压）}{300}\times 体重（kg）\times 0.6$$

（2）补液种类：先盐后糖，先晶后胶【知识点 7：具体补盐、补糖时机】。

（3）补液速率：先快后慢，见尿补钾【知识点 8：见尿补钾的原因】。

1 000～2 000mL/ 前 2 小时内，4 000～6 000mL/24 小时内。推荐开始每小时 500mL，共 4 小时；其后 4 小时每小时 250mL【知识点 9：补液时为何先盐后糖，为什么糖尿病患者还需要补糖】。

2. 胰岛素治疗【知识点 10：使用胰岛素降糖过程中的降糖标准】

患者入院后予以胰岛素静脉泵入，随着血糖水平的稳定及尿酮体的减少，结合内分泌科会诊，建议逐渐调整为诺和锐 3 次 / 日 + 德谷胰岛素 1 次 / 日皮下注射控制血糖。

胰岛素剂型：一律采用短效胰岛素。

胰岛素剂量：目前提倡小剂量胰岛素治疗。小剂量胰岛素界定范围：平均为 4～6μ/h 为常用有效剂量；或 0.1U/（kg·h），血糖下降速度 3.9～6.1mmol/L 为宜。

给药途径：持续静脉滴注为目前首选。

监测血糖，尽量让血糖维持在 8～10mmol/L，在改为葡萄糖输注后如果监测血糖再次升高超过 13.9mmol/L 时，可不必再改为盐水，只需调整液体中胰岛素剂量，或加快滴速，因为充足的葡萄糖补充，可尽快补充机体能量的需要，减少脂肪分解，有利于酮症的纠正。

3. 补钾【知识点 11：补钾时机及补钾量】

补钾时机：如开始血钾在正常范围（4.5 ～ 5.5mmol/L），可暂不补钾，但需严密监测，一旦血钾低于 4.0mmol/L，应立即补钾。

尿量少于 30mL/h 不补；见尿补钾。

血钾高于 5.5mmol/L，不补。

补钾量：每日可补氯化钾 4 ～ 6g，应经常检测血钾。待病情好转，血钾正常，已能进食者可改为口服补钾。由于钾随葡萄糖、镁、磷等进入细胞较慢，补钾需进行 5 ～ 7 日才能纠正钾代谢紊乱。

4. 纠正酸中毒【知识点 12：补碱常用药物】

结合患者血气结果，予以临时碳酸氢钠 100mL 静脉滴注纠酸。

轻中度 DKA →胰岛素 + 葡萄糖输入多可纠正，仅当血 pH ≤ 7.0 时用小量碳酸氢钠。

补碱指征：血 pH ＜ 7.1；$CO_2CP$ ＜ 5mmol/L 或碳酸氢盐＜ 5mmol/L；呼吸抑制；严重高血钾（＞ 6.5mmol/L）；对输液无反应的低血压；乳酸性酸中毒。

补碱量：宜少、宜慢。一般使用碳酸氢钠，不用乳酸钠。伴有休克时禁用乳酸钠，因有增加乳酸性酸中毒的可能。先给予 5% 碳酸氢钠 100 ～ 200mL。依据 pH 及碳酸氢盐再决定以后的用量。待血 pH ＞ 7.1，或碳酸氢盐＞ 13mmol/L 时停止使用。

血渗透压很高时，应用 1.25% 碳酸氢钠等渗溶液（3 份注射用水 +1 份 5% 碳酸氢钠）。

5. 消除诱因，治疗并发症【知识点 13：糖尿病酮症酸中毒的并发症】

若患者由感染诱发，予以头孢唑肟静脉滴注抗感染；若患者频繁恶心、呕吐，为保护胃黏膜，予以雷尼替丁静脉滴注抑酸护胃。

### （二）预后

患者为老年男性，因糖尿病酸中毒入院，平素血糖控制不佳，经本次住院综合治疗后病情好转，若后续血糖控制可，则预后可。

## 六、总结与思考

### （一）总结

糖尿病酮症酸中毒是糖尿病急性并发症之一，若无积极救治，病死率高。临床表现多样化，且常被诱发因素所掩盖，加之部分患者无糖尿病既往史，容易出现漏诊或误诊。在治疗上，首先坚持防大于治，加强相关教育工作；其次严格控制血糖水平，积极防治感染等诱因；再次积极采取补液、降糖、补钾、纠酸及治疗原发病、防治并发症等措施控制疾病进展；最后在治疗过程中密切监测患者血尿化验结果、生命体征变化、出入量水平。

### （二）思考

1. 糖尿病酮症酸中毒的发病过程

糖尿病酮症酸中毒（DKA）为最常见的糖尿病急症。以高血糖、酮症、酸中毒为主要表现，是胰岛素不足和拮抗胰岛素激素过多共同作用所导致的严重代谢性紊乱综合征。

酮体包括 β – 羟丁酸、乙酰乙酸和丙酮。DKA 分为几个阶段：①早期血酮升高称为酮血症，尿酮排出增多称酮为尿症，统称为酮症；②酮体中 β – 羟丁酸和乙酰乙酸为酸性代谢产物，消耗体内储备碱，初期血 pH 正常，属代偿性酮症酸中毒，晚期血 pH 下降，为失代偿性酮症酸中毒；③病情进一步发展，出现意识障碍，称为糖尿病酮症酸中毒昏迷。

2. 糖尿病酮症酸中毒的临床表现

早期“三多一少”（多饮、多食、多尿和体重减轻）症状加重；酸中毒失代偿后，疲乏、食欲缺乏、恶心、呕吐、多尿、口干、头痛、嗜睡，呼吸深快，呼气中有烂苹果味（丙酮）。后期严重失水，尿量减少，眼眶下陷，皮肤黏膜干燥，血压下降，心率加快，四肢厥冷。晚期出现不同程度的意识障碍，昏迷。少数患者表现为腹痛，酷似急腹症，易误诊。虽然患者常有感染，但其临床表现可被 DKA 的表现所掩盖，且往往因外周血管扩张而体温不高，甚至偏低，是预后不良的表现。

3. 诊断糖尿病酮症酸中毒及判断酸中毒的程度

早期诊断是决定治疗成败的关键，临床上对于原因不明的恶心、呕吐、酸中毒、失水、休克、昏迷的患者，尤其是呼吸有酮味（烂苹果味）、血压低而尿量多者，不论有无糖尿病史，均应考虑本病的可能性。立即查末梢血糖、血酮、尿糖、尿酮，同时抽血查血糖、血酮、β – 羟丁酸、尿素氮、肌酐、电解质、血气分析等以肯定或排除本病。

如血糖 > 11mmol/L 伴酮尿和酮血症，血 pH < 7.3 及（或）血碳酸氢根 < 15mmol/L 可诊断为 DKA。

轻度 DKA：血 pH < 7.3 或血碳酸氢根 < 15mmol/L。

中度 DKA：血 pH < 7.2 或血碳酸氢根 < 10mmol/L。

重度 DKA：血 pH < 7.1 或血碳酸氢根 < 5mmol/L。

4. 补液治疗的注意事项

补液种类：先盐后糖，先晶后胶。

补液速率：先快后慢，见尿补钾。

## 七、知识点库

### （一）知识点 1：糖尿病酮症酸中毒的诱因

（1）急性感染：急性感染是糖尿病酮症酸中毒的重要诱因，包括呼吸系统、泌尿系统及皮肤感染常见，且以冬、春季发病率较高。急性感染又可是糖尿病酮症酸中毒的合并症，与糖尿病酮症酸中毒互为因果，形成恶性循环，更增加诊治的复杂性。

（2）治疗不当：如中断药物（尤其是胰岛素）治疗、药量不足及抗药性产生等。尤其是 1 型糖尿病患者停用或减少胰岛素治疗剂量，常可引起糖尿病酮症酸中毒。2 型糖尿病患者长期大量服用苯乙双胍，尤其在肝、肾功能不佳时易诱发糖尿病酮症酸中毒。

（3）饮食失控和（或）胃肠道疾病：如饮食过量、过甜（含糖过多）或不足，酗酒、呕吐或腹泻等均可加重代谢紊乱，从而诱发糖尿病酮症酸中毒。

（4）其他应激：如严重外伤、麻醉、手术、妊娠、分娩、精神刺激以及心肌梗死或脑血管意外等情况。由于应激造成的升糖激素水平的升高，交感神经系统兴奋性的增加，加之饮食失调，均易诱发酮症酸中毒。

（5）精神因素：严重精神创伤、紧张等。

（6）伴有拮抗胰岛素的激素分泌过多：如肢端肥大症、皮质醇增多症或误用大量糖皮质激素、胰高血糖素等。

（7）不明原因：据统计，10% ～ 30% 的 DKA 患者无明显诱因。

**（二）知识点 2：糖尿病酮症酸中毒的临床表现**

（1）糖尿病症状加重：肢软无力，极度口渴，多饮多尿，体重下降。

（2）消化道症状：早期可产生食欲缺乏、恶心、呕吐。后期发生胃扩张时可产生严重的呕吐。部分患者有腹痛。

（3）呼吸系统症状：代谢性酸中毒刺激延髓呼吸中枢，引起呼吸改变。当 $pH < 7.2$ 时可出现深而快的呼吸（Kussmaul 呼吸）；当 $pH < 7.0$ 时则发生呼吸中枢抑制。部分患者呼气中可嗅到类似烂苹果的气味。

（4）神经系统症状：有头痛、头晕、萎靡、倦怠，继而烦躁、嗜睡、意识障碍、昏迷。

（5）脱水和休克症状：脱水达体重的 5%，可出现尿量减少、皮肤干燥、眼球下陷等；脱水达体重的 15% 时可有循环衰竭，如血压下降、心率加速，重者可危及生命。

**（三）知识点 3：酸中毒产生的原因及病理生理机制**

β–羟丁酸、乙酰乙酸以及蛋白质分解产生的有机酸增加，循环衰竭、肾脏排出酸性代谢产物减少导致酸中毒。酸中毒可使胰岛素敏感性降低；组织分解增加，$K^+$ 从细胞内逸出；抑制组织氧利用和能量代谢。严重酸中毒使微循环功能恶化，降低心肌收缩力，导致低体温和低血压。当血 $pH < 7.2$ 时，刺激呼吸中枢，引起呼吸加深加快；低至 7.0 ～ 7.1 时，可抑制呼吸中枢和中枢神经功能，诱发心律失常。

**（四）知识点 4：酸中毒时氧解离曲线的变化**

DKA 时糖化血红蛋白增加以及 2，3– 二磷酸甘油酸减少，使血红蛋白与氧亲和力增高，血氧解离曲线左移。酸中毒时，血氧解离曲线右移，释放氧增加（Bohr 效应），起代偿作用。若纠正酸中毒过快，失去这一代偿作用，可使组织缺氧加重，引起脏器功能紊乱，尤其是以脑缺氧加重导致脑水肿最为重要。

**（五）知识点 5：糖尿病酮症酸中毒时电解质紊乱的原因**

渗透性利尿的同时使钠、钾、氯、磷酸根等大量丢失，食欲缺乏、恶心、呕吐使电解质摄入减少，引起电解质代谢紊乱。DKA 时体内总钠缺失，但因失水，血液浓缩，就诊时血钠水平可能表现正常、低于或高于正常。胰岛素作用不足，$K^+$ 从细胞内逸出，导致细胞内失钾，体内严重缺钾；由于血液浓缩、肾功能减退时 $K^+$ 滞留以及酸中毒致 $K^+$ 从细胞内转移至细胞外。因此血钾浓度可正常甚或增高。随着治疗过程中补充血容量（稀释作用），尿 $K^+$ 排出增加，以及纠正酸中毒及应用胰岛素使 $K^+$ 转入细胞内，可出现严重低钾血症，诱发心律失常，甚至心搏骤停。

**（六）知识点 6：糖尿病酮症酸中毒时机体失水的原因**

高血糖、高血酮和酸性代谢产物引起渗透性利尿。酮体从肺排出，带走大量水分，食欲缺乏、呕吐使水分入量减少，从而引起细胞外失水，血浆渗透压增加，水从细胞内向细胞外转移，引起细胞内失水。

**（七）知识点 7：具体补盐、补糖时机**

血糖＞ 13.9mmol/L：可补生理盐水，伴低血压或休克者联合胶体溶液，注意监测血钠。血糖< 13.9mmol/L 时：可过渡到 5% 葡萄糖注射液或糖盐，葡萄糖加胰岛素有利于减少酮体的产生。

### （八）知识点 8：见尿补钾的原因

若在无尿的情况下补钾，存在引发血钾异常升高致高钾血症的风险。

### （九）知识点 9：补液时为何先盐后糖，为什么糖尿病患者还需要补糖

（1）酮症的消除则依赖两个方面：①抑制生成，胰岛素治疗促进葡萄糖转移至细胞内，减少能量利用障碍，抑制脂肪分解；②促进排出，补液促进酮体从尿液排出，刚开始时患者血糖很高，机体血容量低，所以需要先用生理盐水补液，促使胰岛素发挥作用。如果一开始就用葡萄糖补液，虽然葡萄糖加胰岛素可消酮，但当血糖较高，尤其是血糖> 13.9mmol/L 时，使用葡萄糖会使渗透性利尿增加，加重脱水，同时高糖毒性会抑制胰岛素分泌并产生胰岛素抵抗，引起酮体生成。

（2）防止低血糖的发生和补充能量，促进葡萄糖转移至细胞内，抑制脂肪分解，导致肝脏的酮体产生。

### （十）知识点 10：使用胰岛素降糖过程中的降糖标准

（1）如血钾< 3.3 mmol/L，暂不用胰岛素，应先补钾，以避免加重低钾，导致心搏骤停和呼吸肌无力。

（2）强调小剂量胰岛素是为了排出酮体、改善代谢，而不是降糖，所以指南明确指出不要求血糖一定维持在正常水平，即使是在高于正常水平（8 ～ 12mmoL/L）的情况下，只要酮症酸中毒的症状得到缓解就是达到了治疗目的。

（3）因为 DKA 的患者存在脱水，皮下吸收减弱，所以目前仍主张首选静脉应用胰岛素。

只有在治疗轻、中度 DKA 患者时，可采用皮下注射超短效胰岛素类似物或短效胰岛素的方法。

### （十一）知识点 11：补钾时机及补钾量

DKA 时失钾严重。即使就诊时血钾正常，但此时由于酸中毒总体钾已降低，患者常在纠酮治疗 1 ～ 4 小时后发生低钾。

1. 补钾时机

如开始血钾在正常范围（4.5 ～ 5.5mmol/L），可暂不补钾，但需严密监测，一旦血钾低于 4.0mmol/L，需立即补钾。

尿量少于 30mL/h 不补，见尿补钾。

血钾高于 5.5mmol/L，不补。

2. 补钾量

每日可补氯化钾 4 ～ 6g，应经常检测血钾。待病情好转，血钾正常，已能进食者可改为口服补钾。由于钾随葡萄糖、镁、磷等进入细胞较慢，补钾需进行 5 ～ 7 日才能纠正钾代谢紊乱。

### （十二）知识点 12：补碱常用药物

1. 补碱指征

血 pH < 7.1，$CO_2CP$ < 5mmol/L 或碳酸氢盐< 5mmol/L，呼吸抑制，严重高血钾（> 6.5mmol/L），对输液无反应的低血压，乳酸性酸中毒。

2. 补碱量——宜少、宜慢

一般使用碳酸氢钠，不用乳酸钠。伴有休克时禁用乳酸钠，因有增加乳酸性酸中毒的可能。先给予 5% 碳酸氢钠 100 ～ 200mL。依据 pH 及碳酸氢盐再决定以后的用量。待血 pH ＞ 7.1 ～ 7.2，或碳酸氢盐＞ 13mmol/L 时停止使用。

血渗透压很高时，应用 1.25% 碳酸氢钠等渗溶液（3 份注射用水 +1 份 5% 碳酸氢钠）。

### （十三）知识点名称：糖尿病酮症酸中毒的并发症

（1）低血容量休克：DKA 时由于高渗性利尿引起细胞内、外液丢失；使用胰岛素治疗后，糖及细胞外水将向细胞内转移，造成细胞外及血管内容量减少，引起血压下降。一般经补液即可纠正。但当合并严重休克时，需考虑其他因素，如出血、严重酸中毒、低血钾、感染、心肌梗死、肾上腺功能不全等。此时可使用全血或血浆代用品，同时避免使血糖下降过快，如休克持续存在，可考虑使用肾上腺皮质激素和升压药物。

（2）肺水肿：DKA 治疗中可能发生低氧血症或肺水肿，甚至呼吸窘迫综合征。此可能与左心功能不全、补液过快过量，引起血浆胶体渗透压降低及特发性肺毛细血管通透性增高（毛细血管渗漏综合征）有关。尤其是原有心、肾、肺功能不全的老年人更易发生，一旦发生，病死率很高。对此类患者应检测中心静脉压指导输液，输液过程中应密切观察心率、呼吸、尿量，不可盲目地大量、快速补液。

（3）胰腺炎：DKA 时约 70% 的患者血淀粉酶增高，其中 48% 为胰腺型淀粉酶。血淀粉酶增高时注意胰腺炎的存在，此多为亚临床型，可能由于高渗透压和低灌注对胰腺造成的损害。

（4）急性心肌梗死：心肌梗死可为 DKA 的并发症，也可促发 DKA。是 DKA 死亡的主要原因。糖尿病患者由于神经病变，无痛性心肌梗死常见，如老年患者出现恶心、腹痛、烦躁不安、心功能不全时，应注意心肌梗死的存在。对于顽固、严重的 DKA 应注意除外心肌梗死的可能。

（5）心力衰竭、心律失常：年老或合并冠心病者补液过多可导致心力衰竭，应注意预防。可依据血压、心率、中心静脉压、尿量等调整输液量和速度，酌情应用利尿药和正性肌力药。血钾过低、过高均可引起严重心律失常，宜用心电监护，及时治疗。

（6）脑水肿：可能与迅速纠正高血糖，细胞外渗透压降低，细胞内相对高渗引起自由水向细胞内转移有关。也与纠正酸中毒过快，加重脑缺氧有关。纠正 DKA 时减慢纠正高渗及酸中毒的速度可降低脑水肿的发生。

（7）肾功能不全：如患者经过大量补液或纠正 DKA 治疗已数小时仍无尿，应想到肾衰竭。无尿时应注意除外已有糖尿病自主神经病变者常有的膀胱扩张、尿潴留。

（8）急性胃扩张：可用 1.25% 碳酸氢钠溶液洗胃，清除残留食物，预防吸入性肺炎。

## 参考文献

［1］葛均波，徐永健，王辰．内科学 [M]. 9 版．北京：人民卫生出版社，2018.
［2］黄子通，于学忠．急诊医学 [M]. 2 版．北京：人民卫生出版社，2014.
［3］中华医学会糖尿病学分会．中国高血糖危象诊断与治疗指南 [J]．中华糖尿病杂志，

2013，5（8）：449–461.
[4] 中华医学会内分泌分会 . 中国糖尿病血酮监测专家共识 [J]. 中华内分泌代谢杂志，2014，30（3）：177–183.
[5] 中华医学会糖尿病学分会 . 中国 2 型糖尿病防治指南 （2020 年版）[J]. 中华内分泌代谢杂志，2021，37（4）：88.

（张　丽　孙国贵　戈艳蕾）

# 第十三部分　皮肤性病学相关诊疗案例

## 案例 30　皮肤——银屑病案例

**学习目标**

1. 知识目标　从银屑病的主诉、临床表现、诊断及治疗全过程学习银屑病疾病的相关知识。

2. 能力目标　通过学习病例，学生在接诊银屑病病例的过程中能对银屑病患者提出相应的诊断、鉴别诊断和治疗方案。

3. 职业素养目标　通过学习病例，学生在医患沟通、同理心、人文素养等方面得到提升。

### 一、案例信息

**案例名称：**皮肤系统——银屑病。

**主要诊断：**寻常型银屑病，高血压 3 级。

**适用对象：**本科生（院校教育），规培生（毕业后教育）。

**关键词：**红斑鳞屑，薄膜现象，蜡滴现象，点状出血。

**典型临床症状与体征 / 阳性体征：**红色斑块，蜡滴现象，点状出血，薄膜现象，皮肤瘙痒。

**诊断：**寻常型银屑病，高血压 3 级。

**治疗方法：**生物制剂司库奇尤单抗注射液规律治疗。

### 二、病史资料

患者姓名：马某某。

性别：男。

年龄：37 岁。

主诉：全身红色斑块、鳞屑伴瘙痒 3 个月。

现病史：患者 3 个月前情绪激动【知识点 1：银屑病的病因】后发现双手指背部出现红色斑块，表面附着白色鳞屑，伴轻度瘙痒，后头皮、躯干逐渐出现红色斑块，自觉瘙痒加重，双手指甲出现破损、脱屑，指甲远端部分脱落，无双肘、双膝、手部关节疼痛等不适，无遇冷后关节肿胀、疼痛等不适【知识点 2：银屑病的鉴别诊断】，未诊治，自行外用“他克莫司软膏、糠酸莫米松乳膏”，效果欠佳，躯干、四肢及头皮红斑、鳞屑逐渐加重，伴明显瘙痒，

1 周前就诊于我科门诊，诊断为寻常型银屑病，建议住院治疗，今门诊以“寻常型银屑病”收入院。患者自发病以来精神、睡眠、食欲可，大、小便正常，体重无明显变化。

既往史：既往高血压病史 7 年余【知识点 3：银屑病与代谢、脑血管疾病同为共病】，血压最高 190/110mmHg，未口服药物治疗，目前血压控制情况不详。否认糖尿病、冠心病、肾病、脑血管病等病史，否认肝炎、结核等传染病病史。否认外伤史。否认手术史。否认药物、食物过敏史。

个人史：生于当地，久居当地。否认疫区、疫水接触史。否认毒物、放射性物质接触史。否认烟嗜好。有饮酒史 20 余年，每日平均为 100mL。

婚育史：适龄结婚，配偶及子女体健。

家族史：否认家族遗传病史及类似疾病史。

## 三、专科及辅助检查

### （一）专科检查

T 36.1℃，P 100 次 / 分钟，R 17 次 / 分钟，BP 166/116mmHg。躯干、四肢皮肤可见多量大小不一红色斑块，上覆银白色鳞屑，表面未见脓疱，边界清楚，背部、四肢伸侧较多，可见蜡滴现象，用玻片刮除表面鳞屑后可见薄膜现象及点状出血；头皮可见片状鳞屑性红色斑块，局部可见树状发及血痂，双手数个指甲可见甲损害，表面可见厚着黄白色鳞屑，未破损指甲未见“顶针状”凹陷，全身大小关节无畸形及肿痛【知识点 4：寻常型银屑病与脂溢性皮炎、关节型银屑病鉴别的临床意义】。生殖器处未见损害，双唇及口腔黏膜未见威克姆纹，可见裂隙舌（图 30–1）【知识点 5：寻常型银屑病与扁平苔藓鉴别的临床意义】。

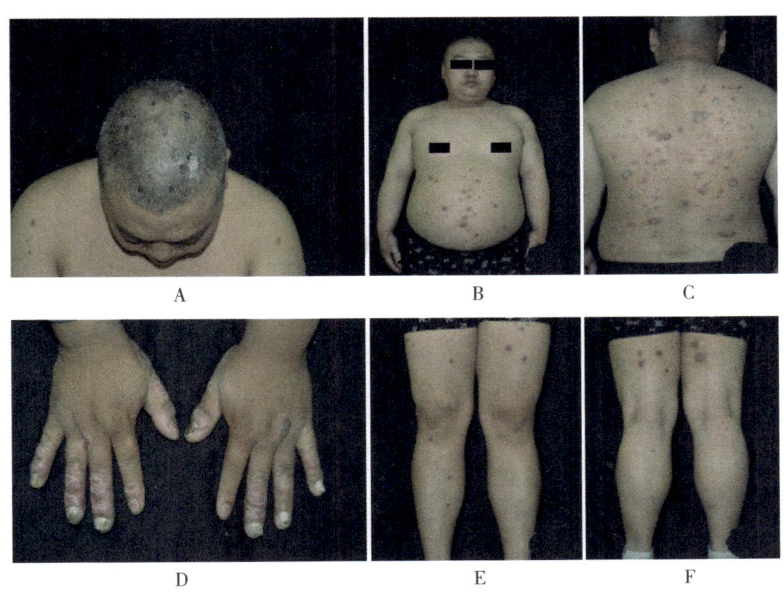

图 30–1　寻常型银屑病的表现

注　A～F. 躯干、四肢皮肤见多量大小不一红色斑块，上覆银白色鳞屑，表面未见脓疱，边界清楚，背部、四肢伸侧较多，可见蜡滴现象，用玻片刮除表面鳞屑后见薄膜现象及点状出血；头皮见片状鳞屑性红色斑块，局部见树状发及血痂，双手数个指甲见甲损害，表面见厚着黄白色鳞屑，未破损指甲未见“顶针状”凹陷，周身大小关节无畸形及肿痛。

### （二）辅助检查

（1）血、尿、大便常规：未见明显异常（表 30–1 ～表 30–3）。

表 30–1　血常规检查结果

| 项目 | 结果 | 参考值 | 单位 |
|---|---|---|---|
| 白细胞（WBC） | 7.7 | 3.5 ～ 9.5 | $10^9$/L |
| 红细胞（RBC） | 5.81 | 4.3 ～ 5.8 | $10^{12}$/L |
| 血红蛋白（HGB） | 170 | 130 ～ 175 | g/L |
| 红细胞比容（HCT） | 0.493 | 0.400 ～ 0.500 | L/L |
| 红细胞平均体积（MCV） | 85.0 | 82 ～ 100 | fL |
| 红细胞平均血红蛋白量（MCH） | 29.2 | 27 ～ 34 | pg |
| 红细胞平均血红蛋白浓度（MCHC） | 344 | 316 ～ 354 | g/L |
| 红细胞体积分布宽度（RDW） | 12.2 | 10.0 ～ 15.0 | % |
| 血小板（PLT） | 228 | 125 ～ 350 | $10^9$/L |
| 平均血小板体积（MPV） | 8.4 | 6.8 ～ 13.5 | fL |
| 血小板压积（PCT） | 0.192 | 0.108 ～ 0.282 | % |
| 血小板体积分布宽度（PDW） | 14.5 | 10.0 ～ 18.0 | % |
| 淋巴细胞（LYM） | 1.47 | 1.1 ～ 3.2 | $10^9$/L |
| 淋巴细胞百分比（LYM%） | 19.1 | 20 ～ 50 | % |
| 单核细胞（MON） | 0.31 | 0.1 ～ 0.6 | $10^9$/L |
| 单核细胞百分比（MON%） | 4.0 | 3 ～ 10 | % |
| 中性粒细胞（NEU） | 5.77 | 1.8 ～ 6.3 | $10^9$/L |
| 中性粒细胞百分比（NEU%） | 74.7 | 40 ～ 75 | % |
| 嗜酸性粒细胞（EOS） | 0.12 | 0.02 ～ 0.52 | $10^9$/L |
| 嗜碱性粒细胞百分比（BAS%） | 0.7 | 0 ～ 1 | % |
| 异形淋巴细胞（ALY） | 0.03 | 0 ～ 0.20 | $10^9$/L |
| 异形淋巴细胞百分比（ALY%） | 0.4 | 0 ～ 2.0 | % |
| 巨大不成熟细胞（LIC） | 0.07 | 0 ～ 0.20 | $10^9$/L |
| 巨大不成熟细胞百分比（LIC%） | 0.9 | 0 ～ 2.0 | % |

表 30–2　尿常规检查结果

| 项目 | 结果 | 参考值 | 单位 |
|---|---|---|---|
| 尿胆原 | +/– | 阴性或弱阳性 | μmol/L |
| 胆红素 | – | – | μmol/L |
| 酮体 | – | – | μmol/L |

续表

| 项目 | 结果 | 参考值 | 单位 |
|---|---|---|---|
| 隐血 | – | – | cells/ μL |
| 尿蛋白 | – | – | g/L |
| 葡萄糖 | – | – | μmol/L |
| 白细胞 | – | – | cells/uL |
| 亚硝酸盐 | – | – | |
| 比重 | 1.024 | 1.003 ～ 1.030 | |
| 酸碱度 | 6.0 | 4.5 ～ 8.0 | |
| 维生素 C | 1+ | – | μmol/L |
| 红细胞 | 0.00 | 0 ～ 5 | p/ μL |
| 白细胞 | 2.00 | 0 ～ 9 | p/ μL |
| 鳞状上皮细胞 | 0.40 | 0 ～ 5 | p/ μL |
| 非鳞状上皮细胞 | 0.00 | 0 ～ 2 | p/ μL |
| 酵母菌 | 0.00 | 0 ～ 3 | p/ μL |
| 细菌 | 62.90 | 0 ～ 75 | p/ μL |
| 黏液丝 | 288.60 | 0 ～ 264 | p/ μL |
| 总结晶 | 0.00 | 0 ～ 6 | p/ μL |
| 未定型结晶 | 0.00 | 0 ～ 6 | p/ μL |
| 一水草酸钙结晶 | 0.00 | 0 ～ 6 | p/ μL |
| 二水草酸钙结晶 | 0.00 | 0 ～ 6 | p/ μL |
| 透明管型 | 0.00 | 0 ～ 2 | p/ μL |
| 病理管型 | 0.00 | 0 ～ 0 | p/ μL |

**表 30–3　大便常规检查结果**

| 项目 | 结果 | 参考值 |
|---|---|---|
| 颜色 | 黄色 | |
| 状态 | 软便 | 成型 |
| 红细胞 | 0/HP | 阴性 |
| 白细胞 | 0/HP | 阴性 |
| 脂肪滴 | 未见 | 阴性 |
| 酵母样菌 | 未见 | 阴性 |
| 寄生虫卵 | 未见 | 阴性 |
| 隐血 | 阴性 | 阴性 |

（2）血生化全项：丙氨酸氨基转移酶 67U/L，三酰甘油 4.22mmol/L（表 30–4）。

**表 30-4　血生化全项检查结果**

| 项目 | 结果 | 参考值 | 单位 |
|---|---|---|---|
| 总蛋白 | 73.2 | 65 ～ 85 | g/L |
| 白蛋白（溴甲酚绿法） | 46.1 | 40 ～ 55 | g/L |
| 球蛋白 | 27.1 | 20 ～ 40 | g/L |
| 白蛋白 / 球蛋白 | 1.70 | 1.2 ～ 2.4 | |
| 前白蛋白 | 268.0 | 200 ～ 430 | mg/L |
| 总胆红素 | 13.3 | 0 ～ 26 | μmol/L |
| 直接胆红素 | 4.2 | 0 ～ 8 | μmol/L |
| 间接胆红素 | 9.1 | 1.7 ～ 21.2 | μmol/L |
| 丙氨酸氨基转移酶 | 67 | 9 ～ 50 | U/L |
| 天冬氨酸氨基转移酶 | 34 | 15 ～ 40 | U/L |
| 碱性磷酸酶 | 103 | 45 ～ 120 | U/L |
| γ 谷氨酰转肽酶 | 52 | 10 ～ 60 | U/L |
| 胆碱酯酶 | 11 244 | 5 100 ～ 11 700 | U/L |
| 腺苷脱氨酶 | 9.8 | 4 ～ 24 | U/L |
| 总胆汁酸 | 3.2 | 0 ～ 10.0 | μmol/L |
| 总胆固醇 | 5.17 | 2.7 ～ 5.2 | mmol/L |
| 三酰甘油 | 4.22 | 0.56 ～ 1.7 | mmol/L |
| 高密度脂蛋白胆固醇 | 0.98 | 1.03 ～ 2.07 | mmol/L |
| 低密度脂蛋白胆固醇 | 3.33 | 2.07 ～ 3.37 | mmol/L |
| 载脂蛋白 A1 | 1.49 | 1.05 ～ 2.05 | g/L |
| 载脂蛋白 B | 1.26 | 0.55 ～ 1.3 | g/L |
| 尿素 | 3.83 | 3.1 ～ 8 | mmol/L |
| 肌酐（氧化酶法） | 69 | 57 ～ 97 | μmol/L |
| 二氧化碳 | 27.6 | 20 ～ 30 | mmol/L |
| 尿酸 | 351 | 200 ～ 420 | μmol/L |
| 钠 | 139.1 | 137 ～ 147 | mmol/L |
| 钾 | 4.22 | 3.5 ～ 5.3 | mmol/L |
| 氯 | 101.7 | 99 ～ 110 | mmol/L |
| 钙 | 2.28 | 2.11 ～ 2.52 | mmol/L |
| 磷 | 1.02 | 0.85 ～ 1.51 | mmol/L |
| 铁 | 17.2 | 10.6 ～ 36.7 | μmol/L |
| 镁 | 0.85 | 0.75 ～ 1.02 | mmol/L |
| 葡萄糖 | 9.78 | 3.91 ～ 6.14 | mmol/L |

（3）肿瘤标志物：FPSA/TPSA 0.218（表 30–5）。

表 30–5　肿瘤标志物检查结果

| 项目 | 结果 | 参考值 | 单位 |
|---|---|---|---|
| 癌胚抗原 | 1.730 | 0 ～ 3.4 | ng/mL |
| 甲胎蛋白 | 3.200 | 0 ～ 7 | ng/mL |
| 总前列腺抗原 | 0.403 | 0 ～ 4 | ng/mL |
| 糖基类抗原 199 | 20.090 | 0 ～ 39 | U/mL |
| 糖基类抗原 724 | 1.740 | 0 ～ 6.9 | U/mL |
| 游离前列腺抗原 | 0.088 | 0 ～ 0.934 | ng/mL |
| 神经元特异性烯醇化酶 | 11.370 | 0 ～ 15.2 | μg/L |
| FPSA/TPSA | 0.218 | 0.23 ～ 20 | |

（4）其他：炎症指标 C 反应蛋白、血清淀粉样蛋白正常，梅毒螺旋体、艾滋病病毒、肝炎病毒及结核抗体筛查阴性。

（5）皮肤镜检查：见图 30–2。

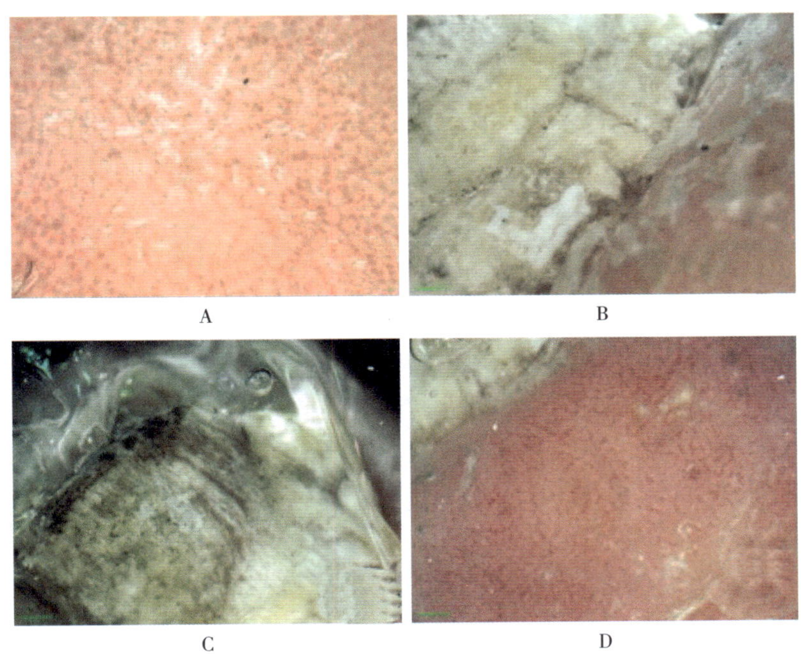

图 30–2　皮肤镜检查

注　A. 躯干皮损处呈红色背景，表面可见白色鳞屑，其内可见点状、环状、发夹状血管呈花环状均匀分布；B、C、D. 皮损甲板可见增厚，可见纵纹、裂隙，破损甲根部可见厚着黄白色鳞屑，甲根部甲小皮可见点状、环状、发夹状血管呈花环状均匀分布。

（6）胸部 CT 平扫。

1）检查部位：64 层以上 CT 胸部平扫 + 三维重建。

2）检查所见：肺窗平扫横断位、纵隔窗、冠矢状重建显示：胸廓形态正常，右肺上叶、右肺下叶、左肺见多发结节，最大者位于左肺下叶（Se205:IM157），大小约为0.5cm×0.4cm，部分呈致密影。左肺上叶可见纤维条索影。气管支气管通畅，纵隔无偏移，其内未见肿大淋巴结，心脏大血管形态及位置未见异常。两侧胸膜未见增厚，肝脏密度弥漫性减低。

3）检查提示：①右肺上叶、右肺下叶，左肺多发结节灶，部分钙化，建议定期复查；②左肺上叶炎性纤维化；③所见脂肪肝，请结合腹部检查。

## 四、诊断及鉴别诊断

### （一）诊断

（1）寻常型银屑病

1）症状（诊断重要线索）：①情绪变化为诱因；②躯干、四肢伸侧对称性、鳞屑性红色斑块，伴瘙痒；③头皮鳞屑性红色斑块。

2）体征（诊断客观依据）：①红色斑块，上覆银屑病鳞屑；②蜡滴现象、薄膜现象、点状出血；③头部束状发。

3）辅助检查（诊断必要条件）：①皮肤镜检查；②胸部CT检查；③腹部超声检查；④血生化检查。

（2）高血压：病史提供诊断明确。

（3）肺结节。

（4）脂肪肝。

（5）高脂血症。

### （二）鉴别诊断

1. 扁平苔癣

慢性病程，皮损为多角形扁平紫红色丘疹，可见融合成鳞屑性斑块，黏膜常受累，典型皮损可见威克姆纹。

2. 关节病型银屑病

除银屑病皮损外，可出现关节病变，关节病变可早于皮损出现或与皮损同时出现，可表现为关节疼痛，活动受限，严重者出现关节畸形，X线检查显示软骨消失，骨质疏松，关节腔狭窄伴不同程度关节侵蚀和软组织肿胀。

3. 脂溢性皮炎

皮损基底浸润较清，鳞屑薄而少，成油腻性，好发于头皮、胸、背、颈及面部，无束状发。

## 五、治疗

治疗原则：规范、安全、个体化。

治疗目的：实现症状和皮损的完全清除或几乎完全清除。控制与银屑病相关的并发症，减少共病发生，改善患者生理、心理、社会功能，提高生活质量。

治疗方案：生物制剂（司库奇尤单抗注射液）定期规律疗程治疗。外用药卡泊三醇倍他米松软膏，外用，适量，每晚1次。患者血脂、尿酸稍高且患有脂肪肝，嘱患者适当运动，少油、少盐、低嘌呤饮食，监测血脂、尿酸变化，平日注意加强保湿。经上述治疗，患者好转出院。

司库奇尤单抗注射液用药前筛查：评估患者是否有感染、肿瘤等情况。

## 六、总结与思考

（1）银屑病是一种常见的红斑、鳞屑性皮肤病，通过鳞屑性红斑、斑块进行鉴别诊断，如果红斑、鳞屑性斑块不典型，可通过皮肤组织病理进一步确诊。

（2）银屑病是一种系统性共病，患者伴有高血压、糖尿病代谢性疾病等情况，需要关注综合治疗的效果、意义。

## 七、知识点库

### （一）知识点 1：银屑病的病因

根据病史：患者情绪激动后出现手部病变。

银屑病是个体与环境相互影响诱发的免疫介导的慢性、炎症性、系统性疾病。

环境因素在银屑病的诱发、复发或加重过程中发挥重要作用，包括感染、精神紧张、抽烟、酗酒、某些药物反应等。精神紧张如应激、睡眠障碍、过度劳累可致银屑病发生、加重或复发，精神紧张缓解后病情也随之减轻。

### （二）知识点 2：银屑病的鉴别诊断

（1）根据病程：鳞屑性红斑，慢性病程逐渐加重（病程在 3 个月以上）。

（2）根据病因、机制：环境因素如情绪激动、肥胖。

（3）根据临床表现及皮肤镜：银白色鳞屑附着红色斑块、对称性分布，甲损坏、点状出血，皮肤镜下分布均匀的环状、发夹状血管排列成花环状。

### （三）知识点 3：银屑病与代谢、脑血管疾病同为共病

银屑病是一种遗传与环境共同作用诱发的免疫介导的慢性、复发性、炎症性、系统性疾病。T 细胞、树突细胞、中性粒细胞和角质形成细胞等多种细胞，通过肿瘤坏死因子、干扰素、IL-17 和 IL-22 等细胞因子，引起银屑病特征性变化，包括中性粒细胞浸润、血管生成等。

银屑病共病：除皮肤症状外，银屑病患者合并其他系统疾病，如心血管疾病、代谢性疾病、肝肾疾病、自身免疫性疾病、心理疾病等。心血管代谢疾病是心血管疾病和导致心血管疾病风险增加的代谢性疾病的统称，是最常见的银屑病共病，包括心血管疾病、高血压、糖尿病、肥胖、血脂代谢异常、代谢综合征、非酒精性脂肪肝。

### （四）知识点 4：寻常型银屑病与脂溢性皮炎、关节型银屑病鉴别的临床意义

关节病型银屑病：是银屑病分型中的一种，除银屑病皮损外，可出现关节病变，关节病变可早于皮损出现或与皮损同时出现，可表现为关节疼痛，活动受限，严重者出现关节畸形，X 线检查显示软骨消失，骨质疏松，关节腔狭窄伴不同程度关节侵蚀和软组织肿胀。

脂溢性皮炎：可能与马拉色菌定植、感染皮肤有关的一种慢性炎症性皮肤病，皮损为边界不清的红斑，基底浸润较清，上覆细小的黄色油腻鳞屑，好发于头皮、胸、背、颈及面部，毛发可稀疏、变细、脱落，无束状发。

### （五）知识点 5：寻常型银屑病与扁平苔藓鉴别的临床意义

扁平苔癣：是一种特发性炎症性皮肤病，慢性病程，典型皮损为多角形扁平紫红色丘疹，好发于四肢屈侧，黏膜常受累，典型皮损可见威克姆纹。

组织病理：表皮角化过度，颗粒层楔形增厚，顶突呈锯齿状，基底细胞液化变性，真皮乳头层可见淋巴细胞呈带状浸润，可见胶样小体及噬黑素细胞。

## 参考文献


[1] 张学军，郑捷 . 皮肤性病学 [M]. 9 版 . 北京：人民卫生出版社，2018.

[2] 赵辨 . 中国临床皮肤病学 [M]. 南京：江苏凤凰科学技术出版社，2017.

[3] 中华医学会皮肤性病学分会银屑病专业委员会 . 中国银屑病诊疗指南（2023 版）[J]. 中华皮肤科杂志，2023，56（7）：573–625.


（张紫嫣　赵亚婷　戈艳蕾）